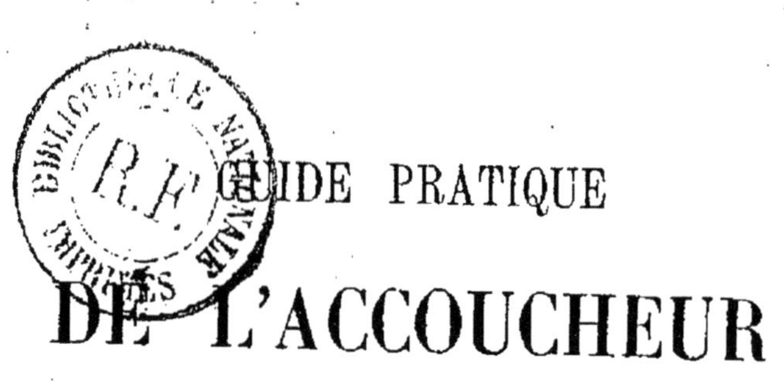

GUIDE PRATIQUE
DE L'ACCOUCHEUR

CARBONELLI (J.) Atlas d'anatomie obstétricale, Paris, 1905, in-4° avec 9 planches . . . .

CHARPENTIER (Alph.). Traité pratique des accouchements, 1890, 2 vol. gr. in-8 de 1,100 pages, 930 fig. et 2 planches color. . . . . 30 fr.

ENGELMANN. La pratique des accouchements chez les peuples primitifs. Etude d'ethnographie et d'obstétrique, 1885, 1 vol. in-8 de XVI-388 p., avec 83 fig . . . . 7 fr.

FOURNIER (C.). Manuel complet des sages-femmes, 1895-1896, 4 vol. in-18, avec fig., cart. Prix de chaque vol . . . 3 fr.

I. — *Anatomie, physiologie et pathologie élémentaires* . . . 3 fr.
II. — *Accouchement normal* . . . . 3 fr.
III. — *Accouchement pathologique* . . . . 3 fr.
IV. — *Nouvelles accouchées et nouveau-nés* . . . . . 3 fr.

FRUHINSHOLZ. De la blennorragie dans ses rapports avec la grosesse et la puerpéralité, 1902, gr. in-8°, 180 pages. 4 fr.

GALLOIS (Ern.). Manuel de la sage-femme et de l'élève sage-femme, 1886, in-18 de 634 pages, avec figures . . . 6 fr.

LEFERT (P.). La pratique obstétricale dans les hôpitaux de Paris, 1896, in-18 . . . . 3 fr.
— Aide-mémoire de l'art des accouch., in-18. . . . 3 fr.

NAEGELÉ et GRENSER. Traité pratique de l'art des accouchements, introduction par STOLTZ, 1880, 1 vol. in-8°, avec pl. et 229 figures . . . . 12 fr.

OLIVIER (Ad.). Hygiène de la grossesse. Conseils aux femmes enceintes, 1892, in-18. . . . . 3 fr. 50

REMY (S.). Précis de médecine opératoire obstétricale, 1893, 1 v. in-18, avec 185 fig. dans le texte . . . . . . 6 fr.

SAULIEU et LEBIEF. Tableaux synoptiques d'obstétrique, 1900, 1 vol. gr. in-8°, de 220 pages avec 200 photographies d'après nature et 114 figures cart . . . . 6 fr.

SCHAEFFER et POTOCKI. *Atlas-manuel d'obstétrique*. Clinique et thérapeutique. Préface de M. Pinard. Avec 55 planches coloriées et 18 planches noires et 18 figures dans le texte, 1901, 1 vol. de 472 pages relié . . . . 20 fr.

TARDIEU (A.). Etude médico-légale sur l'avortement, 1 vol. in-8°, VII-290 pages . . . . 4 fr.

TARNIER (S.). De la fièvre puerpérale, in-8°, 216 pages 3 fr. 50

VERNEAU. Le bassin dans les sexes et dans les races, 1875, in-8°, 156 pages avec 16 planches . . . . 6 fr.

VINAY. Traité des maladies de la grossesse et des suites de couches, 1894, 1 v. gr. in-8°, de 836 p. avec 91 fig. . 16 fr.

VORON (J.). De la traction dans les applications de forceps, 1901, gr. in-8°, 172 pages avec figures . . . . 5 fr.

DIJON, — IMP. DARANTIERE

GUIDE PRATIQUE

DE

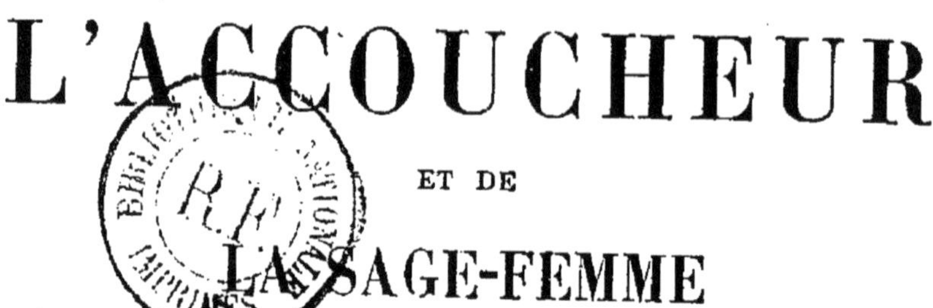

L'ACCOUCHEUR

ET DE

LA SAGE-FEMME

PAR

Lucien PÉNARD
Médecin principal de la marine
en retraite
Ex-professeur d'accouchement à l'Ecole
de médecine de Rochefort
Officier de la Légion d'honneur

Germain ABELIN
Médecin principal
Ex-professeur d'accouchement à l'Ecole
de médecine de Rochefort
Ex-sous-directeur de l'Ecole principale
du service de santé de la marine, à Bordeaux

NEUVIÈME ÉDITION

MISE AU COURANT DES PROGRÈS LES PLUS RÉCENTS DE LA SCIENCE

Avec 229 figures intercalées dans le texte

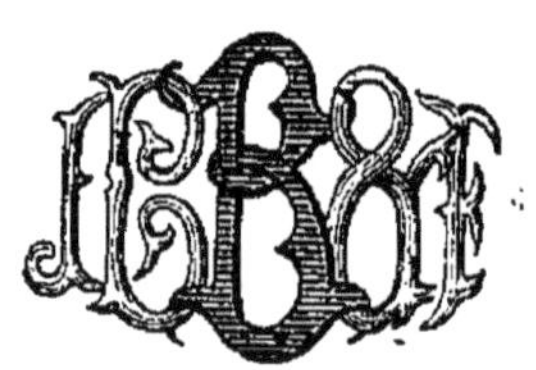

PARIS
LIBRAIRIE J.-B. BAILLIÈRE ET FILS
RUE HAUTEFEUILLE, 19, PRÈS DU BOULEVARD SAINT-GERMAIN

1906

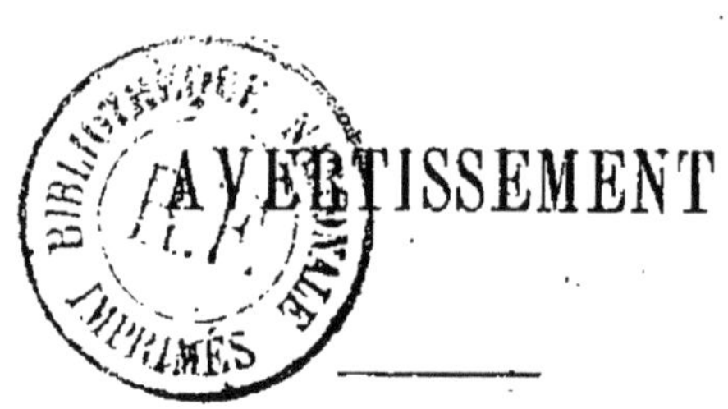

AVERTISSEMENT

M. G. Abelin, en collaborant à la septième et à la huitième éditions du *Guide de l'Accoucheur* de Lucien Pénard s'était rendu compte que les progrès rapides de la science obstétricale, depuis l'ère antiseptique surtout, nécessitaient de profondes modifications dans le fond et dans le texte, tout en conservant au livre de M. Lucien Pénard son caractère pratique et son format.

L'éloignement de M. G. Abelin ne lui a pas permis de faire la révision de la neuvième édition ; elle est l'œuvre d'un accoucheur instruit et expérimenté qui a donné ses soins consciencieux à la mise au courant des progrès les plus récents de la science obstétricale. Il n'est pas une partie du *Guide de l'accoucheur* qui n'ait été plus ou moins modifiée.

Cette neuvième édition conserve les qualités de clarté et de précision qui ont fait le succès de ses devancières.

Fournir aux étudiants un exposé clair et concis des préceptes de l'art obstétrical qui pût leur permettre de repasser rapidement les matières du doctorat et aux praticiens un ouvrage peu volumineux, assez complet cependant, où ils puissent trouver immédiatement les indications nécessaires pour faire face à toutes les éventualités de la pratique, tel est le but poursuivi dans ce livre. Tel est encore celui visé dans la neuvième édition que nous publions aujourd'hui. Ce petit livre, tout en étant essentiellement pratique, permettra aux étudiants de repasser rapidement les matières enseignées dans les cours des Facultés et des Ecoles, mais encore leur fournit, ainsi qu'aux médecins praticiens, des notions puisées dans les traités magistraux de Tarnier, Budin, Ribemont-Dessaignes et Lepage, les mémoires originaux et l'enseignement des professeurs Pinard et Budin. Parmi les maîtres dont les travaux ont facilité la mise au courant des travaux les plus récents, il convient de citer MM. Bar, Bonnaire, Boissard, Champetier de Ribes, Demelin, Doléris, Porak, Potocki, Varnier, Auvard, Loviot, Berthod (de Paris), Oui (de Lille), Chambrelent et Moussous (de Bordeaux), Crouzat (de Toulouse), etc.

Paris, 25 août 1905.

GUIDE PRATIQUE
DE L'ACCOUCHEUR
ET
DE LA SAGE-FEMME

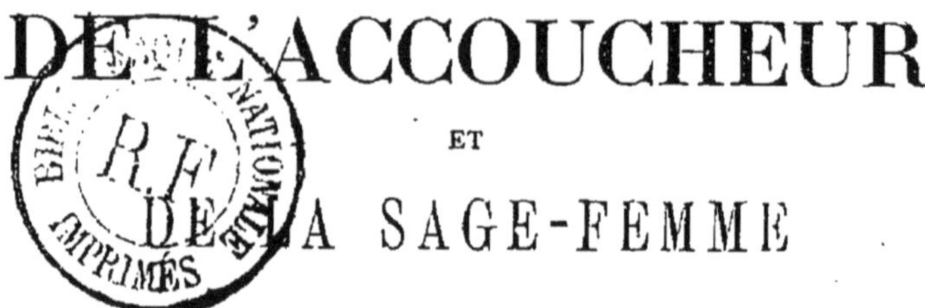

PREMIÈRE PARTIE
Anatomie et Physiologie

DU BASSIN

Sous le nom de **bassin**, on désigne cette portion du squelette qui est intermédiaire entre le tronc et les membres inférieurs et limite un canal en forme d'en-

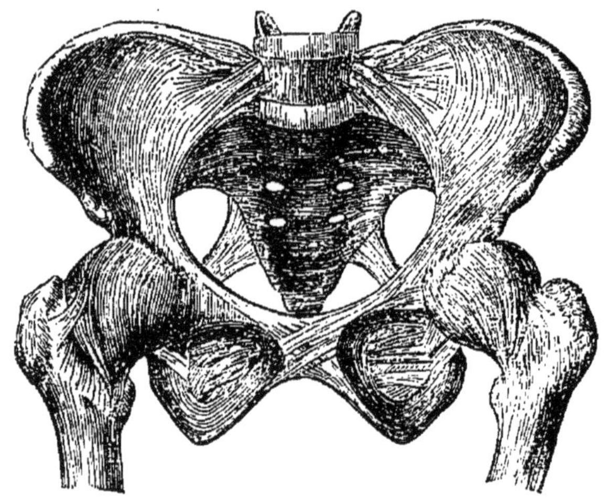

Fig. 1. — Bassin de femme recouvert de ses ligaments.

tonnoir courbe, dont la large ouverture est tournée en haut et en avant, tandis que la petite regarde presque directement en bas (fig. 1).

Le bassin est formé de quatre os : deux pairs, les *os iliaques;* deux impairs, le *sacrum* et le *coccyx.*

Os iliaque. — Irrégulièrement quadrilatère, rétréci à sa partie moyenne et comme tordu sur lui-même, il présente à considérer deux faces et quatre bords (fig. 2).

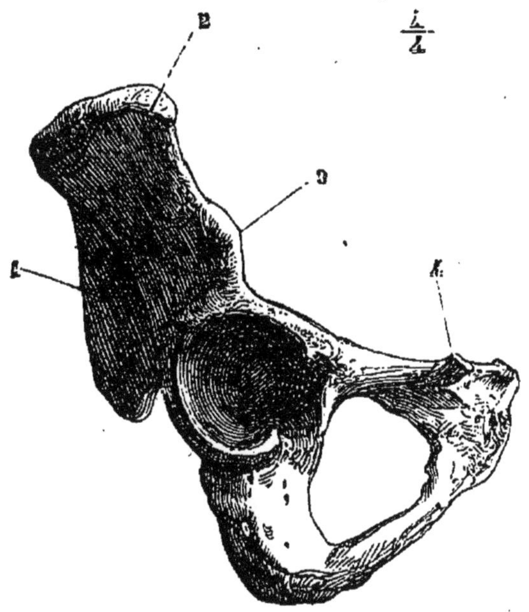

Fig. 2. — Os iliaque vu par sa face externe. — 1, fosse iliaque externe ; 2, crête iliaque et épine antérieure et supérieure ; 3, épine antérieure et inférieure ; 4, épine du pubis.

a. — *Face externe.* — On remarque à sa partie moyenne la *cavité cotyloïde,* vaste excavation qui reçoit la tête du fémur; cette cavité est bordée par le *sourcil cotyloïdien,* saillie osseuse plus ou moins tranchante et sinueuse, qui présente à sa partie inférieure une échancrure profonde livrant passage aux vaisseaux nourriciers de la tête du fémur.

Au-dessus de la cavité cotyloïde, s'étend la *fosse iliaque* externe sur laquelle s'insèrent les muscles fessiers; au-dessous, se trouve le trou *obturateur,* triangulaire chez la femme et ovalaire chez l'homme, fermé à l'état frais par une membrane, *membrane obturatrice*, et limité : en haut, par la *branche horizontale du pubis* ; en dedans, par le *corps du pubis* ; en dedans et en bas par la branche descendante du pubis et ascendante de l'ischion, branche *ischiopubienne* ; en dehors et en arrière, par l'*ischion* et la *tubérosité ischiatique*.

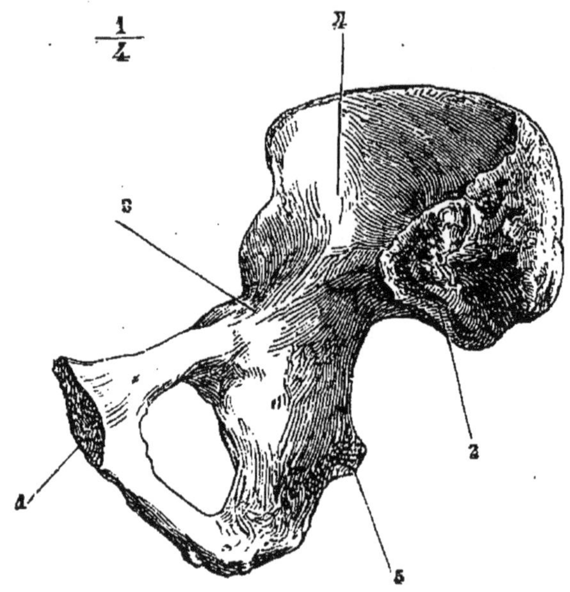

Fig. 3. — Os iliaque vu par sa face interne. — 1, fosse iliaque interne ; 2, surface auriculaire ; 3, ligne innominée ; 4, surface articulaire du pubis ; 5, épine sciatique.

b. — Face interne. — Elle est divisée en deux parties par une ligne saillante, plus arrondie à sa partie moyenne, *ligne innominée*. Au-dessus de la ligne innominée se trouve la *fosse iliaque interne* sur laquelle s'insère le muscle iliaque ; au-dessous on trouve, en allant de haut en bas : 1° une surface rugueuse sur laquelle s'insèrent les ligaments de l'articulation sacro-iliaque ; 2° une surface articulaire en forme d'oreille, surface *auriculaire*, s'articulant avec une surface semblable du sacrum ; 3° une surface quadrilatère plane répondant à la voûte de la cavité cotyloïde ; 4° le *trou obturateur* et la face postérieure des os qui le limitent.

c. — *Bords.* — Le bord *supérieur*, contourné en forme d'S, a reçu le nom de crête iliaque ; il est limité, en arrière, par une saillie arrondie, l'*épine iliaque postéro-supérieure* et, en avant, par une autre saillie osseuse, épine iliaque *antéro-supérieure*.

Le bord *antérieur*, très accidenté, se dirige d'abord en bas, puis en avant et en dedans ; il s'étend de l'épine iliaque antéro-supérieure à l'angle du pubis. On y remarque, en le parcourant de haut en bas : l'*épine iliaque antéro-supérieure*, une échancrure sans nom, l'*épine iliaque antéro-inférieure*, une grande échancrure, *gouttière du psoas iliaque*, une saillie arrondie, éminence ilio-pectinée, une crête presque tranchante, *crête pectinéale* qui continue la ligne innominée, une petite saillie arrondie, l'épine du pubis et, enfin, l'angle du pubis.

Le bord *inférieur* s'étend de l'angle du pubis à la tubérosité de l'ischion ; dirigé d'abord de haut en bas et d'avant en arrière, il se déjette ensuite en dehors en s'écartant de plus en plus de la ligne médiane ; il est constitué, dans sa première portion, par la *surface articulaire du pubis*, par la branche *ischiopubienne* dans la seconde.

Le bord *postérieur* est très irrégulier ; il s'étend de l'épine iliaque postéro-supérieure à la tubérosité de l'ischion. On trouve sur ce bord, en allant de haut en bas : une première saillie, l'épine iliaque postéro- supérieure, une dépression peu importante, une seconde saillie, *épine iliaque postéro-inférieure*, une vaste échancrure, grande *échancrure sciatique*, une saillie aiguë aplatie transversalement, *épine sciatique*, au-dessous de celle-ci, une dépression moins profonde que la précédente, petite échancrure *sciatique* et, enfin, la tubérosité de l'ischion.

Sacrum. — Cet os, de la forme d'une pyramide quadrangulaire, est constitué par l'union de cinq vertèbres sacrées.

Face antérieure. — Fortement concave dans le sens vertical, elle présente sur la ligne médiane, les corps des vertèbres sacrées séparés par quatre lignes transversales saillantes, vestiges des anciennes articulations ; en dehors de ces lignes, les quatre trous sacrés anté-

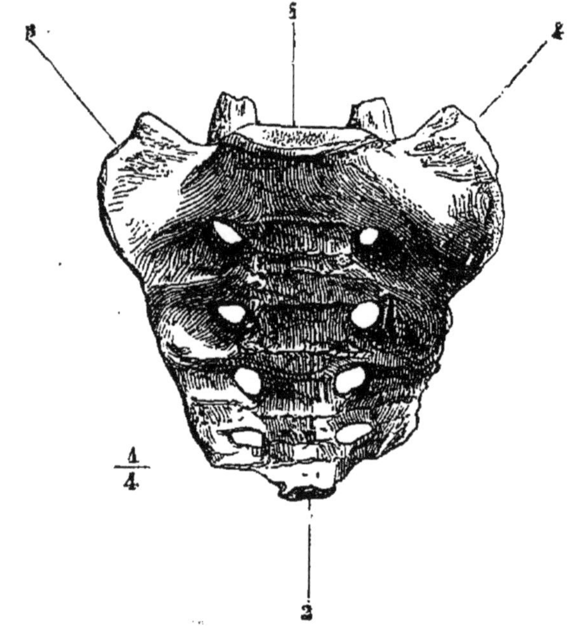

Fig. 4. — Sacrum vu par sa face antérieure. — 1, base du sacrum ; 2, pointe du sacrum ; 3-4, ailes du sacrum.

rieurs et les surfaces osseuses sur lesquelles s'insèrent les faisceaux du muscle pyramidal.

Face postérieure. — Convexe dans le sens vertical, elle présente sur la ligne médiane la crête sacrée se bifurquant en deux branches en approchant du sommet de la pyramide et limitant à ce niveau, à droite et à gauche, la partie inférieure découverte du canal sacré ;

de chaque côté de la gouttière sacrée, plus en dehors, les cinq tubercules sacrés postéro-internes, les quatre trous sacrés postérieurs et les cinq tubercules sacrés postéro-externes.

Faces latérales. — On trouve en haut et en avant la surface auriculaire du sacrum, en arrière la fosse criblée, percée de nombreux trous pour le passage de vaisseaux et au-dessous une surface rugueuse où s'attachent des ligaments.

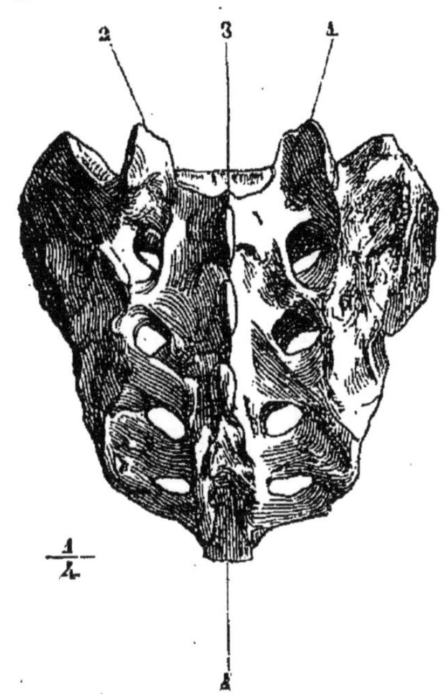

Fig. 5. — Sacrum vu par sa face postérieure. — 1-2, apophyses articulaires ; 3-4, canal sacré.

Base. — Sur la ligne médiane, en allant d'avant en arrière, on voit une surface ovalaire pour l'articulation avec la dernière vertèbre lombaire ; en arrière, l'ouverture triangulaire du canal sacré et la partie supérieure de la crête sacrée. De chaque côté se trouve une surface triangulaire, aileron du sacrum dont le bord antérieur arrondi fait partie du détroit supérieur, et en arrière la saillie des apophyses articulaires.

Sommet. — Il présente, en avant, une facette elliptique pour l'articulation du coccyx, en arrière deux petites saillies, terminaisons de la crête sacrée, *cornes du sacrum*, qui s'unissent avec des saillies semblables de la base du coccyx.

Le canal sacré parcourt le sacrum dans toute l'étendue de sa hauteur.

Coccyx. — Constitué par la réunion de quatre ou cinq vertèbres rudimentaires, cet os a une forme triangulaire, sa *face antérieure* est concave, sa *face postérieure* convexe, sa *base* présente une facette articulaire correspondant à celle du sommet du sacrum et, de chaque côté de celle-ci sur un plan postérieur, les *cornes du coccyx*, rudiments des apophyses articulaires qui s'unissent aux cornes du sacrum. Le *sommet* est constitué par un petit tubercule souvent dévié à droite ou à gauche; les bords sinueux donnent attache aux muscles ischio coccygiens et à une partie des fibres du grand ligament sacro-sciatique.

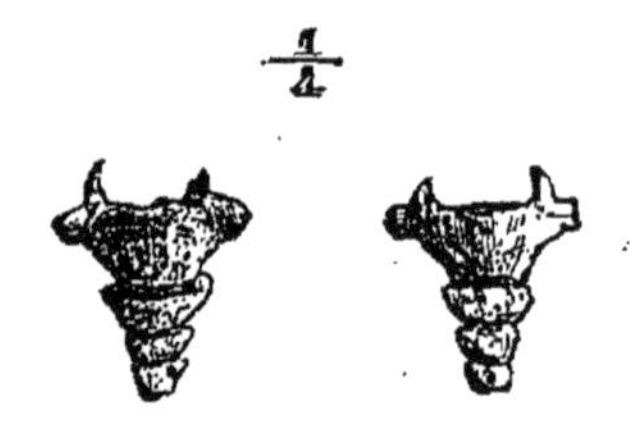

Fig. 6.— Coccyx, vu par sa face antérieure. Fig. 7.— Coccyx vu par sa face postérieure.

Articulations. — Ces os sont réunis entre eux par des symphyses, c'est-à-dire par des surfaces articulaires planes ou presque planes, encroûtées de cartilage et maintenues par des ligaments interosseux et périphériques.

Symphyse pubienne. — Les deux surfaces articulaires, recouvertes de cartilages d'encroûtement, sont séparées l'une de l'autre par un fibro-cartilage très résistant à la périphérie, mais ramolli dans sa portion centrale, qui présente le plus souvent une cavité surtout appréciable chez la femme en état de grossesse. Les moyens d'union et de fixité de cette articulation sont, en outre, constitués : 1° par un ligament antérieur très résistant, formé de fibres entrecroisées ; 2° un ligament postérieur beaucoup plus mince, constitué par le périoste qui passe d'un os à l'autre sans interruption ; 3° un ligament supérieur et, 4° un ligament inférieur que l'on désigne encore sous le nom de ligament triangulaire ou sous-pubien, formant la partie la plus élevée de l'arcade du pubis.

Articulation sacro-iliaque. — Les surfaces articulaires sont encroûtées de cartilage en couche plus épaisse sur le sacrum que sur l'os iliaque; ses ligaments sont : 1° un ligament antérieur, formé de fibres, qui s'étendent de la partie postérieure de la fosse iliaque interne à la base et à la face antérieure du sacrum ; 2° un ligament sacro-iliaque postérieur, constitué par des plans superposés de fibres ligamenteuses, dont les plus profondes, s'étendant des tubérosités iliaques aux fossettes sacrées, ont été considérées par la plupart des anatomistes comme constituant un véritable ligament interosseux. — Cette articulation est, en outre, pourvue d'une très petite synoviale en arrière du ligament sacro-iliaque antérieur.

En dehors des ligaments articulaires proprement dits, il existe trois ligaments importants, qui concourent à la solidité de cette articulation et prennent une part importante à la constitution de la paroi postérieure du grand et du petit bassin ; ce sont le ligament *ilio-lombaire* et les ligaments sacro-sciatiques.

Le ligament ilio-lombaire s'étend de l'apophyse transverse de la 5° lombaire à la partie postérieure de la crête iliaque. Les ligaments *sacro-sciatiques* sont au nombre de deux de chaque côté, le *grand* et le *petit*. Le *grand ligament sacro-sciatique* s'insère sur la face postérieure de l'ischion et se dirige de bas en haut et de dehors en dedans, en se rétrécissant d'abord, puis en s'élargissant considérablement pour aller s'attacher aux bords du coccyx, du sacrum et de la crête iliaque jusqu'à l'épine iliaque postérieure et supérieure.

Le *petit ligament sacro-sciatique* est situé en avant du précédent ; il s'attache au sommet de l'épine sciatique et va en s'élargissant, se fixer aux bords latéraux du sacrum et du coccyx en confondant ses fibres avec celles du grand ligament.

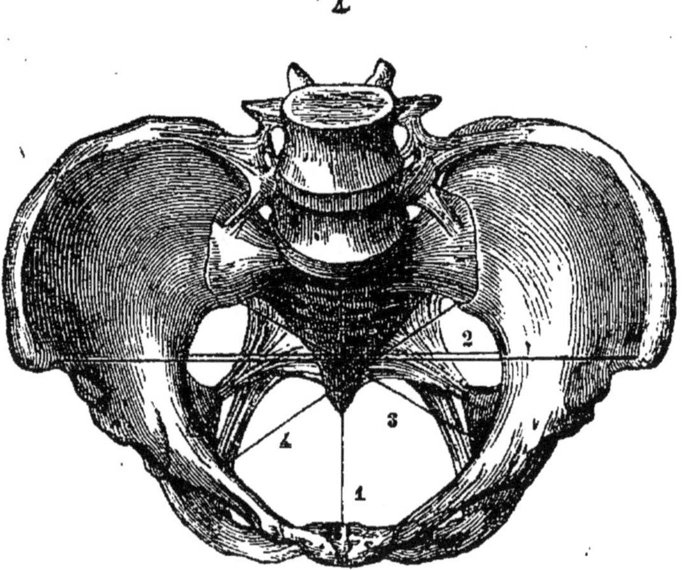

Fig. 8. — Détroit supérieur. — 1, diamètre antéro-postérieur. — 2, diamètre transverse. — 4, diamètre oblique droit.

Bassin en général. — D'une façon générale, le bassin présente à considérer une surface extérieure et une surface intérieure ; la première n'a qu'une importance secondaire en obstétrique ; l'étude de la seconde présente, au contraire, un intérêt capital.

Le *grand bassin* a une forme très irrégulière, il présente deux échancrures, l'une antérieure beaucoup plus grande que la postérieure ; cette dernière est en grande partie comblée par la 5e vertèbre lombaire. Ses parois latérales sont formées par les fosses iliaques internes; il est limité en haut par la base du sacrum et la crête iliaque, en bas par le détroit supérieur.

Les dimensions sont les suivantes: d'une épine iliaque antérieure et supérieure à l'autre, 24 cent.; d'une crête iliaque à l'autre en touchant la 5e lombaire, 27 à 28 cent.; de la crête iliaque au détroit supérieur, 9 cent. environ. Ces dimensions sont du reste très variables.

Le *petit bassin* a la forme d'un canal incurvé en avant et légèrement rétréci à ses deux extrémités; en langage obstétrical, on le désigne généralement sous le nom d'*excavation*, les rétrécissements portent le nom de détroits.

L'excavation proprement dite est formée, en arrière, par la colonne sacro-coccygienne, haute d'environ 12 cent. et présentant une concavité de 23 à 27 millim. de profondeur; latéralement, par la surface osseuse qui correspond à la voûte de la cavité cotyloïde, la face interne de l'ischion et de la tubérosité ischiatique, la face antérieure des grands et petits ligaments sacro-sciatiques : en avant par la face postérieure de la symphyse pubienne, du corps et de la branche horizontale du pubis, de la branche ischio-pubienne et de la membrane obturatrice.

Les parois de l'excavation présentent des différences de hauteur très considérables. La *paroi postérieure* mesure 12 à 15 cent., les *parois latérales* 10 cent. environ et la *paroi antérieure* 4 cent. seulement.

Les diamètres de l'excavation à sa partie moyenne ont tous 12 cent.; cependant, au niveau des épines sciatiques, il existe un certain degré de rétrécissement et le diamètre, qui s'étend du sommet d'une de ces épines à l'autre, diamètre inter-épineux de Farabeuf et Varnier, ne mesure guère que 10 à 11 cent.; on a donné, à cette portion rétrécie de l'excavation, le nom de *détroit moyen*.

Sur une pièce sèche, le *détroit supérieur* est formé en arrière par le *promontoire* (on nomme ainsi la saillie que fait en avant l'articulation de la dernière vertèbre lombaire avec la première vertèbre sacrée), et la partie interne des ailes du sacrum, latéralement, par la ligne innominée des os iliaques et en avant, par la crête des branches horizontales du pubis et par la symphyse pubienne.

Le diamètre antéro-postérieur de ce détroit, diamètre *sacro-pubien*, qui s'étend du milieu du promontoire au bord supérieur de la symphyse, mesure 11 cent.; le diamètre *transverse maximum*, du point le plus éloigné de la ligne innominée d'un côté, au point symétrique du côté opposé, 13 cent. à 13 cent. et demi; le diamètre *transverse median* (passant par le milieu du diamètre sacro-pubien), un peu moins de 12 cent.; les diamètres *obliques* mesurés, de l'éminence ilio-pectinée droite à la symphyse sacro-iliaque gauche pour le diamètre *oblique droit*, et de l'éminence ilio-pectinée gauche à la symphyse sacro-iliaque droite pour le diamètre *oblique gauche*, ont 12 cent. [1]. Budin fait remarquer que la face postérieure du pubis étant convexe, il est un point de cette surface qui se trouve plus rapproché du promontoire que la partie supérieure du pubis, repère ordinaire; la distance de ce point au promontoire est d'environ 10 cent. et demi, ce diamètre est désigné sous le nom de *promonto* ou *sacro pubien-minimum* ou encore *diamètre utile* (Pinard).

Il est encore un diamètre très important qui appartient en même temps à l'excavation et au détroit supé-

1. Ne pas oublier que c'est le point de repère antérieur qui détermine le nom du diamètre; le diamètre oblique droit arrive en avant et à droite du bassin, le diamètre oblique gauche en avant et à gauche

rieur, et qui s'étend de l'angle sacro-vertébral au sommet de l'arcade pubienne ; ce diamètre, que l'on désigne sous le nom de *sacro* ou *promonto-sous-pubien*, mesure douze centimètres et demi environ.

Le *détroit inférieur* n'est pas aussi régulier que le supérieur, il présente une saillie postérieure formée par le coccyx, deux saillies latérales, les tubérosités ischiatiques et trois dépressions, dont deux postéro-latérales répondent aux bords concaves des ligaments sacro-sciatiques et la dernière très profonde est formée par l'arcade des pubis (fig. 9).

1/4

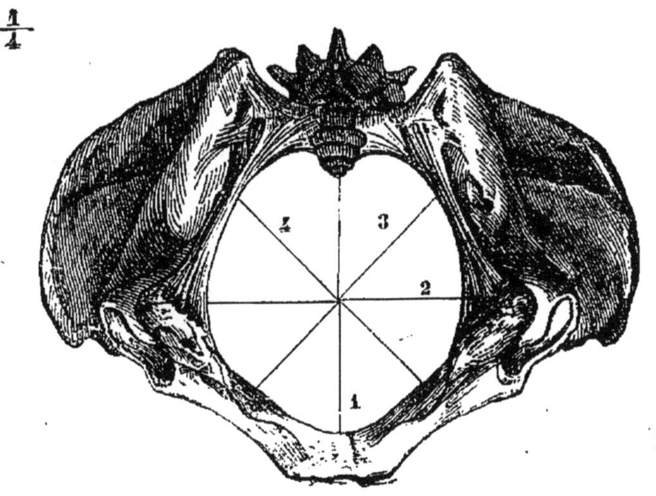

Fig. 9. — Détroit inférieur. — 1, diamètre antéro-postérieur. — 2, diamètre transverse. — 3, 4, diamètre oblique.

Les diamètres de ce détroit mesurent tous environ 11 cent., cependant, le diamètre *antéro-postérieur* ou *coccy-pubien* peut gagner 1 cent. et 1 cent. et demi, au moment du passage de la tête, par suite de la rétropulsion du coccyx ; les diamètres *obliques* qui s'étendent du milieu des ligaments sacro-sciatiques au milieu de la branche ischio-pubienne du côté opposé, peuvent aussi gagner quelques milimètres, par suite de l'élasticité des ligaments. Le diamètre *transverse*, dirigé d'une tubérosité ischiatique à l'autre, est également extensible pour les mêmes raisons.

L'arcade pubienne, enfin, chez la femme bien conformée, est large de 9 cent. et demi à sa base, de 4 cent. à son sommet, et haute de 5 à 6 cent. On voit qu'elle est parfaitement faite pour recevoir la partie de la

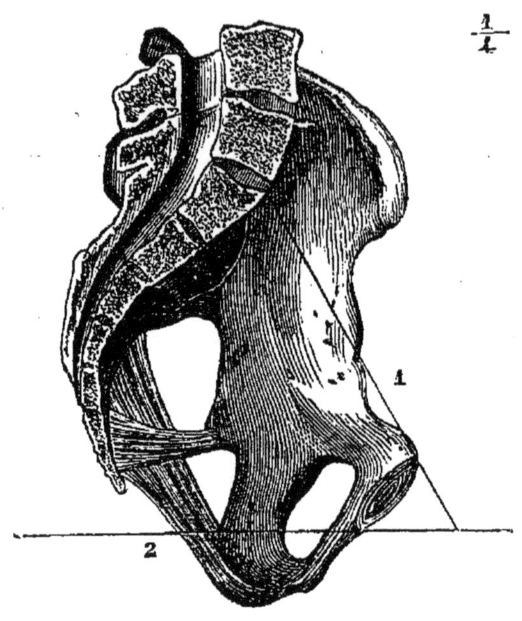

Fig. 10. — Coupe médiane du bassin pour montrer son inclinaison normale. — 1, plan du détroit supérieur. — 2, ligne horizontale.

tête du fœtus qui vient habituellement se dégager sous elle, l'occiput. Les côtés de cette arcade sont même déjetés en dehors, comme si, les os étant mous, l'occiput d'une tête d'enfant à terme avait été pressé fortement sur eux en les poussant d'arrière en avant.

Pendant l'accouchement, le rôle du grand bassin est secondaire, pendant la grossesse, il soutient la matrice, et les parois abdominales lui viennent alors puissamment en aide.

Plans du bassin. — Sous ce nom on désigne en obstétrique des plans fictifs qui, passant par le diamètre antéro-postérieur des détroits ou de l'excavation, toucheraient les points similaires de chaque côté (fig. 11).

Les plans des détroits sont inclinés de haut en bas et d'arrière en avant, mais l'obliquité du détroit supérieur est beaucoup plus considérable que celle du détroit inférieur, ce dernier devient même à peu près horizontal au moment de l'accouchement, par suite du redressement du coccyx; ces deux plans prolongés se rejoignent environ à 35 *cent.* en avant de la symphyse, ils font avec l'horizontale, le premier, un angle de 66°, le second, un angle de 11°.

Axes du bassin. — Pour obtenir les axes du détroit supérieur et du détroit inférieur, il suffit d'abaisser une perpendiculaire tombant sur le centre des plans de ces détroits. On peut alors constater que les axes du détroit supérieur et du détroit inférieur se croisent vers le milieu de l'excavation. La direction de l'axe du détroit supérieur chez la femme debout est à peu près celle d'une ligne qui irait de l'ombilic à la pointe du coccyx; celle de l'axe du détroit inférieur correspond à une ligne qui, partant de l'angle sacro-vertébral, traverserait le périnée un peu en avant de l'anus. Quant à l'axe de l'excavation, Nægele le définit de la façon suivante : une ligne courbe qui dans tout son trajet passe par le milieu de plans plus ou moins nombreux mais également distants les uns des autres et étendus de la partie antérieure à la partie postérieure de l'excavation.

Cet axe subit pendant l'accouchement des modifications importantes. Dans les derniers moments du travail, en effet, quand la tête fait saillie à la vulve, le canal pelvien est très allongé par toutes les parties molles, mais surtout par le périnée énormément distendu; pour obtenir une appréciation juste de l'axe pelvien, il faut donc tenir compte de cette portion nouvelle et transitoire du canal (fig. 11).

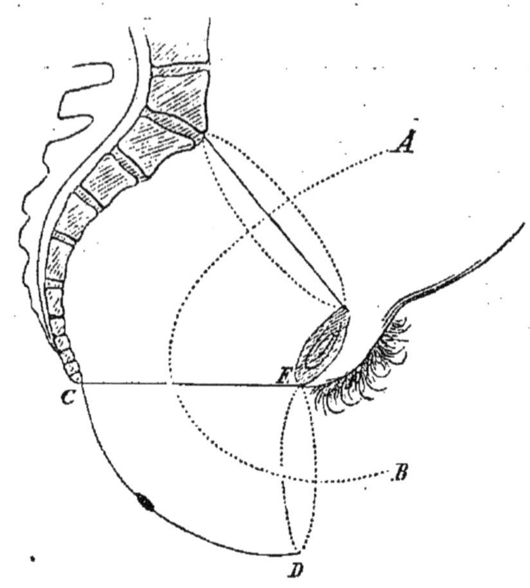

Fig. 11. — Canal vulvo-abdominal au moment du dégagement de la tête du fœtus. — AB, axe général de l'excavation quand la tête va franchir la vulve. — CD, périnée presque doublé par sa distension extrême. — DE, vulve devenue verticale, de très oblique qu'elle était avant l'arrivée de la tête sur le plancher périnéal.

Pour bien comprendre le mécanisme de la parturition, il faut ne pas perdre de vue cette immense courbure du canal vulvo-abdominal. Le fœtus, chez la femme, est obligé pour naître, de suivre la courbe AB qui part du centre du détroit supérieur, traverse l'excavation parallèlement à la concavité du sacrum, passe par le centre du détroit inférieur et vient aboutir au centre de la vulve, devenue verticale, comme nous venons de le dire, quand la tête pèse sur le périnée.

Modifications apportées au bassin osseux par les parties molles qui le recouvrent

Nous ne nous occuperons ici que des parties molles qui recouvrent la surface interne du bassin et de celles qui le ferment, par en bas, en formant ce que l'on a appelé le plancher périnéal.

Dans le grand bassin, les muscles psoas-iliaques, recouverts par le fascia-iliaca, tapissent la fosse iliaque interne; le long de leur bord interne, se trouve l'artère iliaque externe et la veine du même nom ; entre le promontoire et la symphyse sacro-iliaque, passent l'artère, la veine iliaque primitive et la partie originaire de l'artère et de la veine iliaque interne. Le cœcum recouvre, à droite, le muscle iliaque ; à gauche, se trouve l'S iliaque et le commencement du rectum ; en avant, la vessie et latéralement, le péritoine. Le nerf crural et le nerf génito-crural, qui naissent du plexus lombaire, appartiennent à cette région.

Dans l'*excavation*, les fosses sous-pubiennes sont remplies par les muscles obturateurs ; en arrière de la symphyse se trouve la vessie recouverte du péritoine. Le sacrum et le coccyx sont recouverts par le rectum, qui se porte ensuite en avant, pour s'ouvrir au milieu des parties molles, par l'orifice anal. Le muscle pyramidal recouvre les parties latérales du sacrum, en dehors des trous sacrés antérieurs ; il est lui-même recouvert par les branches antérieures des nerfs sacrés qui y forment le plexus sacré, et par l'artère et la veine hypogastrique. Enfin, des lames aponévrotiques tapissent les points de l'excavation, qui ne sont recouverts ni par des muscles, ni par des viscères.

Plancher périnéal. — Il est constitué, d'après Dubois et Pajot, par un plan aponévrotique percé de trois ouvertures, anus, vulve et orifice de l'urètre ; on peut le considérer comme formé de deux parties, une partie aponévrotique constituée par des lames qui s'unissent entre elles en circonscrivant des loges bien distinctes,

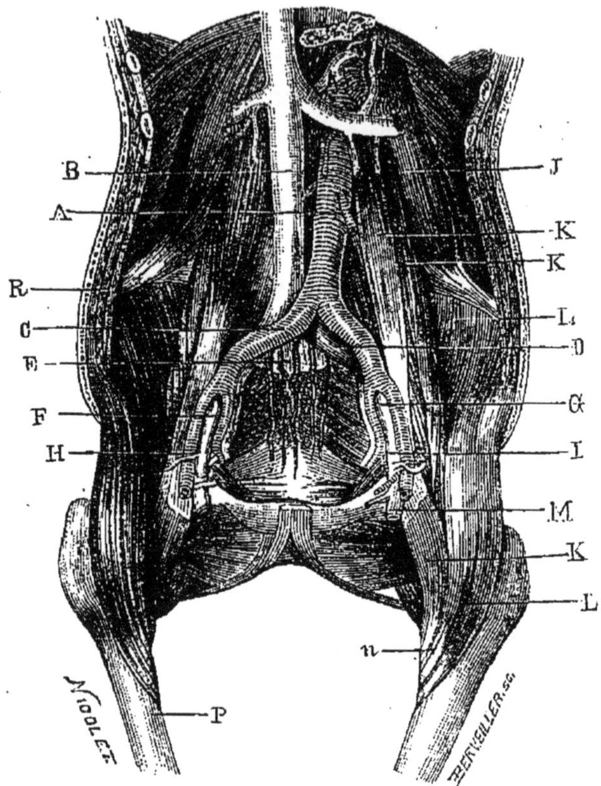

Fig. 12. — Bassin revêtu de ses parties molles. — A, aorte. — B, veine cave inférieure. — C, artère iliaque primitive. — D, veine iliaque primitive. — E, angle sacro-vertébral. — F, artère hypogastrique. — G, veine hypogastrique. — H, artère iliaque externe. — I, veine iliaque externe. — J, carré lombaire. — K K', muscles psoas. — L, muscles iliaques. — M, aponévrose iliaque. — N, tendon du psoas iliaque. — O, obturateur externe. — P, fémur. — Q, grand trochanter. — R, muscles de la paroi abdominale antérieure.

et des muscles superposés par couches qui remplissent ces diverses loges. Il faut y joindre des vaisseaux et des nerfs importants.

En allant de dedans en dehors, on rencontre d'abord l'aponévrose pelvienne supérieure (fig. 13) qui forme une sorte de diaphragme inférieur et tapisse toute la paroi du bassin, sauf la moitié supérieure de la demi-

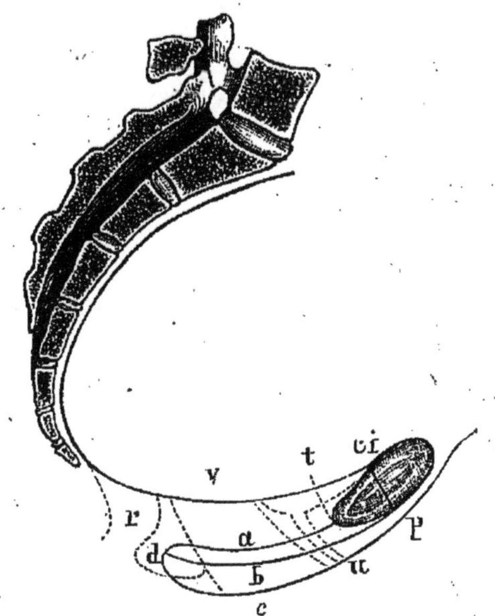

Fig. 13.—Aponévroses du périnée. Coupe verticale antéro-postérieure (d'après Pajot). — *a b c*, aponévroses profonde, moyenne et superficielle du périnée. — *r*, rectum. — V, vagin. — *u*, urèthre. — P, pubis. — *ci*, insertion de l'aponévrose pelvienne supérieure au pubis. — *t*, insertion de l'aponévrose périnéale du pubis. — *d*, bord postérieur de l'aponévrose périnéale profonde se confondant avec le bord postérieur des aponévroses périnéales moyenne et superficielle.

circonférence antérieure ; elle se confond en avant avec l'aponévrose des parois abdominales, latéralement avec celle des muscles iliaques ; en arrière, avec l'aponévrose lombo-iliaque. Elle se dédouble en deux feuillets au niveau du bord supérieur du grand trou sciatique ; ces deux feuillets se recourbent presque à angle droit pour constituer une cloison transversale qui limite deux loges, l'une postérieure plus petite, l'autre antérieure plus grande. Cette aponévrose est traversée, d'arrière en avant, par le rectum, le vagin et la vessie, dont le bas-fond forme une légère saillie au-dessous d'elle.

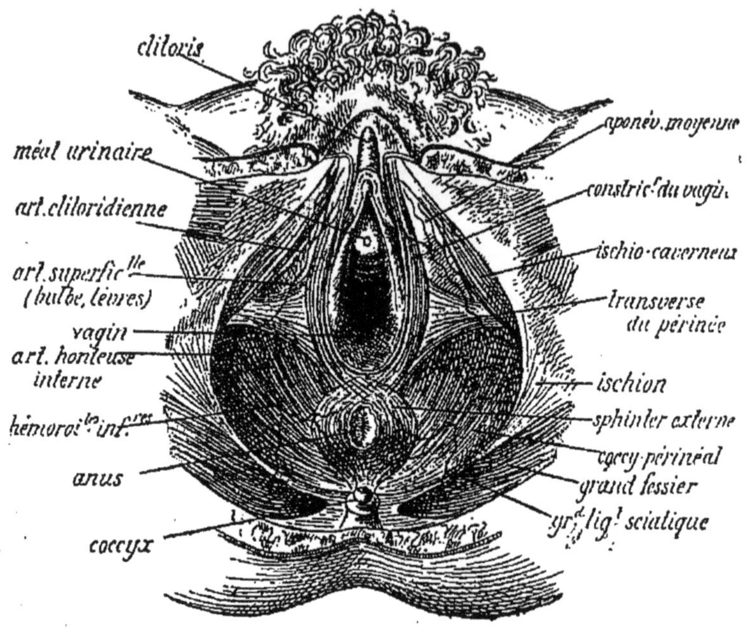

Fig. 14. — Muscles du périnée chez la femme.

Les autres aponévroses périnéales n'occupent que la moitié antérieure du détroit inférieur ; elles sont au nombre de trois, *profonde*, *moyenne* et *superficielle*, superposées les unes aux autres et forment de véritables loges par la réunion de leur bord postérieur ; elles sont traversées par le vagin et l'urètre (fig. 13). Les muscles du périnée sont : le releveur de l'anus, l'ischio-coccygien, le sphincter de l'anus, le constricteur du vagin, les transverses du périnée, l'ischio-caverneux et enfin les fibres coccygiennes et sacrées du grand fessier.

Le péritoine forme la partie la plus profonde du plancher périnéal et recouvre l'aponévrose pelvienne dont il est séparé par du tissu cellulaire. Nous signalerons enfin, à la pointe du coccyx, un petit corps découvert par Luschka, gros comme un pois, constitué par un entrelacement de petits vaisseaux, vraisemblablement des branches spinales rudimentaires de l'artère sacrée moyenne.

A l'état de repos, l'étendue du plancher périnéal est d'environ 7 cent., 3 à 4 cent. du coccyx à l'anus, 3 cent. à 3 cent. 1/2 de l'anus à la commissure postérieure de la vulve; c'est à cette partie que l'on donne en obstétrique le nom de *Périnée* proprement dit. Quand il est distendu, comme au moment où la tête va franchir la vulve, le périnée acquiert de 12 à 15 cent. de longueur.

Il a pour usages principaux : d'abord, de ralentir l'expulsion du fœtus et d'empêcher la femme d'accoucher debout par surprise; puis, comme l'ont si bien démontré P. Dubois, puis Varnier, de forcer la tête à se tourner l'occiput en avant (3ᵉ temps du mécanisme de l'accouchement par le vertex) grâce à la présence du releveur de l'anus.

En résumé, par suite de la présence des parties molles tous les diamètres du bassin se trouvent plus ou moins diminués ; au détroit supérieur, le psoas fait perdre environ 0,015 millim. au diamètre transverse et le ramène à 12 cent. ; les diamètres obliques perdent 4 à 5 millim. par suite de la présence des muscles pyramidaux et obturateurs ; la vessie et le rectum font également perdre 4 à 5 millim. au diamètre antéro-postérieur.

Dans l'excavation, tous les diamètres perdent environ 5 millim.

Quant au détroit inférieur, il est complètement transformé par la présence des parties molles et au moment de l'expulsion, comme le fait remarquer le professeur Pajot, alors que la présentation a distendu le plancher périnéal, le bassin représente un canal dont l'orifice supérieur est bien toujours au détroit supérieur, mais dont l'orifice inférieur est à la vulve et non au détroit inférieur.

Ampliation presque nulle du bassin par le jeu des symphyses

Nous avons dit que les os du bassin s'articulaient entre eux par des symphyses, il ne faudrait pas cependant en conclure qu'ils sont condamnés à une immobilité absolue ; ces os jouissent au contraire, vis-à-vis les uns des autres, d'une certaine mobilité, appréciable surtout pendant la grossesse, par suite du ramollissement des tissus fibreux qui unissent les surfaces articulaires ; mais cette mobilité ne fournit rien ou presque rien à l'ampliation du bassin pendant l'accouchement.

La seule des articulation du bassin qui fournit réellement à son ampliation est l'arthrodie *sacro-coccygienne* qui permet au sommet du coccyx de se porter assez en arrière pour faire gagner 1 cent., et plus, au diamètre antéro-postérieur de ce détroit inférieur.

APPAREIL GÉNITAL DE LA FEMME

Les organes qui constituent l'appareil de la génération chez la femme peuvent être divisés en organes génitaux *internes* et organes génitaux *externes*.

Le premier groupe est constitué par les *ovaires*, l'*utérus* et *ses ligaments*, les *trompes* et le *vagin* (fig. 15).

Le second par l'*appareil vulvaire* auquel on peut joindre les *mamelles*, que l'on considère à juste titre comme des annexes de l'appareil génital.

Ovaires. — Au nombre de deux, les ovaires sont situés dans l'aileron postérieur du ligament large, sur les côtés de l'utérus, leur analogie avec le testicule les a fait désigner sous le nom de *testes muliebres*.

Les ovaires suivent les déplacements des organes

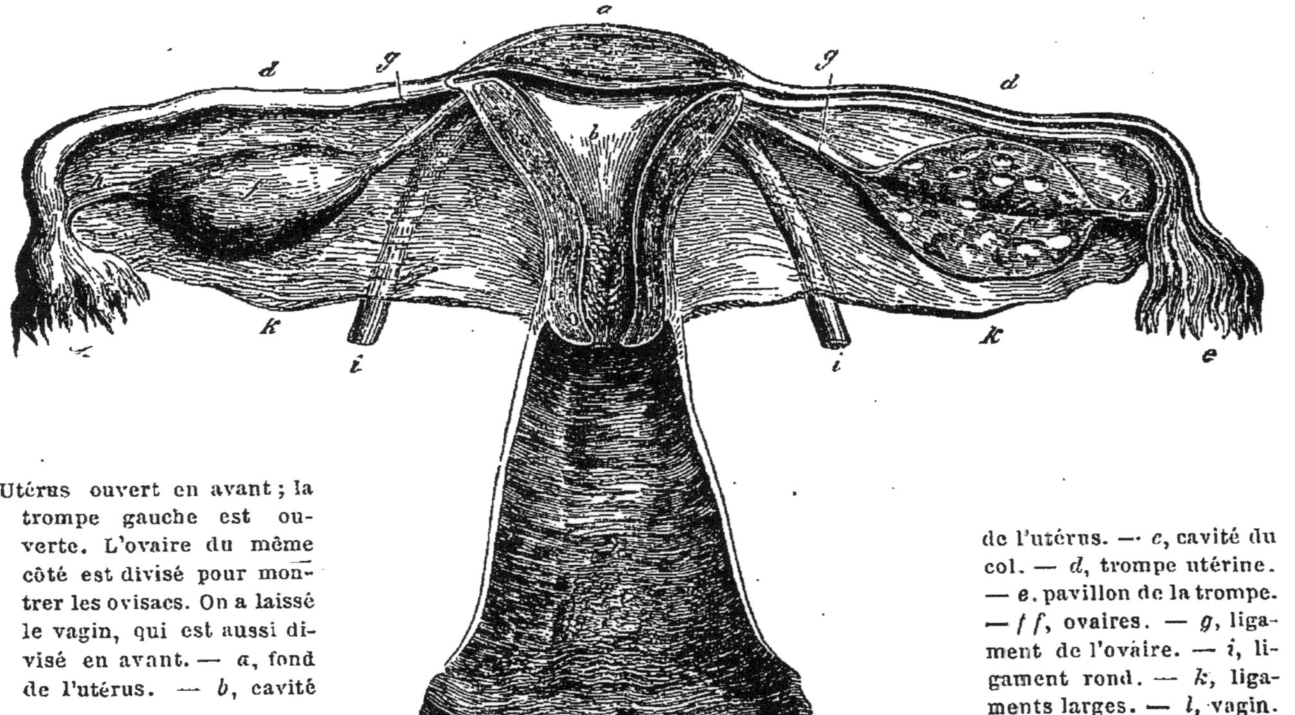

Fig. 15. — Organes génitaux internes.

Utérus ouvert en avant ; la trompe gauche est ouverte. L'ovaire du même côté est divisé pour montrer les ovisacs. On a laissé le vagin, qui est aussi divisé en avant. — *a*, fond de l'utérus. — *b*, cavité de l'utérus. — *c*, cavité du col. — *d*, trompe utérine. — *e*, pavillon de la trompe. — *f f*, ovaires. — *g*, ligament de l'ovaire. — *i*, ligament rond. — *k*, ligaments larges. — *l*, vagin.

auxquels ils sont attachés et en particulier ceux de l'utérus (fig. 15).

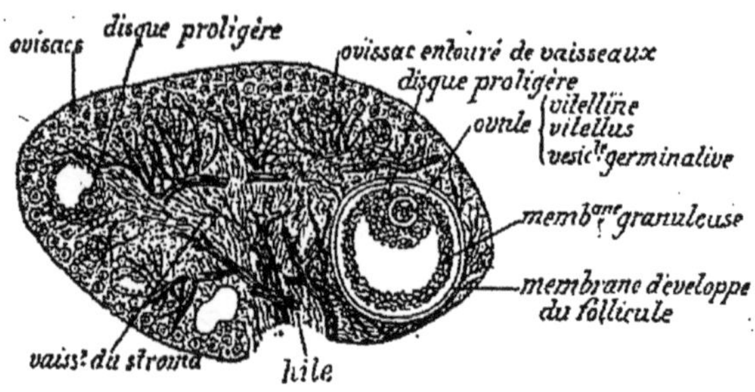

Fig. 16. — Coupe de l'ovaire.

Leur direction est transversale, leur poids de 6 à 8 grammes et leurs dimensions sont environ de 38 millim. dans le sens transversal, 18 millim. dans le sens vertical, 15 millim. dans le sens antéro-postérieur. Ils ont à peu près la forme d'une amande, leur face supérieure regarde en avant et leur face inférieure en arrière, leur bord supérieur est en même temps postérieur, tandis qu'au contraire leur bord inférieur est antérieur.

Les ovaires sont reliés aux organes voisins par trois ligaments : 1° un interne ou *utéro-ovarien;* 2° un externe, *tubo-ovarien*, formé par une des franges du pavillon de la trompe; 3° un ligament postérieur formé de fibres musculaires décrites pour la première fois par Rouget, et désigné par lui sous le nom de *ligament rond postérieur*.

Structure de l'ovaire. — Ce n'est que depuis 1862, grâce aux travaux de Schrœw et de Sappey, que l'on possède des notions exactes sur la structure de l'ovaire; cet organe se compose du *bulbe* et de la *couche ovigène*.

Le *bulbe*, que l'on désignait autrefois sous le nom de portion spongieuse de l'ovaire, est uniquement composé de fibres musculaires, de fibres conjonctives, de vaisseaux sanguins et lymphatiques et de nerfs ; il occupe le centre de l'organe, il sert de support à la *couche ovigène*.

La *couche ovigène* est la partie essentielle de l'ovaire, elle est placée à la périphérie de l'organe et mesure environ un millimètre d'épaisseur ; elle est égale et lisse avant la puberté, devient plus tard inégale par suite de cicatrices correspondant aux époques menstruelles. Elle se compose en allant de dehors en dedans: 1° d'une couche épithéliale formée d'une seule couche de cellules prismatiques (endothelium) ; 2° d'une trame de tissu conjonctif servant de soutien ; 3° des *vésicules ovariennes* désignées encore sous le nom d'ovisacs, de vésicules de de Graaf ; 4° de vaisseaux et de nerfs.

Les *vésicules ovariennes*, bien décrites pour la première fois par de Graaf, sont extrêmement nombreuses, et Sappey en admet plus de 700,000 pour les deux ovaires (fig. 17).

La vésicule de de Graaf est formée 1° par une enveloppe de tissu conjonctif; 2° par une couche de petites cellules arrondies, pourvues de noyaux (membrane granuleuse). Dans le point le plus voisin de la surface de l'ovaire, ces cellules forment un amas, et constituent le *cumulus* ou *disque proligère* ; c'est au centre de ce disque que se trouve l'*ovule ;* 3° d'un liquide clair assez analogue au liquide amniotique. Telle est la constitution de la vésicule de de Graaf arrivée à la maturité. Avant la puberté, ou dans les vésicules dont l'évolution n'est pas commencée, le liquide fait défaut, et la cavité du follicule est remplie de cellules arrondies au milieu desquelles se trouve l'ovule.

L'*ovule* a été découvert par de Baer en 1827, son diamètre à l'état de maturité est de 0mm01 à 0mm02, il se compose de 3 parties : 1° une membrane d'enveloppe amorphe, lisse au sortir de la vésicule mais se hérissant bientôt de villosités, *membrane vitelline* ; 2° une substance granuleuse, analogue au jaune d'œuf des oiseaux, le *vitellus* ; 3° une vésicule à parois amorphes, transparente, très fragile et contenant un liquide d'une

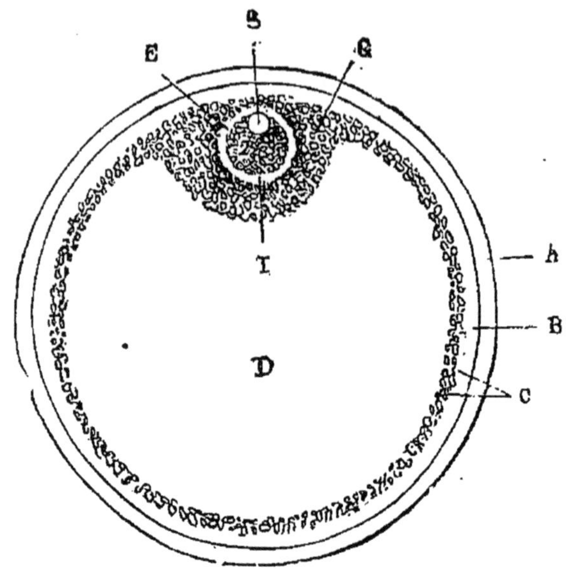

Fig. 17. — Follicule de de Graaf. — A, membrane externe du follicule. — B, sa couche interne. — C, membrane granuleuse. — D, cavité du follicule. — E, ovule. — G, cumulus proligère : 1 membrane vitelline ; 2, vitellus ; 3, vésicule germinative.

extrême limpidité, *vésicule germinative* Dans cette vésicule, Wagner a observé un corpuscule particulier auquel il a donné le nom de *tache germinative.*

Utérus. — Considéré par les anciens comme l'organe essentiel de la fécondation, l'utérus aujourd'hui n'est plus regardé que comme l'organe de la *gestation* et l'agent principal de la *parturition.*

Il est situé dans l'excavation, entre la vessie et le rectum ; chez les multipares, lorsque la vessie est vide, sa direction est sensiblement celle de l'axe du détroit supérieur, c'est-à-dire qu'il est dirigé de haut en bas et d'avant en arrière ; il est recouvert à sa partie supérieure par l'intestin grêle, uni inférieurement avec le vagin (fig. 15) et maintenu latéralement par des ligaments larges. Sa forme est celle d'une petite poire aplatie; un étranglement, situé un peu au-dessous de sa partie moyenne, le divise en deux parties, le *Corps* et le *Col*.

L'utérus jouit d'une certaine mobilité dans tous les sens, cependant ses mouvements de latéralité sont très peu considérables et, en dehors de l'état de grossesse, sa situation est surtout modifiée par la vacuité ou la réplétion de la vessie.

Les dimensions de l'utérus vide varient un peu chez la vierge, la nullipare, la multipare et après la ménopause; ces différences ne sont pas très considérables et on peut admettre comme moyennes les dimensions suivantes: hauteur, 6 cent.; largeur, 4 cent.; épaisseur, 2 cent. Le rapport du corps au col est environ 32/28 chez les vierges et 40/20 chez les multipares.

La surface extérieure du corps de l'utérus présente à considérer deux faces, trois bords et une extrémité inférieure.

La face *antérieure*, lisse, un peu convexe, est en rapport avec la vessie; elle est tapissée dans toute son étendue par le péritoine, qui descend même jusque sur le tiers supérieur du col, puis remonte vers la vessie en formant le cul-de-sac *vesico-utérin*. La face *postérieure* est plus convexe que la précédente, elle est en rapport avec le rectum; elle est également tapissée par le péritoine qui descend plus bas qu'en avant, et recouvre non seulement toute la portion sus-vaginale du col, mais encore une petite étendue du vagin; en se réfléchissant sur le rectum, le péritoine forme le cul-de-sac *recto-utérin* ou cul-de-sac de Douglas.

Le bord *supérieur*, très épais, est arrondi d'avant en arrière, et presque rectiligne transversalement; il s'étend d'une trompe à l'autre et est en rapport avec les circonvolutions de l'intestin grêle (fig. 18).

Les bords *latéraux* (fig. 18), convexes d'avant en arrière, sont légèrement concaves de haut en bas ; ils donnent insertion aux ligaments larges.

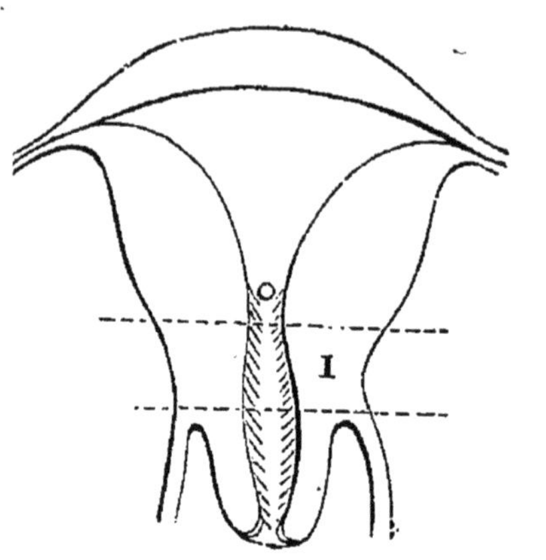

Fig. 18. — Utérus coupé transversalement pour montrer sa forme et les dimensions relatives de ses deux cavités (corps et col).

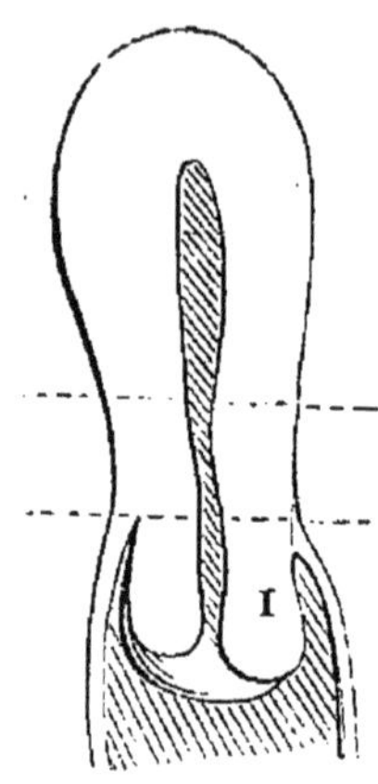

Fig. 19. — Utérus coupé d'avant en arrière, et vu par son côté droit.

Les *trompes* pénètrent dans l'utérus au niveau des angles formés par la jonction du bord supérieur avec les bords latéraux.

L'extrémité inférieure du corps se continue avec le col.

Surface extérieure du col. — Le col a la forme d'un cylindre très légèrement aplati d'avant en arrière et un peu plus renflé à sa partie moyenne qu'à ses deux extrémités ; sa longueur est de 26 à 30 millimètres. — Le *vagin* s'insère sur le col à l'union de son tiers moyen avec son tiers inférieur et le divise en deux portions, une portion *sus-vaginale* et une portion *vaginale* (fig. 18 et 19).

La portion sus-vaginale a dix-huit ou vingt millimètres de hauteur : le péritoine la tapisse en avant dans son tiers supérieur et la recouvre complètement en arrière en la séparant du rectum : en avant, dans la partie non recouverte par le péritoine, elle adhère à la vessie par du tissu conjonctif lâche, les bords de la portion sus-vaginale du col répondent à la partie inférieure des ligaments larges.

La portion *vaginale* fait dans le vagin une saillie d'environ 1 cent., elle a la forme d'un cône présentant à son sommet un orifice limité par deux lèvres, une antérieure, l'autre postérieure.

Il existe chez la *nullipare* et chez la *multipare* des différences notables dans le col ; ces différences sont surtout marquées dans la portion vaginale, que l'on désigne aussi sous le nom de *museau de tanche* à cause de la forme qu'elle affecte (fig. 20).

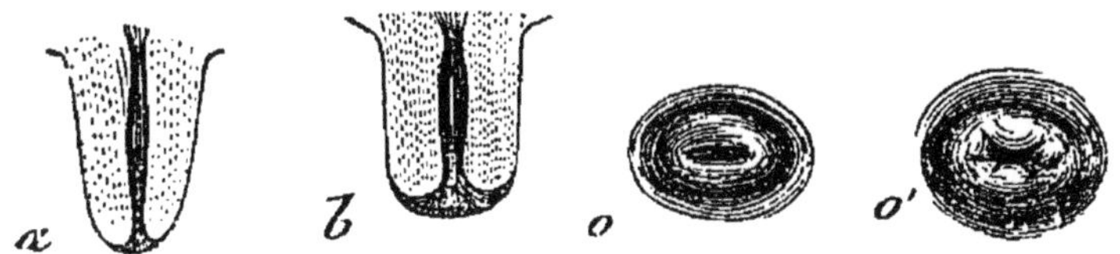

Fig. 20. — Différence du col de l'utérus et de son orifice externe suivant que la femme a eu ou non des enfants.

a. Forme du col utérin chez la femme qui n'a jamais eu d'enfants.
b. — — qui a eu des enfants.
o. Orifice externe du col chez la femme qui n'a pas eu d'enfants.
o' — — qui a eu des enfants.

Chez la *nullipare*, le museau de tanche est conique, son orifice est linéaire. Chez la *multipare* il est cylindrique ou en forme de massue, il est plus court, l'orifice est plus large, plus irrégulier, les lèvres sont inégales, bosselées, présentent des dépressions correspondant aux cicatrices des déchirures qui ont eu lieu pendant l'accouchement, ces déchirures s'observent surtout au niveau des commissures du col et plus souvent à gauche qu'à droite.

Surface interne de l'utérus. — La cavité du corps est triangulaire, elle est limitée par trois bords et deux faces aplaties appliquées l'une sur l'autre; les bords sont convexes en dedans chez la nullipare, rectilignes chez la multipare. Les angles supérieurs de la cavité du corps représentent un canal infundibuliforme au sommet duquel s'ouvre la trompe ; l'angle inférieur correspond à l'isthme de la cavité utérine (fig. 18).

Les parois sont plus épaisses sur les côtés, 12 millim.; au fond elles ne mesurent que 10 millim., et 8 millim. seulement au niveau de l'embouchure des trompes.

La cavité du col a la forme d'un canal renflé à sa partie moyenne ; on lui considère deux parois, deux bords et deux orifices. On remarque sur chaque paroi deux saillies longitudinales d'où partent des saillies secondaires ascendantes et obliques, *arbre de vie* ; ces saillies ne se correspondent pas, mais s'emboîtent réciproquement, elles se prolongent jusqu'à la partie supérieure de la cavité du col et la bouchent. Les bords sont concaves en dedans.

L'orifice interne du col est plutôt un canal intermédiaire entre la cavité du col et celle du corps qu'un véritable orifice, il mesure en effet 5 millim. de longueur, parfois davantage, aussi le désigne-t-on souvent sous le nom d'*isthme* de l'utérus ; il est aplati d'avant en arrière. L'orifice externe est celui du museau de tanche précédemment décrit.

Structure de l'utérus. — En allant de dehors en dedans, on trouve :

1° Une tunique externe, *péritonéale*, plus adhérente au fond que sur les bords et sur le col ; les feuillets antérieurs et postérieurs s'adossent sur les parties latérales de l'utérus pour former les *ligaments larges*, puis se recourbent en avant et en arrière pour former les culs-de-sac *vésico-utérin* et *recto-utérin* ;

2° Une couche moyenne de nature *musculaire* ; mais

en dehors de l'état de grossesse, le tissu en est tellement dense et serré qu'il ressemble presque à du tissu fibreux.

Sous l'influence de la gestation, ce tissu subit une modification complète, non seulement les fibres musculaires augmentent en nombre et en dimension, mais elles se modifient aussi dans leur aspect et tendent à perdre leur caractère de fibres lisses pour prendre l'aspect de fibres striées. Etudiées sur un utérus gravide, les fibres musculaires peuvent être divisées en trois couches : *a*, une couche externe se subdivisant elle-même en deux plans, l'un superficiel formé de fibres *longitudinales* se recourbant en anses sur le fond de l'utérus, l'autre un peu plus profond formé de fibres *transversales* (fig. 21) ; *b*, une couche moyenne à peu près inextricable, constituée par des bandelettes musculaires entrecroisées et recourbées dans tous les sens, formant autour des vaisseaux de véritables sphincters. Les artères pourvues d'une gaîne celluleuse peuvent glisser dans ces anneaux musculaires ; les veines réduites à leur membrane interne, leur sont adhérentes. Cette couche moyenne n'existe que dans le corps de l'utérus, le col en est dépourvu; *c*, une couche interne qui présente beaucoup d'analogie avec la couche externe ; elle est constituée à la face postérieure par un faisceau triangulaire étendu d'une trompe à l'autre et se prolongeant en bas jusqu'au niveau du col; ce faisceau formé de fibres transversales qui se redressent et s'entrecroisent avec celles du côté opposé ; sur la face antérieure, il existe un faisceau triangulaire analogue mais moins prononcé. A l'orifice des trompes les fibres musculaires de la couche interne disposées en anneaux concentriques forment, suivant l'expression de Leroy et Calza, de véritables muscles orbiculaires.

Au col, les fibres de la couche externe ne descendent guère plus bas que l'insertion du vagin, et le museau de tanche est presque uniquement formé par la couche interne. Au niveau de l'orifice interne, se trouve un anneau musculaire saillant, limitant la cavité du corps

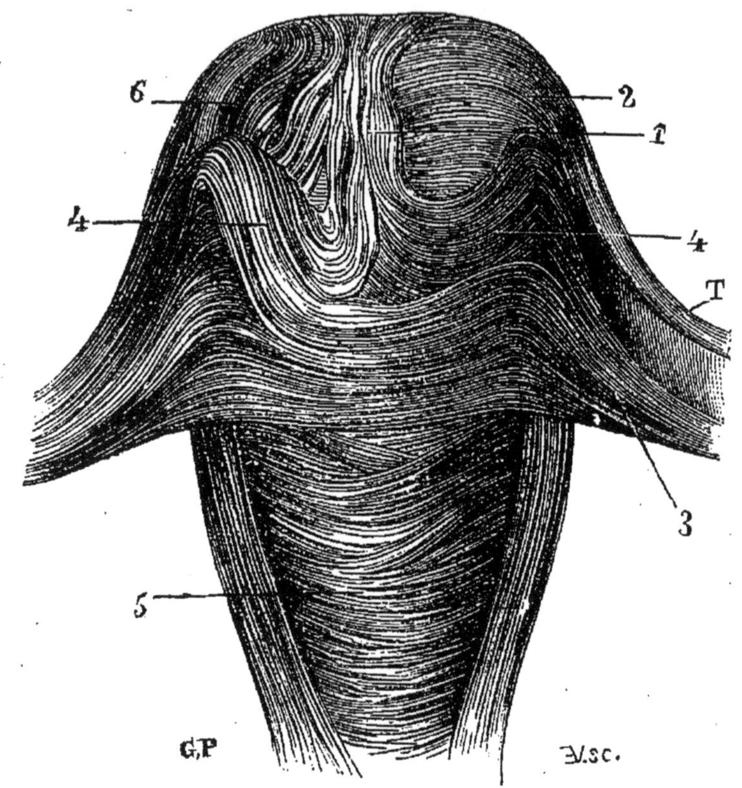

Fig. 21. — Surface antérieure de l'utérus. Couche superficielle. — T, trompe. — 1, faisceau médian. — 2, fibres transversales. — 3, fibres du ligament rond qui viennent s'épanouir sur la face antérieure de l'utérus. — 4, fibres provenant de la partie postérieure du ligament rond, qui se recourbent en draperie avant de gagner le faisceau médian. — 5, fibres du col utérin. — 6, fibres obliques.

et du col ; la couche musculaire interne du col se compose de fibres verticales qui constituent l'*arbre de vie*, et de fibres transversales entrelacées formant des anneaux incomplets, surtout accusés au niveau de l'orifice externe.

Le rôle physiologique des fibres musculaires de l'utérus découle de leur disposition.

Les couches interne et externe, composées de fibres longitudinales et transversales, ont pour mission l'ex-

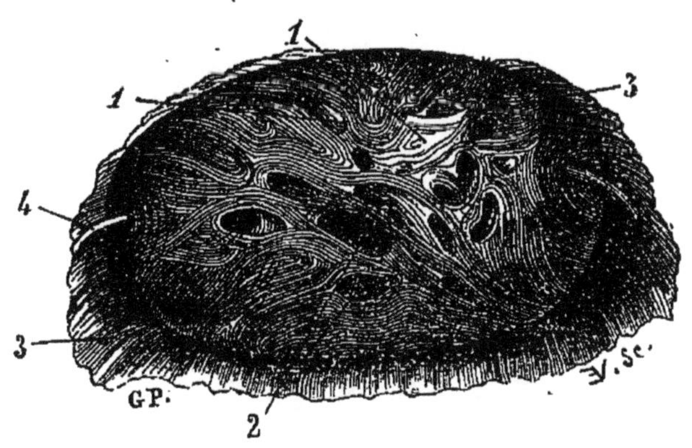

Fig. 22. — Couche moyenne du tissu utérin appartenant au fond de l'organe, sur lequel était inséré le placenta. — Les faisceaux entre-croisés forment autour des vaisseaux des anses ou des anneaux qui les étreignent. — 1, sinus. — 2, faisceaux appartenant à la couche interne. — 3, couche superficielle disséquée. — 4, trompe.

pulsion du fœtus, elles sont en antagonisme avec les fibres du col et favorisent la dilatation ; la couche moyenne agit sur la circulation ; elle aura pour rôle après la délivrance de constituer autour des sinus veineux de véritables *ligatures vivantes* (Pinard).

3° Autrefois contestée, la tunique interne ou muqueuse a été mise hors de doute par les travaux de Coste et de Charles Robin, elle présente des caractères différents au corps et au col.

a. *Muqueuse du corps.* — Elle est blanchâtre, légèrement rosée, mesure d'après Charles Robin 1 millim. d'épaisseur environ, 2 millim. d'après Sappey : elle s'amincit à mesure que l'on s'approche des trompes où elle ne mesure plus qu'un demi-millimètre. Elle ne présente ni papilles, ni villosités, mais est criblée d'orifices de glandules. La muqueuse utérine est intimement unie à la couche musculaire et se compose d'une couche

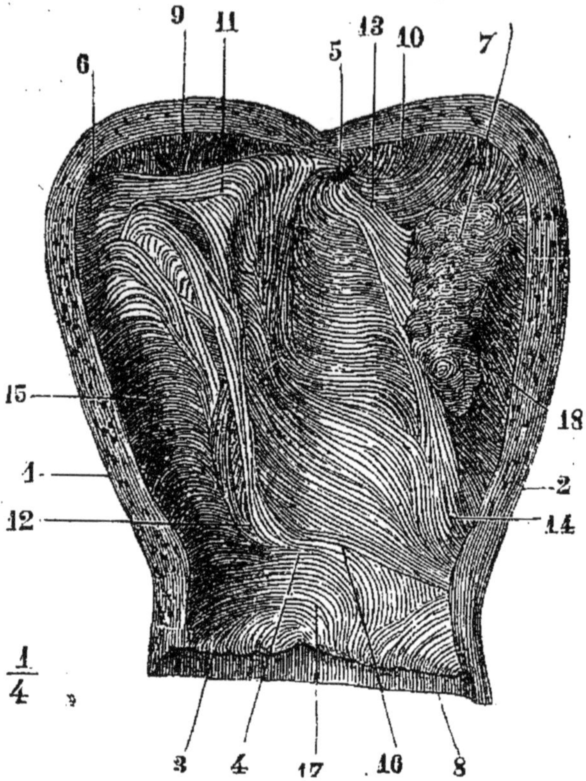

Fig. 23. — Fibres musculaires de la face interne de l'utérus. — 1, coupe de l'utérus suivant son bord droit ; sa paroi postérieure. — 2, sa paroi antérieure. — 3, orifice externe du col. — 4, orifice interne du col. — 5, orifice utérin de la trompe gauche. — 6, orifice de la trompe droite. — 7, insertion du placenta sur la paroi antérieure de la cavité utérine. 8, vagin. — 9, fibres verticales. — 10, les mêmes se recourbant sur le fond de l'utérus et sur la face antérieure. — 11, faisceau transversal allant d'une trompe à l'autre. — 12, origine du faisceau triangulaire de la paroi postérieure. — 13, portion du faisceau triangulaire de la paroi antérieure. — 14, son origine. — 15, fibres transversales au niveau de l'orifice interne du col. — 17, fibres du col. — 18, sinus veineux.

épithéliale à cellules cylindriques à cils vibratils dont les mouvements s'accomplissent de dehors en dedans.

Au-dessous de cette couche se trouve une couche composée de tissu conjonctif embryonnaire, de cellules rondes, d'une matière amorphe, de glandes, de vaisseaux et de nerfs. Les glandes de la muqueuse du corps sont des glandes en tubes, rectilignes dans la moitié de leur longueur et légèrement flexueuses en approchant du fond.

b. La *muqueuse du col*, plus ferme, plus blanche, est moins épaisse que la précédente, elle est recouverte d'un épithélium à cils vibratiles dans sa partie supérieure et d'un épithélium pavimenteux dans le voisinage de l'orifice externe ; dans le reste de son étendue, par un épithélium caliciforme. La couche profonde est formée de glandes et de tissu conjonctif. Les glandes sont des glandes en grappes qui s'ouvrent par un conduit unique au milieu des sillons de l'arbre de vie. L'oblitération de ces orifices glandulaires est le point de départ des petits kystes désignés sous le nom d'œufs de Naboth qui les avait pris pour des ovules tombés du corps dans la cavité du col.

Vaisseaux. — L'utérus est irrigué par six artères :

Deux artères utérines, branches de l'hypogastrique ; deux artères utéro-ovariennes, branches de l'aorte ; deux artères qui occupent les ligaments ronds et viennent de l'épigastrique.

Les *veines* suivent en général le trajet des artères ; elles sont très développées pendant la grossesse et réduites à leur tunique interne ; dans le tissu utérin, elles prennent le nom de *sinus*, et se jettent, les veines *utérines* dans le plexus hypogastrique, les veines *utéro-ovariennes* à droite dans la veine cave, à gauche dans la veine rénale ; les autres veines se jettent dans les épigastriques ou les iliaques externes.

D'après Léopold, les *lymphatiques* forment trois couches, une couche sous-séreuse, une couche musculaire et une couche muqueuse ; ces trois couches forment, pour ainsi dire, trois plexus superposés et communiquant ensemble.

Les lymphatiques de la muqueuse ne sont pas, à proprement parler, représentés par des vaisseaux, mais bien par un système de vacuoles communiquant entre elles et reliées au réseau musculaire par une foule de troncs. Cependant, d'après Poirier, les vaisseaux lymphatiques existeraient réellement, mais ils seraient très fragiles et ne pourraient être injectés directement.

Lucas Championnière a signalé la présence d'un ganglion latéralement au-dessus du cul-de-sac vaginal à l'union du corps et du col.

Les *nerfs* proviennent du plexus ovarique.

Ligaments de l'utérus (fig. 15). — Ils sont au nombre de huit :

1° Deux ligaments *larges* qui sont formés par l'adossement des deux feuillets du péritoine qui enveloppe l'utérus; ils divisent le petit bassin en deux loges : dans la loge antérieure se trouve la vessie, dans la loge postérieure le rectum. Leur bord supérieur présente trois replis ou *ailerons*; l'aileron *antérieur* contient le *ligament rond*, l'aileron *moyen*, qui en même temps est supérieur, contient la *trompe* et l'aileron *postérieur* l'*ovaire*. Au niveau du bord inférieur, les feuillets se dédoublent et se recourbent, l'un en avant sur la vessie, l'autre en arrière sur le rectum.

Le *corps de Rosenmuller*, vestige du corps de Wolf, est logé dans l'aileron moyen ;

2° Deux ligaments *vésico-utérins* très peu prononcés formés par la réflexion du péritoine sur la vessie et quelques fibres musculaires qui accompagnent le repli péritonéal.

3° Deux ligaments *utéro-sacrés* plus marqués que les précédents, formés de fibres musculaires qui partent de la face postérieure de l'utérus et vont s'insérer aux parties latérales des troisième et quatrième vertèbres sacrées, en soulevant légèrement le péritoine.

4° Deux ligaments *ronds* qui naissent des parties supérieures et antérieures de l'utérus au-dessous des trompes se dirigent vers l'orifice abdominal du canal inguinal, et se terminent en partie sur la paroi postérieure de ce canal, en partie à l'épine du pubis; une partie des fibres musculaires franchit le canal et va se perdre dans les grandes lèvres. Le ligament rond est logé dans l'aileron antérieur du ligament large, il contient des fibres musculaires lisses venant de l'utérus, et des fibres striées venant du transverse; une artère se rendant à l'utérus en occupe le centre; le péritoine accompagne le ligament rond jusqu'à l'orifice inguinal interne chez l'adulte; chez le fœtus il l'accompagne jusqu'à son extrémité, en formant un diverticulum particulier connu sous le nom de *canal de Nuck*.

Les ligaments ronds ramènent l'utérus en avant après la déplétion de la vessie; Thevenot leur fait jouer un rôle important dans l'accommodation du fœtus.

Trompes. — Les trompes ou oviductes sont logées dans l'aileron moyen, elles ont été ainsi nommées par Fallope qui les a comparées à une trompette; elles pénètrent dans l'utérus au niveau des angles supérieurs de cet organe, en arrière du ligament rond (fig. 15), elles ont environ 12 cent. de longueur et vont en s'élargissant en s'éloignant de l'utérus; leur extrémité libre présente un évasement brusque qui constitue le *pavillon* de la trompe et présente à son centre l'orifice externe —Rectilignes dans le voisinage de l'utérus, elles sont flexueuses dans le reste de leur trajet et décrivent dans leur moitié externe une courbe dont la concavité regarde en arrière, en dedans et en bas. La circonférence du pavillon est profondément découpée et présente des franges irrégulières; une de ces franges, creusée en gouttière, est fixée à l'extrémité externe de l'ovaire et constitue le *ligament tubo-ovarien.*

La trompe se compose de : 1° une tunique externe séreuse formée par le péritoine, qui n'enveloppe que les trois quarts de la circonférence de la trompe et se termine sur le bord libre des franges.

2° Une tunique moyenne, musculaire, formée de deux couches, l'une superficielle formée de fibres longitudinales, l'autre profonde constituée par des fibres circulaires formant dans le voisinage de l'orifice externe un véritable sphincter.

3° Une tunique muqueuse qui offre de nombreux plis longitudinaux qui ne disparaissent pas par l'insufflation ; ces plis se continuent jusqu'à l'extrémité des franges. Elle est tapissée par un épithélium à cils vibratiles dont les mouvements ont lieu du pavillon vers l'utérus. Les artères flexueuses et hélicines proviennent de l'utéro-ovarienne les lymphatiques se jettent dans les ganglions lombaires. Les nerfs très nombreux viennent du plexus utéro-ovarique.

Vagin (fig. 24). — Le vagin est un conduit musculo-membraneux qui établit la communication entre l'utérus et la vulve ; sa longueur, mesurée d'après une ligne qui suivrait son axe, serait environ de 12 cent., d'après Pajot.

Le vagin est en rapport en avant avec la vessie et l'urètre, en arrière dans sa partie supérieure avec le péritoine, et dans toute son étendue avec le rectum dont il est séparé par la cloison recto-vaginale, cloison celluleuse qui va en s'épaississant jusqu'à l'anus où elle mesure 3 cent. environ.

Les parties latérales du vagin correspondent, en allant de haut en bas, aux ligaments larges, à l'aponévrose pelvienne supérieure, au releveur de l'anus, aux aponévroses périnéales profonde et moyenne, au constricteur du vagin, au bulbe et à la glande vulvo-vaginale.

La cavité du vagin est comblée à l'état normal par l'adossement de ses parois antérieure et postérieure; elle est plus étroite près de l'orifice vulvaire et va en s'élargissant jusqu'à l'utérus; ses dimensions transversales varient de 3 à 4 centimètres chez les vierges,

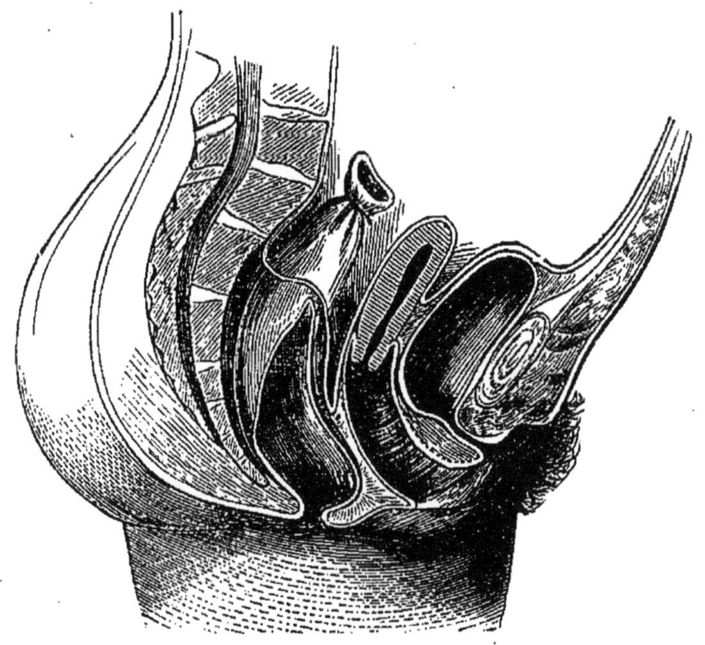

Fig. 24. — Organes génito-urinaires de la femme (coupe antéro-postérieure) : rapports du péritoine avec l'utérus et le vagin.

de 6 à 7 centimètres chez les multipares. La surface intérieure du vagin présente en avant et en arrière sur la ligne médiane deux saillies longitudinales, *colonnes du vagin*, et de chaque côté, des saillies transversales, *rides du vagin*, plus volumineuses chez les vierges que chez les femmes mariées, les multipares surtout. Ces saillies sont formées par de grosses papilles saillantes disposées en séries linéaires.

L'extrémité supérieure du vagin se fixe, au pourtour du col utérin, à l'union du tiers inférieur avec les deux tiers supérieurs, et forme en se repliant les culs-de-

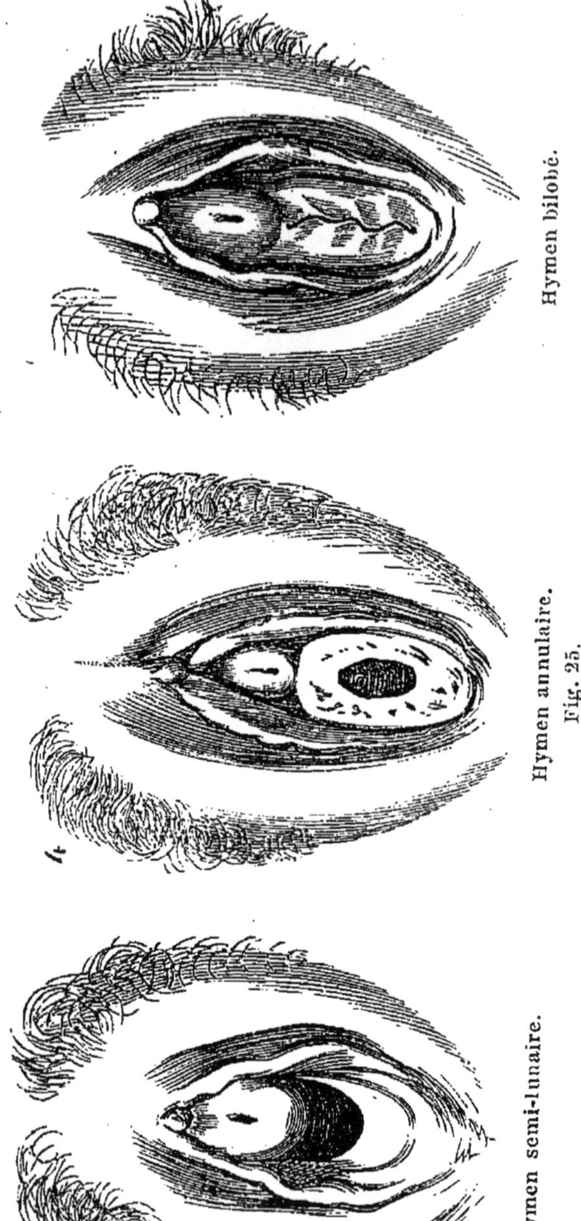

Fig. 25.

Hymen semi-lunaire. Hymen annulaire. Hymen bilobé.

sac antérieur, postérieur, et latéraux ; son extrémité inférieure fait saillie entre les petites lèvres et présente un orifice de forme variable et plus ou moins étroit (Budin).

Le vagin se compose :

1° D'une *couche externe* cellulo-fibreuse, très mince, et qui adhère aux parties voisines.

2° D'une *couche moyenne* musculaire, formée de fibres longitudinales et de fibres entrecroisées.

3° D'une *couche interne* muqueuse, rosée chez la jeune fille, plus pâle chez les multipares, se continuant avec la muqueuse du col utérin ; son épithélium est pavimenteux. Très riche en glandes mucipares d'après Huschke, elle en serait totalement dépourvue d'après Sappey.

Chez les vierges, l'orifice du vagin est rétréci par une membrane connue sous le nom d'*hymen*. Pour Budin, cette membrane ne serait autre chose que l'extrémité inférieure du vagin qu'il compare à un doigt de gant, ouvert à son extrémité et faisant saillie entre les petites lèvres. L'ouverture en est tantôt centrale et circulaire, tantôt semi-lunaire, tantôt en forme de simple fente (Voy. fig. 25). L'hymen est d'ordinaire déchiré aux premières approches sexuelles, mais ce n'est qu'après le premier accouchement qu'il est absolument détruit et que les débris se présentent sous forme de *caroncules myrtiformes*.

Le *bulbe* du vagin est une masse spongieuse et vasculaire, formé de deux moitiés symétriques que Kobelt a comparées à des sangsues gorgées de sang ; placées derrière les branches ischio-pubiennes, les deux moitiés du bulbe se rejoignent, par leur extrémité amincie, au niveau de la racine du clitoris.

Les artères du vagin viennent des hypogastriques. Les veines vont se jeter dans le plexus veineux qui longe les parties latérales du vagin.

Les nerfs partent du plexus hypogastrique. Les lymphatiques vont aux ganglions latéraux de l'excavation et aux ganglions du pli de l'aine.

Le vagin, jouissant dans ses parois d'une grande *extensibilité*, livre facilement passage au fœtus. S'il offre parfois de la résistance, ce n'est jamais qu'au niveau de son orifice.

D'un autre côté, le vagin est *très rétractile*, et après l'accouchement, il revient promptement à son calibre normal, ou peu s'en faut.

Le péritoine se replie sur le cinquième supérieur de la paroi postérieure du vagin, cette paroi est là très mince, très facile à déchirer et cette déchirure peut entraîner le développement d'une péritonite mortelle. On a vu des opérateurs maladroits pousser par là leurs branches de forceps jusque dans la cavité péritonéale et déterminer ainsi la mort de la femme qu'ils avaient mission d'assister.

Appareil vulvaire. — On désigne sous le nom de *pénil* ou *mont de Vénus* une éminence arrondie située en avant et un peu au-dessus de la symphyse pubienne; cette région est constituée par la peau doublée par une couche de tissu cellulaire plus ou moins épaisse suivant les personnes; elle est riche en follicules pileux et en glandes sébacées. On y rencontre aussi quelques fibres musculaires qui proviennent du ligament rond.

Vulve. — La vulve comprend les grandes lèvres, les petites lèvres, le clitoris, le vestibule, le méat urinaire, l'orifice vaginal et les glandes vulvo-vaginales. Quelques auteurs y rangent aussi la membrane hymen; nous l'avons décrite avec le vagin.

Les *grandes lèvres* sont deux replis cutanés, s'étendant du pénil à la partie antérieure et médiane du périnée et formant ainsi deux commissures, une supérieure qui recouvre d'ordinaire le clitoris, une inférieure constituant la fourchette. La face externe des grandes lèvres est recouverte de poils plus rares que sur le pénil, la face interne présente l'aspect d'une muqueuse. Les follicules sébacés et les glandes sudoripares de cette région sont remarquables par leur volume. La charpente des grandes lèvres est constituée par du tissu élastique, circonscrivant dans chacune des grandes lèvres une sorte de sac membraneux découvert par Broca et désigné sous le nom de *sac dartoïque* ; à peu près vide chez les femmes âgées, ce sac est complètement rempli de tissu adipeux chez les jeunes femmes.

Les *artères* viennent de la honteuse interne, de l'obturatrice et de la honteuse externe. Les *veines* se jettent dans l'iliaque interne, les *lymphatiques* dans les ganglions inguinaux. Les *nerfs* viennent des branches inguinales du plexus lombaire et du nerf honteux interne.

Les *petites lèvres* sont deux replis de la muqueuse vulvaire ordinairement recouverts par les grandes lèvres et présentant dans ce cas l'aspect de cette muqueuse ; quand elles dépassent les grandes lèvres, la partie saillante devient brune et prend l'aspect cutané. Leur bord libre est parfois irrégulier, comme dentelé. Leur bord adhérent se dédouble à la partie supérieure et enveloppe le clitoris en lui formant une sorte de capuchon ; elles sont riches en fibres conjonctives et élastiques sans traces d'éléments musculaires. Leur rôle paraît être surtout de fournir à l'ampliation de la vulve pendant l'accouchement.

Le *clitoris* est l'analogue des corps caverneux de l'homme dont il reproduit la disposition sous un petit volume ; il naît par deux racines des branches ischio-pubiennes ; ces deux racines se réunissent au-devant de la symphyse pour former un corps unique cloisonné sur la ligne médiane et fixé à la partie antéro-supérieure de la symphyse par un ligament suspenseur. Il se termine par une extrémité conoïde *gland du clitoris*. C'est un organe essentiellement érectile, présentant la même structure que les corps caverneux de l'homme ; enveloppe fibreuse, trame aréolaire formée par des trabécules musculaires et des capillaires dilatés et anastomosés, artères hélicines provenant de la honteuse interne, veines se jetant dans le plexus vésico-urétral, nerfs provenant du honteux interne.

Le *vestibule* est une surface triangulaire, limitée à son sommet par le clitoris, sur les côtés par les petites lèvres, à la base par le méat urinaire et l'orifice vaginal.

Le *méat urinaire*, orifice externe de l'urètre, est situé sur la ligne médiane, immédiatement au-dessus du tubercule qui termine la paroi supérieure du vagin. Cet orifice est tantôt entouré d'un petit bourrelet saillant, tantôt au contraire au niveau de la muqueuse des parties voisines.

Les *glandes vulvo-vaginales*, encore désignées sous les noms de glandes de Bartholin, de Duverney, de Cooper, sont des glandes en grappes situées sur les parties latérale et postérieure du vagin, au-dessous de l'extrémité inférieure du bulbe. Leur canal de 15 à 18 millim. de longueur vient s'ouvrir dans l'angle rentrant formé par l'hymen et la muqueuse vulvaire.

Ces glandes sécrètent un liquide onctueux et filant qui, en lubréfiant les parties extérieures, facilite la copulation.

Les **Mamelles** sont des organes glandulaires destinés à fournir la nourriture du nouveau-né, on peut donc les considérer comme des annexes de l'appareil génital. Elles sont situées à la partie antérieure et supérieure de la poitrine et occupent l'espace compris entre la troisième et la septième côte. Ordinairement hémisphérique leur forme varie cependant beaucoup suivant l'âge, l'état d'inactivité ou d'allaitement, suivant l'état de maigreur ou d'embonpoint. Leur surface extérieure présente trois zones distinctes : une partie périphérique blanche, unie, souple ; une partie moyenne, l'*aréole*, et une partie centrale et saillante, le *mamelon*. L'aréole est rosée chez les jeunes filles, plus ou moins pigmentée chez les femmes enceintes et les nourrices. La peau de l'aréole contient un grand nombre de glandes sébacées ; on y remarque en outre une vingtaine de tubercules saillants, tubercules de Montgomery qui pour certains auteurs ne seraient que des glandes sébacées, pour d'autres, au contraire, de véritables mamelons rudimentaires d'où il est possible de faire sortir parfois un liquide analogue à du lait. La face profonde de l'aréole est doublée d'un tissu musculaire à fibres lisses disposées d'une façon concentrique et constituant un véritable muscle peaucier.

Le *mamelon* s'élève au centre de l'aréole, sa hauteur et son volume varient suivant les sujets, sa surface est recouverte de papilles volumineuses. Au-dessous de la peau du mamelon on trouve du tissu conjonctif, des fibres élastiques et des fibres musculaires analogues à celles de l'aréole. Les attouchements du mamelon le rendent momentanément plus dur et plus saillant, ce résultat est dû à la contraction des fibres musculaires, et comme le fait remarquer le professeur Tarnier, il ne faudrait pas assimiler le mamelon aux véritables organes érectiles, car ses artères sont grêles, peu flexueuses et ses veines peu volumineuses.

La face postérieure des mamelles repose sur le grand pectoral dont elle est séparée par une couche de tissu cellulaire lâche.

La peau de la mamelle est séparée de la glande proprement dite par une couche de tissu cellulaire d'autant plus épaisse, qu'on se rapproche de la périphérie de l'organe.

La *glande* (fig. 26) forme une masse dure, plus épaisse au centre qu'à la circonférence, elle est constituée par quinze ou vingt lobes séparés entre eux par une enveloppe fibreuse et du tissu adipeux. Chaque lobe est divisé en lobules et chaque lobule est formé par la réunion d'acini. Les acini sont renflés à leur extrémité et de chacun d'eux part un canalicule qui se réunit avec les canalicules voisins pour constituer les conduits des lobules ; ceux-ci se réunissent à leur tour pour former les conduits des lobes ou *canaux galactophores* ; ces

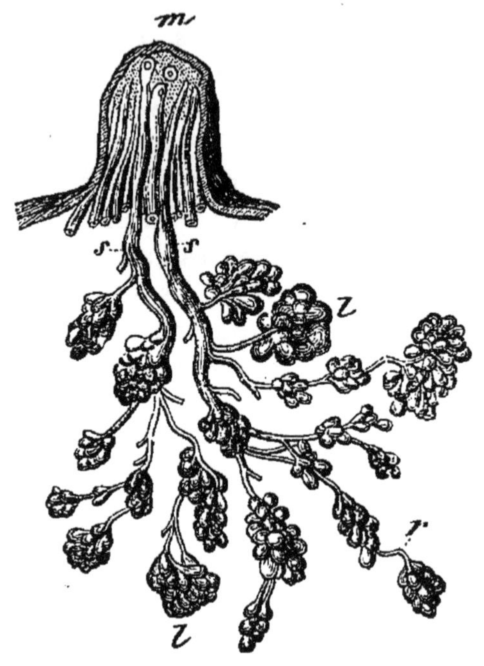

Fig. 26. — Glande mammaire. — *m*, mamelon ; *ss*, conduits galactophores ; *ll*, lobules ; *r*, rameau initial.

derniers sont au nombre de quinze ou vingt. Arrivés à la base du mamelon ils se dilatent, puis se rétrécissent, traversent le mamelon dans toute sa longueur et viennent s'ouvrir entre les papilles sans s'anastomoser entre eux (fig. 26).

Les acini ont un épithélium cubique et leur paroi renferme quelques fibres musculaires.

Les artères viennent des mammaires internes, externes et des intercostales. Les veines se jettent dans la mammaire interne et dans l'axillaire ; des veines sous-cutanées forment parfois autour du mamelon un cercle dit de Haller.

Les nerfs viennent du plexus brachial et des nerfs intercostaux.

Les lymphatiques de la peau se rendent au plexus sous-aréolaire, ceux de la glande aux ganglions axillaires.

Jusqu'à la puberté les glandes mammaires restent rudimentaires, elles se développent chez la jeune fille à partir de cette époque, mais c'est surtout pendant la grossesse qu'elles subissent des modifications profondes et ce n'est guère que chez la femme qui vient d'accoucher que l'on peut considérer cet organe comme arrivé à son complet développement.

Il existe parfois des anomalies curieuses des mamelles et plusieurs auteurs, Tarnier entre autres, ont cité des exemples de glandes mammaires supplémentaires, existant à la partie supérieure de la région abdominale et dans la région axillaire.

Une anomalie un peu moins rare que la précédente, consiste dans la présence d'un mamelon supplémentaire placé à une certaine distance du mamelon principal (Tarnier).

PHYSIOLOGIE DE L'APPAREIL GÉNITAL

Ovulation. — Menstruation. — Fécondation.

On désigne sous le nom d'*ovulation*, le travail en vertu duquel se produit la rupture de la vésicule de de Graaf arrivée à maturité et l'expulsion de l'ovule ; ce travail est suivi de la migration de l'ovule et de la formation d'un *corps jaune*.

Jusqu'à la puberté, les vésicules de de Graaf sont peu volumineuses ; à cette époque un certain nombre de ces vésicules se développent plus rapidement que les autres ; une d'elles surtout subit un accroissement considérable, se rapproche de la surface de l'ovaire, et atteint le volume d'une grosse cerise. Les nombreux vaisseaux qui à ce moment tapissent les parois de la vésicule, s'atrophient à son point culminant. Le tissu ovarique et la couche péritonéale qui la recouvrent, s'amincissent à ce niveau en même temps que la pression augmente dans l'intérieur de la vésicule ; finalement, toutes ces couches finissent par se rompre et l'ovule, chassé de l'ovaire, est recueilli par la trompe.

Cette rupture se renouvelle tous les mois, en dehors de l'état de grossesse pendant lequel l'ovulation est suspendue, et se reproduit depuis l'époque de la puberté jusqu'à la ménopause ; on la désigne sous le nom de ponte spontanée.

Elle est le résultat d'une véritable érection de l'ovaire dont le point de départ paraît être le développement même de la vésicule de de Graaf.

Les fibres musculaires du bulbe ovarique se contractant par action réflexe, diminuent le calibre des veines et retardent la circulation du sang qui sort de l'ovaire, il en résulte une tension plus considérable dans les capillaires, et par suite l'issue à travers la paroi de ces vaisseaux d'une certaine quantité de sérosité qui s'épanche en partie dans la vésicule, la distend jusqu'à ce que la pression progressivement croissante en amène la rupture.

La congestion ovarique est d'autant plus considérable que la vésicule arrivée à maturité est plus profondément située.

Migration de l'ovule. — A sa sortie de l'ovisac, l'ovule est recueilli dans le pavillon de la trompe, par un mécanisme diversement interprété par les auteurs.

Kiwisch a constaté que les ruptures les plus fréquentes se produisaient sur le bord supérieur de l'ovaire ; de là l'ovule, obéissant aux lois de la pesanteur, glisserait sur l'une des faces de l'organe, sur la face antérieure le plus souvent et finirait par rencontrer la muqueuse des franges tubaires et parviendrait alors sûrement dans la trompe ; s'il ne rencontre pas la face interne du pavillon, l'ovule se perd dans la cavité péritonéale et Kiwisch explique de cette façon les résultats si souvent négatifs du coït et les grossesses extra-utérines.

Becker et Schrœder admettent l'explication précédente et constatent, en outre, qu'il existe à la surface de l'ovaire une sorte de courant séreux qui entraîne l'ovule vers le pavillon : ce courant séreux serait parfois assez fort pour que l'œuf expulsé par l'un des ovaires soit recueilli par la trompe du côté opposé (*Migration transpéritonéale de l'ovule*).

Pour Henle l'ovule passerait de l'ovaire dans la trompe, en suivant la goutière formée par le ligament tubo-ovarien, gouttière tapissée de cils vibratils qui aideraient à la progression de l'ovule ; quoi qu'il en soit, l'ovule, une fois dans le pavillon, pénètre dans la trompe et parcourt toute la longueur de cet organe ; cette translation se fait sous l'influence des cils vibratiles, mais aussi sous l'influence des contractions vermiculaires de la trompe.

A la sortie de l'ovisac, l'ovule est entouré du disque proligère ; dans le tiers moyen de la trompe le disque proligère a disparu et l'ovule s'entoure d'une couche d'albumine qui elle-même a été résorbée à l'arrivée de l'œuf dans l'utérus. L'ovule se trouve alors directement en contact avec la muqueuse utérine . il se greffe sur elle et continue à se développer quand il a été fécondé ; il est bientôt détruit, ou expulsé dans le cas contraire.

Corps jaune. — Malpighi a donné ce nom au corps de nouvelle formation et d'existence éphémère qui succède à la vésicule de de Graaf rompue. De Graaf croyait que le corps jaune était le résultat exclusif d'un coït fécondant, il n'en est rien ; il se produit un corps jaune à la suite de chaque ovulation ; cependant les corps jaunes ne se comportent pas de la même manière quand l'ovulation a été suivie ou non de fécondation. On donne aux premiers le nom de vrais corps jaunes et celui de faux corps jaunes ou corps jaunes de la *menstruation* aux seconds.

On constate dans l'évolution des corps jaunes, deux périodes, une période d'accroissement et une période de régression. Après la rupture de la vésicule, la membrane qui en constitue la paroi s'hypertrophie, se plisse, et finit par remplir toute la cavité de l'ovisac ; les plis se mettent en contact par leur sommet et se soudent ; il arrive pourtant parfois qu'il reste au centre du corps jaune une petite cavité remplie de sérosité. Cet épaississement de la membrane de l'ovisac est dû à l'accroissement considérable de la matière amorphe qu'elle contient, et au dépôt au milieu de cette matière d'une notable quantité de graisse ; les cellules de l'ovisac se multiplient et augmentent considérablement de volume, en même temps que les éléments conjonctifs et les vaisseaux deviennent plus abondants. On y trouve du pigment et des cristaux d'hématoïdine, reste de la petite hémorragie qui s'est produite au moment de la rupture de la vésicule (Charles Robin). La fibrine et les globules ont disparu.

Après avoir subi une période d'augmentation, les corps jaunes suivent une voie régressive et disparaissent : au bout d'un certain temps, on ne trouve plus qu'une cicatrice formée de tissu conjonctif, qui se confond avec la trame de l'ovaire.

Les *corps jaunes de la menstruation* ont une durée

beaucoup plus courte que ceux de la grossesse, leur période d'accroissement ne durerait pas plus de dix jours d'après Coste et au bout de trente jours, il n'en reste plus que la cicatrice. Les *corps jaunes de la grossesse* acquièrent un volume beaucoup plus considérable et n'atteignent leur maximum que trente à quarante jours après la conception ; ils restent stationnaires jusqu'à la fin du troisième mois environ, puis se résorbent peu à peu, mais presque toujours leur régression n'est complète qu'après l'accouchement.

Menstruation. — On désigne sous ce nom une fonction intermittente et temporaire de l'organisme féminin, dont le phénomène le plus apparent est un écoulement de sang par la vulve. Cette fonction, qui est en relation intime avec l'ovulation, commence comme elle à la puberté pour cesser à la ménopause, et les phénomènes se reproduisent tous les mois en dehors de l'état de grossesse et de certains états physiologiques et pathologiques sur lesquels nous reviendrons.

En même temps que se passent du côté de l'ovaire et de la trompe les phénomènes de congestion que nous venons d'étudier, il en survient d'analogues du côté des autres organes de la génération.

Il se produit une congestion intense de l'utérus, que l'on peut comparer à une véritable érection ; par suite de la contraction des fibres musculaires de la couche moyenne autour des sinus utérins, la circulation de retour se trouve gênée, et la tension augmente d'une façon considérable dans les capillaires et les autres vaisseaux. L'utérus augmente de volume, sa cavité s'agrandit, son col devient plus gros, plus mou, violacé et les orifices interne et externe s'entr'ouvrent légèrement. La muqueuse utérine devient plus épaisse, se mamelonne, son épithélium se détache, son réseau capillaire sous-épithélial ne se trouvant plus soutenu, se crevasse en une foule de points et le flux menstruel apparaît.

Le liquide menstruel est composé de sang, de mucus et de lamelles épithéliales; sa quantité est très variable, de cent à cinq cents grammes environ, deux ou trois cents grammes en moyenne. Au début et à la fin de l'écoulement, le liquide est peu coloré, ce sont les mucosités qui prédominent; dans la période intermédiaire c'est du sang presque pur, offrant les caractères du sang veineux.

Le vagin et la vulve subissent la même influence congestive, et les seins eux-mêmes se gonflent, durcissent, parfois même deviennent douloureux. La menstruation retentit d'une façon plus ou moins vive sur le différents appareils de l'organisme et l'on voit souvent survenir à cette époque un sentiment de malaise général, de l'excitation, de la susceptibilité nerveuse, des névralgies, des migraines, des poussées herpétiques, parfois même un léger mouvement fébrile.

Les règles s'accompagnent parfois de douleur, de pesanteur dans le bas-ventre, elles sont dans d'autres cas tout à fait indolores.

La première apparition des règles a lieu tantôt brusquement, mais le plus souvent est précédée de malaises et de troubles locaux et généraux.

L'époque de cette apparition est du reste assez variable et paraît soumise à de nombreuses influences; parmi celles-ci, nous citerons le *sens génital*. Raciborski désigne ainsi la vigueur plus ou moins grande que la nature déploie dans le développement des vésicules de de Graaf. Il est des cas dans lesquels l'activité ovarienne semble entrer en jeu dès les premières années, même parfois dès les premiers mois de la naissance.

Dans d'autres cas au contraire la menstruation est tardive. L'influence de l'hérédité, des races, des climats n'est pas non plus contestable. On peut dire d'une manière générale que la menstruation est d'autant plus précoce que l'on se rapproche de l'équateur, d'autant plus tardive que l'on se rapproche des pays froids ; entre onze et quinze ans pour les pays chauds, entre douze et dix-huit pour les climats tempérés, et entre treize et vingt et un pour les climats froids.

Il faut encore tenir compte de l'habitation dans les villes et les campagnes, du mode d'éducation, du régime alimentaire, etc.

Déviation des règles. — On distingue sous ce nom des congestions complémentaires qui peuvent survenir dans les organes les plus divers, alors que les règles, sans cause appréciable, se trouvent très diminuées, parfois même complètement supprimées. On voit alors survenir, aux époques menstruelles, des hémorragies pulmonaires, pituitaires, intestinales ; des congestions du côté de divers organes, foie, rate, etc. : tous ces phénomènes disparaissent quand survient une grossesse.

Dans d'autres cas, par suite d'un vice de conformation du col, du vagin, de l'hymen ou de la vulve, le sang des règles ne peut s'écouler en dehors et devient le point de départ d'accidents graves qui nécessitent l'intervention chirurgicale ; on dit alors qu'il y a *rétention des règles*.

Dans d'autres cas, les règles s'accompagnent de douleurs excessives, et la partie superficielle de la muqueuse utérine est expulsée sous forme de lambeaux, parfois d'un véritable sac membraneux ; cette *dysménorrhée pseudo-membraneuse* n'est souvent autre chose qu'un avortement des premières semaines.

Les règles sont périodiques, mais l'intervalle, qui sépare les époques n'est pas le même chez toutes les femmes. Chez certaines femmes les règles avancent d'un certain nombre de jours, c'est le cas le plus fréquent, chez d'autres elles retardent. L'intervalle qui sépare deux époques menstruelles est en moyenne de vingt-cinq à trente jours.

La durée des règles est aussi très variable; en moyenne elle est de trois à six jours.

De nombreuses causes peuvent produire la suspension des règles ; les unes *pathologiques :* froid, émotions brusques, saignées, maladies proprement dites, etc. ; d'autres d'ordre purement *physiologique*, comme la grossesse et l'allaitement : cependant de nombreux faits prouvent que, chez les nourrices, l'ovulation persiste malgré la cessation des règles.

Ménopause. — On désigne sous ce nom l'époque où la menstruation cesse. On la désigne encore sous le nom d'*âge critique*, *âge de retour*. Cette époque n'a rien de fixe et varie beaucoup suivant les femmes ; parfois elle survient prématurément de vingt-cinq à trente ans, d'autres fois on voit les règles persister jusqu'à soixante et soixante-cinq ans, ce sont là des exceptions rares et c'est en moyenne entre quarante-cinq et cinquante ans que survient la ménopause. La cessation de la fonction menstruelle survient rarement brusquement, le plus souvent elle est précédée d'irrégularités plus ou moins considérables; parfois même après des interruptions plus ou moins longues, surviennent de véritables hémorragies et une suractivité passagère des organes génitaux, accompagnée de troubles généraux divers.

Corrélation entre la menstruation et l'ovulation. — Cette corrélation est généralement admise et en règle générale on peut dire : pas d'ovulation, pas de menstruation, la seconde fonction étant la conséquence de la première. Il y a cependent des exceptions, et c'est en se basant sur ces exceptions que quelques auteurs ont essayé de démontrer que cette corrélation était beaucoup moins absolue qu'on ne l'avait dit; quelques-uns même sont allés jusqu'à la nier ; de Sinety a trouvé des corps jaunes récents chez des femmes dont les règles avaient disparu depuis plusieurs mois, etc.

Fécondation. — La fécondation ou conception est la conséquence de l'union des germes mâle et femelle ; elle nécessite le rapprochement des deux sexes ; ce rapprochement, désigné sous le nom de *copulation*, précède donc la fécondation proprement dite. Nous avons rapidement étudié le germe femelle, l'ovule, jetons un coup d'œil également rapide sur le liquide fécondant du mâle, dont le principe actif est cet élément mobile sous le nom de spermatozoïde.

Le *sperme* est un liquide sécrété par les testicules auquel viennent se joindre les produits de sécrétion de la prostate, des vésicules séminales, des glandes de Cooper et qui est expulsé par éjaculation dans les organes génitaux de la femme lors de l'acte de la copulation. C'est un liquide blanchâtre, de consistance mucilagineuse, plus lourd que l'eau et d'une odeur particulière (limaille d'os, fleur de châtaignier, etc.); sa réaction est neutre, il contient : eau 90 ; matières extractives 6 ; phosphates 3 ; soude 1 ; plus une matière albumineuse. A l'examen microscopique, on y découvre des cellules pavimenteuses et cylindriques, des noyaux sphériques, des leucocytes, des granulations graisseuses, des cristaux de phosphate ammoniaco-magnésien, des corpuscules de volume variable désignés sous le nom de *spermatozoïdes* (fig. 27). Ces *spermatozoïdes* ont des dimensions très variables suivant les espèces ani-

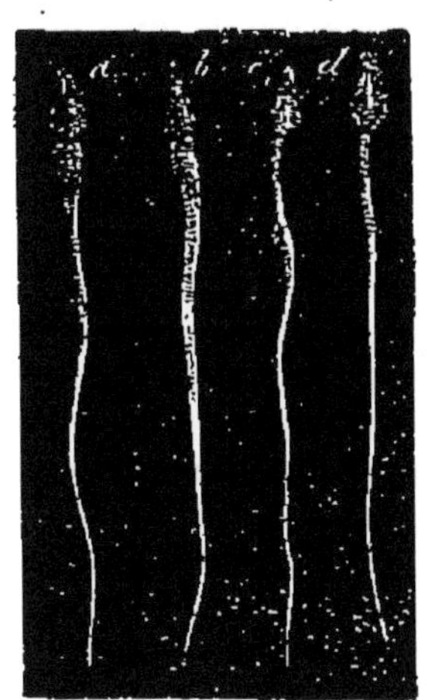

Fig. 7. — Spermatozoïdes. — *a*, *b*, spermatozoïdes recueillis dans le testicule ; *c*, dans le canal déférent ; *d*, dans les vésicules séminales.

males, ils sont très petits chez l'homme et mesurent environ 50 μ, 5 μ pour la tête, 45 μ pour la queue ; leur forme est assez comparable à celle des têtards de grenouille. Ils sont animés de mouvements rapides, se faisant toujours dans la direction de la tête et parcourent par seconde à peu près la longueur de leur corps, c'est-à-dire environ 3 millim. par minute ; le froid et les acides les tuent, une température modérée (jusqu'à 40°) et les solutions faiblement alcalines les stimulent au contraire.

Phénomènes intimes de la fécondation. — Pour qu'il y ait fécondation il faut qu'il y ait union entre le *spermatozoïde* et l'*ovule*, le fait est hors de doute aujourd'hui, mais on est loin d'être aussi bien fixé sur le lieu où se produit ce contact. On a longtemps pensé que ce contact se faisait dans la matrice, mais il est aujourd'hui démontré que la fécondation peut se produire sur l'ovaire même ou dans le tiers externe de la trompe ; pour Coste la fécondation ne serait même que dans ces points, l'œuf dans les deux tiers internes de la trompe s'entourant d'une couche d'albumine qui empêche le spermatozoïde d'arriver jusqu'à lui.

Les spermatozoïdes cheminent à travers les organes génitaux non seulement en vertu de leurs mouvements propres, mais encore sous l'influence des cils vibratiles de l'utérus et de l'action de la capillarité. Dans tous les cas, la fécondation proprement dite n'a pas lieu immédiatement après la copulation, la translation des spermatozoïdes jusqu'à l'ovule exigeant un certain temps.

Jusqu'en 1876, on était assez peu fixé sur les phénomènes intimes de la fécondation ; cependant, on avait pu constater autour de l'ovule la présence d'un grand nombre de spermatozoïdes cherchant à y pénétrer, et on admettait généralement qu'en nombre plus ou moins considérable, ils parvenaient à franchir la membrane vitelline et se dissolvaient dans l'œuf.

En 1876, Fol (de Genève), et Selinka (de Rio-Janeiro), ont pu surprendre la pénétration des spermatozoïdes dans les œufs d'oursins ; mais comme à l'arrivée des spermatozoïdes l'œuf a déjà subi des transformations, il est nécessaire de les décrire brièvement tout d'abord.

A sa sortie de l'ovaire, l'œuf passe dans la trompe et y subit une série de transformations, les unes indépendantes de la fécondation (*maturation* de l'ovule), les autres ne se manifestant que si l'ovule a été fécondé ; puis il arrive dans l'utérus, s'y fixe et s'y développe s'il a été fécondé, en est expulsé et disparaît dans le cas contraire.

A sa sortie de l'ovaire, l'ovule est entouré du *disque proligère* ; ces granulations disparaissent dans le tiers moyen de la trompe et sont remplacées par une couche d'albumine qui disparaît elle-même au moment où l'œuf arrive au contact de la muqueuse utérine.

Le premier phénomène qui se passe dans l'œuf après sa sortie de l'ovaire est la disparition, ou tout au moins la modification de la vésicule germinative.

On admettait en effet jusqu'aux recherches de Fol et Selinka que la *vésicule germinative* disparaissait complètement.

Pour les uns (Van Beneden), cette vésicule se porte vers la périphérie de l'œuf, se rompt et son contenu se confond avec le vitellus ; quant à son noyau, la *tache germinative*, elle s'aplatit sur la membrane vitelline et y reste soudée sous forme d'une plaque lenticulaire. Pour d'autres, elle disparaît simplement par liquéfaction ; enfin pour quelques-uns (Bellacher), elle serait expulsée de l'œuf par un petit pertuis que l'on a pu constater sur les œufs de truite. Le fait sur lequel les observateurs sont d'accord, c'est que la vésicule germinative avant sa disparition se porte du centre vers la périphérie.

Les recherches de Fol ont porté sur l'œuf d'une stelléride (*asteria glacialis*) dont la couche périphérique est molle, non condensée en membrane, le contenu transparent quoique granuleux et la vésicule germinative presque toujours excentrique.

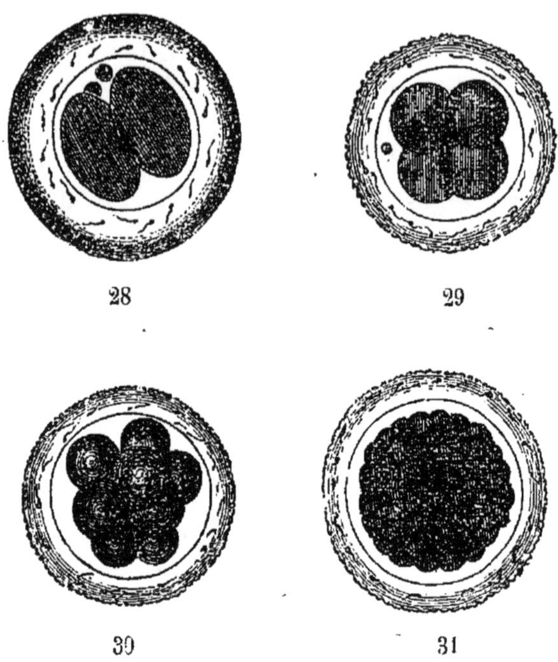

Fig. 28 à 31. — Segmentation du vitellus (d'après Bischoff), ovules entourés par la membrane pellucide à laquelle sont adhérents des spermatozoïdes. — Fig. 28, ovule avec deux globes de segmentation et deux globules polaires, la zone pellucide est entourée par les cellules de la membrane granuleuse. — Fig. 29, ovule avec quatre globes de segmentation et un globule polaire. — Fig. 30, ovule avec huit globes de segmentation. — Fig. 31, corps mûriforme.

Les découvertes antérieures de Van Beneden sur des œufs de lapine, bien que moins complètes que celles de Fol, s'en rapprochent cependant beaucoup et nous permettent d'admettre que ces premières modifications intimes de l'œuf ne diffèrent pas sensiblement chez les mammifères.

Après quelques minutes de séjour de l'œuf de l'asteria glacialis dans l'eau de mer, on voit la vésicule germinative se transformer en une tache plus claire, s'allonger en forme de fuseau, et se déplacer vers le pôle supérieur de l'œuf ; bientôt on voit chacune des extrémités de ce fuseau devenir foncée, former un centre d'attraction autour duquel les granulations vitellines viennent se grouper en formant des traînées rayonnantes, et en même temps, on voit se dessiner, dans l'intérieur du faisceau, des filaments qui relient l'une à l'autre ces deux extrémités. Ces filaments ont reçu le nom de *filaments bipolaires*, chacune des extrémités constitue un *aster* et l'ensemble de la nouvelle production a été désigné par Fol sous le nom d'*amphiaster*. L'amphiaster se rapproche de plus en plus de la périphérie de l'œuf avec laquelle un des asters se trouve bientôt en contact. L'œuf se soulève à ce niveau en formant une saillie transparente ; cette saillie s'allonge, s'étrangle et se détache du vitellus, c'est le premier *globule polaire* ; il est essentiellement constitué par la moitié externe de l'amphiaster.

Après un court repos, l'aster disparu se reforme avec ses deux étoiles et son fuseau ; la même série de phénomènes se reproduit et un second *globule polaire* est excrété ; il ne reste plus alors dans l'œuf que la moitié du second *amphiaster de rebut*, sous forme d'une vésicule rayonnée. Ce reste se condense et forme un petit noyau arrondi qui se déplace et gagne le centre de l'œuf ; c'est le *pronucleus femelle*, ou *aster femelle*, qui par sa fusion avec l'*aster mâle* provenant de la tête du spermatozoïde, constituera le noyau vitellin.

Pendant que se font ces transformations de la vésicule germinative, le vitellus subit une série de déformations qui rappellent celles des *amibes* et présente des mouvements giratoires alternant avec des périodes de repos.

Le rôle des *globules polaires* est assez peu connu ; ce que l'on sait, c'est que le point du vitellus où ils naissent est d'une manière constante celui par lequel passera le premier sillon circulaire de segmentation ; aussi Van Beneden leur a-t-il donné le nom de *corps directeurs.*

Pénétration du spermatozoïde dans l'ovule. — C'est en faisant tomber la semence du mâle sur des œufs d'oursins parvenus à maturité que Fol a pu constater le mode de pénétration du spermatozoïde et la formation du noyau vitellin.

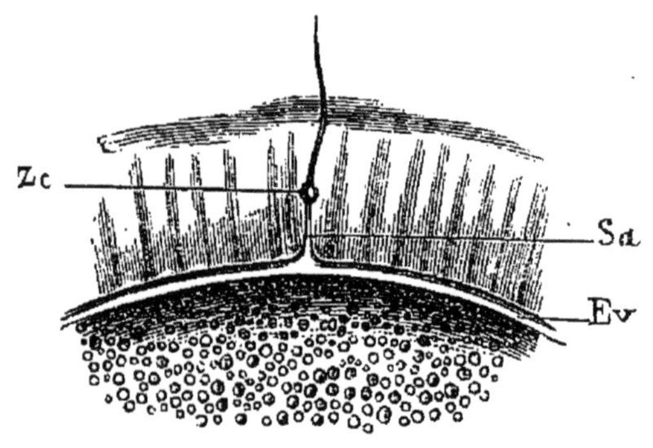

Fig. 32. — Pénétration du spermatozoïde. — *Zc* ; corps du spermatozoïde qui pénètre. — *Sa*, saillie ou cône d'attraction. — *Ev*, couche limitante du vitellus (Fol).

Dans les œufs d'oursins la membrane vitelline est remplacée par une couche molle et pellucide qui entoure le vitellus, ce n'est qu'après que le contact a eu lieu avec le spermatozoïde que cette couche prend des contours plus nets et l'aspect d'une véritable membrane.

Toutes les fois que la tête du spermatozoïde arrive au contact de la couche périphérique, il reste pris et les mouvements de sa queue ne tendent qu'à le faire enfoncer davantage; la plupart des zoospermes cependant ne pénètrent que fort peu dans l'épaisseur de cette couche. Quelques-uns seulement se rapprochent du vitellus, et parmi ceux-ci il en est un qui s'en approche plus que les autres; la couche superficielle du protoplasma ovulaire se soulève alors et va à la rencontre de la tête du spermatozoïde, en formant une sorte de cône d'attraction; aussitôt que le contact est établi il se produit au contraire un retrait de cette portion du vitellus, sans qu'on puisse dire s'il est le résultat d'une rétraction active du cône ou de l'énergie propre du spermatozoïde; toujours est-il, qu'à un moment donné, cône et spermatozoïde se trouvent englobés dans la masse vitelline, à l'exception de la queue qui reste dans la couche mucilagineuse comme un organe désormais inutile. Parvenue dans le vitellus, la tête du spermatozoïde se gonfle, s'entoure de rayons constitués par les granulations vitellines et progresse vers le centre de l'œuf. On la désigne alors sous le nom d'*aster mâle*. Lorsque l'aster mâle est arrivé au voisinage de l'*aster femelle*, celui-ci se creuse en forme de croissant, le reçoit dans sa concavité, et bientôt toute trace de séparation a disparu entre les deux noyaux; il en résulte un noyau unique, *noyau vitellin* qui sera le point de départ des phénomènes qui se produiront dans cet œuf fécondé (Voir p. 64). Les recherches sur les œufs de mammifères et en particulier celles de Van Beneden, permettent d'admettre que les choses se passent à peu près de la même façon dans les œufs de mammifères (fig. 32).

Les spermatozoïdes étendent leur influence au delà de l'œuf qu'ils fécondent, c'est ce que l'on désigne sous le nom d'*imprégnation*; ce fait est bien connu des éleveurs, et une femelle d'animal de race pure, saillie une première fois par un mâle de race abâtardie, continue pendant longtemps à engendrer des produits abâtardis alors même qu'elle ne serait plus saillie que par des mâles de pure race.

Le moment le plus favorable à la fécondation correspond à la période menstruelle, et il résulte des recherches de Raciborski que si la grossesse se produit chez quelques femmes dans les deux ou trois jours qui précèdent les règles, le plus souvent c'est dans les quelques jours qui les suivent que la conception a lieu.

Œuf humain. — *Transformation de l'ovule fécondé.* — Pendant la formation du *noyau vitellin* (v. p. 60), le vitellus reste immobile, ses déformations recommencent pendant la segmentation. Cette segmentation du vitellus commence par le noyau qui s'allonge, s'étrangle et finit par se diviser en deux, le vitellus se segmente ensuite en deux globes au centre desquels se trouve chacune des moitiés du noyau divisé ; chacun des globes se segmente ensuite de la même façon, ainsi que les globes secondaires qui en résultent, de façon que la masse totale du vitellus finit par prendre l'aspect d'une mûre (*corps mûriforme*).

Cependant pour Van Beneden les choses ne se passeraient pas tout aussi simplement.

Pour cet auteur, les deux globes résultant de la première segmentation ont un volume et des caractères histologiques et chimiques différents, l'un est plus grand et plus clair, l'autre plus petit et plus opaque ; il désigne le premier sous le nom de *globe ectodermique*, le second sous le nom de *globe endodermique*. Les cellules résultant de la segmentation du *globe endodermique* sont plus petites et plus opaques que celles résultant de la segmentation du *globe ectodermique* ; elles constituent une masse centrale, tandis que les dernières forment une couche superficielle continue, si ce n'est en un point où elles sont remplacées par des cellules de la masse endodermique.

Ray-Lankester a désigné sous le nom de *Blastopore* le point où elles font défaut ; les cellules endodermiques qui comblent ce vide constituent le *bouchon endodermique* ou *bouchon de Ecker* fig. 33).

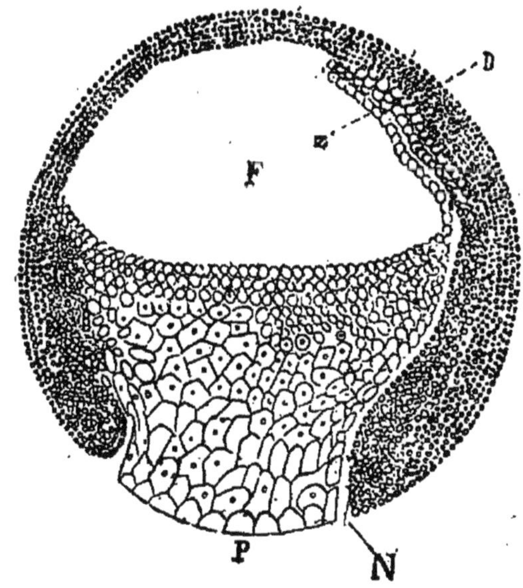

Fig. 33. — Bouchon de Ecker chez le *bufo cinereus*, d'après Schenk. — D, enveloppe de la cavité de segmentation. — F, cavité de segmentation. — P, bouchon de Ecker. — Z, cellules se dirigeant vers l'enveloppe. — N, cavité nutritive.

Le blastopore disparaît bientôt et la couche ectodermique forme une enveloppe complète à la masse endodermique, puis une fissure de séparation se produit entre les deux masses qui s'isolent l'une de l'autre, excepté au niveau du point primitivement occupé par le blastopore. Un liquide albumineux s'épanche dans l'interstice et distend la couche ectodermique. La masse endodermique refoulée se condense et ne constitue bientôt plus qu'une petite masse, affectant la forme d'une lentille biconvexe au niveau du point primitivement occupé par le blastopore, c'est le *gastro-disque* de Van Beneden.

L'ovule se trouve alors transformé en une vésicule remplie de liquide à laquelle on a donné le nom de *vésicule blastodermique*

Les cellules qui constituent le gastro-disque se différencient bientôt en deux couches : 1° une couche interne formée de cellules aplaties ressemblant beaucoup aux cellules de la couche ectodermique ; cette couche en proliférant finit par tapisser toute la surface interne de l'ectoderme et constitue le *feuillet interne du blastoderme* ; 2° la couche externe qui ne dépasse pas les limites du gastro-disque et dont les cellules conservent leurs caractères de cellules endodermiques, constituera le *feuillet moyen*.

Au point précédemment occupé par le gastro-disque, il existe donc, à ce degré de développement, trois feuillets superposés : 1° feuillet externe du blastoderme (*ectoderme de Van Beneden*) ; 2° feuillet moyen du blastoderme (*couche superficielle de l'endoderme*) ; 3° feuillet interne du blastoderme (*couche profonde de l'endoderme*).

Cette région de l'œuf, moins transparente que les autres, a reçu le nom d'*aire* ou *tache embryonnaire*. En même temps que cette tache embryonnaire s'allonge et devient ovalaire, son centre s'éclaircit, de là sa division en *aire transparente* ou centrale, *aire obscure* ou périphérique; puis dans l'épaisseur du feuillet moyen, des vaisseaux se développent et apparaissent autour de cette tache et constituent ce que l'on a appelé l'*aire vasculaire*.

Une ligne sombre apparaît bientôt au milieu de l'aire transparente et présente peu après son apparition, dans toute sa longueur, un sillon étroit et peu profond, assez comparable à celui que l'on produirait en appuyant le dos d'un couteau sur une vessie pleine d'eau, ce sont la *ligne* et la *gouttière primitive* ; ligne et gouttière primitive sont remplacées par la *gout-*

tière médullaire formée aux dépens du feuillet externe du blastoderme par le même mécanisme que la précédente. Cette gouttière médullaire présente une extrémité plus large, *extrémité céphalique*, point de départ de la tête de l'embryon et une extrémité effilée, *extrémité caudale*.

Les parois latérales de cette gouttière sont désignées sous le nom de *lames médullaires* et leurs arêtes sous celui de *crêtes dorsales*. A mesure que le sillon se creuse davantage, les crêtes dorsales deviennent plus saillantes et prennent le nom de *lames dorsales*; elles se rappochent l'une de l'autre et finissent par se souder, la gouttière est alors transformée en *canal médullaire*, et celui-ci ne tarde pas à s'isoler du feuillet externe du blastoderme qui lui a donné naissance.

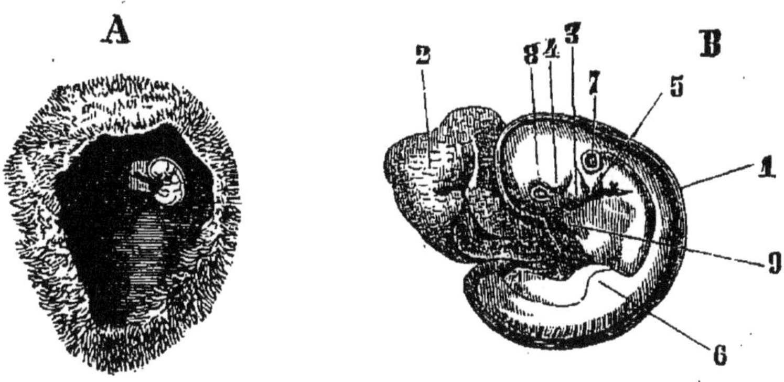

Fig. 34. — A, embryon de trois semaines dans son œuf (grandeur naturelle). B, le même embryon grossi. — 1, amnios. — 2, vésicule ombilicale. — 3, premier arc pharyngien. — 4, bourgeon maxillaire supérieur de cet arc. — 5, deuxième arc pharyngien, derrière lequel deux autres plus petits sont encore visibles. — 6, ébauches des extrémités antérieures. — 7 vésicule auditive. — 8, œil. — 9, cœur (Thompson).

Avant que la gouttière médullaire soit convertie en canal, on voit paraître en avant d'elle dans le feuillet moyen, un cordon cylindrique, première trace du développement du rachis, auquel on a donné le nom de *notocorde* ou *corde dorsale*. Peu après, le feuillet moyen se dédouble de chaque côté de la notocorde et du canal médullaire, et se divise en deux lames séparées par une cavité. La lame interne a reçu le nom de *lame fibro-intestinale*, la lame externe celui de *musculo-cutanée*, et comme le dédoublement ne va pas jusqu'à la ligne médiane, la bande de feuillet moyen qui de chaque côté de la ligne médiane a échappé au *clivage*, constitue les *lames vertébrales*. La lame fibro-intestinale s'unit au feuillet interne et forme la *splanchno-pleure*, la lame musculo-cutanée en s'unissant au feuillet externe constitue la *somatopleure*; la cavité qui résulte de ce dédoublement a reçu le nom de *cœlôme* ou cavité *pleuro-péritonéale*.

La *tache embryonnaire*, qui n'est en somme qu'un segment de la vésicule blastodermique, se transforme peu à peu en embryon. Arrivée à ce degré de développement, elle s'incurve et prend la forme d'une nacelle. Les parois de la vésicule blastodermique subissent une dépression tout autour de l'embryon et forment un repli circulaire que l'on a divisé en quatre sections, replis *céphalique, caudal* et deux *latéraux*... Ces replis constituent un étranglement qui tend à diviser la vésicule blastodermique en deux parties, l'une embryonnaire, l'autre extra-embryonnaire (*vésicule ombilicale*). Le pédicule formé par cet étranglement devient de plus en plus étroit et a reçu le nom de pédicule *omphalo-mésentérique*.

Les replis *céphalique, caudal* et *latéraux* continuent à se développer en allant à la rencontre les uns des autres sur la face dorsale de l'embryon, et finissent par se rejoindre en limitant d'abord un canal très étroit (*ombilic amniotique*), qui disparaît bientôt, les replis se soudant les uns aux autres; puis les parois disparaissant au niveau du point de jonction, il en résulte deux poches concentriques et sans ouvertures, l'une externe, cavité *amnio-choriale*, l'autre interne, *cavité amniotique*.

En résumé, la *vésicule ombilicale* sera constituée par la continuation extra-embryonnaire des *splanchnopleures*, la continuation de la *somatopleure* formera l'*amnios* et le *chorion blastodermique* (fig. 34 et 35).

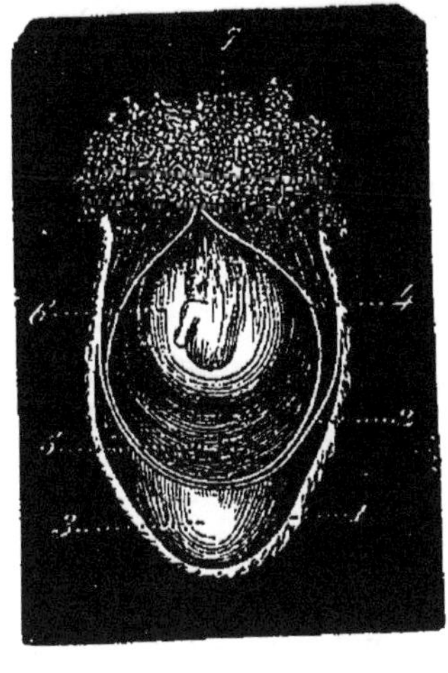

Fig. 35. — Œuf complet, vers le quatrième mois, réduit au tiers du volume normal, et ouvert pour montrer les trois membranes et leurs rapports.

1, caduque maternelle. — 2, caduque ovulaire. — 3, cavité utérine remplie d'un liquide albumineux filant. — 4, chorion en rapport avec la caduque ovulaire et dont les villosités vasculaires sont atrophiées. — 5, face interne du chorion, lisse, séparée de l'amnios par un espace rempli du liquide interblastodermique. 6, sac amniotique. — 7, placenta fœtal formé par les villosités du chorion allantoïdien hypertrophiées.

Ce serait dépasser le cadre de cet ouvrage que de pousser plus loin le développement de l'œuf que l'on pourra étudier avec plus de profit dans les ouvrages spéciaux ; il nous paraît cependant nécessaire de donner quelques notions complémentaires sur les annexes de l'embryon.

L'*amnios* est donc une poche formée primitivement sur la face dorsale de l'embryon par le repli du feuillet externe du blastoderme, doublé de la lame externe du feuillet moyen ; c'est au début une cavité de petite dimension, mais qui se développe rapidement et finit par remplir toute la cavité de l'œuf, prenant à mesure qu'elles s'atrophient la place des *vésicules ombilicale* et *allantoïde*.

La *vésicule ombilicale* (fig. 36 et 37) est formée par le prolongement extra-embryonnaire des splanchnopleures, elle communique d'abord largement avec l'intestin par le pédicule *omphalo-mésentérique ;* cette vésicule a acquis son complet développement vers la quatrième ou la cinquième semaine et s'atrophie à partir de cette époque à tel point, qu'on en retrouve difficilement des vestiges à partir du cinquième ou sixième mois ; elle se compose d'une tunique interne épithéliale, et d'une externe fibreuse, vasculaire, mais seulement dans sa moitié la plus rapprochée de l'embryon ; elle contient dans sa cavité un liquide tenant en suspension des granulations jaunes, des cellules polyédriques et des noyaux libres; sa fonction est de fournir à l'embryon des matériaux de nutrition avant l'apparition de l'allantoïde.

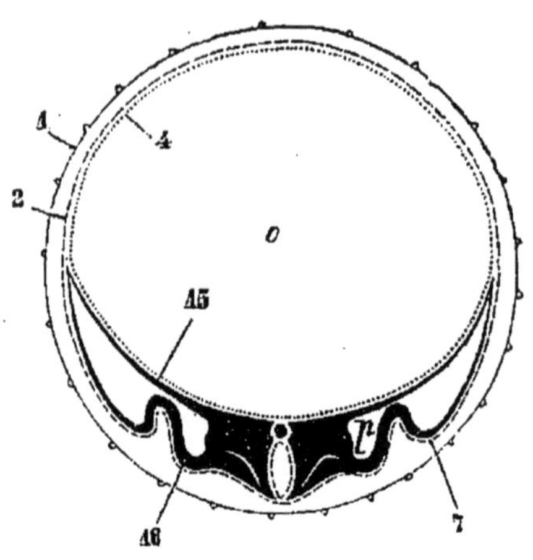

Fig. 36 — Développement des trois feuillets du blastoderme, coupe transversale (figure schématique) — *p*, cavité péritonéale. — 1, membrane vitelline. — 2, feuillet externe du blastoderme. — 4, feuillet interne. — 7, capuchons latéraux de l'amnios. — 15, lame fibro-intestinale. — 16, lame cutanée.

L'*allantoïde* (fig. 37) n'apparaît que vers la cinquième ou la sixième semaine et semble naître de la portion terminale de l'intestin sous forme d'un bourgeon qui s'accroît rapidement ; elle sort du corps de l'embryon et remplit bientôt tout l'espace amniochorial en contractant avec le chorion des rapports intimes. La partie intra-fœtale de l'allantoïde devient plus tard la *vessie* et la portion rétrécie qui la relie avec l'allantoïde proprement dite constitue l'*ouraque*.

L'allantoïde envoie des prolongements vasculaires et conjonctifs dans les villosités choriales, de sorte qu'à une certaine époque, suivant l'expression de Pajot, l'*œuf est placenta partout,* puis les vaisseaux et les villosités s'atrophient sur presque toute la surface du chorion, excepté en un point où il se produit au contraire une prolifération qui doit donner naissance au *placenta.*

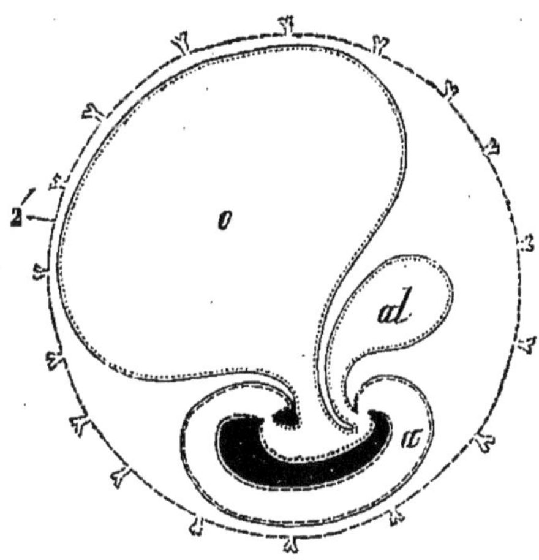

Fig. 37. — Développement des trois feuillets du blastoderme, coupe antéro-postérieure (figure schématique). — 2, vésicule séreuse.

Les vaisseaux de l'allantoïde apparaissent de bonne heure, ce sont les *deux artères ombilicales*, branches des vertébrales inférieures, qui s'y ramifient, en formant un réseau délicat, pénètrent dans les villosités choriales et donnent naissance aux deux *veines ombilicales* qui vont se jeter dans la région veineuse du cœur de l'embryon, par un tronc commun avec les veines *omphalo-mésentériques.*

La vésicule allantoïde contient un liquide alcalin émulsionnant facilement les graisses, dans la composition duquel entrent de l'albumine, de l'urée, du sucre, de l'allantoïde. D'une façon générale l'allantoïde a la fonction des séreuses, mais elle remplit surtout un autre rôle, celui de conducteur et de support dans la vascularisation de l'œuf. Une fois qu'elle a porté les vaisseaux dans les villosités choriales, elle s'atrophie, sauf dans le point où se développe le placenta.

Le *chorion* (fig. 36 et 37) est la membrane la plus

externe de l'œuf, du moins de celles qui lui appartiennent en propre ; il est situé entre la caduque et l'amnios.

Œuf à terme. — A terme l'œuf est composé: 1° du fœtus (partie embryonnaire de l'œuf); 2° des annexes du fœtus (partie extra-embryonnaire).

1° *Fœtus à terme.* — Le fœtus, quand il est *à terme*, mesure en moyenne 50 à 55 cent. de longueur, son poids moyen est de 3 kil. à 3 k. 500. Les enfants au-dessus de 5 kil. sont très rares ; au-dessous de 2 kil. le fœtus n'est pas à terme, ou bien a été arrêté dans son développement par une cause pathologique.

Le point d'insertion du cordon est plus rapproché de l'extrémité pelvienne que de l'extrémité céphalique.

La *peau* du fœtus est généralement rosée, recouverte d'une couche plus ou moins épaisse d'enduit sébacé, abondante surtout au niveau des plis.

Le *thymus* est très développé ; les *poumons* au contraire sont peu volumineux, et constitués par un tissu rougeâtre, ferme, d'apparence homogène, ne surnageant pas, quand le fœtus n'a pas encore respiré.

Le *cœur*, avant l'établissement de la respiration, est très rapproché du plan sternal et du plan latéral gauche, et les recherches de Ribemont sur des fœtus congelés ont démontré que le cœur, par rapport aux deux extrémités de l'ovoïde fœtal, est également distant de l'extrémité pelvienne et de l'extrémité céphalique.

Le *foie*, très volumineux, occupe presque à lui seul la moitié de la cavité abdominale, et s'étend à droite jusqu'à quelques millimètres de la crête iliaque.

Sa présence dans la zone abdominale inférieure rend compte des dangers auxquels exposerait la pression des mains de l'accoucheur dans cette région.

La partie inférieure du *gros intestin* est remplie de *méconium*.

Les *capsules surrénales* très volumineuses recouvrent l'extrémité supérieure des reins.

L'*épiphyse* inférieure du fémur, coupée transversalement, présente un point osseux de couleur sang que l'on a considéré pendant longtemps comme un signe de la maturité du fœtus, mais ce point osseux épiphysaire manque parfois.

La *tête* du fœtus à terme a une importance considérable au point de vue de l'accouchement ; aussi nous y arrêterons-nous plus longuement.

Elle est composée de deux parties, le *crâne* et la *face*; le crâne est formé par neuf os ; trois pairs : le frontal, le pariétal et le temporal ; trois impairs : l'occipital, le sphénoïde et l'ethmoïde. Chez l'adulte, on ne trouve que huit os, par suite de la fusion des deux os frontaux sur la ligne médiane.

La face comprend quatorze os ; six os pairs : 1° maxillaires supérieurs ; 2° palatins ; 3° malaires ; 4° os propres du nez ; 5° os unguis ; 6° cornets inférieurs ; et deux impairs : le maxillaire inférieur et le vomer.

La tête du fœtus a la forme d'un ovoïde à grosse extrémité postérieure. Les os de la base du crâne sont fortement soudés et unis entre eux ; ceux de la voûte, au contraire, sont séparés les uns des autres et réunis par des espaces membraneux auxquels on a donné les noms de *sutures* et de *fontanelles* (fig. 38).

Sutures. — Elles sont au nombre de *cinq* :

1° *Suture sagittale* ou *suture antéro-postérieure*, de la racine du nez à l'angle supérieur de l'occipital ;

2° *Suture transverse* ou *fronto-pariétale*, se termine à l'écaille des temporaux ;

3° *Suture lambdoïde* ou *occipito-pariétale*, formée par l'union des bords postérieurs des pariétaux avec l'occipital ;

4° et 5° *Les deux sutures temporo-pariétales.* — Ces

deux dernières n'offrent aucun intérêt pour l'accoucheur.

Nous joindrons à ces sutures la charnière occipitale signalée par Kerkring et constituée par une lame membraneuse qui réunit chez le fœtus la portion écailleuse de l'occipital avec la portion basilaire. et permet à ces deux parties d'exécuter l'une sur l'autre des mouvements de flexion et d'extension.

Fontanelles (fig. 38). — La *fontanelle antérieure, bregma, grande fontanelle,* a une forme losangique. L'angle antérieur est formé par la réunion des deux moitiés du frontal, l'angle postérieur par la réunion des

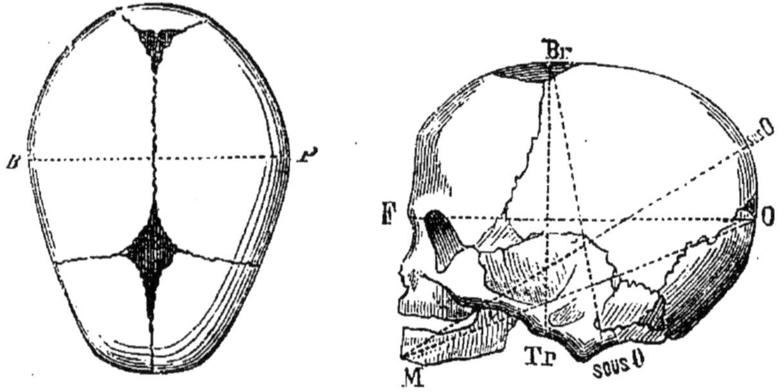

Fig. 38. — Tête de fœtus vue par son sommet et de côté.

deux pariétaux, les deux angles latéraux par la réunion des bords des pariétaux et du frontal, ces quatre angles se continuant avec les sutures correspondantes.

La *fontanelle postérieure* ou *occipitale* est triangulaire, elle se trouve à l'union des pariétaux avec l'occipital.

Les *fontanelles de Gasser*, situées de chaque côté au point où la suture lambdoïde aboutit à la portion mastoïdienne du temporal, sont recouvertes par les parties molles et n'offrent qu'un intérêt secondaire pour l'accoucheur.

C'est dans la direction de la grande suture du crâne et dans la position des deux fontanelles, par rapport à la circonférence du détroit supérieur, que sont les éléments du diagnostic des *positions* dans la présentation du sommet. Il faut donc savoir bien reconnaître au toucher et cette suture et ces fontanelles.

La suture, sitôt que la tête est tant soit peu engagée au détroit supérieur, revêt souvent la forme d'une saillie osseuse, au lieu de rester une fente membraneuse, parce que l'un des pariétaux chevauche alors sur l'autre. Quand aux fontanelles, si l'*antérieure*, qui est *losangique,* ne change pas de forme et diminue à peine de largeur par la compression du crâne, la *postérieure,* qui est *triangulaire,* s'efface au contraire complètement, pour être remplacée par une simple dépression osseuse, l'angle supérieur de l'occipital s'engageant sous les angles postéro-supérieurs des pariétaux. Mais peu importe, le diagnostic n'en est pas rendu plus obscur; puisque la disparition même de cette fontanelle sincipitale est un signe négatif qui suffit à la faire distinguer de l'autre qui ne s'efface jamais.

S'il se présentait sous les doigts des fontanelles accidentelles (intervalles non ossifiés) sur un point quelconque de la voûte crânienne, on les distinguerait des vraies fontanelles à leur forme, et plus particulièrement encore, à l'absence de sutures latérales venant y aboutir.

Les sutures membraneuses et les fontanelles permettent un certain degré de réduction de la voûte du crâne, qui ne dépasse guère un centimètre dans les points les plus réductibles.

La plus grande réduction du crâne se fait par le redressement des os de la voûte et, par conséquent, par l'allongement *en pain de sucre* de cette partie. Le diamètre occipito-frontal peut perdre ainsi un demi-centimètre, et le diamètre bi-temporal un centimètre.

Selon Budin, le diamètre qui diminue le plus est le sous-occipito-bregmatique, puis le bi-temporal, et, en troisième lieu, vient le bi-pariétal. Ainsi, tandis qu'on croyait généralement que la réduction la plus considérable de la tète se faisait suivant le diamètre bi-pariétal, c'est, au contraire, ce diamètre qui, dans le cas de présentation normale du sommet, se réduit le moins.

Voici, du reste, par quel mécanisme exclusivement passif s'opèrent ces modifications du crâne fœtal au moment de l'accouchement :

Les fontanelles, et bien plus encore les sutures membraneuses, permettant aux os de la voûte de chevaucher, l'angle supérieur de l'occipital s'engage sous les pariétaux, le frontal également, et les bords supérieurs des pariétaux se rapprochent comme pour chevaucher eux-mêmes l'un sur l'autre ; mais ils ne chevauchent réellement que dans certaines conditions anormales, quand la tête est très rigoureusement comprimée. Par là se trouve expliqué tout naturellement comment le diamètre occipito-frontal est diminué ; comment le diamètre bi-pariétal reste à peu près sans diminution, l'engagement de l'occipital et du frontal sous les angles supérieurs des pariétaux, à la fois en arrière et en avant, devant gêner beaucoup le chevauchement des bords supérieurs de ces deux derniers os ; et comment, au contraire, les angles postéro-supérieurs de ces mêmes pariétaux étant soulevés par l'angle de l'occipital engagé sous eux, le diamètre sus-occipitomentonnier, celui que Budin appelle *diamètre maximum,* de la tète, se trouve augmenté très sensiblement.

DIAMÈTRES DU FŒTUS A TERME

A. — *Diamètres antéro-postérieurs*

1° *Diamètre maximum de Budin*, de la pointe du menton à un point variable sur la suture sagittale, en avant, le plus souvent, de la pointe de l'occipital.	13 *cent.* 1/2
2° *D. Occipito-mentonnier*, de la pointe de l'occiput à la pointe du menton	13
3° *D. Occipito-frontal*, de la pointe de l'occiput à la racine du nez.	12
4° *D. Sous-occipito-bregmatique*, de la nuque au milieu de la grande fontanelle	9 — 1/2

B. — *Diamètres transverses.*

1° *D. Bipariétal*, d'une bosse pariétale à l'autre. . . .	9 — 1/2
2° *D. Bitemporal*, de la naissance de la suture fronto-pariétale d'un côté à celle du côté opposé	8 —
3° *D. Bimastoïdien*, d'une apophyse mastoïde à l'autre . .	7 — 1/2

C. — *Diamètres verticaux.*

1° *Fronto-mentonnier*, du point le plus élevé du front à la pointe du menton	8 —
2° *Trachelo-bregmatique*, du milieu de la fontanelle antérieure, à la partie antéro-postérieure du cou. . . .	9 — 1/2

Après la tête vient, pour le volume, le haut du tronc dont le diamètre bis-acromial mesure de 11 à 12 cent.; mais ce diamètre est réductible par une forte pression à 9 cent. et demi, les épaules s'abaissant alors, tout en se portant en avant ou en arrière. Enfin, après les épaules, vient le pelvis qui a 11 cent. de diamètre, mais qui est réductible par la pression à 9 cent.

L'*attitude* du fœtus dans la matrice est celle-ci : il a le tronc courbé en avant, la tête fléchie sur la poitrine, les bras appliqués sur les côtés du thorax, les avant-bras fléchis et croisés sur le devant du sternum, les mains appliquées sur les côtés du menton, les pieds relevés sur le devant des jambes, les jambes fléchies tout à fait sur les cuisses et les cuisses fléchies sur l'abdomen ; les talons sont croisés et rapprochés du dessous des fesses, vers les ischions.

Dans les derniers jours de la grossesse, et souvent même dès la fin du 7e mois, le fœtus prend d'ordinaire une position fixe dans l'utérus (fig. 39), mais il ne faudrait pas croire que cette position soit tellement fixe qu'il ne puisse en changer, ces mutations de positions et même de présentation ne sont pas très rares dans les derniers temps de la grossesse, il suffit de pratiquer souvent le *palper* pour s'en convaincre.

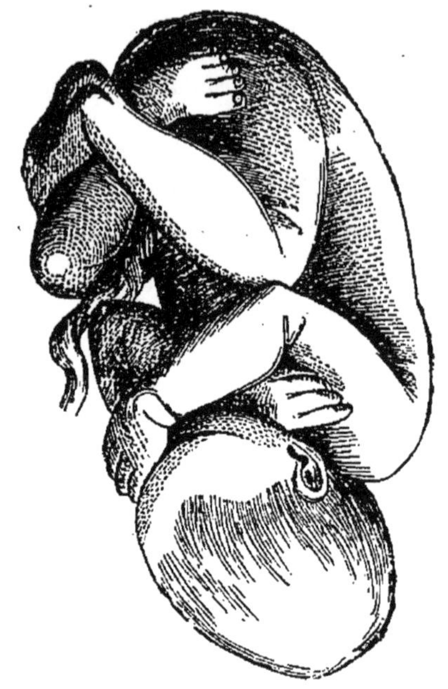

Fig. 39. — Attitude du fœtus dans la matrice.

Du rapprochement des diamètres de la tête du fœtus avec ceux de l'excavation et du détroit inférieur, et, pour mieux dire, du rapprochement des dimensions du fœtus à terme avec celles du bassin, découlent les principes fondamentaux de l'accouchement spontané. Il en résulte, en effet, qu'un fœtus à terme ne peut franchir la filière pelvienne qu'en se présentant au détroit supérieur par l'une de ses extrémités, tête ou pelvis ; et que, quelle que soit cette extrémité, l'accouchement spontané ne sera possible qu'autant que le diamètre sus-occipito-mentonnier ne restera pas parallèle aux diamètres de l'excavation et, en particulier, de son détroit inférieur ; qu'il faut, par conséquent, que toujours l'occiput se dégage avant le menton ou le menton avant l'occiput, et que, de plus, la tête plonge dans l'excavation fortement fléchie, ou bien au contraire, complètement défléchie,

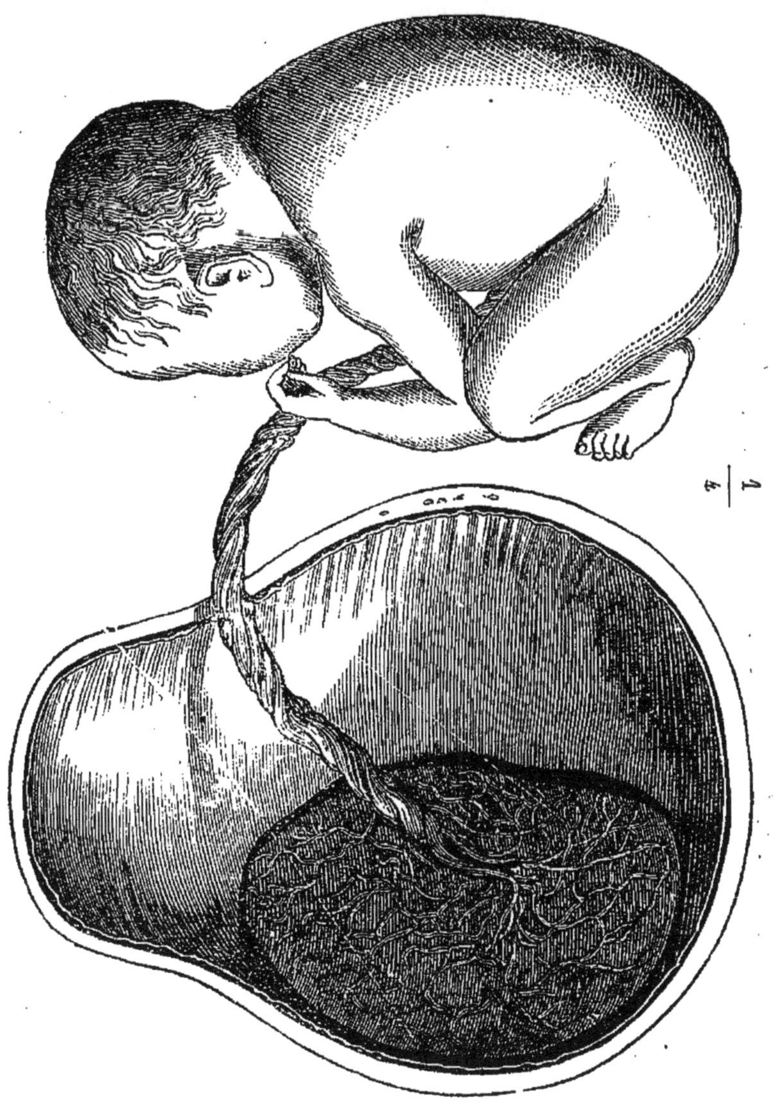

Fig. 40. — Attitude du fœtus, insertion du placenta (d'après Schultze).

soit que l'enfant naisse par le sommet, soit qu'il naisse par la face ; — de façon que l'un des plus petits diamètres de la tête, le *sous-occipito-bregmatique*, ou le *trachélo-bregmatique*, arrive à se trouver parallèle au plan du détroit inférieur.

Fonctions du fœtus. — Nous ne nous étendrons pas longuement sur les fonctions du fœtus, et nous nous contenterons d'en signaler les particularités les plus importantes.

Le *placenta* est l'organe essentiel de la *respiration* et de la *nutrition* du fœtus.

Respiration. — Le sang apporté dans cet organe par les artères ombilicales parcourt les dernières ramifications des villosités placentaires et se trouve en contact médiat avec le sang des lacunes du placenta maternel. A travers la paroi endothéliale des capillaires et la couche cellulaire de revêtement de la villosité, le *globule sanguin maternel* abandonne son oxygène au *globule sanguin fœtal*, tandis que le *serum fœtal* abandonne au *serum maternel* son acide carbonique. Le sang ainsi hématosé est ramené au fœtus par la veine ombilicale.

Nutrition. — Les matériaux de nutrition passent de la mère au fœtus par un mécanisme semblable, c'est-à-dire par endosmose, à condition toutefois que ces matériaux soient à l'état de solution, les matières insolubles, quelque ténues qu'elles soient, ne passant pas, ainsi que l'ont prouvé les expériences de Davaine et de Ballanger.

Le placenta ne constitue pas, cependant, comme on l'avait cru jusqu'ici, une barrière infranchissable aux micro-organismes, et les recherches expérimentales des docteurs Chambrelent et Sabrazès ont démontré d'une façon évidente le passage de certains microbes pathogènes, de la mère au fœtus, à travers le filtre placentaire.

Jusque dans les derniers temps de la gestation, c'est dans le placenta que se trouve accumulée la *matière glycogène* du fœtus.

Sécrétions. — Les organes sécrétoires du fœtus fonctionnent pendant la vie intra-utérine, mais d'une façon beaucoup moins active qu'après la naissance. Ce n'est guère qu'à partir de cinq moins de la vie utérinc que la peau commence à fonctionner et que se forme l'*enduit sébacé*.

Le *meconium*, résultant de la sécrétion intestinale et hépatique, est contenu dans l'intestin grêle jusqu'au 5e mois ; à partir de cette époque il descend dans le gros intestin et au moment de la naissance, il est accumulé dans le rectum.

Les *corps de Wolff* suppléant les reins pendant la première moitié de la grossesse, ceux-ci fonctionnent pendant la seconde moitié ; il y a alors non seulement sécrétion, mais encore excrétion urinaire, ainsi que semblent le prouver certains cas de dilatation exagérée de la vessie, de dilatation kystique des reins et la présence des principes de l'urine dans le liquide amniotique.

Circulation. — La circulation du fœtus présente des particularités qu'il est essentiel de noter ; elle est caractérisée par l'existence du trou de Botal qui fait communiquer les deux oreillettes, du canal artériel qui met en communication l'artère pulmonaire et l'aorte et du canal veineux d'Arantius qui relie la veine ombilicale à la veine cave inférieure.

Voici le trajet parcouru par le sang dans la circulation fœtale. Le cœur se contracte : du ventricule droit, le sang est projeté dans l'artère pulmonaire, du ventricule gauche dans l'aorte et de là dirigé vers la tête et les membres supérieurs par le tronc brachio-céphalique, les artères carotide primitive et sous-clavière gauches, puis dans le tronc, les membres inférieurs et le placenta où il est apporté par les artères ombilicales, branche de l'hypogastrique.

Le sang qui a été projeté dans l'*artère pulmonaire*

par le ventricule droit n'arrive aux poumons qu'en très petite quantité et passe en plus grande partie dans le canal artériel qui le déverse dans l'aorte au-dessous de la sous-clavière gauche.

Dans le *placenta*, le sang s'hématose et revient au fœtus par la veine ombilicale ; au niveau du foie, la veine ombilicale se divise en deux branches, l'une qui se jette dans la veine porte et l'autre qui continue et va se jeter dans la veine cave inférieure, au même niveau que les veines sus-hépatiques ; c'est le canal veineux d'Arantius. De la veine cave inférieure, le sang passe dans l'oreillette droite ; de là dans l'oreillette gauche par le trou de Botal et enfin dans le ventricule gauche d'où il est rejeté dans l'aorte.

Quant au sang qui avait été envoyé dans la tête et aux membres supérieurs, il revient par la *veine cave supérieure*, qui le verse dans l'oreillette droite d'où il passe dans le ventricule droit pour être expulsé dans l'artère pulmonaire (fig. 41).

La petite quantité de sang envoyée aux *poumons* revient dans l'oreillette gauche et de là dans le ventricule gauche par les veines pulmonaires.

Il résulte de cette circulation que le sang artériel se mélange plusieurs fois pendant son parcours avec le sang veineux, et qu'aucun des organes du fœtus ne reçoit de sang absolument artériel.

L'organe le plus favorisé est le foie, puis viennent la tête et les membres supérieurs ; les viscères et les membres inférieurs viennent en troisième ligne ; quant aux poumons ils ne reçoivent que du sang veineux, puisqu'il provient du ventricule droit exclusivement alimenté par la veine cave supérieure.

Aussitôt après la naissance, cette circulation se modifie ; sous l'influence de la respiration les poumons reçoivent une quantité considérable de sang et le canal artériel s'oblitère.

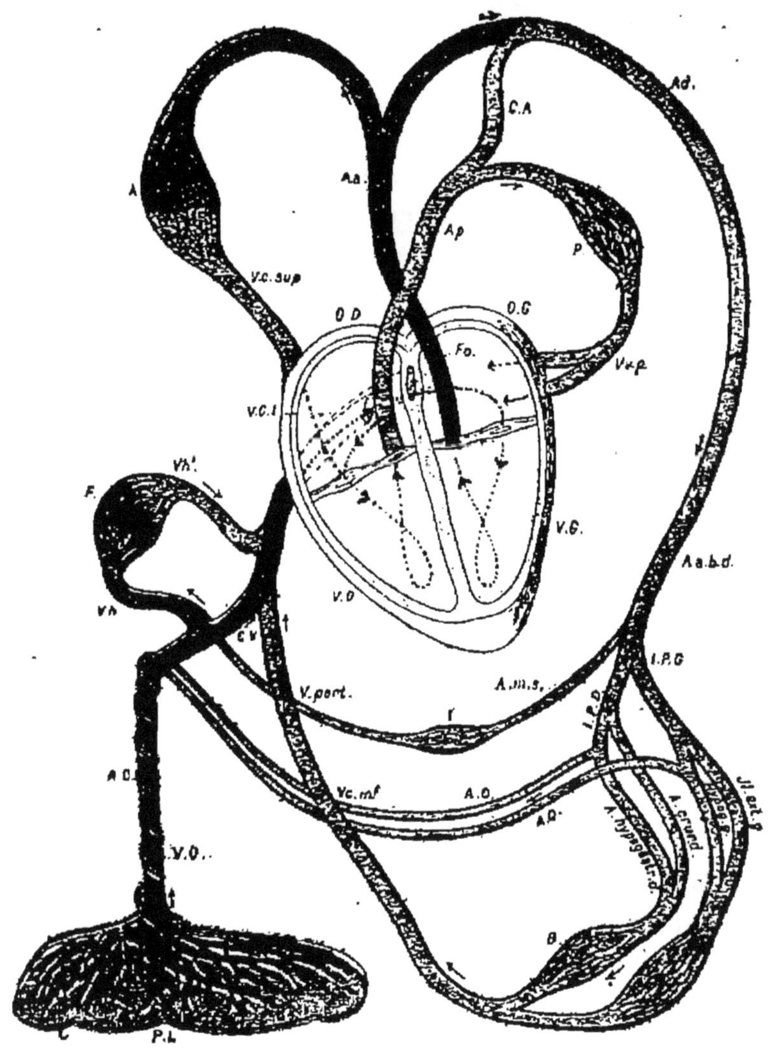

Fig. 41. — Schéma de la circulation placentaire.

A, moitié supérieure du corps ; *B*, moitié inférieure du corps ; *F*, foie ; *P*, poumon ; *I*, intestin ; *Vo*, veine ombilicale ; *Ao*, *Ao*, *Ao*, artères ombilicales ; *Vh*, veine hépatique afférente du foie ; *Vh'*, veine hépatique afférente du foie ; *Cv*, canal veineux d'Arantius ; *V. port*, veine porte ; *Vc inf*, veine cave inférieure ; *Vci*, veine cave inférieure ; *Vc sup.*, veine cave supérieure ; *OD*, oreillette droite ; *OG*, oreillette gauche ; *FO*, trou ovale, embouchure supérieure de la veine cave inférieure ; *Vd*, ventricule droit ; *Vg*, ventricule gauche ; *Ap*, artère pulmonaire ; *Aa*, aorte ascendante ; *CA*, canal artériel de Botal ; *Vop*, veine pulmonaire ; *Aa. b. d*, aorte abdominale ; *I. P. D*, artère iliaque commune droite ; *I. P. G*, artère iliaque commune gauche ; *Il. ext. g*, artère iliaque externe ou artère fémorale gauche ; *Hypog. g*, artère hypogastrique gauche ; *A. crur. d*, artère fémorale droite ; *A. hypogastr. d*, artère hypogastrique droite ; *Ams*, artère mésaraïque supérieure (Preyer, Specielle physiologie des embryo).

L'oreillette gauche recevant en abondance le sang des veines pulmonaires, empêche le sang de l'oreillette droite de pénétrer et le *trou de Botal* se ferme à son tour.

Les artères ombilicales et le canal veineux, qui n'ont plus raison d'être, s'oblitèrent également.

ANNEXES DU FŒTUS

Membranes. — En examinant les enveloppes d'un œuf à terme, on voit qu'elles sont formées par trois feuillets distincts qui sont en allant de dehors en dedans : 1° la *caduque ;* 2° le *chorion* ; 3° l'*amnios.*

Caduque. — Cette membrane n'appartient pas en propre à l'œuf, elle lui est fournie par l'utérus et n'est autre chose que la muqueuse modifiée qui, ayant contracté avec l'œuf des adhérences intimes, est expulsée avec lui en partie.

Chorion. — C'est une membrane de texture conjonctive, tapissée à sa face externe par une couche de cellules conjonctives. La membrane vitelline constitue le premier chorion, bientôt doublé par le feuillet externe du blastoderme qui a son tour est renforcé par l'allantoïde (3e chorion ou chorion définitif.

Le principal usage du chorion est la formation du placenta.

Amnios. — Cette membrane, plus mince que le chorion, forme autour du fœtus une poche à parois minces, transparentes et assez résistantes. La cavité est remplie par le liquide amniotique dont la quantité est très variable, 500 à 600 grammes en moyenne. La face externe de l'amnios est en rapport avec le chorion dont elle est séparée par une matière glutineuse, vestige de l'allantoïde atrophiée. L'amnios tapisse la face fœtale du placenta, fournit la gaine extérieure du cordon, puis va s'unir à la peau du fœtus au niveau de l'ombilic. Cette membrane est formée de deux couches, une couche interne, endothéliale, une couche externe fibreuse. Le liquide amniotique est légèrement alcalin, clair et transparent au début de la grossesse, trouble à la fin ; son odeur est fade. Il contient des chlorures, des phosphates, du lactate de soude, des traces d'urée, de créatine, de graisse, de glycose et d'albumine, etc. Le microscope y démontre la présence de poils, de matière sébacée, de cellules épidermiques, de cellules épithéliales du rein et de la vessie.

Le liquide amniotique protège pendant la grossesse le fœtus contre les chocs extérieurs, favorise ses mouvements, diminue son poids spécifique. Pendant le travail il protège le fœtus contre la violence des contractions utérines, contribue à la formation de la *poche des eaux* et à la dilatation du col, et facilite le glissement en lubrifiant le canal pelvi-génital.

Placenta (fig. 42 et 43). — Le placenta est une masse charnue très vasculaire dans laquelle les vaisseaux sanguins de la mère et du fœtus se mettent en contact intime, mais sans se confondre et sans communiquer les uns avec les autres. Cet organe résulte de l'accroissement considérable des villosités choriales au niveau du point où l'œuf s'est inséré sur la muqueuse utérine. Au troisième mois, le placenta constitue un organe distinct et à partir de ce moment il continue à s'accroître proportionnellement au développement de l'embryon. Cet organe de forme arrondie, plus épais au centre qu'à la circonférence, ressemble assez exactement à un gâteau ; il affecte cependant parfois une forme ovalaire ou en raquette ; son poids à terme est de cinq à six cents grammes.

La face *utérine* (fig. 42) en est saignante, tomenteuse, irrégulière, divisée en lobes ou cotylédons, elle est recouverte par une matière glutineuse qui pénètre entre les cotylédons et qui n'est autre chose que la portion de *caduque utéro-placentaire* détachée avec le placenta.

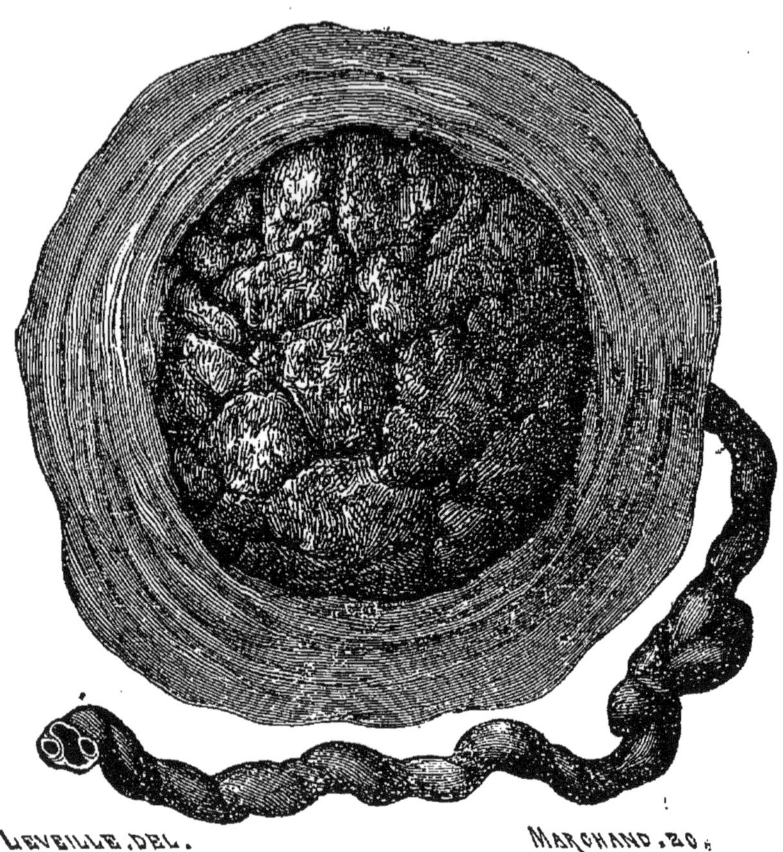

Fig. 42. — Placenta, face externe ou utérine.

La face fœtale (fig. 43) est recouverte par le chorion qui lui adhère intimement ; elle est parcourue par les divisions des vaisseaux ombilicaux. Immédiatement endedans se trouve l'amnios qui se replie pour former l'enveloppe extérieure du cordon ombilical.

Le placenta forme le plus souvent une masse unique,

parfois cependant il est bilobé ; exceptionnellement il présente des cotylédons isolés qui sont réunis seulement par les vaisseaux à la masse principale (*placentas succenturiés*).

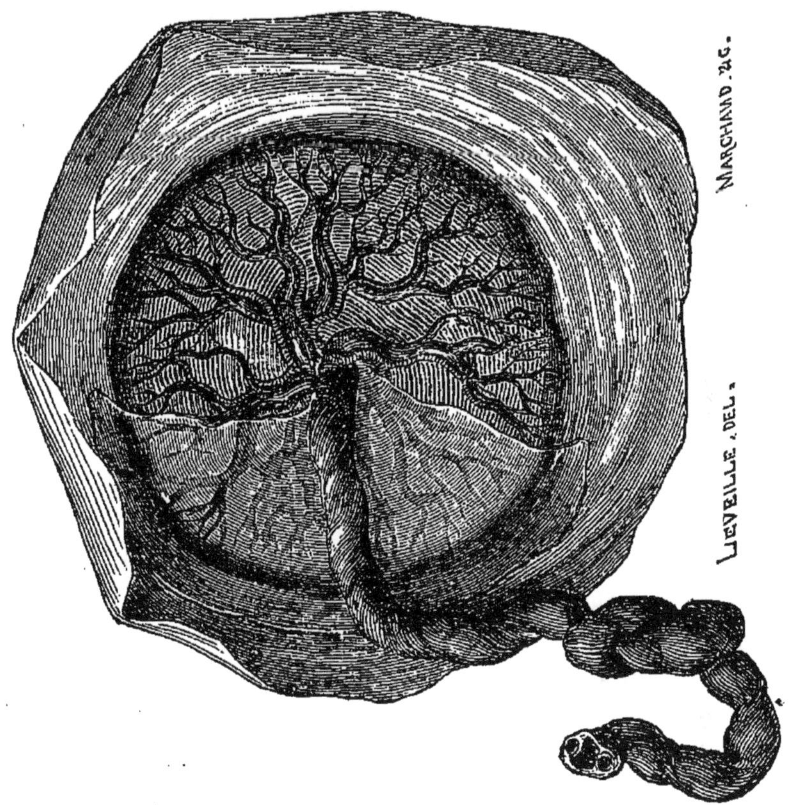

Fig. 43. — Placenta, face interne ou fœtale.

Les *villosités* hypertrophiées du chorion qui doivent constituer le placenta prennent un développement considérable, se ramifient dans l'épaisseur de la caduque utéro-placentaire qui s'hypertrophie de son côté. Les vaisseaux maternels se développent en sens inverse, forment de nombreuses flexuosités qui descendent entre les villosités choriales et s'enchevêtrent avec elles, c'est de cet enchevêtrement que résulte le placenta qui est à la fois un *organe fœtal* et un *organe maternel*.

Les cotylédons ou lobes sont formés par l'agglomération d'un certain nombre de villosités, qui constituent chacune une sorte de *lobule*, ne communiquant pas avec le lobule voisin, malgré leur enchevêtrement apparent. Chaque villosité extraordinairement ramifiée forme une sorte de touffe comparable à un arbuscule très rameux.

Les dernières divisions des villosités ressemblent assez à un doigt de gant, le cul-de-sac terminal est tantôt cylindrique, tantôt renflé en massue.

La paroi de la villosité est formée par une double couche épithéliale, l'une superficielle constituée par une masse protoplasmique avec noyaux multiples, sans différenciation cellulaire (*syncytium*), l'autre plus profonde constituée par des cellules polyédriques accolées (*couche de Langhaus*).

Sa cavité est remplie par un tissu muqueux et au centre cheminent une artère et une veine, dernières terminaisons des artères et de la veine ombilicale, s'anastomosant au niveau des culs-de-sac terminaux soit par une ou plusieurs anses, soit par un petit réseau capillaire.

Les villosités constituent à elles seules le *placenta fœtal*, elles plongent les unes au milieu des espaces sanguins de la caduque utéro-placentaire, les autres au milieu du tissu utérin (villosités crampons).

On désigne sous le nom de *placenta maternel* la muqueuse utéro-placentaire, qui de son côté s'est énormément hypertrophiée dans tous ses éléments et a été envahie par les villosités. Nous ne nous arrêterons pas ici à l'hyperplasie glandulaire et conjonctive, les modifications du système vasculaire étant surtout intéressantes. Ce système se compose d'artères et de veines reliées entre elles par des cavités remplies de sang et qui ont reçu les noms d'*espaces sanguins*, de *grandes lacunes* suivant leurs dimensions. Ces espaces sanguins, qui paraissent creusés dans l'épaisseur de la caduque et qui ne sont vraisemblablement que le résultat de la distension exagérée des capillaires primitifs, communiquent tous entre eux, grands et petits ; de sorte que, suivant l'expression de Robin, l'ensemble du système vasculaire du placenta peut être comparé à un véritable *lac sanguin*.

Les artères de forme hélicine se jettent dans les lacs sanguins ; leur paroi est réduite à la tunique interne.

Les veines reçoivent le sang des espaces sanguins et vont se jeter dans le *sinus coronaire*, gros vaisseau situé sur la limite de la caduque utérine et du placenta, en bordure de ce dernier.

Dans les grossesses muliples, il existe habituellement autant de poches distinctes et de placentas qu'il y a de fœtus, mais les placentas sont souvent réunis par un pont membraneux, parfois même ils empiètent l'un dans l'autre de façon à ne former qu'une seule masse, les deux circulations restant néanmoins indépendantes (*grossesses bivitellines*) ; il se peut cependant qu'elles communiquent (*grossessses univitellines*).

Dans la grossesse *gémellaire*, les enveloppes de l'œuf ne sont pas toujours disposées de la même façon ; il peut se présenter trois cas :

1° Les deux ovules se sont primitivement greffés à une certaine distance l'un de l'autre ; ils ont eu d'abord chacun leur caduque, leur chorion et leur amnios, puis ils se sont accolés en se développant. La portion de caduque qui faisait au début partie de la cloison s'est peu à peu résorbée et celle-ci ne reste plus constituée que par l'adossement des deux chorions et des amnios. Les placentas sont séparés, ou réunis seulement par un pont membraneux.

En résumé : *caduque unique, deux chorions, deux amnios* (*grossesses bivitellines*).

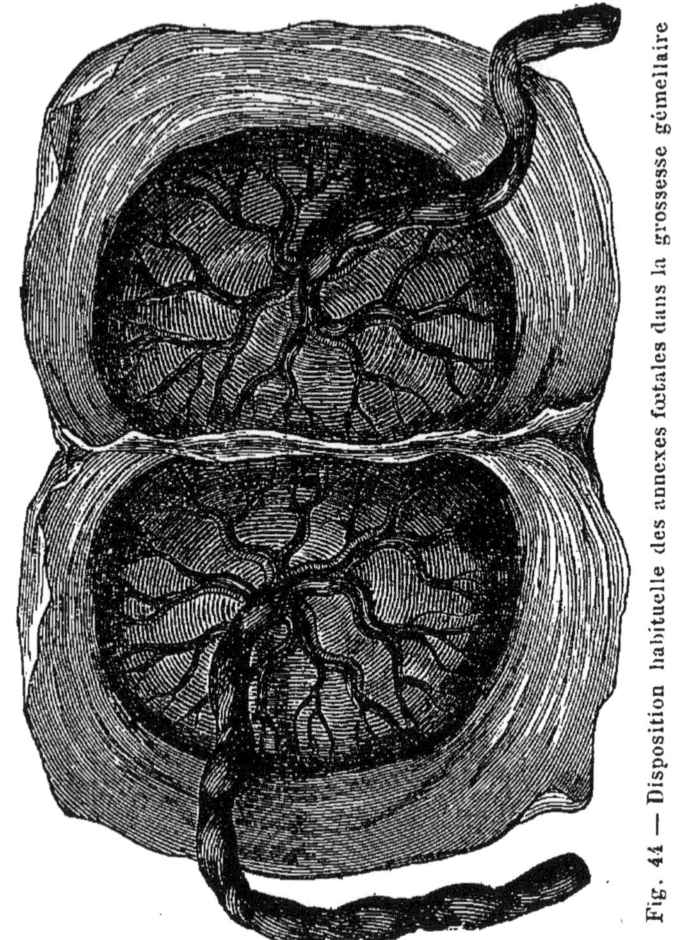

Fig. 44 — Disposition habituelle des annexes fœtales dans la grossesse gémellaire

La grossesse gémellaire dérivant d'un seul ovule, il n'y aura jamais qu'un seul chorion, qu'une seule caduque; mais il pourra y avoir deux amnios.

En résumé : *caduque unique, chorion unique, deux amnios* (1re variété de grossesse gémellaire univitelline).

3° Il n'existe plus de cloison ; les deux fœtus sont

contenus dans une seule loge dont les parois sont formées par une caduque, un chorion et un amnios. Dans ce cas très rare, le placenta est unique, les circulations communiquent le plus souvent (2e variété de grossesse univitelline).

Dans la grossesse trigémellaire l'œuf présente des dispositions analogues.

Le *cordon ombilical* relie le placenta à l'ombilic du fœtus, il n'apparaît qu'après la formation de l'allantoïde et contient primitivement les deux veines et les deux artères ombilicales ; l'une des veines ombilicales s'atrophie de bonne heure, de sorte qu'au moment de la naissance le cordon est constitué en allant de dehors en dedans : 1° par une enveloppe extérieure fournie par l'amnios ; 2° un tissu muqueux, tissu conjonctif embryonnaire qui entoure les vaisseaux et que l'on désigne sous le nom de *gélatine de Warthon* ; 3° une veine volumineuse, *veine ombilicale,* qui conduit au fœtus le sang artérialisé dans le placenta ; 4° deux *artères ombilicales,* branches de l'hypogastrique qui ramènent au placenta le sang qui a servi à la respiration et à la nutrition du fœtus.

A terme, la longueur moyenne du cordon est de 50 à 60 cent., sa grosseur égale à peu près celle du petit doigt, mais présente de grandes variétés suivant l'abondance plus ou moins grande de la gélatine de Warthon. Le cordon est tordu sur lui-même, et les tours de spire sont le plus souvent dirigés de droite à gauche (150 fois), plus rarement de gauche à droite (45 fois ; Nægelé, Tarnier, Neugebauer).

Le nombre des tours de spire est également variable, il en présente quelquefois deux ou trois, d'autres fois une fraction de tour seulement.

Le cordon présente souvent des bosselures, tenant soit à l'exagération par place de la gélatine de Warthon, soit à la duplicature et à l'entortillement de l'un ou de plusieurs des vaisseaux ; on rencontre parfois même de véritables nœuds, comparables à ceux que l'on peut faire sur le trajet d'une corde.

A l'insertion ombilicale du placenta, la peau de l'abdomen se relève et constitue un petit prolongement de un cent. environ, qui va au-devant du cordon et se soude avec lui.

L'insertion du cordon au placenta se fait tantôt au centre, tantôt sur les bords, et l'organe présente dans ce dernier cas la forme d'une *raquette* ; quelquefois enfin, les vaisseaux du cordon se séparent avant d'arriver sur le placenta et vont s'y insérer séparément en cheminant sur les membranes ; on dit alors que l'insertion est *vélamenteuse*.

Les vaisseaux ombilicaux, artères et veines sont munis de valvules, celles-ci sont même plus constantes dans les artères que dans la veine ; elles affectent la forme de replis semi-lunaires ; leur rôle physiologique est encore assez peu défini.

DEUXIÈME PARTIE

De la grossesse.

La grossesse est cet état fonctionnel particulier dans lequel se trouve la femme, pendant toute la durée du développement de l'œuf humain (Pinard). Cette durée est en moyenne de 9 mois solaires, soit 270 jours ; mais une variation de 8 à 10 jours en deçà ou au delà de ce terme n'est pas rare.

Normalement l'œuf se développe dans la cavité de l'utérus (*grossesse intra-utérine*) ; anormalement il peut se développer en dehors de cette cavité (*grossesse extra utérine*) ; cette dernière est dite, suivant le point où l'œuf s'est creusé une loge, *abdominale*, *ovarique*, *tubaire* ou *interstitielle*.

La grossesse est ou *simple*, ou *multiple*, ou *compliquée* : simple, s'il n'y a qu'un fœtus ; multiple, s'il y en a plusieurs ; et compliquée, si, avec le fœtus ou les fœtus, il y a autre chose, une production accidentelle quelconque.

MODIFICATIONS IMPRIMÉES PAR LA GROSSESSE A L'ORGANISME MATERNEL

Modifications de l'utérus. — Sous l'influence de la grossesse, toutes les parties du système génital sont profondément modifiées, mais l'utérus est sans contredit l'organe qui subit les modifications les plus importantes (fig. 45).

Son *volume* augmente progressivement jusqu'au terme de la grossesse, et les causes de cette augmentation résident bien plus dans une véritable hypertrophie des parois que dans leur simple distension par le fait de l'accroissement de l'œuf.

Piriforme au début de la grossesse, sphérique vers le troisième mois, il devient ovoïde à partir du cin-

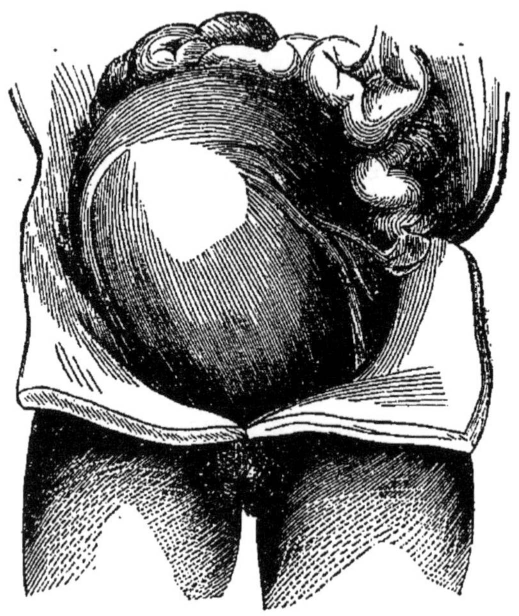

Fig. 45. — Utérus à terme avec sa double obliquité et son dévirement à droite.

quième et, à terme, il a la forme d'un ovoïde dont la grosse extrémité supérieure est un peu irrégulière, la moitié droite du fond de l'utérus se trouvant d'ordinaire plus élevée que la moitié gauche; de même, la moitié antérieure du segment inférieur est plus développée que la moitié postérieure. L'utérus gravide est généralement incliné à droite ; il subit, en outre, un mouvement de rotation sur son axe, qui ramène en avant son bord latéral gauche. Logé dans l'excavation pendant le premier mois, il s'élève ensuite peu à peu dans la cavité abdominale et, à terme, son fond atteint la région épigastrique.

Pendant les *six premiers mois*, l'utérus se développe surtout aux dépens du segment supérieur et pendant les *trois derniers mois* aux dépens du segment inférieur, ce qui explique les hémorragies qui ont lieu à cette époque, dans le cas d'insertion vicieuse du placenta.

Dans la plus grande partie de leur étendue, les parois utérines conservent, à peu près, la même épaisseur qu'en dehors de l'état de grossesse ; mais il est certaines régions de l'organe, ainsi que l'ont constaté Tarnier, Pinard et Ribemont-Dessaignes, où cette épaisseur est sensiblement diminuée, ce sont celles qui sont en rapport avec une portion volumineuse du fœtus, en particulier, au niveau du fond et du segment inférieur où se trouvent les pôles fœtaux, celles aussi qui sont en rapport avec le placenta (Pinard et Varnier).

La consistance de ces parois change considérablement, elles deviennent souples et élastiques pendant la grossesse, au point de permettre d'apprécier assez nettement les diverses parties fœtales par la palpation.

On a beaucoup discuté pour expliquer la formation du segment inférieur de l'utérus ; dans une première théorie, Bandl, Braune le faisaient uniquement provenir de la portion sus-vaginale du col ; dans une deuxième, Bandl admettait qu'il se formait, en partie aux dépens du corps, en partie aux dépens du col ; dans une troisième, Waldeyer et Hofmeier le font procéder uniquement du corps, en s'appuyant sur ces faits démontrés par des autopsies : 1° que la texture de la paroi du segment inférieur, analogue à celle du corps, est très différente de celle du col ; 2° qu'il est impossible de retrouver sur la muqueuse du segment inférieur aucune des glandes en grappes qui caractérisent la muqueuse du col, de même qu'on n'y voit aucune trace de l'arbre de vie.

Enfin, Auvard et Fieux estiment que le segment inférieur se développe aux dépens de cette portion rétrécie, *Isthme de l'utérus*, qui sépare la cavité du corps de la cavité du col et dont la muqueuse possède les mêmes caractères que celle du corps et sur laquelle ne s'étendent pas les ramifications de l'arbre de vie.

Les coupes d'utérus gravides faites au voisinage de l'époque du terme de la grossesse ont démontré qu'il existait alors trois zones facilement appréciables : 1° une zone supérieure, *segment supérieur de l'utérus*, à parois épaisses, limitées inférieurement par un épaississement auquel on a donné des noms divers : cercle utérin (Baudelocque-Auvard), anneau de Bandl, anneau de contraction (Schröder), (fig. 16).

2° Une zone moyenne, s'étendant du cercle utérin à l'orifice interne du col, beaucoup plus mince que la précédente, c'est le segment inférieur ; 3° une troisième zone limitée en haut par l'orifice interne, en bas par l'orifice externe, c'est le col de l'utérus.

Immédiatement après l'accouchement, comme il est facile de s'en rendre compte par le toucher, on trouve une sorte de long manchon flasque dont les parois sont parfois assez difficiles à différencier de celles du vagin et qui aboutit à un orifice plus ou moins rétracté, entouré de parois beaucoup plus épaisses et beaucoup plus résistantes.

Ce canal, auquel on peut donner le nom de canal cervico-utérin, est formé par le col et le segment inférieur, qui ne se rétracte pas comme le segment supérieur : sa limite supérieure est le cercle utérin ou anneau dit de Bandl, et non pas l'orifice interne, comme beaucoup d'accoucheurs l'admettaient ; ce dernier, situé 3 ou 4 cent. plus bas, ne peut être à ce moment distingué par le toucher du reste de la paroi.

Varnier a pu constater, sur la coupe de l'utérus d'une femme morte 12 heures après l'accouchement, que le canal cervico-utérin mesurait 7 cent. et que l'arbre de vie s'arrêtait à 4 cent. de l'orifice externe.

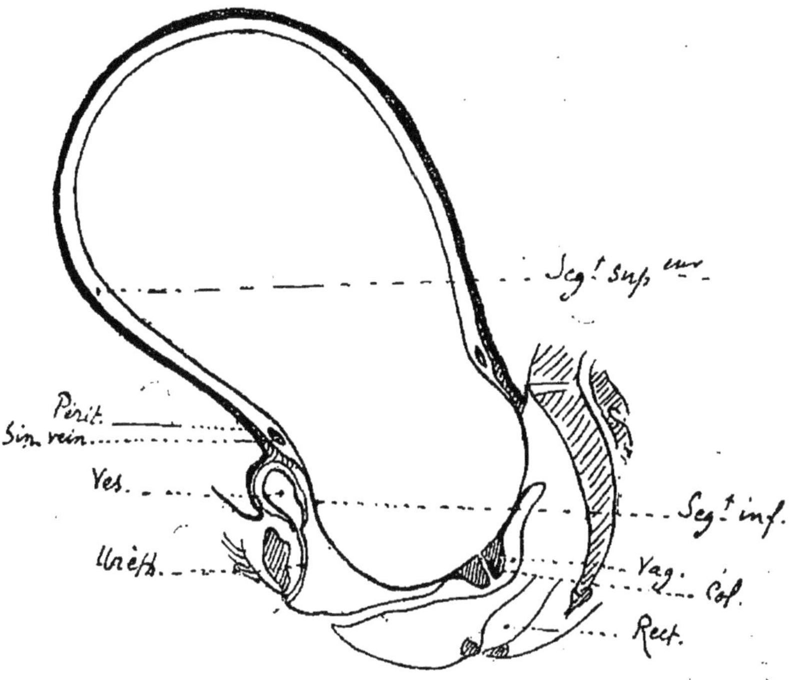

Fig. 46. — Division en segments de l'utérus gravide, col, segment inférieur, segment supérieur.

En résumé, ce qu'on est convenu d'appeler l'*anneau de Bandl* est la région qui à la fin de la grossesse établit une transition entre le corps utérin proprement dit et le segment inférieur. Cette région est anatomiquement caractérisée : 1° parce qu'à son niveau la couche moyenne des fibres musculaires du corps de l'utérus s'arrête ; 2° elle correspond à une région de forme annulaire également, où le péritoine, qui adhérait intimement au muscle utérin, cesse d'être adhérent pour ne plus conserver que des connexions lâches (Varnier) ; 3° elle répond à l'existence d'un sinus veineux circulaire qui permet de la repérer facilement sur une coupe (*Demelin*).

Cette saillie annulaire n'est pas très accusée au cours de la grossesse; elle n'apparaît bien en réalité que pendant le travail, sous l'influence d'une contraction utérine et peut être perçue par le doigt grâce à un toucher profond, intra-utérin; nous devons dire toutefois que cette saillie ne forme pas un cercle isolé, mais qu'elle n'est que l'expression, au niveau de sa limite inférieure, d'une contraction qui porte sur le corps utérin proprement dit tout entier.

Sous l'influence de la grossesse, les *fibres musculaires* de l'utérus augmentent considérablement en nombre et en volume, se diffférenciant en trois couches (voir p. 30), et prennent un aspect légèrement strié.

Les modifications de la muqueuse du corps sont des plus importantes. — Au moment où l'œuf fécondé arrive dans la matrice, la muqueuse est tuméfiée, plissée, sa surface est irrégulière, et l'œuf est arrêté par un des replis où il se fixe définitivement. Lorsque l'œuf est ainsi fixé, la muqueuse bourgeonne autour, et le recouvre bientôt complètement, les trois caduques se trouvent alors constituées : la muqueuse qui recouvre la paroi utérine a reçu le nom de *caduque utérine ou pariétale*, celle qui a bourgeonné et recouvre l'œuvre s'appelle *caduque ovulaire* et celle qui se trouve au point d'insertion de l'œuf *caduque utéro-placentaire* ou *sérotine*.

Les deux premières, par suite de l'accroissement de l'œuf, se rejoignent bientôt, se soudent l'une à l'autre, et, après avoir présenté pendant les premiers mois des phénomênes d'hypertrophie, subissent une véritable régression, et ne constituent plus qu'une membrane unique qui est expulsée en même temps que les membranes de l'œuf, dont elle forme la couche la plus extérieure.

La *caduque utero-placentaire* subit au contraire une

hypertrophie considérable dans tous ses éléments et constitue ce que l'on a appelé le *placenta maternel*. Elle est expulsée en partie au moment de la délivrance en même temps que le *placenta fœtal*.

Modifications du col. — Pendant la grossesse, le col subit une hypertrophie légère ; il résulte, en effet, d'autopsies pratiquées au 8e et au 9e mois par Pinard et Ribemont, que sa longueur moyenne à cette époque est de 4 à 5 cent.; ses fibres musculaires ne sont pas modifiées ; sa muqueuse, qui n'est pas caduque, sécrète une matière visqueuse qui obstrue sa cavité et qui est expulsée, au moment de l'accouchement ; c'est ce que l'on a appelé le *bouchon muqueux*.

Une des modifications les plus importantes du col consiste dans son *ramollissement* qui débute, dès le commencement de la grossesse, par les parties les plus superficielles au pourtour de l'orifice externe et l'envahit progressivement tout entier chez les primipares ; au 6e mois, la moitié de la portion vaginale est ramollie, au 8e mois la portion vaginale tout entière ; ce ramollissement marche plus vite à la fin de la grossesse qu'au début, il est également plus rapide chez les multipares, mais il n'est absolument complet qu'au terme de la gestation. Comme on le voit, le ramollissement se fait de *bas en haut*.

La *situation* du col se modifie suivant les déplacements de l'utérus ; vers le quatrième mois, il est généralement plus élevé et porté en arrière et à gauche ; à terme, surtout chez les primipares et consécutivement au développement de la portion inféro-antérieure du segment inférieur et à l'engagement de la présentation, il se trouve porté en arrière et à gauche, son orifice regardant la concavité du sacrum ; il peut même, dans certains cas, devenir assez difficilement accessible au toucher.

Chez les primipares, si ce n'est cependant chez celles

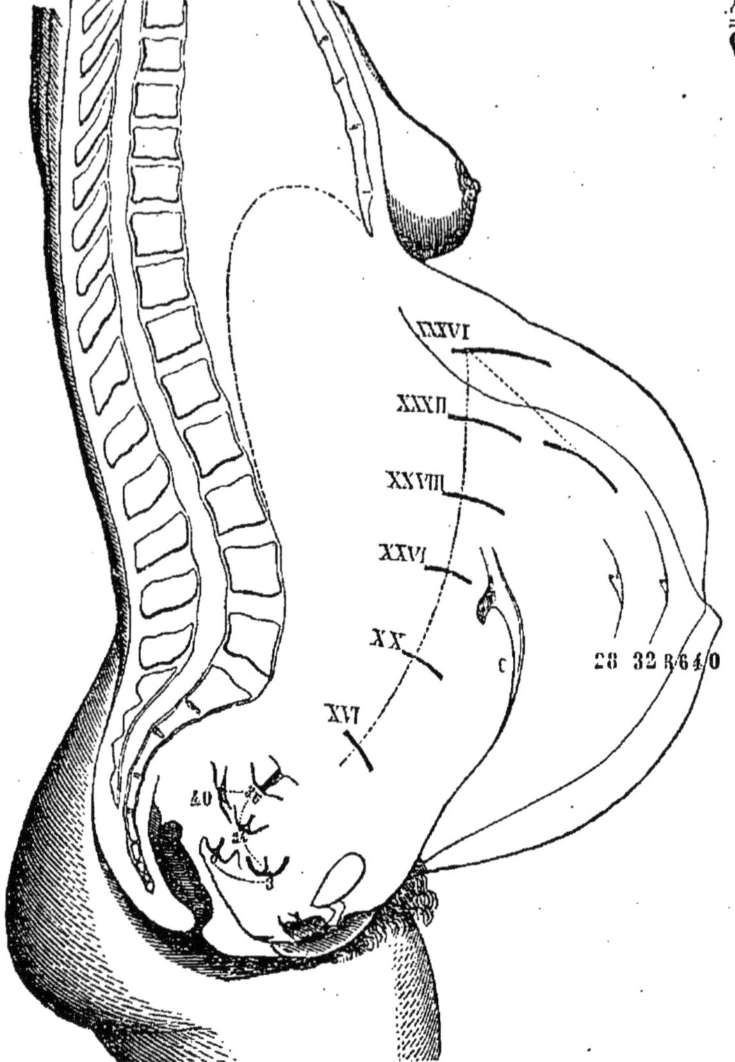

Fig. 47. — Figure schématique indiquant la hauteur du col et du fond de la matrice, et la forme de la paroi abdominale antérieure à différentes époques de la grossesse [1].

1. Hauteur du col à l'état de vacuité. — 8, 30, 36, 40, hauteur du col à la 8ᵉ, 30ᵉ, 36ᵉ, 40ᵉ semaine de la grossesse. — XVI, XX, XXVI, XXVIII, XXXIII, XXXVI, fond de la matrice à la 16ᵉ, 20ᵉ 26ᵉ 28ᵉ, 32ᵉ semaine. (La ligne non numérotée au niveau et en avant de la ligne marquée XXXII, indique la hauteur du fond de l'utérus au moment de l'accouchement.) — (o, Paroi abdominale antérieure à l'état de vacuité. — 28, 32, 36, 40, la même paroi aux semaines correspondantes.

qui ont subi des touchers répétés, le col reste fermé jusqu'à la fin de la grossesse ; chez les multipares, au contraire, il devient de plus en plus perméable à mesure que la grosssesse progresse ; cependant, l'orifice interne reste le plus souvent fermé, bien qu'il ne soit pas très rare, surtout chez celles qui ont eu beaucoup d'enfants, d'arriver jusqu'aux membranes, à partir de la fin du 8e mois, quelquefois même avant.

Effacement du col. — Au terme de la grossesse, le col s'efface, c'est-à-dire qu'au lieu de former un cylindre à cavité fusiforme, il ne constitue plus qu'une sorte de calotte à parois minces, percée de l'orifice externe et dont le bord qui correspond à l'ancien orifice interne se continue avec le segment inférieur.

Cet effacement du col se produit donc de *haut* en *bas* et résulte de la prédominance d'action des fibres musculaires du corps de l'utérus sur celles du col, lorsque ce dernier est complètement ramolli.

Jusqu'en 1826, on admettait généralement avec Mauriceau que le col s'effaçait à partir du 6e mois ; à cette époque, Stoltz admit qu'il ne s'effaçait que dans les quinze derniers jours de la grossesse, et cette opinion fut adoptée par la majorité des accoucheurs français, bien qu'elle fût en contradiction avec les recherches anatomiques de Taylor, M. Duncan, Müller (1851-1852), démontrant que le col conservait toute sa longueur jusqu'à la fin de la grossesse et ne disparaissait qu'au début du travail.

A la suite des travaux de Schrœder, Stratz, Hofmeier, Waldeyer, des recherches de Pinard, Varnier, Ribemont-Dessaignes, on doit admettre aujourd'hui que le col conserve sa longueur pendant toute la durée de la grossesse et que sa disparition peut être considérée comme un premier temps du travail.

Si dans les derniers jours de la gestation, au toucher, le col paraît effacé, cela tient à son extrême ramollissement et à la facilité avec laquelle on le déprime ; il suffit, en effet, de pratiquer le toucher intra-cervical jusqu'aux membranes, pour se convaincre qu'en retirant le doigt avec précaution, on parcourt un canal d'au moins 3 ou 4 cent. de longueur dont on déplisse les parois.

Les propriétés organiques de l'utérus, *contractilité, élasticité, rétractilité*, augmentent dans des proportions considérables et atteignent leur maximum au moment de l'accouchement.

Modifications des annexes. — Les ligaments larges s'hypertrophient dans tous leurs éléments et sont entraînés par l'utérus ; leur direction primitivement transversale devient oblique de haut en bas et de dedans en dehors.

Les *ligaments ronds* subissent également une hypertrophie considérable et deviennent presque verticaux ; ils deviennent susceptibles de contractions.

Les *trompes* deviennent presque verticales et leur insertion sur l'utérus se trouve reportée en avant, par suite du développement plus considérable de la face postérieure de l'organe.

Modifications de la vulve et du vagin. — Pendant la gestation, la *vulve* et le *vagin* sont congestionnés, ramollis, leurs sécrétions sont augmentées et leur coloration est d'un rouge violacé caractéristique.

Modifications des différents appareils de l'organisme. — Les *parois abdominales* distendues présentent des vergetures, et une pigmentation particulière au niveau de la ligne blanche. Cette pigmentation est aussi fréquente à la face (*masque*), à la région vulvaire et à la face interne des cuisses, sur les femmes brunes surtout.

Les *seins* se gonflent, l'aréole se pigmente, les tubercules de Montgomery deviennent saillants et la pression du mamelon fait souvent sourdre une goutte de colostrum.

Toutes les *fonctions* de l'économie sont plus ou moins modifiées, la *fonction circulatoire* en particulier.

La masse sanguine est accrue en quantité, dès le début de la grossesse ; sa qualité même est influencée ; la proportion d'eau est accrue ; les globules sanguins sont relativement moins nombreux ; l'albumine est moins abondante ; la fibrine diminue pendant les six premiers mois, augmente pendant les trois derniers, et, comme le fait remarquer le professeur Tarnier, il est vraisemblable que cette augmentation de la fibrine à la fin de la grossesse, en rendant le sang plus coagulable, concourt avantageusement à modérer l'hémorragie de la délivrance. On a cru pendant longtemps que le cœur subissait du fait de la grossesse une hypertrophie physiologique (Larcher, Ducrest, Blot) ; cette hypertrophie n'est plus admise aujourd'hui et les recherches récentes de Vaquez et Millet montrent que les modifications volumétriques du cœur pendant la grossesse sont habituellement attribuables à une simple dilatation des cavités cardiaques, des cavités droites particulièrement.

GROSSESSE NORMALE ET SIMPLE

La grossesse normale se reconnaît à des signes nombreux, fournis par les différentes méthodes d'exploration : *interrogatoire de la femme, inspection, palper abdominal, auscultation obstétricale* et *toucher vaginal*. Tous ces signes sont loin d'avoir la même valeur au point de vue du diagnostic ; les uns, de beaucoup les plus nombreux, permettent de soupçonner l'existence de la grossesse ; leur réunion chez une même femme donne au diagnostic beaucoup de probabilité, ce sont les *signes de probabilité* ; les autres, en très petit nombre, permettent d'acquérir une certitude absolue, ce sont les *signes de certitude*.

Nous allons d'abord énumérer ces différents signes

suivant l'ordre de leur apparition ; ils sont loin du reste d'être tous constants.

Dans le cours du 1er mois de la grossesse.

Les règles sont supprimées.

Leur suppression s'accompagne de malaises divers tels que : nausées, vomissements muqueux, bilieux ou alimentaires survenant surtout le matin au moment où la femme se lève, sécrétion salivaire exagérée, envies de dormir, vertiges, petites syncopes, caprices divers, d'appétit particulièrement, instabilité de caractère, etc.

Les seins se gonflent et sont le siège de petits picotements.

L'utérus est à peine augmenté de volume ; la partie toute superficielle du museau de tanche est légèrement ramollie ; l'utérus plus pesant est abaissé dans son ensemble.

La muqueuse vaginale est congestionnée, de couleur ardoisée, violacée ; les artères battent à son niveau avec une vivacité particulière, surtout au voisinage des culs-de-sac (*pouls vaginal d'Ossiander*).

Dans le cours des mois suivants jusqu'à la fin du 4e mois.

Certains des symptômes précédents s'accentuent ; la ligne blanche se pigmente ; la couleur des aréoles se fonce et on voit apparaître à leur surface des élevures dites *tubercules papillaires* de Montgomery.

Le ramollissement du col qui progresse de bas en haut s'exagère au point de donner d'abord la sensation d'un cône dur et lisse dans la profondeur, mais recouvert d'un tapis (Tarnier), puis d'un tissu franchement œdématié. Ce ramollissement a pour effet de modifier quelquefois, mais chez les multipares seulement, la perméabilité du col au point de permettre l'accès de la pulpe de l'index.

Le col s'élève, entraîné par le mouvement ascensionnel de l'utérus.

L'utérus augmente progressivement de volume ; dès la fin du 2e mois il dépasse la symphyse pubienne ; à 3 mois il la domine de 9 cm. ; à 4 mois il atteint le voisinage de l'ombilic (Pinard).

Le corps de l'utérus prend une consistance toute spéciale de mollesse élastique, comparable à celle d'une *figue mûre* (Bonnaire) ; cette consistance se marque d'abord au niveau de la région isthmique de l'utérus pour se propager de là vers le fond de l'organe (Hegar).

Dans le cours des mois suivants jusqu'à la fin du 4e mois (*suite*).

A partir du 3e mois le corps de l'utérus est devenu « *sphéroïdal, semblable à un petit ballon* » (Tarnier) et si à ce moment on pratique le toucher vaginal en déprimant les culs-de-sac latéraux on sent très bien la continuité qui existe entre le corps de l'utérus épanoui et le col qui progressivement s'évase vers lui, alors qu'à l'état de vacuité de l'organe le doigt qui explore ainsi les culs-de-sac latéraux ne sent que le vide au-dessus du col (Budin et Noble).

On perçoit habituellement le souffle utérin au cours du 4e mois ; l'auscultation révèle aussi parfois un bruit de frottement du fœtus sur les parois utérines (Nauche) ou de choc fœtal (Pajot).

En général dès la fin du 4e mois, quelquefois beaucoup plus tôt (3e mois), quelquefois un peu plus tard (milieu du 5e mois) on perçoit les battements du cœur fœtal.

D'autres *signes de certitude* apparaissent : mouvements *actifs* du fœtus perceptibles à l'auscultation et à la palpation, mouvements *passifs* donnant lieu à la sensation caractéristique du *ballottement fœtal.* — L'époque de choix pour percevoir ce ballottement s'étend du 5e au 7e mois.

Depuis le début du 5e mois jusqu'au début du 9e mois.

Cependant les pigmentations s'accusent (apparition du *masque* de grossesse, de l'aréole *mouchetée* du sein) ; des *vergetures* se montrent sur la paroi abdominale.

Le corps de l'utérus s'élève progressivement en se déviant habituellement vers la droite, le col subissant une déviation de sens inverse. Au 5e mois le fond de l'utérus dépasse presque toujours l'ombilic (Pinard) soit à 20 cm. environ au-dessus de la symphyse (Varnier).

Le col reste généralement fermé chez les primipares ; chez les multipares il subit un ramollissement extrême et l'orifice externe, le canal cervical sont habituellement largement ouverts.

Dans le dernier mois.

L'utérus près du terme atteint l'appendice xyphoïde et mesure en moyenne 33 cm. de hauteur. En général il s'abaisse un peu dans les 15 derniers jours, ce qui est dû à l'engagement plus

Dans le dernier mois (*suite*).	profond de la présentation fœtale dans l'excavation (soulagement respiratoire pour la femme) : cet engagement brusque et tardif est de règle chez les multipares ; chez les primipares il survient en général progressivement et insidieusement au cours des 2 derniers mois.

La figure schématique de Schultze rend assez bien compte du développement graduel de l'utérus (voy. fig. 47, p. 97), avec cette réserve toutefois que les hauteurs marquées sont insuffisantes pour les quatre premiers mois.

Mais, chez les femmes ayant déjà eu plusieurs enfants le mouvement ascensionnel de la matrice est loin d'être aussi régulier ; chez elles, trop souvent l'organe gestateur s'incline en avant, dès que son corps a franchi le détroit supérieur, et son fond dépasse alors à peine la région ombilicale, même à la fin de la grossesse (Stoltz).

Tel est le tableau des signes de la grossesse suivant leur succession ordinaire. Revenons, à présent, sur chacun en particulier, pour dire quelle est sa valeur.

Le gonflement des seins, l'état de langueur de la face avec les yeux cernés, les envies de vomir avec crachotements fatigants, la tendance aux syncopes, sont des signes qui, réunis, donnent déjà d'assez grandes probabilités. Quand, outre cela, on constate la suppression des règles, et des vomissements journaliers, sans maladie qui puisse les expliquer ; des dégoûts, des appétits bizarres, une perversion du caractère et parfois de l'intelligence ; le diagnostic s'affermit, surtout si le toucher et le palper font reconnaître une augmentation de volume de l'utérus et un peu de ramollissement de la surface du museau de tanche, avec changement de forme et évasement de l'orifice, et si les modifications des mamelons et des aréoles mammaires, indiquées plus haut, se montrent bien évidentes. Montgomery regarde ces modifications du sein comme un signe qui ne trompe pas, chez une primipare, bien entendu ; car il est bon de savoir qu'une fois développées par une première grossesse, elles ne disparaissent plus [1]. L'exploration soigneuse du corps de l'utérus, de son volume, de sa forme, de sa consistance surtout, constitue la clef de voûte du diagnostic de la grossesse au début (fig. 48). On appréciera facilement sa forme sphéroïdale de petit ballon en explorant profondément les culs-de-sac latéraux comme il est indiqué plus haut (Budin) ; on cherchera à apprécier par le palper bimanuel, pratiqué avec une grande prudence, le ramollissement élastique qui se localise d'abord à la région isthmique et qui constitue un excellent signe de gravidité (*signe de Hégar*) ; ce ramollissement s'étendra ultérieurement à tout l'organe jusqu'à lui donner une consistance spéciale, presque caractéristique pour un doigt exercé et que Bonnaire a très exactement identifiée avec celles que pourrait donner une figue mûre [2].

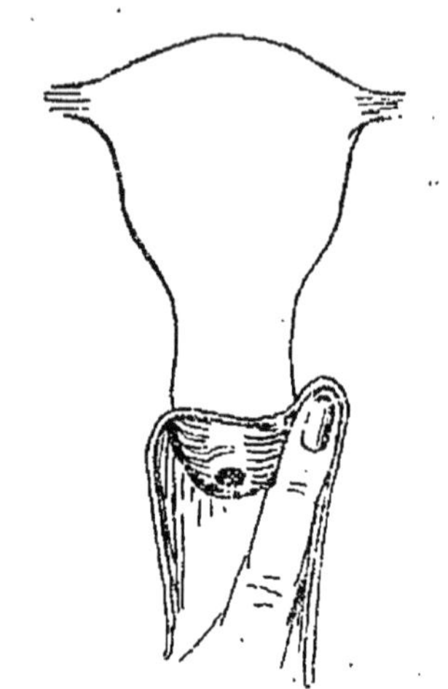

Fig. 48. — Utérus vide. Le doigt placé dans le cul-de-sac latéral ne trouve pas le corps de l'organe.

Quant à la *coloration ardoisée, violacée, du vagin,*

1. Bonnaire, l'*Obstétrique*, 1903.

2. Vedeler n'ayant pas trouvé ces tubercules *papillaires* chez plusieurs femmes réellement enceintes, et les ayant rencontrés un grand nombre de fois sur des femmes non enceintes et n'ayant même jamais été mariées, en conclut que ce signe de l'existence de la grossesse n'a pas la valeur que veut bien lui attribuer Montgomery.

au pouls vaginal et au bruit de souffle lui-même, ils n'indiquent qu'une chose, la vascularisation intense, l'augmentation de volume de l'utérus et un certain degré de compression exercée par lui sur les vaisseaux iliaques et hypogastriques, sans indication de la cause de cette augmentation de volume. Ils corroborent les autres signes rationnels ; mais ils n'ont par eux-mêmes aucune signification en ce qui touche la grossesse [1].

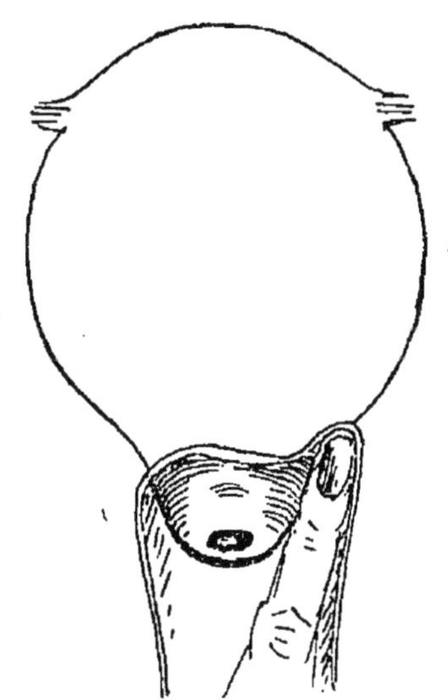

Fig. 49. — Utérus gravide des premiers mois, le doigt est arrêté par la saillie du globe utérin.

Il n'en serait pas de même du *bruit de frottement* de Nauche, et surtout du *choc fœtal* [2], de Pajot, s'ils étaient perçus nettement ; car ces bruits ne seraient plus de simples signes de probabilité ; ils mériteraient presque d'être

1. Huguier n'est pas de cet avis, en ce qui regarde la *Coloration bleuâtre* de l'orifice vulvo-vaginal ; elle aurait pour lui une grande valeur et serait un excellent moyen de distinguer une grossesse douteuse, extra-utérine, par exemple, d'avec une tumeur ovarique ou même utérine, — la teinte du vagin, dans ce dernier cas, ne devenant jamais aussi sombre.

2. Vers la fin du quatrième mois, dit Pajot, le fœtus vivant se meut déjà de lui-même, sous l'influence de causes encore mal connues, et cette mobilité instinctive se traduit par un phénomène important d'une perception assez difficile. C'est là le *choc fœtal*. Il faut le chercher, non avec la main, mais avec le stéthoscope. Sous la pression moyenne de l'instrument, on éprouve en même temps, à l'instant où le mouvement se produit, une double sensation de *choc* et de *bruit brusque*, mais *d'une extrême légèreté* l'un et l'autre. Si l'oreille réussit à les bien percevoir, elle met l'accoucheur en possession d'un nouveau signe de certitude, délicat, il est vrai, mais dont l'avantage est de se manifester souvent avant tous les autres.

rangés au nombre des signes de certitude, et seraient d'autant plus précieux qu'ils se manifesteraient alors que les signes ordinaires de ce genre manquent encore.

Le *ballottement*, ou mouvement de va-et-vient communiqué au fœtus (nous dirons bientôt de quelle façon), ne saurait être produit que par un corps solide flottant dans un liquide, aussi est-ce là un signe presque certain de la présence d'un fœtus dans l'utérus. Malheureusement, il n'est pas toujours facilement perceptible, attendu qu'à l'époque précisément où on commence à pouvoir le produire, le doigt a souvent beaucoup de peine à atteindre le segment inférieur de l'utérus ; et qu'ensuite le choc en retour est insignifiant ou même nul, si par hasard le fœtus se présente par le siège ou par le tronc, au lieu de se présenter par le sommet. Si le ballottement n'est pas perçu avant quatre mois et demi, c'est que le fœtus est encore trop petit, trop peu lourd, pour que sa chute sur le doigt soit sentie. Et s'il cesse d'être perçu par le septième mois, c'est qu'il a perdu alors presque toute sa mobilité.

Les *mouvements spontanés* du fœtus, qui se font sentir également vers quatre mois et demi, sont un signe de plus grande valeur encore que le ballottement ; ils constituent un signe de certitude quand ils sont perçus par l'accoucheur.

Sitôt qu'elle les a perçus, la femme n'émet plus de doute sur son état. Mais, pour partager cette conviction, le médecin ne doit pas s'en rapporter uniquement au dire de la femme, qui peut se tromper, si elle ne sait pas encore ce que c'est, ou si, le sachant, elle a un immense désir d'avoir un nouvel enfant ; il faut qu'il perçoive lui-même ces mouvements actifs. Pour cela, il n'a qu'à tenir ses mains appliquées sur le ventre de la femme, durant quelques instants, à agacer l'organe gestateur avec le bout des doigts, et, si cela ne suffit pas, une main étant appliquée sur un des côtés de l'abdomen, à donner un petit coup sec, avec l'autre main, sur le point opposé : il est rare que le fœtus ne réagisse pas contre cette provocation et ne fasse pas quelques mouvements. Toujours est-il que, nettement perçus, ces mouvements donnent au médecin la certitude qu'il y a grossesse. Mais, cependant, de ce qu'ils ne seraient pas perçus, il ne faudrait pas conclure qu'il n'y a pas grossesse ; car l'enfant peut être mort, ou même, quoique vivant, être dans un état de torpeur absolu, comme on l'observe assez souvent.

Il n'y a alors que les *bruits du cœur fœtal* qui puissent jeter sur la question toute la lumière désirable. Quand ces pulsations *redoublées*, battant de 130 à 160 par minute, se font nettement entendre au niveau de l'utérus (et une oreille exercée les trouve toujours), nul doute, en effet, qu'il n'y ait dans cet organe un enfant et, qui plus est, un enfant vivant. Tandis que, si elles font défaut, tous les autres signes de grossesse existeraient-ils, on ne pourrait consciencieusement établir, sur son existence, qu'une masse plus ou moins forte de probabilités.

Les battements du cœur du fœtus pourraient être confondus à la rigueur avec ceux de la mère (cela est arrivé à Paul Dubois) dans le cas où celle-ci aurait des battements très précipités, aussi faudra-t-il toujours comparer les battements du cœur fœtal avec le pouls maternel.

Le cœur du fœtus bat de 130 à 160 fois par minute et l'intensité des bruits varie avec l'âge de la grossesse ; on les a comparés aux bruits que produisent les battements d'une montre qu'on aurait enveloppée dans un linge replié plusieurs fois sur lui-même.

Nous avons donc dans le *ballottement*, les *mouvements spontanés* et les *bruits du cœur* du fœtus, trois signes qui effacent évidemment tous les signes rationnels. Néanmoins, comme il peut se faire qu'on ne les perçoive pas clairement, quand cependant il y a réellement grossesse assez avancée, il ne faut pas négliger de tenir grand compte des signes rationnels, qui, du reste, lorsqu'ils sont réunis en assez grand nombre, équivalent à une presque certitude. Il en est même deux qui, à eux seuls, suffisent à donner à l'accoucheur expérimenté une notion assez exacte, non seulement de l'existence de la grossesse, mais encore de son âge. Ce sont le développement progressif du corps de l'utérus et les changements que subit peu à peu son col dans sa forme, sa consistance et sa position. Il ne faut pas oublier cependant qu'il est certains états pathologiques de l'utérus qui peuvent s'accompagner de modifications semblables.

Il est encore un signe de certitude qui consiste dans la perception d'une portion des membranes ou d'une partie fœtale, à travers l'orifice interne entr'ouvert ; on peut le rencontrer chez certaines multipares à la fin de la grossesse, mais il faut bien se garder de le rechercher dans les autres cas, et d'exercer la moindre violence pour franchir des orifices encore fermés.

Disons maintenant comment se pratique le *palper abdominal*, l'*auscultation obstétricale* et le *toucher vaginal*, qui rendent au médecin-accoucheur de si grands services.

Manière de pratiquer le palper abdominal.

Pour pratiquer le palper abdominal, la femme étant couchée sur le dos, la tête seulement soutenue par un oreiller, les bras étendus mollement le long du tronc, les jambes simplement allongées, tout au plus légèrement écartées, la vessie et le rectum ayant été préalablement vidés, l'accoucheur cherchera d'abord à apprécier la forme et les dimensions de l'utérus.

Pour apprécier la hauteur de l'utérus, il suffit d'appliquer la main gauche sur la paroi abdominale, si toutefois, comme il est préférable, l'opérateur est à droite de la femme, et de la faire remonter par une sorte de

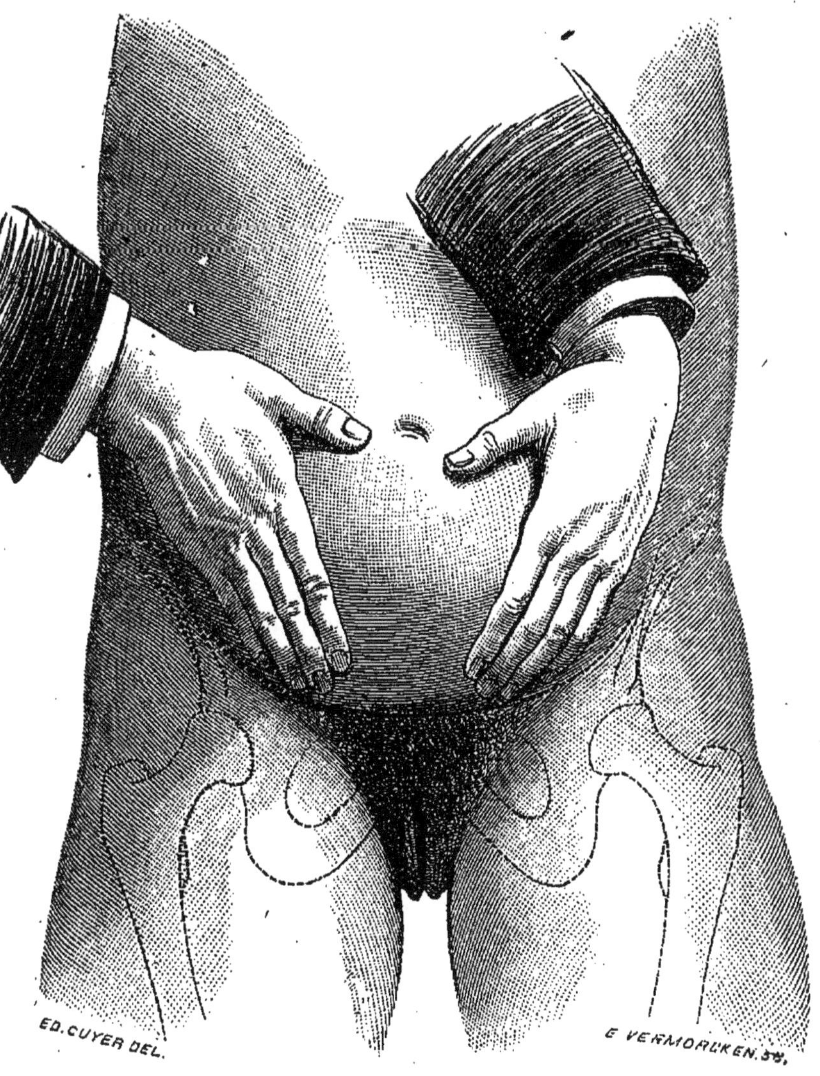

Fig. 50. — Position des mains au début de l'exploration du haut de l'excavation (professeur Pinard.)

mouvement de reptation, en appuyant surtout sur le bord cubital qui tombera dans une dépression profonde dès qu'il aura atteint le fond de l'utérus, la paume de la main coiffant pour ainsi dire la partie supérieure de l'organe.

On peut encore, comme le veulent quelques auteurs, placer les deux mains à plat sur le ventre, de manière que les extrémités des doigts contournent l'organe gestateur par dessus son fond, pendant que chaque main, de son bord cubital, déprime les parois abdominales au niveau des flancs.

On explorera ensuite successivement et d'une façon méthodique à l'aide des deux mains, disposées ainsi que l'indique la figure 48 : 1° La partie supérieure de l'excavation ; 2° le fond ; 3° les parties latérales de l'utérus ; et si la grossesse est suffisamment avancée, on y reconnaîtra des parties fœtales qui permettront de diagnostiquer non seulement la *présentation*, mais encore la *position* (Voyez Diagnostic des présentations et positions).

Le *palper* permet, en outre, de percevoir les mouvements actifs du fœtus, et, du cinquième au septième mois, il sera souvent possible de faire ballotter des parties fœtales en les repoussant d'un petit mouvement brusque à travers la paroi abdominale (ballottement abdominal).

Manière de pratiquer l'auscultation obstétricale.

Pour pratiquer l'auscultation obstétricale, on se sert généralement du stéthoscope, qui vaut mieux que l'oreille nue, parce qu'il ménage davantage la pudeur de la femme, — qu'il prévient plus sûrement, chez l'opérateur, un état congestionnel de la tête, — qu'il permet à ce même opérateur d'ausculter un plus grand nombre de points sur le ventre, sans l'obliger à des positions gênantes, — qu'il rend plus facile la dépression des anses intestinales qui peuvent s'être interposées entre la matrice et la paroi abdominale antérieure, — et qu'enfin il rend facile aussi la détermination du *summum d'intensité* des bruits du cœur et des limites auxquelles ces bruits s'arrêtent.

La femme sur laquelle on va pratiquer ce genre d'auscultation doit être couchée sur un lit étroit, disposé de manière qu'on puisse circuler facilement tout autour, et assez élevé, d'ailleurs, pour qu'on ne soit pas obliger de baisser trop la tête, ce qui enlèverait quelque chose à la netteté de l'audition.

Cela fait, on place le pavillon du stéthoscope à nu sur la paroi abdominale, bien perpendiculairement à la surface de l'utérus, et on applique convenablement l'oreille sur le bout auriculaire de l'instrument en exerçant une certaine pression avec la tête, et afin que des bruits étrangers ne viennent pas se mêler aux bruits abdominaux, les doigts abandonneront l'instrument dès que l'oreille sera en place. On explorera ainsi les différents points de l'utérus, et il ne suffira pas d'avoir entendu les bruits du cœur en une région, il faudra encore chercher le point où se trouve leur *maximum*, le sens dans lequel ils se propagent, et voir si par hasard il n'existerait pas un autre foyer d'auscultation.

Outre les *bruits du cœur du fœtus*, l'auscultation permettra encore d'entendre le *souffle utérin*, si variable dans son timbre et son intensité, et le bruit de *frottement* ou de *choc fœtal*.

Manière de pratiquer le toucher vaginal et de rechercher le ballottement.

Pour pratiquer le toucher vaginal, on se sert habituellement du doigt indicateur seul, les trois derniers doigts étant fléchis comme quand on a le poing fermé, et le pouce étant porté dans une forte abduction. La femme peut être touchée ou debout ou couchée (fig. 49 et 50).

Si on la touche debout (fig. 49), on la fait s'appuyer le dos contre une cloison ou une armoire, et se tenir les jambes un peu fléchies et écartées. Alors, après s'être minutieusement lavé les mains et après s'être graissé l'index avec un corps gras antiseptique, on se place devant elle, on met à terre le genou opposé à la main qui doit pratiquer le toucher; ce sera le genou gauche si l'on doit se servir de la main droite, ce qui permettra au genou droit d'offrir au coude un point d'appui souvent utile. On porte ensuite la main par-dessous les vêtements (aussi peu soulevés que possible), entre les cuisses de la femme. L'index étant étendu et tourné la pulpe en haut, on l'élève ainsi disposé jusqu'au sillon interfessier; puis, quand il est couché sur ce sillon, on l'amène *d'arrière en avant* jusqu'à ce que son extrémité rencontre la commissure postérieure de la vulve, qui est plus ou moins entr'ouverte dans la position qu'on a fait prendre à la femme. Pour peu qu'on presse sur le périnée, en le parcourant ainsi d'arrière en avant, le doigt entre tout naturellement dans la vulve; et, quand il y est, on n'a plus qu'à le relever pour le faire pénétrer dans le vagin, ce qu'il

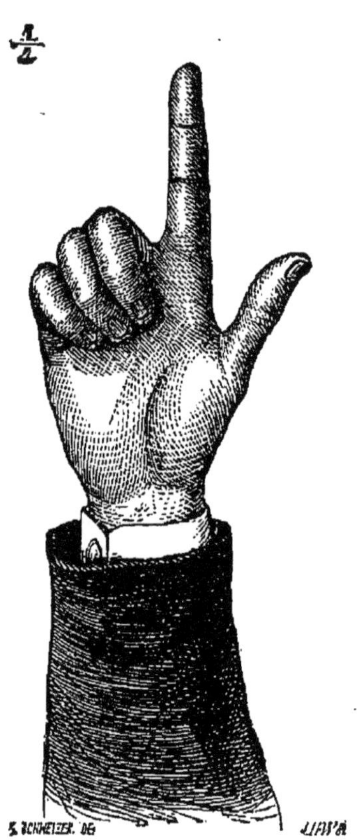

Fig. 51. — Toucher vaginal. Position de la main pour l'exploration de la partie antérieure du bassin.

faut faire *avec douceur* et *en s'attachant à suivre exactement la courbure de ce canal.* Mais, avant qu'il soit arrivé au col, on a bien soin de porter l'autre main *à plat* sur le fond de l'utérus, pour bien soutenir cet organe, l'empêcher de s'élever en masse, le redresser s'il est très oblique et l'abaisser même un peu, si c'est possible. Quand l'index est dans le vagin, le pouce doit se trouver étendu sur le pénil et l'avant-bras presque vertical.

Si l'on touche, au contraire, la femme couchée, et c'est actuellement la manière à peu près seule usitée, on la fait placer sur le bord de son lit, le siège un peu élevé et les cuisses fléchies et écartées l'une de l'autre. Cela fait, on glisse, par dessous les vêtements la main

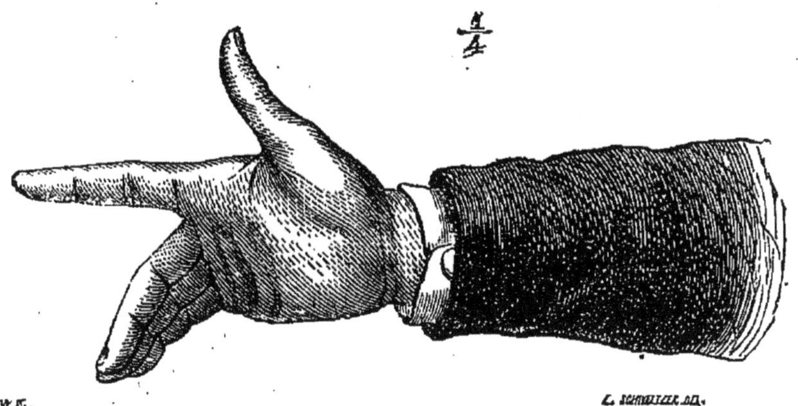

Fig. 52. — Toucher vaginal. Position de la main pour l'exploration de la partie postérieure du bassin.

droite, l'index étendu, en suivant la face interne de la cuisse droite de la femme. Lorsqu'il est arrivé au niveau du sillon interfessier, on ramène le doigt de bas en haut (fig. 52), en l'appuyant un peu, jusqu'à ce que sa pulpe rencontre la commissure postérieure de la vulve. Le doigt entre, pour ainsi dire, tout seul, dans cette commissure, si l'on parcourt le périnée, en exerçant une pression suffisante ; et, quand il y est introduit, on lui fait suivre, *avec douceur* toujours, la courbure du vagin, en abaissant progressivement le coude jusqu'à toucher le matelas. Enfin, dès que le bout du doigt approche du col, on porte, si ce n'est déjà fait, l'autre main sur le fond de l'utérus, pour le soutenir, le redresser et l'abaisser un peu. Ces deux manières de pratiquer le toucher ont l'inconvénient de faciliter la souillure du doigt explorateur. Aussi lorsqu'on devra pratiquer un toucher rigoureusement aseptique y aura-t-il avantage à opérer à ciel ouvert, à écarter de la main gauche les petites lèvres et à faire pénétrer l'index droit dans l'orifice vaginal ainsi présenté.

Pendant le toucher, le pouce doit rester étendu et on doit veiller à ce qu'il n'exerce aucun froissement sur la région clitoridienne et, pour cela, on le maintiendra incliné vers l'un ou l'autre des plis génito-cruraux ; les autres doigts, fléchis dans la paume de la main, déprimeront le périnée.

On pratique généralement le toucher avec la main dont on est le plus habile, la main droite d'ordinaire ; mais en outre de quelques circonstances qui peuvent nécessiter de toucher avec la main gauche, il est nécessaire que l'accoucheur soit également exercé des deux mains, car il ne faut pas oublier que les indications précises ne sont fournies que par la *pulpe* du doigt, et que le côté droit du bassin ne peut être réellement bien exploré qu'avec l'index droit, le côté gauche avec l'index gauche.

Le doigt introduit dans le vagin, on suit, comme le conseille Budin, la paroi antérieure, qui est la plus courte, jusqu'au fond du cul-de-sac antérieur, puis en imprimant au doigt un mouvement de circumduction, on lui fait successivement parcourir, si c'est l'index droit qui touche, le cul-de-sac latéral gauche, le cul-de-sac postérieur, le cul-de-sac latéral droit, et il est bien rare de ne pas rencontrer le col dans cette exploration ; si on n'y avait pas réussi, on le trouverait certainement dans l'intérieur du cercle précédemment décrit.

En ramenant directement le doigt d'arrière en avant, on se rendra compte de l'état du col, de son volume, de sa forme, de sa consistance, de sa situation, de l'état de son orifice, et on recommencera ensuite successivement d'une façon plus complète, l'exploration du cul-de-sac.

En retirant le doigt, on appréciera les particularités que peuvent présenter les parois de l'excavation, le vagin et l'orifice vaginal.

Si le col est difficilement accessible, on peut pratiquer le toucher avec deux doigts, l'index et le médius accolés.

Dans le cas, très rare, où le col serait caché derrière le pubis, il peut être nécessaire de pratiquer le toucher dans la position genu-pectorale ou dans le décubitus latéral.

Enfin, dans certains cas particuliers, il y aura lieu de pratiquer le toucher avec la main tout entière ; dans ce cas, la femme ayant été mise en position obstétricale et soumise à l'anesthésie chloroformique, la main soigneusement aseptisée et enduite de vaseline, les doigts étant allongés et réunis en faisceaux, sera introduite dans le vagin progressivement, par un léger mouvement de spirale et avec beaucoup de douceur.

Pour rechercher le ballottement, il faut porter l'extrémité de l'index sur le point le plus déclive de l'organe, *en avant de la base du col*, et, après avoir pris la précaution, indispensable ici, de soutenir de l'autre main le fond de l'utérus, donner un petit coup sec au segment inférieur ; puis, cela fait, garder la pulpe du doigt en rapport avec le point percuté, pour pouvoir percevoir, s'il y a lieu, le choc en retour du corps déplacé. Or, nous l'avons vu, il n'y a guère qu'un fœtus qui puisse ballotter ainsi dans la matrice.

GROSSESSE NORMALE ET MULTIPLE

Les cas de grossesse double sont loin d'être rares, mais il n'en est pas de même des cas de grossesse avec plus de deux fœtus, ce sont de véritables exceptions.

D'après Veit, la fréquence relative des grossesses multiples serait :

Grossesse double	1 : 89
— triple	1 : 7.910
— quadruple	1 : 371.127

On compte environ une dizaine de cas de grossesse *quintuple*, et Vassali, en 1888, a signalé un cas de grossesse *sextuple* terminée par l'avortement à 4 mois.

Comme causes prédisposantes de la grossesse multiple, on peut faire intervenir l'influence de la race, de la taille, de la multiparité, de l'hérédité surtout.

Quant à la cause efficiente, il ne saurait y en avoir qu'une, la fécondation de deux ou plusieurs germes. Ces deux germes peuvent provenir ou bien de deux ovules appartenant à deux vésicules de Graaf différentes, ou bien de deux ovules dérivant d'une seule vésicule de Graaf (*Grossesses bivitellines*), ou bien d'un seul ovule à deux vésicules germinatives (*Grossesses univitellines*).

1° Les deux germes femelles, arrivés en même temps à maturité, peuvent être fécondés à la suite d'un seul rapprochement sexuel.

2° Ils peuvent l'être à la suite de coïts plus ou moins éloignés ; on dit alors qu'il y a *superimprégnation*. La superimprégnation se divise en *superfécondation* et *superfétation*. Dans la *superfécondation*, les deux ovules sont fécondés à un certain intervalle l'un de l'autre, mais dans la même période ovulaire ; les preuves en sont nombreuses dans la série animale et ne sont pas très rares dans l'espèce humaine, par exemple : un enfant blanc, l'autre mulâtre ; un enfant sain, l'autre syphilitique (Pinard), etc.

La superfétation est plus discutée; il semble exister pourtant des exemples authentiques d'enfants vivants et viables, nés à plusieurs semaines et même à plusieurs mois d'intervalle, qui ne sauraient être bien expliqués autrement.

Pour que la superfétation soit possible, il faut évidemment que les caduques ovulaires et utérines ne soient pas encore soudées et que l'ovulation se produise pendant la grossesse, ce qui a été constaté quelquefois.

Le diagnostic de la grossesse gémellaire est, en général, assez facile à établir, au moyen de la vue, du toucher, de l'auscultation et surtout du palper.

Quand il y a deux enfants à la fois dans la matrice, le ventre est généralement plus gros que dans le cas de grossesse simple, plus large et comme divisé en deux par une rainure longitudinale, au lieu d'offrir une saillie unique et régulière. Toutefois, il n'est pas rare de rencontrer des femmes portant deux jumeaux, sans que leur ventre offre rien de particulier qui puisse faire soupçonner, *à la vue*, ce qui existe. Par le *palper*, lorsque la grossesse est suffisamment avancée, la paroi abdominale, souple et peu chargée de graisse, et malgré la tension particulière et permanente de la paroi utérine, qui doit déjà donner l'éveil à l'explorateur, on peut parvenir à sentir plus de deux pôles fœtaux, quelquefois quatre, mais il suffit d'en percevoir trois d'une façon distincte pour pouvoir affirmer le diagnostic. En palpant bien, on arrivera même souvent à percevoir les extrémités céphaliques des deux fœtus que l'on sentira, l'une en bas et l'autre un peu plus haut, du côté opposé (fig. 53), ou l'une en bas et l'autre tout à fait en haut (fig. 54). La perception très nette de deux plans dorsaux suffirait du reste à elle seule à affirmer le diagnostic. Dans les cas où, comme sur la figure (53 p. 119), les deux têtes fœtales sont rapprochées l'une de l'autre,

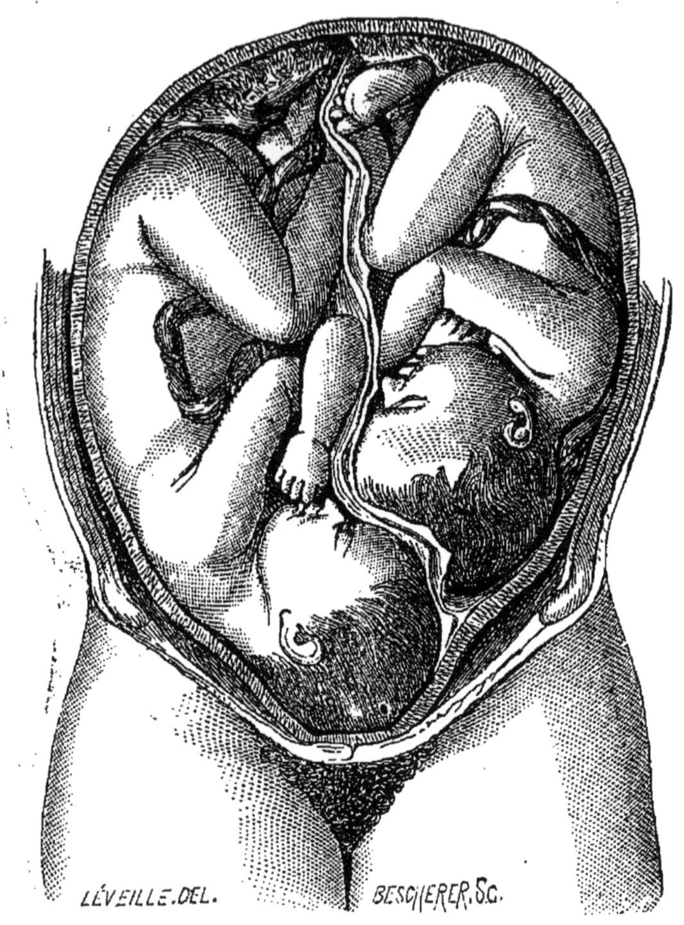

Fig. 53. — Grossesse gémellaire. Les deux fœtus se présentent par le sommet.

on peut par le palper provoquer entre elles un entrechoquement caractéristique comparé par Jentzer à celui que feraient percevoir deux billes de billard amenées sous l'eau brusquement en contact.

Le *toucher* en permettant dans certains cas de reconnaître l'engagement d'une tête, tandis que le palper en révèle la présence d'une autre au-dessus du détroit su-

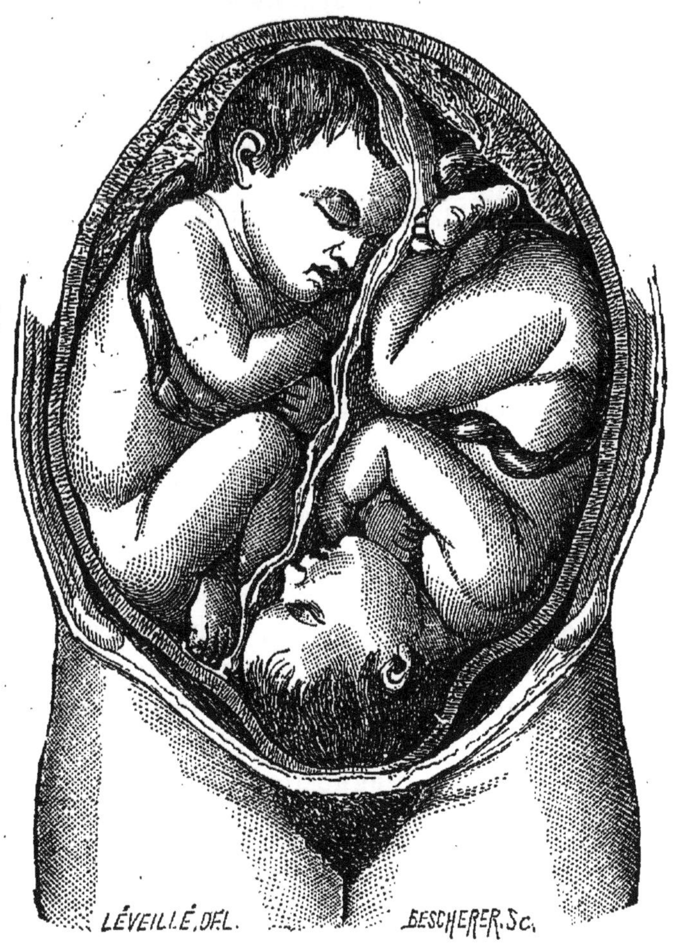

Fig. 54. — Grossesse gémellaire. L'un des fœtus se présente par le sommet et l'autre par le siège.

périeur dans l'un des hypocondres ou dans l'un des flancs, permet également de confirmer le diagnostic de grossesse gémellaire.

L'*auscultation* fournit des renseignements précieux pour le diagnostic de la grossesse gémellaire ; dans la grossesse double, en effet, les battements du cœur des fœtus présentent deux *summum* d'intensité situés en des points différents de l'abdomen. — Mais pour que ce signe ait toute sa valeur, il faut non seulement qu'il existe une certaine distance entre les deux *summum*, mais encore qu'il y ait absence d'isochronisme entre eux, l'un donnant par exemple 150 pulsations à la minute, l'autre seulement 130 ou 140.

Si l'un des fœtus est mort, le diagnostic de la grossesse gémellaire sera impossible par l'auscultation seule; dans certains cas cependant, l'auscultation, le palper et le toucher combinés permettront sinon de l'affirmer, au moins de la soupçonner.

Le *diagnostic* de la grossesse *trigémellaire* est plus difficile ; cependant, en 1876, le professeur Pinard, alors chef de clinique à la clinique d'accouchements, diagnostiqua par le palper seul la présence de trois têtes, l'une dans l'excavation, la seconde dans la fosse iliaque droite, et la troisième, en haut, très mobile, et bien qu'il n'eût pu trouver que deux summum de pulsations cardiaques, il n'hésita pas à annoncer trois enfants. L'accouchement, qui eut lieu le 1er décembre 1876, confirma son diagnostic ; depuis cette époque, le diagnostic par le palper de la grossesse trigémellaire put être fait en un certain nombre de fois, en particulier en 1881 à la clinique par Ribemont-Dessaignes, en 1887 à Lariboisière par Pinard.

L'auscultation a pu permettre à Rausset (de Bordeaux) et à Dunal (de Montpellier), de diagnostiquer une grossesse triple par la perception de trois foyers.

Les jumeaux naissent souvent avant terme, mais il n'est pas exceptionnel qu'ils soient viables et puissent s'élever, surtout si le diagnostic a été posé à temps et si on a pu imposer le repos absolu à la mère.

GROSSESSE ANORMALE OU EXTRA-UTÉRINE

Il existe plusieurs variétés de cette espèce de grossesse, suivant le point où l'œuf s'est développé. Si c'est dans l'ovaire, la grossesse est dite *ovarique*; si c'est dans la trompe, *tubaire*; si c'est dans la partie de la trompe qui traverse la paroi de l'utérus, *tubo-interstitielle*; enfin, si c'est dans la cavité du péritoine, *abdominale*. La *tubaire* est la plus commune.

La grossesse extra-utérine est plus fréquente chez les multipares que chez les primipares.

Dans le cas de grossesse *tubaire*, la plus commune, nous l'avons dit, le kyste fœtal finit promptement par écarter les fibres de la tunique musculaire de la trompe et en dehors des parois propres de l'œuf, c'est-à-dire de l'amnios et du chorion, par n'avoir plus pour paroi que la muqueuse ou le péritoine.

Dans cette forme de grossesse extra-utérine, la rupture du kyste survient dans les premiers mois, entre la huitième et la douzième semaine, le plus souvent, d'après Maygrier. Dans la forme abdominale, la durée de la grossesse est plus longue, elle peut même arriver à terme.

Les symptômes de la rupture du kyste consistent en une douleur déchirante, perçue dans l'une ou l'autre des fosses iliaques, et tous les signes d'une grave hémorragie interne.

Lorsque le kyste ne se rompt pas, il se produit, au moment du terme de la grossesse, des phénomènes curieux, auxquels on a donné le nom de *faux travail*; la femme éprouve des douleurs comme pour accoucher; ces douleurs durent en moyenne trois à quatre jours, puis se dissipent. Pendant ce temps, le col subit une légère dilatation, suffisante pour introduire un ou deux doigts et s'assurer que l'organe est vide.

Des débris de caduque sont souvent expulsés à ce moment et un léger écoulement de sang se produit par l'utérus ; puis, dans les cas heureux, le calme se rétablit ; le fœtus ayant succombé pendant le faux travail, le ventre diminue et tout semble rentrer dans l'ordre, le kyste fœtal restant inclus dans la cavité abdominale sans provoquer d'accidents. Dans quelques cas, les phénomènes du faux travail se renouvellent plusieurs fois à intervalles assez irréguliers.

Malheureusement tous les cas ne sont pas aussi heureux, et la mort survient souvent soit par suite de l'*hémorragie interne,* soit par suite d'accidents consécutifs à l'inflammation du kyste fœtal, *péritonite, septicémie.* On a vu parfois les débris du fœtus être expulsés par différentes voies, rectum, vagin, vessie, paroi abdominale.

L'utérus se modifie dans la grossesse extra-utérine comme au début d'une grossesse normale, il augmente sensiblement de volume, et sa muqueuse se transforme en caduque qui est expulsée parfois dans le cours de la grossesse.

Habituellement le diagnostic de grossesse extra-utérine peut et doit être fait dès les premiers mois. C'est une grossesse en effet qui appelle sur elle l'attention par certains caractères anormaux : on sait qu'il y a grossesse car il y a eu presque toujours suppression menstruelle ou tout au moins retard menstruel accompagné des phénomènes sympathiques habituels. Mais cette grossesse présente des particularités insolites : très souvent les femmes accusent des phénomènes douloureux dus à la distension du kyste fœtal et à l'irritation péritonéale qui en résulte ; ces phénomènes douloureux sont localisés, presque toujours dans un côté ; ils s'accompagnent volontiers de troubles de la miction et de la défécation (constipation, ténesme rectal) attribuables à la gêne qu'apporte le kyste fœtal à ces fonctions. Les malades qui se doutent de leur état de gravidité sont frappées par l'existence fréquente d'un suintement sanguin qui ne rappelle en rien la périodicité ni les qualités physiques de l'écoulement menstruel et qui est dû à l'état de vascularisation intense et à la fragilité de la caduque utérine qui s'est développée parallèlement au kyste fœtal juxta-utérin, — les différents symptômes fixent l'attention; on touche, on pratique le palper combiné et on reconnaît l'existence de l'utérus qui est toujours augmenté de volume, qui est reconnaissable grâce aux contractions dont il est le siège, et qui est dévié de sa situation normale par une tumeur, latérale habituellement, peu mobile, le kyste tubaire siège de la grossesse.

Lorsque la grossesse extra-utérine est plus avancée on trouve généralement le corps de l'utérus vide mais notablement augmenté de volume et à côté de lui une tumeur plus ou moins irrégulière qui contient le fœtus; celui ci est rarement bien accessible au palper, car les parois de la poche qui l'entoure sont épaisses, comme maçonnées par des adhérences péritonéales multiples; cette poche pointe quelquefois vers l'excavation pelvienne.

Nous verrons plus loin quelles sont les interventions qui sont de mise dans les cas de grossesse extra-utérine; sachons seulement que suivant la formule de Werth, modifiée par Pinard et adoptée par Segond : « *Toute grossesse extra-utérine diagnostiquée commande l'intervention chirurgicale* ».

GROSSESSE MOLAIRE

Les anciens auteurs décrivaient sous le nom de *môles* des masses plus ou moins imprécises, très différentes d'origine, en relation avec le développement généralement pathologique d'un œuf dans la cavité utérine.

Actuellement on réserve le nom de *grossesse molaire* ou encore de *môle hydatiforme* au dévelopement d'un œuf anormal, caractérisé par la présence à sa surface, dans les régions où existent les villosités, de vésicules plus ou moins grosses, plus ou moins nombreuses, variant des dimensions d'une tête d'épingle à celles d'un gros grain de raisin, comparables à de petites hydatides.

Cette altération est due à une maladie des villosités; Virchow pensait à une dégénérescence muqueuse, myxomateuse des villosités choriales ; actuellement avec Marchant, Ouvry, Briquel[1] on tend à considérer la môle comme une tumeur épithéliale provenant d'une altération proliférative de l'épithélium de revêtement des villosités.

On conçoit que l'élément noble qui préside aux échanges fœto-maternels étant altéré il puisse en résulter un retentissement fâcheux pour le fœtus ; exceptionnellement celui-ci se développe à peu près normalement, quelquefois même jusqu'à terme (*môle embryonnée*) ; le plus souvent il succombe et s'il est encore jeune, se dissout dans le liquide amniotique (*môle creuse*) ; quelquefois le liquide amniotique lui-même se résorbe (*môle pleine*).

Dans les premiers mois de la grossesse, le diagnostic est difficile, tous les signes de la grossesse normale existent.

Les signes qui peuvent mettre sur la voie sont :

1o Le développement rapide et exagéré souvent douloureux du ventre qui n'est nullement en rapport avec celui que comporterait l'âge présumé de la grossesse ;

2o Des hémorragies à répétition ;

1. Segond, Rapport au Congrès de Marseille, 1898.

3° L'expulsion soit de grappes, soit de vésicules, ce dernier signe est rare et ne se produit que peu de temps avant l'expulsion de la masse entière ;

4° Une altération souvent très marquée de l'état général.

Le *pronostic* est surtout grave pour l'enfant ; il n'est cependant pas sans gravité pour la mère à cause des hémorragies et surtout en raison de la prédisposition que présentent les femmes qui sont accouchées d'une môle au développement ultérieur d'une tumeur utérine particulièrement grave, dérivant histologiquement de la môle et qu'on appelle le *deciduome malin.*

La môle vésiculaire est ordinairement expulsée du 3ᵉ au 6ᵉ mois, avec tous les symptômes de l'avortement, mais habituellement avec des hémorragies plus abondantes ; elle se fait heureusement le plus souvent en masse et en une seule fois, mais il peut arriver cependant que son élimination se fasse en plusieurs temps, avec hémorragies répétées.

Le *traitement* consiste à combattre les hémorragies, en attendant l'expulsion spontanée ; si cependant, les hémorragies sont menaçantes ou bien si un diagnostic ferme est posé, on doit provoquer l'avortement, à l'aide de la sonde de Krause, ou du ballon de Tarnier.

Pendant le travail, en cas d'hémorragie grave et d'expulsion incomplète, il faudra débarrasser l'utérus par le curage digital aseptiquement pratiqué. — Il faut se méfier de l'emploi de la curette même mousse et à larges bords, car les parois utérines sont souvent amincies d'une façon très remarquable et usées, pour ainsi dire, en certains points par la présence de la môle.

FAUSSE GROSSESSE

On désigne sous ce nom des états particuliers de la femme, qui peuvent faire croire à la grossesse alors qu'elle n'existe pas. En réalité, comme le fait justement observer Pajot, la grossesse *existe* ou *n'existe pas*, il n'y a pas de fausse grossesse, il n'y a que des erreurs de diagnostic.

Les principales maladies qui peuvent simuler la grossesse, en dehors des tumeurs de l'utérus et des ovaires, sont la rétention des règles ou hématométrie et surtout certains états nerveux hystériformes. Dans tous les cas, l'erreur ne saurait être commise que jusqu'à l'époque de l'apparition des battements du cœur et des mouvements actifs, où l'absence de ces signes de certitude fera rejeter l'idée d'une grossesse.

Ce sont, en général, des femmes de trente-cinq à quarante ans, fortes, nerveuses, plus ou moins hystériques, et avec cela possédées d'un désir immodéré d'avoir des enfants, qui, atteintes tout simplement d'une névrose ou utérine ou intestinale, s'imaginent, un beau jour, être enceintes, malgré la persistance de leurs règles, parce que leur ventre a un peu grossi et qu'elles y sentent de petits mouvements extraordinaires. Or, ces hallucinées en viennent parfois à se faire une illusion si complète, qu'elles indiquent avec précision, comme si elles les éprouvaient réellement, les diverses sensations qui se rapportent d'ordinaire à la grossesse, et finissent même, à force de conviction, par faire naître en elles la plupart des symptômes dits *signes rationnels*. Ainsi, leur ventre et leurs mamelles se développent réellement un peu ; elles ont du ptyalisme, des nausées, des vomissements, des dépravations du goût ; — bien mieux, se méprenant sur la nature des mouvements qui se passent dans leur intestin tympanisé, elles vont jusqu'à annoncer que leur enfant remue, et enfin, quand elles se croient à terme, jusqu'à se plaindre de douleurs partant des reins et venant mourir au pubis, comme les véritables douleurs prodromiques de l'accouchement (douleurs qu'elles ont entendu caractériser), et à faire toutes leurs dispositions pour recevoir un enfant qui n'a d'existence que dans leur imagination malade. Toutefois, il est rare que l'illusion se prolonge autant. Ordinairement, ces pauvres monomaniaques sont désabusées, vers le cinquième mois de leur prétendue grossesse, soit parce qu'elles voient bien que leur ventre n'a pas tout le volume qu'il devrait avoir, soit parce que le médecin qu'elles consultent, n'arrivant à percevoir aucun des signes de certitude de la grossesse normale, leur démontre clairement qu'elles ne sont pas réellement enceintes.

Pajot fait remarquer avec raison que toutes les fois que les règles continueront, avec leur régularité et leur abondance normale, l'idée d'une grossesse devra être rejetée.

Mais si par hasard les règles manquent, soit par suite de l'arrivée de la ménopause, soit par toute autre cause, on n'aura pour se renseigner que l'appréciation du volume de l'utérus, assez difficile à obtenir quelquefois chez certaines femmes obèses, aussi devra-t-on se tenir dans une prudente réserve, jusqu'au cinquième mois révolu, époque à laquelle l'absence des signes positifs plusieurs fois recherchés avec soin établira la conviction. Il faudra alors désabuser complètement la femme, mais en y mettant, bien entendu, tous les ménagements possibles.

HYGIÈNE DE LA FEMME ENCEINTE

Si la femme suit d'ordinaire un régime alimentaire convenable, il ne faut pas qu'elle se fasse une obligation d'en changer, par cela seul qu'elle est enceinte. Elle ne doit alors opérer, en fait de changements, que ceux qui lui sont recommandés par un dégoût ou par une appétence invincibles. Et encore faut-il que le nouvel aliment ou la nouvelle boisson, qu'elle désire substituer à d'autres qui lui sont devenus antipathiques, ne puisse en rien lui être nuisible, comme le seraient, par exemple, les viandes fumées ou trop fortement épicées et les boissons alcooliques prises en trop grande quantité.

Dans les derniers mois de sa grossesse, la femme est presque toujours constipée ; or, l'accumulation de matières fécales durcies dans le gros intestin peut gêner l'utérus, l'agacer et le pousser à des contractions prématurées, il est sage que la femme dans cet état évite avec soin la constipation ; comme il est sage également qu'elle ne résiste jamais trop longtemps au besoin d'uriner, pour les mêmes raisons.

Ses vêtements seront faits de manière à la garantir parfaitement du froid, mais sans la gêner en rien, sans entraver la circulation nulle part et sans lui comprimer ni le ventre ni les mamelles. C'est dire que les corsets garnis de baleines trop rigides doivent être sévèrement proscrits. Il serait même bon que ce fussent les épaules, et non la ceinture épigastrique, qui supportassent le poids des jupons. Et comme ceux-ci, par la saillie du ventre, sont projetés très en avant, de façon à laisser pénétrer l'air trop librement jusqu'aux parties génitales, il serait encore convenable que la femme, en hiver surtout, ajoutât à ses vêtements ordinaires un caleçon large, léger et chaud tout à la fois.

Dans quelques cas, le ventre, en se développant, arrive à un degré d'obliquité extrême en avant et tombe sur le haut des cuisses ; l'usage d'une ceinture hypogastrique bien faite est alors nécessaire, comme aussi celui d'un demi-corset sans baleines pour soutenir les seins, quand ils ont pris un volume et un poids considérables.

Si la femme avait l'habitude des bains généraux, elle doit les continuer ; car ils lui sont bons et comme moyen de propreté et comme moyen d'accroître la souplesse des parties génitales externes.

Ces bains doivent être courts, tièdes (30° à 32°). On ne les proscrirait que si la femme était sujette aux avortements.

Les bains de rivière, de mer surtout, ne seront permis qu'avec une certaine réserve et sans exercices violents. On s'abstient généralement en France de faire de l'hydrothérapie pendant la grossesse, cependant les affusions froides, les douches paraissent être sans inconvénients chez les personnes qui en ont l'habitude.

Les pédiluves chauds sont *absolument défendus*, mais on pourra permettre un lavage rapide des pieds à l'eau tiède.

La station assise prolongée disposant évidemment aux congestions utérines, la femme enceinte doit se donner du mouvement dans son intérieur et mieux encore au dehors, au grand air, et à la campagne surtout, si c'est possible ; car des promenades répétées, dans de semblables conditions, ne peuvent être que très favorables, en régularisant l'hématose et la circulation. Ces promenades doivent être faites à pied et ne jamais être prolongées jusqu'à la fatigue. On restreindra le plus possible les promenades en voiture et les voyages par chemin de fer.

On évitera tous les exercices s'accompagnant de secousses plus ou moins violentes, équitation, danse, course ; sans doute on voit des femmes, bien délicates en apparence, se livrer à des mouvements désordonnés et faire même d'horribles chutes, sans que leur grossesse en soit le moindrement troublée ; mais combien aussi n'en voit-on pas qui avortent pour le plus léger ébranlement !...

Il serait à souhaiter que les femmes puissent cesser au moins momentanément les professions qui peuvent être nuisibles à leur grossesse, celles où l'on manie le plomb, le sulfure de carbone, les professions qui exigent de violents efforts musculaires ou exposent à des secousses répétées, l'emploi de la machine à coudre par exemple.

Quant à ce qui regarde le moral, les passions, les facultés affectives, il serait à désirer aussi que la femme enceinte pût maintenir tout cela dans un calme parfait. La colère, la frayeur, le chagin et la joie elle-même sont en effet des causes fréquentes d'avortement. La femme en gestation a grand besoin d'être ménagée au point de vue de son impressionnabilité nerveuse, car il est hors de doute que les sensations sont plus vives chez la femme en état de grossesse, qu'il existe chez elle une super-activité nerveuse et que les émotions très vives peuvent parfois avoir chez elle des conséquences fâcheuses. Il en est encore de même des plaisirs sexuels, quand on en use sans modération et sans prudence. Pendant tout le cours de la gestation, la femme devrait en être très sobre, mais plus particulièrement encore du deuxième au quatrième mois, époque où se font presque tous les avortements, aux périodes surtout correspondant à l'écoulement cataménial habituel, et dans le neuvième mois, alors que l'utérus ne demande souvent que la plus légère cause d'excitation pour entrer en travail. Cette continence devrait surtout être observée par les femmes qui ont fait déjà des fausses couches, car il est certain que l'abus du coït est une cause d'avortement plus commune qu'on ne le pense. Son mode d'action est d'ailleurs très facile à concevoir : ou le coït est trop impétueux, — ou, sans être impétueux, il s'accompagne d'un plaisir très vif. Dans le premier cas, il y a ébranlement direct de l'utérus, décollement de l'œuf quelque part, épanchement de sang entre lui et la face interne de la matrice, contraction de celle-ci et expulsion hâtive du produit ; dans le second cas, il y a congestion de la matrice, par le seul effet de l'orgasme vénérien, hémorragie, décollement de l'œuf et, enfin, encore expulsion du produit. On conçoit très bien que Pinard aille jusqu'à proscrire complètement les rapports sexuels au cours de la grossesse.

Enfin, si la femmme se propose de nourrir son enfant de son lait, il y a quelques soins particuliers à donner à ses seins. D'abord, on doit veiller à ce que ces organes, qui vont avoir à remplir un rôle si intéressant ne soient gênés en rien dans leur développement. Puis, si l'on juge les mamelons trop courts, il faut les former, les faire saillir davantage soit en les soustrayant pendant un mois au moins, à toute pression de la part des vêtements, au moyen d'anneaux ou de bouts de seins rigides. De simples tiraillements avec les doigts, renouvelés plusieurs fois par jour dans les derniers mois de la grossesse, rendront les plus grands services; il faut cependant être sobre d'excitations trop souvent répétées au niveau des mamelons, ces excitations pouvant avoir pour conséquence réflexe la mise en jeu de la contraction utérine efficace.

Pour prévenir les excoriations et les gerçures que déterminent si souvent les premières succions de l'enfant, il faudra, pendant la grossesse, faire avec soin la toilette des seins, éviter surtout dans les derniers mois la formation de ces croûtes que forme, parfois, le collostrum à l'extrémité du mamelon et, pendant le dernier mois, on se trouvera bien de faire des lotions fréquentes avec de l'eau bouillie additionnée d'un tiers de teinture de quinquina.

Là se bornent les soins à donner à la femme enceinte qui n'a d'autres troubles dans ses fonctions que ceux occasionnés par le grossissement graduel de son ventre. Mais, malheureusement, la santé ne reste pas toujours aussi parfaite pendant tout le cours de la grossesse. Avant d'indiquer les maladies qui peuvent venir troubler cet état physiologique, disons encore, car cela se rattache évidemment à l'hygiène de la femme enceinte, que celle-ci, *primipare* ou *multipare*, agirait sagement dans les deux derniers mois de sa grossesse, ou tout au moins dans le dernier, en priant le médecin qui doit l'accoucher de venir la visiter. Dans tous les cas, c'est un devoir absolu pour l'accoucheur prévenu à temps, que de s'assurer de la présentation du fœtus, de façon à pouvoir remédier à une présentation vicieuse par des *manœuvres externes* et de rechercher l'existence possible d'un vice de conformation du bassin, de façon à pouvoir prendre, en temps utile, les mesures les plus favorables à la mère et à l'enfant.

L'accoucheur devra également examiner à plusieurs reprises, pendant la grossesse, l'urine des femmes enceintes, particulièrement dans les trois derniers mois, de façon à pouvoir, s'il constate de l'albuminurie, en instituer le traitement curatif, lequel sera, en même temps, le traitement prophylactique de l'éclampsie ; l'examen sera fait tous les huit jours chez les primipares, tous les quinze jours chez les multipares.

PATHOLOGIE DE LA GROSSESSE

Il ne peut être question ici, bien entendu, de toutes les maladies qui pourraient compliquer la grossesse ; nous ne nous occuperons que de celles qui lui appartiennent presque spécialement, parce qu'elles se rattachent à elle comme effet plus ou moins direct.

1° Troubles de la digestion

Ce sont : l'anorexie, le pica, la gastralgie, le vomissement, la constipation, et la diarrhée.

Anorexie. — Avant de rien prescrire, il faut voir s'il y a ou non état saburral de la langue. Dans le premier cas, on donne un léger purgatif ; s'il n'existe pas d'embarras gastrique, il n'y a qu'à essayer d'une infusion amère ou aromatique quelconque, en attendant que les progrès mêmes de la grossesse ramènent de l'appétit.

Pica. — C'est un état nerveux contre lequel les remèdes échouent généralement, et, d'un autre côté, s'adresser à la raison de la femme est inutile ; il n'y a pas grand inconvénient à laisser la femme satisfaire ses appétits bizarres, s'ils ne portent pas toutefois sur des substances nuisibles.

Gastralgie. — Cette affection que caractérisent, ici comme ailleurs, des crampes, des aigreurs, de la dyspepsie, de la constipation, etc., résiste malheureusement aux divers traitements employés, ceux qui lui conviennent le mieux sont les alcalins, les poudres absorbantes, la glace, l'opium, etc. On combattra la *constipation* par les lavements et les purgatifs légers, on évitera les drastiques.

Vomissements. — Les vomissements de la grossesse peuvent être divisés en deux groupes, *vomissements simples, vomissements incoercibles ;* les premiers constituent plutôt un signe de grossesse qu'un phénomène pathologique ; débutant en général avec la grossesse, ils disparaissent d'ordinaire spontanément vers le troisième ou quatrième mois, pour reparaître à la fin de la grossesse (vomissements mécaniques) ; tantôt indolores, tantôt accompagnés d'une vive douleur au creux épigastrique, ils sont le plus souvent sans influence sur la santé générale : ils peuvent cependant parfois empêcher la nutrition et produire l'amaigrissement. *Traitement* : alcalins, infusions aromatiques, stimulants diffusibles, régime lacté (Pinard).

Les *vomissements* dits *incoercibles* succèdent d'ordinaire aux premiers ; on les désigne sous ce nom, parce qu'ils ont résisté à l'emploi de tous les moyens judicieux et qu'ils portent une atteinte grave à la santé de la femme.

Cette complication de la grossesse est heureusement

fort rare. Elle est attribuable habituellement à un état prononcé d'auto-intoxication gravidique greffé sur un terrain nerveux, plus ou moins hystérique.

Elle comprend 3 périodes (P. Dubois) : Dans une première période, l'estomac ne peut supporter le moindre aliment, les vomissements se succèdent, fréquents, tenaces, provoqués par la moindre cause et ne tardent pas à produire une grande dépression morale et physique. Il n'y a pas de fièvre mais bientôt apparaît la deuxième période dite aussi période *fébrile* ; en réalité il n'y a pas de fièvre à proprement parler, mais le pouls s'accélère notablement ; la peau se sèche, la soif est ardente, les urines sont rares et colorées, l'haleine est fétide ; rougeur et sécheresse de la langue, fuliginosités dentaires, amaigrissement rapide, etc., en somme, aspect typhique grave de la malade.

Dans une troisième période, les vomissements diminuent peut-être, mais en même temps que l'état fébrile persiste ou augmente, surviennent des troubles sensoriels et cérébraux (délire, hallucinations) ; le pouls très fréquent devient de plus en plus petit, puis survient le coma et la mort.

La *durée* des vomissements incoercibles est de deux à trois mois ; il se produit pendant cette période des rémissions fréquentes, spontanées, que l'on est tenté d'attribuer aux agents thérapeutiques, mais qui, malheureusement, ne sont le plus souvent que des temps d'arrêt dans la marche de la maladie.

Il est peu d'agents thérapeutiques qui n'aient été essayés dans le traitement des vomissements incoercibles avec aussi peu d'efficacité les uns que les autres, il faut bien l'avouer.

Y a-t-il lieu de parler du régime dans une affection où la plus petite quantité de liquide provoque parfois la révolte de l'estomac ? Il pourra arriver pourtant, dans certains cas, qu'en profitant des caprices de la femme, on réussira à lui faire tolérer quelques aliments. On recherchera autant qu'il sera possible les préparations alimentaires présentant le plus de matériaux nutritifs sous le volume le plus restreint ; à défaut de tolérance stomacale, on aura recours à l'alimentation rectale.

Les anciens accoucheurs ont eu recours aux antiphlogistiques, je ne cite cette méthode que pour mémoire. On a depuis essayé les révulsifs, les purgatifs, les alcalins, les opiacés, la belladone, les médicaments cyaniques, les alcooliques, la noix vomique, la pepsine, le froid, l'électricité, le régime lacté ou même hydrique, etc...

Les cautérisations du col avec le nitrate d'argent ou le caustique de Filhos paraissent avoir donné quelques résultats (Mauny) ; de même le Dr Copemann, de Norwich, a réussi dans plusieurs cas à arrêter des vomissements incoercibles en dilatant de force le col utérin avec le doigt poussé avec force jusqu'à toucher l'œuf, et décollant les membranes dans une très petite étendue.

Le traitement réellement efficace des vomissements incoercibles, mais auquel il ne faudra recourir qu'après avoir épuisé les autres, consiste dans l'*avortement* ou l'*accouchement provoqué* ; mais encore ce mode d'intervention ne fournira-t-il les résultats que l'on est en droit d'en attendre que s'il est employé à temps.

C'est le plus souvent au début de la deuxième période, alors que l'accélération du pouls devient continue, malgré tous les moyens employés, qu'il conviendra d'intervenir, sans attendre que l'état s'aggravant vienne sinon empêcher l'intervention, tout au moins en compromettre le résultat. Pinard provoque l'interruption de la grossesse lorsque l'amélioration du pouls se maintient d'une façon permanente au-dessus de 100 pulsations par minute. Bonnaire tire l'indication de l'avortement thérapeutique de la perte de poids de la malade et intervient lorsque cette perte atteint une moyenne de 300 gr. par jour pendant 8 jours de suite.

La *constipation*, comme j'ai eu déjà l'occasion de le dire, sera combattue par les purgatifs légers et mieux encore par les lavements, mais il ne faut pas oublier que chez les femmes un peu avancées dans leur grossesse, chez les primipares surtout, il est presque indispensable d'ajuster à la canule de la seringue ou du clysopompe un tube élastique assez long pour que son extrémité puisse arriver jusqu'au-dessus de la partie du gros intestin comprimée par le segment inférieur de l'utérus. Sans cette précaution, les lavements ne sont qu'incomplètement reçus et, la plupart du temps, ne ramènent rien ou presque rien avec eux.

Diarrhée. — La diarrhée est bien plus rare que la constipation chez les femmes enceintes. Cependant on l'observe encore assez souvent, surtout dans les premiers mois. Traitement banal.

2° Troubles de la respiration.

Dyspnée. — La dyspnée, qui incommode la plupart des femmes dans les derniers temps de la gestation, a pour cause ordinaire le grand développement de l'utérus, qui gène le redressement du diaphragme et, par suite, la libre ampliation des poumons ; mais elle peut aussi bien, dans certaines circonstances, ne tenir uniquement qu'à l'état chloro-anémique du sujet. Dans le premier cas, l'accouchement seul peut la faire cesser ; dans le second, on peut, en attendant la délivrance, rendre l'anhélation moins pénible par les amers, les ferrugineux et un régime tonique.

3° Troubles de la circulation.

La grossesse, comme nous l'avons dit plus haut, apporte une série de modifications dans le système circulatoire. Il y a :

1° *Augmentation de la masse totale du sang* ;

2° *Augmentation de l'eau, des globules blancs, diminution des globules rouges, de l'albumine et du fer.* La fibrine, qui diminue pendant les premiers mois, augmente pendant les trois derniers.

Cet état s'accompagne d'une dilatation passagère du cœur et en particulier du ventricule droit. Ce n'est là ni de la pléthore ni de l'anémie, et, cependant, il y a augmentation de la masse du sang, d'où pléthore par excès de réplétion, mais par contre diminution des matériaux réparateurs, d'où tendance aux manifestations anémiques.

Sous l'influence de ces modifications du système sanguin, mais aussi vraisemblablement sous la dépendance d'un trouble vaso-moteur, on voit survenir exceptionnellement des infiltrations séreuses qui affectent deux formes principales : une forme aiguë, anémie pernicieuse, une forme chronique que l'on désigne d'ordinaire sous le nom de diathèse ou cachexie séreuse.

Ces deux affections, mal connues, ont pour caractères communs un état anémique général avec hydropisies, sans albumine dans les urines.

La forme chronique est apyrétique, l'œdème débute par les membres inférieurs et monte progressivement; des épanchements peuvent se produire dans les cavités splanchniques. — La marche en est lente, présente des rémissions et se termine le plus souvent par la guérison.

Les toniques, le fer, les diurétiques formeront la base du traitement. On pourra recourir à la ponction dans le cas d'ascite considérable, mais il faudra dans ce cas limiter avec soin l'utérus gravide de façon à ne pas le léser.

Dans la *forme aiguë*, il y a de la fièvre ; l'œdème débute par la face et se généralise rapidement, puis surviennent des hémorragies capillaires ; la marche en est rapide et se termine le plus souvent par la mort.

Dans cette forme, rare heureusement, le régime tonique, les ferrugineux, les diurétiques, les inhalations d'oxygène ont été conseillés, mais ces modes de traitement n'ont pas grande chance de succès, et l'on est autorisé, je crois, à recourir à l'avortement ou à l'accouchement provoqué.

Varices, hémorroïdes et œdème. — Lorsque ces états pathologiques, qui tiennent à de la gêne dans la circulation, soit de la veine porte, soit des veines iliaques, combinée à la distension de tout le système vasculaire par une masse sanguine accrue restent à un degré modéré, elles ne présentent aucun danger et ne demandent même pas de soins particuliers. Dans le cas contraire, on oppose : aux *varices*, une compression douce et uniforme à l'aide d'une bande de flanelle ou d'un bas élastique ; aux *hémorroïdes*, des laxatifs, des lavements frais et des bains de sièges froids ; à *l'œdème*, des frictions et des lotions toniques. De plus, si les jambes sont très infiltrées, il faut conseiller aux femmes de se tenir debout immobiles le moins possible et même de marcher peu, et quand elles sont assises, de faire usage d'une chaise longue ou d'une seconde chaise un peu basse, qui puisse soutenir leurs jambes allongées.

Mais tous ces moyens ne sont évidemment que des palliatifs, l'accouchement seul pouvant mettre un terme à ces misères.

4° Troubles des sécrétions et excrétions

Apppareil salivaire.. Ptyalisme. — Tant que la perte de salive ne dépasse pas une certaine limite, il n'y a rien à faire, mais si elle va jusqu'à entraîner du dépérissement, on doit essayer les gargarismes astringents et un séjour prolongé dans la bouche soit de fragments de glace, soit de petits morceaux de sucre candi, — moyens qui ont été quelquefois, dit-on, couronnés de succès. Mais bien plus souvent, la femme n'aura qu'à s'armer de patience et attendre la fin du troisième mois de sa grossesse, époque à laquelle le ptyalisme cesse ordinairement de lui-même.

Il arrive cependant parfois que cette affection ne disparaît qu'après l'accouchement.

Pinard a obtenu de bons effets du régime lacté.

Gingivite. — Cette affection, qui est surtout fréquente chez les multipares, se manifeste par de la douleur et de la tuméfaction des gencives qui saignent facilement; souvent même les dents sont ébranlées ; elle paraît être sous la dépendance de l'augmentation de tension sanguine qui accompagne la grossesse.

Elle débute ordinairement vers le quatrième mois de la grossesse, et ne disparaît qu'un mois ou deux après l'accouchement, un peu plus tôt si la femme n'allaite pas.

Qu'opposer à cette sorte de gingivite? Selon le professeur Pinard, la teinture d'iode étendue et le glycérolé au tanin améliorent le mal, mais ne le guérissent que rarement. On le guérit, au contraire, très vite, en douze ou quinze jours, par le moyen suivant : après avoir enlevé, du collet des dents, le tartre qui peut s'y trouver, on touche les gencives, partout où elles sont malades, avec un pinceau d'ouate imbibé d'une *solution d'hydrate de chloral dans parties égales d'alcoolat de cochléaria*. On répète cette petite cautérisation tous les jours, et il est bien rare qu'après trois semaines, la guérison ne soit pas complète.

Appareil urinaire. Incontinence d'urine. — S'observe surtout à la fin de la grossesse, et les auteurs qui en ont parlé l'attribuent soit à la pression exercée sur la vessie par l'utérus, soit au tiraillement du col de la vessie, conséquence de ce que l'utérus en s'élevant dans la cavité abdominale entraîne avec lui le bas-fond de la vessie (Spiegelberg).

La *rétention* d'urine s'observe plus fréquemment et le plus souvent elle est due à la compression exercée sur le canal de l'urètre et le bas-fond de la vessie par la partie fœtale qui s'engage dans l'excavation. On la combattra par le cathétérisme.

Cystite. — La cystite peut survenir pendant la grossesse sous l'influence des causes ordinaires qui la provoquent, froid, blennorragie, etc.; mais les femmes enceintes y sont particulièrement prédisposées par suite de la congestion générale du système vasculaire du petit bassin. La cystite gravidique peut même être exclusivement sous la dépendance de cette congestion.

On la traitera par le repos, les émollients, les balsamiques et les opiacés. Dans la cystite purulente on fera des lavages vésicaux avec la solution d'acide borique 3 0/0.

Albuminurie. — L'albuminurie des femmes enceintes présente cela de particulier, qu'elle s'accompagne rarement de lésions rénales.

Cependant il peut arriver lorsqu'elle se répète à plusieurs grossesses successives qu'elle installe à sa suite des altérations rénales durables (*rein gravidique*).

On a émis bien des hypothèses concernant son origine: on a cherché à l'expliquer par l'état hydrémique du sang au cours de la grossesse, par la stase sanguine qui pourrait se faire dans le rein à la suite de la compression des veines émulgentes par l'utérus, par la compression des uretères, par une infection microbienne, etc... Aujourd'hui on tend à considérer l'albuminurie gravidique plutôt comme un symptôme que comme une maladie propre; elle résulterait de l'action irritative exercée au niveau de l'épithélium rénal par les matières extractives dont l'accumulation est favorisée par l'état de grossesse et constitue lorsqu'elle est très marquée l'ensemble pathologique connu sous le nom d'*auto-intoxication gravidique* (Pinard-Bouffe de Saint-Blaise).

L'albuminurie gravidique s'accompagne souvent de troubles fonctionnels : maux de tête persistants, perturbations visuelles, vomissements, œdèmes des paupières.

Et cela est si vrai que, la plupart du temps, la maladie disparaît d'elle-même après l'accouchement, au lieu d'offrir cette ténacité désolante qu'elle montre dans la vraie maladie de Bright.

Quand l'albuminurie persiste assez longtemps au cours de la grossesse et surtout dans les cas où l'albuminurie était antérieure à la grossesse il arrive souvent qu'elle donne lieu à des hémorragies intra-placentaires. Celles-ci peuvent avoir pour conséquences des hémorragies au dehors, un retard dans le développement du fœtus, quelquefois même sa mort. Ces hémorragies donnent au placenta un aspect caractéristique (*placenta truffé* de Pinard) : il apparaît comme bourré d'infarctus à des stades divers d'organisation.

Dans les cas légers, quand il n'y a pas grande infiltration du tissu cellulaire, le *pronostic* n'est pas grave ; mais il n'en est plus de même quand l'infiltration est générale et considérable ; car il y a alors imminence d'éclampsie et, par conséquent, grand danger pour la mère et pour l'enfant.

On a successivement employé, dans le traitement de l'albuminurie gravidique, l'iodure de potassium, le tanin, les purgatifs, la saignée générale, mais ces modes de traitement n'ont guère donné que des résultats médiocres.

Le *régime lacté exclusif*, préconisé par Jaccoud et appliqué par Tarnier au traitement de l'albuminurie gravidique, est sans contredit la méthode thérapeutique qui compte le plus de succès.

Pour être efficace, le régime lacté doit être absolu et

la malade absorbera autant de lait qu'en comportera son appétit, trois à quatre litres sont d'ordinaire nécessaires; il pourra être pris chaud ou froid, cru ou bouilli.

Si le lait est mal digéré, ce qui se présente parfois, on se trouvera bien de le couper avec un peu d'eau de Vichy ou un peu d'eau de chaux médicinale.

L'albumine diminue notablement sous l'influence de ce mode de traitement, disparaît même parfois complètement, mais pour reparaître bientôt si on laisse la malade revenir trop vite à une alimentation ordinaire.

Le régime lacté n'est pas seulement le meilleur traitement curatif de l'albuminurie gravidique, c'est encore le meileur traitement prophylactique de l'éclampsie. Tarnier dit n'avoir pas encore vu de femme enceinte soumise à ce régime depuis une semaine devenir éclamptique.

Dans certains cas, la situation des femmes albuminuriques est tellement grave que Tarnier et Pinard après lui, conseillent l'accouchement prématuré. Le professeur Pinard formule ainsi les conditions nécessaires pour que l'on soit conduit à prendre cette grave résolution [1] :

« Quand par exception chez une femme enceinte dont « les urines renferment de l'albumine, le traitement « rigoureusement appliqué ne fait pas diminuer la « quantité d'albumine, quand l'agitation, l'insomnie « se montrent, quand la céphalalgie et les troubles de « la vision s'accusent, quand l'acte respiratoire est « modifié, on peut trouver dans ce cortège symptomatique une indication suffisante. Mais, je le répète, « cette indication est extrêmement rare. »

Glycosurie. — On a signalé la présence du sucre

1. Pinard, Congrès de Rome, 1902.

dans les urines d'un certain nombre de femmes enceintes et de nourrices, mais ce n'est là qu'une glycosurie passagère, sans troubles pathologiques et ne comportant aucun traitement.

5° Troubles de la locomotion

Relâchement et inflammation des symphyses pelviennes. — Normalement, les articulations du bassin subissent un certain degré de ramollissement pendant la grossesse, mais il peut arriver qu'il se produise un véritable relâchement rendant la marche et la station debout très pénibles (Budin).

Quant à l'inflammation et à la suppuration des symphyses articulaires que l'on observait autrefois chez les accouchées, elles n'étaient autre chose qu'une des manifestations de la septicémie puerpérale et doivent disparaître de la nosologie obstétricale actuelle, grâce aux mesures antiseptiques.

Le traitement du relâchement des symphyses consistera dans un régime tonique, le repos à la chambre et au lit, la prolongation du séjour au lit après l'accouchement, l'application d'un appareil plâtré ou d'une ceinture, celle de Martin, par exemple, etc.

6° Troubles de l'innervation.

Dérangement des facultés sensorielles, affectives et intellectuelles. — Toutes ces facultés sont parfois troublées pendant la grossesse et l'on voit survenir des accidents variés : vertiges, éblouissements, syncopes, dépravation du goût, amaurose, surdité, perversion du caractère, antipathies inexplicables pour des personnes chéries dans l'état ordinaire, impatiences, colères, manies, tristesse, morosité, découragement, désespoir, etc.

Si la cause gît réellement dans un appauvrissement du sang (moins de globules et plus d'eau), il est évident que les ferrugineux, les amers, une nourriture tonique et un exercice bien entendu, à la campagne surtout, seront les seuls moyens sur lesquels on pourra compter; et s'ils échouent, il n'y aura plus rien à faire qu'à attendre l'accouchement, qui ramènera probablement les fonctions dérangées à leur état normal.

Quelquefois, les troubles intellectuels constituent un véritableétat d'aliénation mentale à formes variables mais bien caractérisé.

La *mélancolie* est la forme la plus commune, puis vient la *manie*.

La folie puerpérale peut débuter avec la grossesse, mais elle apparaît plus fréquemment vers le septième ou le huitième mois. Elle ne guérit jamais pendant la grossesse, mais disparaît ordinairement après l'accouchement; dans quelques cas rares cependant, la manie peut persister. Il est à noter que ces troubles psychiques graves apparaissent presque exclusivement chez des femmes qui présentent une tare héréditaire.

On observe parfois au moment de l'accouchement une sorte de délire, *folie transitoire*, qui disparaît, soit immédiatement après l'accouchement, soit dans les deux ou trois jours qui le suivent.

Prurits vulvaires. — Quelques femmes enceintes sont mises au supplice par des prurits vulvaires intolérables. En attendant la délivrance, qui les fera sûrement disparaître, on leur opposera les bains tièdes répétés, des lotions fréquentes avec une solution antiseptique et, en particulier, avec une solution de sublimé à 1/5 000, employée aussi chaude que possible: on pourra également employer la solution de chloral à 1/100.

Les pommades à la cocaïne, le badigeonnage de toute la région avec une solution et même avec un crayon de nitrate d'argent, ont aussi donné de bons résultats.

Convulsions Éclampsie. — Cette affection est caractérisée par des accès convulsifs avec perte complète de connaissance, se renouvelant à intervalles plus ou moins rapprochés et reliés ou non les uns aux autres par des périodes de *coma* plus ou moins longues. L'éclampsie est extrêmement rare avant le sixième mois. Sa fréquence augmente à mesure que l'on se rapproche du terme de la grossesse. L'ordre de fréquence d'après Charpentier serait : Travail, grossesse, suites de couches.

La primiparité (sept primipares contre une multipare), les affections des reins, la longueur du travail, la distension exagérée de l'utérus, peuvent être regardés comme des *causes prédisposantes*.

Quant aux *causes déterminantes*, elles sont encore aujourd'hui l'objet de recherches et de discussions nombreuses. — Primitivement considérée comme une névrose (Mauriceau, Sydenham), l'éclampsie fut ensuite considérée comme la conséquence d'une altération matérielle des centres nerveux (Marchal, de Calvi) ; puis, pour en expliquer la production, on a successivement invoqué l'accumulation de l'urée dans le sang (*Urémie*, Wilson), la transformation dans le sang de l'urée en carbonate d'ammoniaque (*Ammoniémie*, Frerichs), la rétention dans le sang de tous les matériaux de l'urine (*Urinémie*, Peter).

Deux théories se trouvent aujourd'hui en présence pour expliquer la pathogénie de l'éclampsie : 1° La théorie microbienne ; 2° la théorie de l'auto-intoxication.

Théorie microbienne. — Défendue par Delore, Doléris, Blanc, A. Herrgott, Combemale et Bué, elle ne semble pas jusqu'à présent avoir rallié la majorité des accoucheurs. Les recherches de cette sorte sont, en effet, difficiles et les causes d'erreurs si nombreuses que, bien qu'on ait trouvé des microbes *fréquemment* dans l'urine des éclamptiques et *très rarement* dans leur sang, il ne s'ensuit pas fatalement que ces micro-organismes ou les toxines qu'ils sécrètent soient la cause essentielle de l'affection ; c'est à cette conclusion que des recherches spéciales ont conduit le Dr Chambrelent, et cette question mérite d'être étudiée à nouveau d'une façon plus complète et plus précise.

Théorie de l'auto-intoxication (Bouchard, Pinard, Bouffe de Saint-Blaise, etc.). — Très séduisante, elle fait procéder l'éclampsie de l'accumulation dans l'organisme de matières toxiques, qui devraient normalement en être éliminées, mais qui s'y trouvent retenues par suite du mauvais fonctionnement des émonctoires naturels et, en particulier, du rein et du foie ; par l'intermédiaire du sang, réceptacle et véhicule de tous les poisons fabriqués dans l'économie, ces matières toxiques agiraient sur le système nerveux pour produire les phénomènes convulsifs caractéristiques de la maladie.

On ne saurait oublier, en effet, que l'éclampsie ne se montre que très exceptionnellement sans albuminurie, et que cette albuminurie augmente dans de fortes proportions au moment des accès, pour disparaître d'ordinaire assez rapidement après qu'ils ont cessé.

Les belles recherches du professeur Bouchard ont prouvé qu'il y a dans l'éclampsie une très sensible diminution de la toxicité urinaire, celles du professeur Tarnier et du professeur agrégé Chambrelent ont démontré : 1° que la toxicité du sérum sanguin était considérablement augmentée pendant l'éclampsie ; 2° que la toxicité urinaire était directement en raison inverse de la toxicité du sérum ; 3° que la toxicité du sérum sanguin paraît être en raison de la gravité de la maladie.

Dans les quelques cas rares d'éclampsie sans albuminurie, la cause des accidents peut être recherchée dans le mauvais fonctionnement du foie qui, à l'état normal, jouit de la propriété d'arrêter et de détruire les poisons ainsi que l'ont démontré les expériences de Schiff, G. H. Roger et Bouchard.

Si par suite d'altérations pathologiques de l'organe, cette action protectrice du foie vient à faire défaut, il est possible de comprendre que les autres émonctoires et le rein même non altéré, ne pouvant pas suffire à l'élimination de produits toxiques trop abondants, des accidents éclamptiques puissent se produire sans albuminurie.

Cette théorie de l'éclampsie par autointoxication tend de plus en plus à être admise ; en même temps elle se diversifie ; il y aurait « des éclampsies » (A. Herrgott) ; certaines seraient dues à une insuffisance de la fonction protectrice du foie ; d'autres à une insuffisance de la fonction éliminative du rein ; d'autres à une insuffisance de la fonction normalement antitoxique du corps thyroïde ou de ses annexes les glandules parathyroïdes (Nicholson, Fruhinsholz et Jeandelize[1]).

Le Dr Bouffe de Saint-Blaise a décrit des lésions qu'il regarde comme pathognomoniques de l'éclampsie, et qui consistent en petits foyers hémorragiques disséminés dans le foie, pouvant s'étendre, communiquer entre eux, amener la nécrose de portions du parenchyme hépatique et diminuer ainsi considérablement le territoire utile de la glande ; ces lésions peuvent également se rencontrer dans la rate, le rein et d'autres organes, mais jamais généralisées comme dans le foie. — Quant à la cause de ces désordres, M. Bouffe de Saint-Blaise se contente d'affirmer : 1° qu'il existe chez toute éclamptique une grave altération du sang ; 2° qu'il arrive dans le foie, par la veine porte, un produit toxique chimique ou septique probablement d'origine intestinale.

D'autres observateurs, Bar en particulier, ont re-

1. Fruhinsholz et Jeandelize, Congrès de Rome, 1902.

trouvé dans le foie des éclamptiques des altérations constantes, analogues à celles décrites ci-dessus ; mais ces altérations n'allaient jamais sans lésions rénales concomitantes [1]. Quoi qu'il en soit, ces altérations du foie, en diminuant le pouvoir antitoxique de l'organe, viendraient encore à l'appui de la théorie de l'auto-intoxication.

Les attaques d'éclampsie sont souvent précédées de prodromes dont les principaux sont des vertiges, des éblouissements accompagnés d'un état d'indifférence particulier, quelquefois d'un peu d'agitation, une céphalalgie frontale persistante, *une vive douleur épigastrique* (signe de Chaussier), des troubles de la vue, de l'ouïe, parfois de la dyspnée et des vomissements. L'accès éclamptique peut se diviser en quatre périodes : 1° *invasion* ; 2° *convulsions toniques* ; 3° *convulsions cloniques* ; 4° *coma*.

1° *Invasion*. — Cette période est caractérisée par un certain degré d'agitation ; la femme se retourne dans son lit, paraît impatiente, puis reste un moment dans le décubitus dorsal, la tête continuant pendant ce temps à s'agiter avec un mouvement de balancement assez irrégulier. Bientôt les yeux s'animent, roulent de bas en haut et de gauche à droite, une sorte de frémissement court sur la peau du visage, les narines se dilatent et se resserrent, puis le mouvement convulsif gagnant les membres supérieurs, ceux-ci sont pris de secousses intermittentes et se portent bientôt dans la pronation forcée, les avant-bras fléchis sur les bras, la main serrée, emprisonnant le pouce sous les doigts fléchis ; ce mouvement s'opère progressivement, puis l'œil devient fixe, se convulse en haut et à gauche le plus souvent, et la deuxième période commence.

2° *Convulsions toniques*. — La tête s'arrête, se fixe

1. Bar, *L'Obstétrique*, 1903.

sur l'une ou l'autre épaule, le plus souvent l'épaule droite, regarde à gauche, et l'œil, la pupille dilatée, semble fixer avec épouvante un objet situé au-dessus de lui. La bouche est entr'ouverte et la langue tremblottante, s'avance lentement entre les mâchoires écartées. Le visage, d'abord pâle, devient rouge, vultueux et cyanotique, la respiration est suspendue. Les bras et les jambes sont raidis, le corps décrit souvent un véritable arc de cercle ne reposant plus sur le lit que par la nuque et par les talons, puis 15 à 20 secondes après, une détente générale s'opère et survient la troisième période.

3o *Convulsions cloniques.* — Les muscles de la face, précédemment immobiles, sont pris d'une agitation progressive, l'orbiculaire des paupières se contracte et se relâche alternativement, la paupière supérieure s'abaisse et se relève rapidement ; des contractions semblables se produisent dans l'orbiculaire des lèvres et les muscles des mâchoires, celles-ci sont animées de mouvements assez comparables à ceux de la mastication et la malade semble marmotter des paroles incompréhensibles, en même temps que la bouche rejette une écume sanglante produite par le passage de la salive entre les dents qui ont serré et déchiré la langue.

La respiration est profondément troublée pendant cette période, la face est cyanosée et bouffie. L'agitation du tronc et des membres se traduit en général par des secousses peu étendues, puis, après une ou deux minutes, les convulsions se ralentissent et trois ou quatre convulsions bien nettes, bien séparées, annoncent la fin de l'accès. Une vaste inspiration se produit, les membres entrent en résolution et la malade tombe dans le *coma* qui constitue la 4e période.

4o *Coma.* — Pendant la *quatrième période,* les facultés intellectuelles et sensorielles sont abolies, l'inspiration se fait par les fosses nasales, l'expiration par la bouche, et l'air battu avec la salive mélangée de sang, par suite des morsures de la langue, produit en sortant de l'orifice buccal une écume sanglante.

Le *coma* n'est pas d'ordinaire complet après les premières attaques, mais il devient rapidement plus profond, et, après quelques crises, surtout si elles sont rapprochées, la malade ne reprend plus connaissance.

La *marche* de cette affection est rapide, sa *durée* dépasse rarement deux jours ; elle se termine par la mort ou par la guérison : mais celle-ci n'est pas toujours complète et peut être compliquée par des infirmités, paralysies, troubles cérébraux, manie puerpérale, etc.

L'abaissement de la température et du pouls, la modification des urines qui de boueuses et rares deviennent claires et abondantes, la diminution de l'albumine sont les indices de la guérison.

La mort survient le plus souvent pendant la période de coma et quelquefois elle est la conséquence de complications pulmonaires ou cérébrales.

Le nombre des accès constituant une attaque est très variable, il peut aller jusqu'à 60 et plus.

Le premier accès est toujours le moins violent et le plus court ; les autres sont de plus en plus longs et effrayants.

La durée du premier accès n'est pas de plus d'une à deux minutes ; mais celle des derniers peut être de cinq à sept.

Enfin, les intervalles des accès sont variables aussi de quelques minutes à quelques heures. Dans le premier cas, il n'y a pas de reprise de lucidité, la femme reste dans le coma en attendant un nouvel accès. Dans le second, il y a lucidité plus ou moins complète, mais ne revenant que peu à peu.

Peut-on confondre l'éclampsie avec une autre névrose, avec l'*épilepsie*, par exemple, qui lui ressemble le plus ? Non ; car dans l'épilepsie les accès ne sont pas aussi répétés, ne sont pas suivis d'un coma aussi profond et aussi prolongé, et, enfin, il n'y a pas d'albumine dans les urines.

Quant à l'*hystérie*, elle ne s'accompagne pas d'une abolition complète des sens et de l'intelligence ni d'élévation de la température, et cela seul suffit à la distinguer de l'éclampsie.

Pronostic. — L'éclampsie tue en moyenne une femme sur quatre et un enfant sur trois. C'est donc une maladie d'une gravité extrême. L'éclampsie tue le fœtus, en amenant chez la mère un état d'asphyxie intermittent. Il n'aborde alors dans les parois de la matrice qu'un sang noir, altéré, impropre à la vie de l'enfant, elle tue également le fœtus en le faisant participer à l'intoxication maternelle : Bar a décrit chez lui aussi des lésions rénales et hépatiques.

Traitement. — Le traitement préventif consistera à combattre l'albuminurie, et le moyen le plus efficace, comme nous l'avons déjà dit, consiste dans l'établissement du *régime lacté exclusif*. Dans les cas où l'éclampsie est imminente, il conviendra de joindre au régime lacté l'emploi des purgatifs et des antiseptiques intestinaux, en particulier du charbon à la dose de 50 à 100 gr. par jour (Bouchard), et du naphtol β par paquets de 25 cgr. toutes les heures (Legendre). — On retirera également des avantages de l'emploi de bains chauds répétés tous les trois ou quatre jours (Bar).

S'il existe de la céphalalgie frontale, des troubles de la vue, etc., on administrera en plus du chloral à la dose d'au moins 4 à 6 gr. par 24 heures, soit en potions, soit en lavements.

Dans le cas où la femme est très vigoureuse, Rivière conseille également une saignée de 300 à 400 gr.

Dans l'*éclampsie déclarée*, Depaul n'hésitait pas, autrefois, à soustraire à la femme 1500 à 2000 gr. de sang en quelques heures, par des saignées répétées.

Le professeur Pajot s'était, à cette époque, vivement élevé contre cette façon de faire, et recommandait au contraire l'usage de saignées modérées, 400 ou 500 gr. au plus.

La saignée, à peu près complètement abandonnée aujourd'hui comme méthode exclusive de traitement, rendra encore de signalés services combinée avec l'emploi des anesthésiques, dans bon nombre de cas.

L'emploi des anesthésiques a considérablement abaissé le chiffre de la mortalité, et constitue aujourd'hui une méthode de choix dans le traitement des accidents convulsifs de l'éclampsie ; les anesthésiques auxquels on a le plus souvent recours sont le *chloroforme* et le *chloral*. — Employé seul, le chloroforme doit être administré à dose chirurgicale, et son action doit être continuée pendant plusieurs heures consécutives, si cela est nécessaire.

On se relâche un peu dans les intervalles des accès ; mais, sitôt que la malade fait le moindre clignotement ou se déplace tant soit peu sur son lit, on lui fait respirer une nouvelle dose de vapeurs anesthésiques ; en un mot, il est essentiel de ne pas laisser renaître entière l'action musculaire.

L'*hydrate de chloral* peut être employé seul ou concurremment avec le chloroforme.

Il peut être administré en potion, en injections sous-cutanées ou en lavements ; ce dernier mode d'administration est incontestablement le meilleur, les éclamptiques le plus souvent ne pouvant avaler, et les injections sous-cutanées pouvant provoquer une irritation plus ou moins grave du tissu cellulaire.

Bourdon débute par un lavement avec 4 gr. de chloral, puis en administre un de 1 gr. toutes les heures jusqu'à concurrence de 10 gr. Le procédé préconisé par Charpentier est un peu différent ; il administre d'abord un lavement de 4 gr. de chloral en dissolution dans

100 gr. de mucilage de coings, si le lavement est rejeté ou incomplètement gardé, il en donne immédiatement un second, un troisième au besoin si le second n'est pas toléré. Que les accès cessent ou continuent, ce n'est qu'après cinq ou six heures qu'il administre un nouveau lavement de 4 gr. ; nouveau repos de cinq ou six heures, puis nouveau lavement. Il est rare qu'il soit nécessaire de dépasser la dose de 12 gr. de chloral en 18 ou 24 heures.

Dans le but de favoriser la diurèse et, par suite, l'élimination des substances toxiques, MM. les Drs Porak et Bernheim avaient conseillé l'injection sous-cutanée d'eau salée et stérilisée en quantité considérable, 500 à 1500 gr. ; ce traitement est à rejeter car il présente le double inconvénient d'élever encore la tension sanguine qui est déjà excessive et d'accroître la chloruration de l'organisme ; or les recherches toutes récentes de Widal ont bien établi la relation qui existe entre les œdèmes d'origine rénale et la rétention des chlorures dans les tissus.

La provocation de l'accouchement est repoussée par la grande majorité des accoucheurs français, dans le cas de l'éclampsie déclarée, mais tous sont d'accord sur la nécessité de terminer l'accouchement par le forceps ou la version, dès que la dilatation permettra de le faire sans violence.

En résumé, voici la conduite que nous conseillons dans les cas d'éclampsie : on empêchera tout d'abord la langue d'être mordue pendant les accès, et pour cela il suffira de maintenir entre les mâchoires une sorte de baillon en bois tendre, entouré d'un morceau de toile pour le rendre moins contondant, et éviter qu'il ne se brise entre les dents. On enveloppera les malades chaudement.

Si le coma n'est pas complet entre les accès, on profitera du moment où la connaissance commence à revenir pour administrer le chloroforme : on procédera avec prudence, mais en conduisant l'anesthésie jusqu'à résolution.

Dans le cas de coma intense avec coloration asphyxique de la face, on débutera par une saignée de 300 à 400 gr., parfois assez difficile à pratiquer par suite de l'infiltration extrême des tissus ; c'est le moyen le plus rapide pour combattre la congestion dont le cerveau et les poumons sont le siège : tout en continuant les inhalations chloroformiques, d'une façon intermittente, mais de manière à maintenir toujours la malade dans le sommeil anesthésique, et après avoir débarrassé l'intestin par un lavement purgatif, on administrera, à l'aide de sonde en caoutchouc rouge, un nouveau lavement avec :

Hydrate de chloral................	4 gr.
Jaune d'œuf........................	N° 1.
Lait..................................	60 gr.

Ce dernier sera renouvelé toutes les cinq heures, suivant les circonstances, la dose de chloral ainsi administrée, pouvant atteindre 12 à 16 gr. dans les 24 heures.

Lorsque l'on jugera l'absorption du chloral suffisante, on suspendra peu à peu les inhalations chloroformiques, en se tenant prêt à les reprendre si les circonstances l'exigeaient. On fera en outre tout son possible pour faire absorber à la malade du lait ; on pourra y adjoindre une eau minérale telle que Vittel ou Evian. On terminera enfin l'accouchement, dès que la dilatation du col le permettra, et on veillera d'une façon particulière sur la délivrance qui est souvent hémorragique chez les éclamptiques.

7° Maladies de l'appareil génital

Prolapsus de l'utérus. — Une femme affectée de descente de matrice, et même de chute complète de cet organe, peut très bien, malgré cela, être fécondée. Durant les premiers mois de la gestation, l'utérus reste bas, un peu plus bas même qu'il n'était étant vide; mais, vers le commencement du quatrième mois, il s'élève d'ordinaire et va se loger dans le ventre; de sorte que tout rentre dans l'ordre pour le reste du temps de la grossesse. Cependant, il arrive (rarement il est vrai) que l'utérus, si on ne l'aide pas à s'élever au-dessus du détroit supérieur, quand le quatrième mois approche, reste au fond de l'excavation. Cazeaux cite un cas où le col est resté sur la vulve durant tout le temps de la grossesse, et cela sans qu'il survînt aucune espèce d'accident; et Wimmer, ce qui est bien plus remarquable, un cas où le fœtus a pu achever tranquillement son développement dans une matrice à l'état de prolapsus complet, c'est-à-dire pendante entre les cuisses.

Le traitement consistera à favoriser la réduction spontanée par des positions appropriées de la femme, décubitus horizontal surtout; dans le cas où elle ne se produirait pas, il y aurait lieu de la pratiquer artificiellement et de la maintenir à l'aide d'un pessaire jusqu'à ce que l'utérus ait acquis assez de volume pour ne plus pouvoir retomber dans l'excavation.

Rétroversion de l'utérus. — La rétroversion de l'utérus gravide est un accident assez rare pour que le professeur Depaul n'en ait observé que huit ou dix cas dans toute sa carrière.

Cette rétroversion se produit, du reste, ou lentement ou brusquement. Dans le premier cas, le fond de l'utérus, à la fin du troisième mois de la grossesse, au lieu de s'échapper par le détroit supérieur pour passer dans l'abdomen, s'arrête par son fond sous l'angle sacro-vertébral et s'y fixe. Il en résulte déjà un sentiment de pesanteur dans tout le bassin et de la difficulté pour aller à la selle et pour uriner. Mais, que la matrice dans cette position continue de s'accroître, et l'on verra se produire tous les symptômes de l'enclavement.

Dans le second cas, celui d'une rétroversion brusque, l'utérus qui, du troisième au quatrième mois, venait de franchir le détroit supérieur pour remonter dans l'abdomen, est tout à coup renversé en arrière, à l'occasion d'une chute sur le siège, d'un effort considérable pour soulever un fardeau, ou encore d'une secousse violente de toux, d'éternuement, de vomissement, etc. ; son fond va se loger sous le promontoire et y reste engagé ; de là, le développement des accidents signalés plus haut, mais, marchant, cette fois, avec une rapidité extrême, comme dans tout étranglement aigu, au lieu de se développer graduellement Si l'avortement n'a pas lieu, ou si les manœuvres de réduction restent infructueuses, le pronostic est des plus graves et l'affection peut se terminer par la mort, qui arrive alors ou par péritonite, ou à la suite de gangrène de l'utérus, de ruptures de l'utérus ou de la vessie, etc.

Le pronostic de la rétroversion utérine, dans l'état de grossesse, est donc toujours très grave, non seulement à cause de la menace d'avortement mais encore parce qu'il peut se manifester des accidents d'incarcération de l'utérus dans l'excavation qui mettent la femme dans le plus grand danger.

La première chose à faire, en pareille circonstance, est de tenter la réduction de l'utérus.

On y procède de la façon suivante :

La vessie et le rectum étant vidés, on place la femme en position obstétricale et on la soumet à l'anesthésie chloroformique, puis, toutes les précautions antiseptiques étant prises, on cherche à attirer le col de l'utérus en bas, en arrière et un peu obliquement vers la concavité du sacrum avec deux doigts de la main gauche introduits dans le vagin, tandis qu'avec deux doigts de la main droite, portés dans le rectum, on repousse le fond de l'utérus en haut et en avant vers le centre du détroit supérieur, en le dirigeant, toutefois, à gauche ou à droite du promontoire, dont la saillie constitue le principal obstacle à la réduction.

On peut encore opérer la réduction de l'utérus rétroversé, en introduisant la main droite tout entière dans le vagin, pour repousser lentement sa face postérieure en haut, en avant et à droite du bassin.

La position genu-pectorale est très favorable à la réduction de la rétroversion ; elle a pu suffire seule dans certains cas (Cazeaux, Mundé, Campbell, etc.) ; insuffisante, on peut lui adjoindre la réduction manuelle, mais cette position, malheureusement, ne permet pas l'anesthésie chloroformique.

Les divers instruments redresseurs, baguette d'Evrat, spatule de Petit, cuiller de Rœderer, etc., sont aujourd'hui à peu près abandonnés, mais on peut obtenir de bons résultats par l'emploi des ballons de Gariel, de Pétersen, de Champetier, que l'on introduit dans le rectum et que l'on distend ensuite en injectant de l'eau dans leur cavité.

Dans le cas où la réduction ne pourrait être obtenue et où des accidents graves d'étranglement se manifesteraient, il faudrait provoquer l'avortement par la ponction des membranes en pénétrant dans l'utérus par le col s'il est accessible ; dans le cas où on ne pourrait l'atteindre, il faudra ponctionner le segment inférieur de l'utérus, en arrière et près de la base du col et attendre ensuite le travail d'expulsion de l'embryon. On peut encore désenclaver directement l'utérus par la laparotomie (Pinard et Varnier).

Si la réduction a pu être opérée, on tient la femme en repos au lit jusqu'à la fin du quatrième mois, avec défense de se livrer à aucun effort qui pourrait reproduire le déplacement : on veillera à éviter en particulier une distension trop considérable de la vessie ; on recommandera le décubitus dorsal, la position genu-pectorale une ou deux fois par jour, on pourra mettre un pessaire si la rétroversion tend à se reproduire. Lorsque la grossesse en est au cinquième mois, l'utérus a acquis un volume qui ne permet plus la récidive ; et alors toutes les précautions ci-dessus indiquées deviennent inutiles.

La *rétroflexion* de l'utérus gravide, si elle persistait jusqu'après le troisième mois révolu, donnerait lieu évidemment aux mêmes accidents que la *rétroversion*. Seulement, l'étranglement se produirait un peu plus tardivement.

Quant à la réduction, elle serait, au contraire, plus difficile à obtenir, l'utérus ayant moins de tendance naturelle à se redresser.

Les **ulcérations du col**, du fait même de la grossesse, sont assez rares ; elles apparaissent surtout dans les derniers mois et sont favorisées par la congestion du col. Leur pronostic est bénin.

Il n'en est pas de même des ulcérations préexistantes à la grossesse ; cependant, d'après la majorité des auteurs, il conviendra d'éviter les cautérisations, de s'abstenir même de tout traitement, l'intervention pouvant amener l'avortement.

Leucorrhée. — Dans les derniers mois de leur grossesse, beaucoup de femmes ont un écoulement vaginal abondant, blanchâtre, sans avoir pour cela rien de vénérien. C'est souvent une vaginite granuleuse, qu'on peut reconnaître, du reste, au toucher.

Le traitement consistera en bains, lotions antiseptiques et astringentes, et isolement des surfaces à l'aide de bourdonnets de ouate. On n'aura recours aux injections qu'avec la plus grande prudence, mais ce ne sont là que des moyens palliatifs, cette affection ne guérissant guère qu'après l'accouchement.

Les *végétations* de la région ano-vulvaire sont très fréquentes pendant la grossesse et résistent d'ordinaire à tous les traitements, mais disparaissent le plus souvent spontanément après l'accouchement. On se bornera donc à des soins de propreté ; isolant les surfaces qui menaceraient de s'ulcérer et multipliant les lotions antiseptiques : liqueur de Labarraque, solution d'acide borique, etc. ; ces végétations exhalent parfois une odeur infecte quand elles sont en grandes masses ; il y aura lieu dans ces cas de les exciser.

8° Maladies de l'œuf

Hydrorrhée. — Petites pertes d'eau qui surviennent particulièrement dans les derniers mois de la grossesse, sans contractions utérines et sans menace immédiate d'avortement [1].

Il n'y a pas de prodromes ; la femme est bien portante, et tout à coup elle se sent mouillée ; pas de douleurs ni avant ni après l'écoulement ; parfois, néanmoins, si la déplétion se fait par flot un peu considérable, il peut y avoir quelques légères contractions utérines.

L'eau qui s'écoule est ordinairement un peu jaune et dans quelques cas teinte d'un peu de sang ; puis, elle laisse sur le linge des taches roides et d'une odeur spermatique assez prononcée.

1. L'accident est très rare au commencement de la grossesse ; cependant Cazeaux en avait observé un entre le troisième et le quatrième mois ; le Dr Pénard en a également observé deux cas vers la fin du quatrième mois.

D'où vient cette eau? On a émis à ce sujet un grand nombre d'opinions plus ou moins ingénieuses. Mais la plus vraisemblable est celle adoptée par Nægelé et Grenser[1], Cazeaux et P. Dubois, qui pensent que ce liquide est un produit de sécrétion de la face interne de l'utérus, produit qui s'accumule lentement entre cet organe et l'œuf décollé quelque part, et s'échappe enfin au dehors dès que le décollement des membranes est arrivé jusqu'à l'orifice interne. Cet état tiendrait souvent à une métrite antérieure.

Le traitement consiste à faire garder de suite à la femme, dès que l'accident paraît, le repos le plus absolu dans la position horizontale, et à lui éviter, en même temps, toute secousse morale. Si, malgré cela, il survenait quelques contractions utérines, on ajouterait à ces précautions l'usage de quarts de lavements *laudanisés*.

On a donné le nom d'*hydrorrhée déciduale* à l'accident que nous venons de décrire, par opposition à l'*hydrorrhée amniotique* qui se produit également surtout dans les trois derniers mois de la grossesse, et qui résulte d'une petite déchirure des membranes en un point plus ou moins élevé de l'œuf; cette dernière est caractérisée par l'écoulement continu du liquide et les débris de l'enduit sébacé du fœtus qu'il peut contenir; son pronostic, on le comprendra sans peine, est plus grave que dans le cas précédent, et il y a menace imminente de terminaison de la grossesse.

Le traitement sera celui que nous avons indiqué plus haut.

Hydramnios. — Exagération dans la quantité de liquide amniotique constituant une véritable hydropisie de l'œuf.

1. Nægelé et Grenser, *Traité pratique des accouchements*, 2e édition française par Aubenas et Stoltz.

On est assez peu fixé sur l'étiologie de l'hydramnios, cette hydropisie serait pour les uns la conséquence de l'inflammation de la membrane amniotique, pour d'autres le résultat de troubles dans la circulation fœtale ou placentaire, produisant un excès de tension sanguine; pour d'autres encore, il y aurait transsudation du sérum maternel à travers les membranes de l'œuf, quelques auteurs enfin ont accusé la syphilis agissant par l'intermédiaire de lésions fœtales (foie, cœur, cordon).

Cette affection est très rare avant le cinquième mois, elle est plus fréquente chez les multipares que chez les primipares et coïncide souvent avec la grossesse gémellaire ou encore des malformations fœtales.

Le développement du ventre est quelquefois rapide et peut atteindre des proportions anormales ; il en résulte des troubles de la respiration et de la circulation susceptibles de compromettre la vie de la mère (*Hydramnios aiguë*).

Mais le plus souvent l'hydramnios a une marche lente et insidieuse (*Hydramnios chronique*) ; les troubles fonctionnels sont, dans ce cas, assez peu marqués ; ce qui domine ce sont des symptômes physiques résultant de l'excès de mobilité fœtale qui est la conséquence de l'exagération de liquide amniotique ; cette mobilité extrême pourra avoir des inconvénients au point de vue de la présentation fœtale qui demandera à être surveillée de très près.

Hydramnios aiguë. — L'excès de distension amène le plus souvent l'expulsion prématurée du fœtus, soit par la révolte de l'utérus qui se contracte prématurément, soit par rupture des membranes distendues à l'excès. Le traitement médical qui a été conseillé, diète sèche, bains froids, purgatifs, diurétiques, saignée générale, etc., est inefficace. Il conviendra de se borner à l'expectation en surveillant attentivement la marche de la grossesse, et s'il survenait des troubles graves de la respiration ou de la circulation, il faudrait provoquer l'accouchement par la perforation des membranes, en évitant autant que possible la sortie trop rapide du liquide amniotique. Si on avait constaté la mort du fœtus, on agirait avec la plus grande réserve, car souvent alors l'hydramnios cesse de s'accroître.

Hydramnios chronique. — Pendant le travail il faudra : 1° régulariser la présentation fœtale et assurer autant que possible sa régularisation au moyen d'une ceinture abdominale entocique ; 2° éviter l'*écoulement trop rapide* du liquide amniotique dont les conséquences peuvent être fort graves, hémorragies, syncope, et pour cela quand on rompra les membranes, il conviendra d'employer le procédé suivant recommandé par Tarnier : l'index sera porté sur la poche des eaux, les autres doigts fermés dans la paume de la main venant s'appliquer le plus exactement possible sur l'orifice vulvaire ; on rompra alors les membranes soit avec l'ongle, soit en profitant d'une contraction, mais ensuite, au lieu de retirer sa main, on la pousse au contraire vers la vulve en l'enfonçant pour ainsi dire dans le vagin.

En résumé, l'*hydramnios* est une complication sérieuse de la grossesse et peut compromettre la vie de la mère, non seulement par les troubles circulatoires et respiratoires que nous avons indiqués, mais encore par les hémorragies qui peuvent se produire pendant la délivrance, la distension exagérée de l'utérus prédisposant à l'inertie. Pour l'enfant le pronostic est encore plus défavorable, sa mort, son expulsion prématurée ou sa présentation vicieuse survenant fréquemment dans le cours de l'hydramnios.

Môle hydatiforme ou vésiculaire. — (Voir p. 124, Grossesse molaire).

9° Lésions de rapports de l'œuf avec l'utérus.

Hémorragies utérines pendant les six premiers mois de la grossesse. Avortement. — L'hémorragie utérine, survenant pendant les six premiers mois de la grossesse, se lie si fréquemment, comme cause ou comme effet, à l'*avortement*, qu'il est presque impossible de faire une étude séparée de ces deux accidents. Nous les réunirons donc dans une même description.

Sous le nom d'*avortement*, de *fausse couche*, on désigne l'expulsion du produit de la conception alors qu'il n'est pas viable, c'est-à-dire dans les six premiers mois de la grossesse.

Il est assez difficile d'établir d'une façon positive la fréquence de l'avortement. Pour Depaul, l'avortement serait surtout fréquent de deux mois et demi à trois mois, nous croyons pour notre part que les avortements méconnus des quatre ou six premières semaines, et considérés comme de simples retards des règles, sont très nombreux.

Les causes de l'avortement sont multiples et variées; elles peuvent dépendre : 1° *du père* ; 2° *de la mère* ; 3° *de l'œuf.*

Les *causes d'origine paternelle* sont des plus discutées : âge, constitution, maladies; il n'y a guère qu'un état pathologique dont l'influence paraisse aujourd'hui démontrée, c'est la *syphilis* (Diday, Alfred Fournier).

Causes d'origine maternelle. — L'influence de l'âge, du tempérament, du climat, de l'altitude, est admise par quelques auteurs, rejetée par les autres ; il en est de même de l'influence épidémique; les épidémies d'avortement constatées dans l'espèce humaine étant surtout la conséquence de conditions hygiéniques, famines, sièges, disette (Paris, 1870-1871).

L'usage d'un corset trop serré qui gêne le libre développement du ventre, l'abus du coït ou sa trop grande impétuosité sont des causes sérieuses d'avortement, dans les premiers mois du mariage surtout et particulièrement aux époques correspondant aux règles.

Toutes les maladies qui peuvent atteindre la femme enceinte peuvent être considérées comme prédisposant à l'avortement, mais celles dont l'influence est la plus manifeste sont les affections qui s'accompagnent d'une élévation considérable de la température : fièvre typhoïde, pneumonie ; fièvres éruptives, variole, scarlatine, rougeole, etc.

De toutes les affections diathésiques, la *syphilis* est peut-être celle qui exerce l'influence la plus pernicieuse sur la marche de la grossesse.

Le tiers des femmes qui en sont atteintes accouchent avant terme. La syphilis agit surtout : 1° en se transmettant au fœtus qui succombe à la maladie et est prématurément expulsé et 2° en altérant les villosités qui assurent les échanges fœto-maternels.

Les commotions physiques, chutes, coups, violences, manœuvres coupables peuvent devenir des causes d'avortement ; mais la prédisposition joue ici un grand rôle, et certaines femmes ont pu subir les traumatismes les plus graves sans avorter, tandis que d'autres avortent pour la moindre cause [1].

1. Voici quelques faits bien avérés propres à démontrer combien l'avortement est parfois difficile chez les femmes sans prédisposition organique :

Une femme enceinte de sept mois, voulant échapper à l'incendie de son appartement, se laisse glisser le long de draps attachés les uns aux autres, lâche prise en route par frayeur, tombe d'un troisième étage sur des pierres, se fracture l'avant-bras et n'avorte pas (Mauriceau).

Une jeune fille, enceinte de cinq mois, désespérée de l'abandon de son amant, se jette dans la Seine du haut du Pont-Neuf, et sa grossesse n'en continue pas moins son cours (Cazeaux).

Une jeune dame, enceinte de cinq mois, étant dans un cabriolet, est

Les émotions morales vives, la frayeur, la colère, par les troubles circulatoires qui les accompagnent peuvent devenir des causes d'avortement ; mais il s'en faut qu'on s'explique aussi facilement l'action d'une *odeur désagréable*, d'une *contrariété*, d'un *bain ou trop froid ou trop chaud*, d'un *pédiluve intempestif*, d'un *faux pas*, d'un *léger cahot de voiture*.

Les maladies des organes pelviens, métrite, tumeurs, *déviations utérines, la rétroversion surtout*, affections organiques de l'utérus mais surtout du col, sont également des causes fréquentes d'avortement ; il en est de même de certaines professions, entre autres celles qui nécessitent l'usage du sulfure de carbone, du plomb, et l'emploi continuel de la machine à coudre.

Causes tenant à l'œuf. — Elles sont fort nombreuses et comprennent toutes les maladies du placenta, des membranes, du cordon ou du fœtus. On peut y ranger encore les grossesses multiples qui, en produisant une distension exagérée de l'utérus, amènent la révolte de l'organe et ses contractions prématurées.

Symptômes. — Lorsque l'hémorragie utérine et l'avortement arrivent dans les premiers jours de la grossesse, ils s'accompagnent de peu de phénomènes généraux remarquables ; aussi, sont-ils pris pour un simple retour des règles un peu douloureux et passent-ils inaperçus, attendu que la femme n'a pas l'idée de demander le secours d'un médecin et de soumettre à son examen les caillots qu'elle a rendus.

Mais, vers le deuxième ou le troisième mois, les symptômes sont beaucoup plus tranchés, tout en va-

lancée jusqu'au delà de la tête du cheval qui s'est abattu, et n'en arrive pas moins au terme de sa grossesse (Gendrin).

Une jeune fille, devenue enceinte contre son gré, et ne pouvant supporter sa honte, se jette dans la rue, d'un deuxième étage, se brise les membres, mais n'avorte pas (Velpeau).

Etc., etc.

riant, cependant, suivant le genre de cause. Si l'avortement a lieu par l'effet d'une cause occasionnelle violente, d'une chute sur le siège, par exemple, la femme peut se relever inondée de sang, et, au milieu de ce sang, on trouve parfois l'œuf lui-même, dont l'expulsion a été alors instantanée. Il faut dire néanmoins que, si l'œuf a plus de deux mois, il n'est pas généralement expulsé aussi vite, quelle que soit la violence de la cause ; il y a bien perte de sang subite, mais l'œuf n'est rendu que quelques jours après.

Si, au contraire, l'avortement est la conséquence d'une maladie générale de la femme, ou d'une affection particulière de l'utérus ou de l'œuf, il peut être précédé de prodromes variables : sensation de faiblesse générale, tendance aux lipothymies, de pesanteur vers l'anus et la vulve, douleurs lombaires, affaissement des mamelles, ce dernier symptôme indiquant souvent la mort de l'embryon.

Ce n'est souvent qu'après huit ou neuf jours de durée de ces symptômes, que les douleurs utérines expulsives et les hémorragies se déclarent et que l'œuf est chassé de la matrice. Quelquefois il se passe un mois et plus avant l'arrivée de ce travail d'expulsion. L'œuf est mort cependant depuis l'apparition des symptômes précurseurs de l'avortement, mais, comme ses membranes n'étaient pas rompues, il ne s'est pas putréfié et, dès lors, il a pu séjourner dans la cavité utérine, tout en restant inoffensif pour la santé de la mère.

Quand les membranes résistent aux efforts expulsifs et ne se déchirent pas, tout sort à la fois, l'embryon et le placenta ; mais si les membranes se déchirent dès les premières contractions un peu fortes, l'embryon seul s'échappe avec l'eau de l'amnios, et le placenta ne sort que plus tard, après des douleurs prolongées et presque aussi pénibles que dans l'accouchement à terme, si ce n'est même plus. C'est ce qui a fait dire qu'à l'inverse de ce qui s'observe dans l'accouchement, ici, dans l'avortement, l'expulsion du placenta est tout et celle du fœtus rien.

L'expulsion du placenta se fait, le plus souvent, dans les quelques heures qui suivent l'expulsion du fœtus, mais il n'est pas rare de voir cette délivrance retardée de plusieurs heures, parfois de plusieurs jours, et, dans quelques cas, de plusieurs semaines; on dit alors qu'il y a rétention du délivre. Il faut bien savoir que souvent normalement, sans qu'il y ait d'accidents, l'expulsion de l'arrière-faix tarde pour se faire spontanément de 2 à 12 heures, 24 heures même après l'expulsion du fœtus.

On s'explique ce retard physiologique en quelque sorte de la délivrance au cours de l'avortement si on réfléchit que la voie de sortie a été mal frayée par le fœtus dont le volume est en général inférieur à celui du délivre, que d'autre part la rétractilité utérine qui favorise le décollement placentaire est beaucoup moins considérable que dans l'accouchement à terme et qu'enfin le travail de désintégration cellulaire qui facilite le clivage de la caduque à terme n'est qu'à peine ébauché.

Dans l'avortement du premier mois l'œuf est généralement expulsé en entier et d'un seul coup; il échappe souvent à l'attention des malades et passe dissimulé dans des caillots. A partir du deuxième mois déjà l'avortement en deux temps devient la règle et l'avortement en un temps l'exception : dans un premier temps le fœtus est expulsé avec le liquide amniotique; dans un deuxième temps vient l'arrière-faix ; il est à noter que l'expulsion de celui-ci n'est généralement pas intégrale d'emblée ; il reste assez souvent dans l'utérus des lambeaux de caduque qui s'élimineront progressivement et spontanément dans les jours suivants; au niveau des régions de l'œuf où manque de la caduque on voit habituellement le chevelu des villosités choriales. Enfin dans une forme exceptionnelle de l'avortement on peut voir dans un premier temps le fœtus être expulsé dans le sac amniotique intact à travers lequel il transparaît au milieu d'un restant de liquide amniotique; le cordon ombilical se rompt; dans un deuxième temps on voit apparaître le restant de l'œuf, soit le chorion doublé de la caduque.

Les *lochies* sont à peine marquées dans l'avortement des premières semaines, elles sont d'ordinaire d'autant plus abondantes que la grossesse est plus avancée.

La *sécrétion lactée* ne se manifeste guère avant l'avortement du troisième mois.

Les *tranchées utérines* existent surtout après l'avortement du cinquième mois chez les multipares.

Diagnostic. — Le diagnostic de l'avortement comprend la solution des trois questions suivantes :

1° Peut-on prendre un simple retour douloureux des règles pour un avortement ? Généralement non, si on examine les choses de près. Dans la menstruation difficile, les douleurs précèdent l'hémorragie et cessent dès que l'écoulement est bien établi ; et d'ailleurs, si l'on porte le doigt sur l'orifice externe du col, on le trouve fermé. Tandis que, s'il s'agit d'un avortement, outre qu'on trouve bientôt le col entr'ouvert, on voit les douleurs suivre l'hémorragie et persister, malgré l'écoulement, jusqu'à ce que l'œuf soit expulsé, et, si l'on peut examiner les caillots, on y retrouve le corps du délit.

1° Y a-t-il des signes indiquant si l'avortement est inévitable ou non? Oui. Si l'on voit la perte sanguine s'arrêter, sans qu'il y ait eu expulsion d'une masse solide ; — si les douleurs, au lieu d'aller en augmentant vont en diminuant ; — et si, surtout, la grossesse étant assez avancée, on acquiert, par l'auscultation, la certitude que le fœtus continue à vivre, on est en droit d'espérer que la fausse couche n'aura pas lieu.

L'avortement n'est absolument inévitable que dans deux cas : 1° *quand la poche des eaux est rompue* ; 2° *quand le fœtus est mort.*

Le fœtus mort est un corps étranger qui doit être tôt ou tard expulsé. Si c'est une cause violente qui l'a tué, il ne séjourne guère d'ordinaire que quelques jours dans l'utérus ; si c'est par cause lente, organique, qu'il est mort, il peut y séjourner pendant plusieurs jours, parfois plus d'un mois, mais enfin il finit toujours par être éliminé, au plus tard à l'époque du terme normal de la grossesse.

3° A quoi reconnaîtra-t-on que l'avortement est fait ou encore à faire? La vue de l'œuf sorti est le seul signe qui permette d'*affirmer* que la fausse couche est effectuée. Cependant, on a bien encore la quasi-certitude que l'œuf a été expulsé, bien qu'on n'en ait pas trouvé trace dans les caillots présentés par la femme, quand on voit, à des douleurs violentes, manifestement expulsives, succéder un calme complet, et quand, en portant le doigt dans le col utérin, on le trouve mou, dilaté et vide, à moins que, cependant, l'avortement ne soit pas terminé, et que les annexes du fœtus soient encore contenues dans la matrice.

Quelquefois l'œuf, chassé de l'utérus, s'arrête un certain temps dans le vagin ; le calme est survenu, la perte sanguine s'est arrêtée, on peut être convaincu que l'œuf a été expulsé au dehors, et cependant, on le cherche en vain au milieu des caillots. C'est qu'il est resté dans le conduit vaginal où le toucher le fera facilement trouver.

Mais on supposera que l'avortement n'est pas encore effectué, quand on verra les douleurs aller toujours en augmentant ; — qu'il ne sera sorti du vagin que du sang liquide, sans un seul caillot ; — et qu'en portant le doigt dans le col de la matrice, on y trouvera l'extrémité d'une poche élastique, qui se tend au moment des douleurs et se relâche après. Il suffirait même, selon Depaul, de constater par le toucher que le col de l'utérus n'a pas sa cavité distincte de celle du corps de l'organe, en d'autres termes, que l'orifice interne du col n'a pas commencé à revenir sur lui-même, pour pouvoir presque affirmer que la fausse couche n'est pas achevée. On ne sent pas la poche élastique dont nous parlions tout à l'heure ; c'est une preuve que l'œuf est rompu et que l'eau s'est écoulée ; mais il n'en peut pas moins rester encore dans l'utérus l'embryon avec ses annexes.

Toujours est-il que cette troisième question, *l'avortement est-il fait ou encore à faire ?* est importante à élucider, dès l'instant que l'expérience est là pour démontrer que, *tant que l'œuf est encore dans la matrice,* il est permis d'espérer la continuation de la grossesse. Malheureusement la question est loin d'être toujours facile à résoudre.

Les hémorragies utérines survenant pendant la grossesse, à part celles qui résultent d'une insertion vicieuse du placenta, mettent assez rarement la vie de la femme en danger, mais elles n'en constituent pas moins un accident grave, puisqu'elles constituent la menace d'un avortement qui tue fatalement le fœtus.

Quant à la gravité de l'avortement en lui-même, pour ce qui regarde la mère, elle varie suivant la nature de la cause, les conditions organiques où se trouve la femme, et l'âge du produit. Ainsi la fausse couche est plus grave par cause externe violente que par cause simplement prédisposante ; — plus grave chez une femme faible et déjà malade, que chez une femme forte et bien portante ; — et plus grave du troisième au cinquième mois de la grossesse, que plus tôt ou plus tard. Dans les deux premiers mois, l'œuf est assez petit pour sortir facilement de l'utérus, bien que celui-ci ne se contracte alors que très faiblement, et l'expulsion a lieu presque toujours en un seul temps. Passé le cinquième mois, l'œuf est gros sans doute, mais l'utérus est déjà susceptible de contractions fortes qui l'expulseront sans beaucoup de difficultés, et la délivrance d'ordinaire ne se fera pas attendre. Entre le troisième et le cinquième mois au contraire, l'expulsion se fait en deux temps, l'œuf est déjà gros, la contractilité de l'utérus encore faible et la rétention du délivre est assez fréquente.

L'hémorragie de l'avortement est surtout grave pendant cette période.

Si nous envisageons les *suites* de l'avortement, nous les trouvons plus graves, en général, que celles de l'accouchement; et cela, surtout parce que la rétention d'une portion de l'œuf peut se produire.

Traitement. — Le traitement comprend trois indications principales : 1° tâcher de prévenir l'avortement; 2° s'efforcer de l'arrêter, s'il n'est pas encore effectué ; 3° combattre les accidents dangereux qui peuvent le précéder, l'accompagner ou le suivre.

1° *Pour prévenir l'avortement,* il faut tâcher de reconnaître la prédisposition organique qui a déterminé la fausse couche ou les fausses couches antérieures.

Les affections de l'utérus seront traitées par les moyens appropriés dans l'intervalle de la grossesse.

S'il s'agit de la syphilis, le traitement anti-syphilitique devra être institué aussi bien chez le père que chez la mère, à moins que le père ne soit *manifestement* indemne de l'affection.

Le traitement devra être institué depuis longtemps déjà et les accidents avoir complètement disparu avant de permettre une nouvelle grossesse. Le traitement sera repris et continué avec des intervalles de repos, pendant toute la durée de la grossesse. Il est inutile de dire que de semblables prescriptions exigeront de la part du médecin une circonspection extrême dans la façon de formuler, surtout si l'un des époux est indemne de la diathèse qui sévit sur l'autre.

Si c'est le genre de vie qui doit être incriminé, on le modifie autant que possible dans le sens nécessaire.

S'il y a début de grossesse, on prescrira le repos horizontal surtout aux époques correspondant à la période menstruelle ; chez certaines femmes à utérus particulièrement irritable, on a pu, après des avortements répétés, conduire la grossesse jusqu'à terme en les maintenant étendues depuis le début de la grossesse jusqu'au moment de l'accouchement. — La constipation sera soigneusement combattue, soit à l'aide de lavements, soit par l'administration d'un très léger laxatif : magnésie, eau minérale purgative en très petite quantité, etc. ;

3° *Pour arrêter un avortement en train de se faire*, il faut tout d'abord faire garder à la malade le repos horizontal le plus absolu, dans un appartement frais et sur un lit un peu dur, disposé de manière que le siège soit un peu plus élevé que le reste du tronc. On soumet, en outre, la femme à un régime très léger, lait, bouillon froid, etc. Les deux indications à remplir étant en effet d'arrêter l'hémorragie et empêcher les contractions utérines, on réalisera souvent la première en employant les moyens précédents et en y ajoutant l'application de compresses froides sur la région hypogastrique, la vulve et les aines.

Pour prévenir ou enrayer les contractions utérines on emploiera de très petits lavements avec quinze à vingt gouttes de laudanum que l'on renouvellera trois ou quatre fois dans les vingt-quatre heures suivant les circonstances, la femme enceinte possédant une tolérance remarquable pour ce médicament ; il sera bon néanmoins d'en surveiller avec soin les effets. On a aussi employé le chloral en lavement à la dose de 3 à 4 gr., mais son action paraît moins certaine que celle des opiacés.

Certains accoucheurs remplacent les lavements laudanisés par des injections sous-cutanées de morphine de 1 cgr. qu'ils renouvellent trois ou quatre fois par 24 heures, si cela est nécessaire. Toutes les fois que l'on emploiera les préparations opiacées, il y aura lieu de veiller avec soin à la constipation.

3° *Conduite à tenir quand l'avortement est inévitable.* — Deux cas sont à considérer : 1° l'œuf est encore en entier dans l'utérus ; 2° le fœtus a été expulsé, il y a rétention des annexes en partie ou en totalité.

1er cas. — **Hémorragie.** — Si l'hémorragie n'est pas inquiétante et, c'est le cas le plus ordinaire, les moyens habituels, position horizontale le siège relevé, boissons froides, applications froides sur la vulve et la région hypogastrique, injections vaginales antiseptiques très chaudes à 48 ou 50° données lentement sous faible pression suffiront le plus souvent.

Si l'hémorragie dure déjà depuis longtemps, si la femme est très anémiée, en un mot, si la perte est assez abondante pour constituer un danger, il faut au contraire intervenir activement, dès que l'on constate l'inefficacité des moyens précédents.

Le tamponnement vaginal antiseptique (voir p. 186) est un des meilleurs moyens à employer ; non seulement il arrête la perte sanguine, mais encore provoque les contractions utérines et favorise le travail : aussi, n'est-il pas rare, en retirant le tampon laissé en place pendant une douzaine d'heures, de trouver derrière lui l'œuf expulsé tout entier, s'il s'agit d'un avortement des deux premiers mois, ou de voir l'expulsion du fœtus suivre de près l'extraction du tampon, si la grossesse est plus avancée.

Le tamponnement constitue donc un moyen simple et efficace de combattre les hémorragies graves de l'avortement ; il est, en outre, à la portée de tous les praticiens. Son usage n'est cependant pas accepté d'une façon aussi générale qu'il l'était autrefois ; recommandé par Tarnier, Budin, etc., son emploi est presque absolument repoussé par Ribemont[1] à la suite de Pinard.

Si la grossesse est assez avancée et que des hémorragies répétées aient mis la femme en danger, on pourra retirer des avantages de l'emploi du ballon excitateur du professeur Tarnier, ou mieux d'un ballon plus grand et plus résistant, ballon de Champetier de Ribes, suivant le volume de l'utérus ; ces ballons, en s'appliquant sur le segment inférieur de l'utérus, provoquent le travail, excitent les contractions et favorisent la dilatation. L'expulsion de l'œuf suit d'ordinaire l'expulsion du ballon.

Le seigle, autrefois recommandé dans l'avortement, est aujourd'hui sévèrement proscrit par la grande majorité des accoucheurs ; il expose, en effet, à la rétention du délivre.

Si l'œuf n'est pas immédiatement expulsé après l'emploi des moyens précédemment recommandés, que faut-il faire ? Si l'hémorragie a cessé, il faut attendre, en prenant toutes les précautions antiseptiques, car on est en droit d'espérer que l'expulsion spontanée ne tardera pas à se faire ; mais si l'hémorragie continuait inquiétante, il faudrait de nouveau recourir à un nouveau tamponnement ou à l'introduction d'un nouveau ballon, peut-être même dans certains cas profiter de la dilatation déjà obtenue pour évacuer l'utérus.

Putréfaction de l'œuf. — Il peut arriver que l'œuf se putréfie dans l'utérus ; l'hésitation n'est pas permise dans ce cas, et, bien qu'il n'y ait encore aucun symptôme d'intoxication, dès qu'on s'aperçoit de l'issue, par la vulve, d'un liquide noirâtre, d'odeur fétide, il faut sans retard débarrasser l'utérus et, pour ce faire, on aura recours, après dilatation rapide du col par les

1. Ribemont-Dessaignes et Lepage, *Précis d'obstétrique*, 1904.

bougies d'Hégar ou les ballons, suivant l'âge de la grossesse, à l'extraction manuelle, au curage digital et même à la curette, suivant les circonstances (v. p. 180).

2e cas. — **Rétention d'une portion de l'œuf.** — Quelle doit être la conduite de l'accoucheur, lorsque le fœtus seul a été expulsé et qu'il y a rétention du délivre, ce qui est loin d'être exceptionnel, surtout dans l'avortement du 3e et du 4e mois?

Faut-il attendre, doit-on intervenir?

La majorité des accoucheurs français est pour l'expectation armée, quand cette rétention ne s'accompagne d'aucun accident, à la condition de prendre les précautions antiseptiques les plus rigoureuses : abstention du toucher, injections antiseptiques fréquentes, tampons vulvaires, etc. On pourra facilement prolonger cette expectation armée pendant 24, 48 heures même, surtout si la femme peut être mise sous une observation de tous les instants, dans une clinique par exemple. Au delà, même en l'absence d'accidents imposant l'intervention, surtout si la femme est d'une situation sociale qui ne lui permette pas un repos au lit et une surveillance médicale prolongée, on pourra se poser la question de l'intervention faite dans le but d'amener l'expulsion du délivre.

Il existe cependant de nombreux partisans de l'intervention hâtive, en Angleterre, en Allemagne surtout, mais aussi en France et parmi ceux-ci, Guéniot, Doléris, Porak, Charpentier.

a. — Si la rétention se complique d'hémorragie, il suffira souvent, pour arrêter cette dernière, d'injections intra-utérines chaudes et antiseptiques, sans que l'on soit obligé de recourir à un nouveau tamponnement vaginal, applicable surtout lorsque l'utérus est peu développé, ou au tamponnement intra-utérin selon la méthode de Dührssen, qui a donné lieu à quelques accidents. Si les injections chaudes intra-utérines restaient inefficaces, il serait préférable de procéder à l'extraction digitale du placenta, après dilatation préalable du col par les bougies d'Hégar, le ballon de Tarnier ou ceux plus volumineux et plus résistants de Champetier, si le volume de l'utérus le permet. Il est bon de savoir néanmoins que dans la majorité des cas cette dilatation artificielle du col est impossible, l'hémorragie, pour peu qu'elle ait été abondante, ayant suffi en général pour rendre l'accès de la cavité utérine facile au doigt.

b. — S'il y a menace *d'accidents septiques*, et l'indice le plus évident sera souvent la fétidité des lochies, mais alors même que les lochies ne seraient pas odorantes, si la température s'élève et dépasse 38°, il faut intervenir sans retard; il en serait de même dans le cas de rétention, après expulsion d'un fœtus mort et macéré.

Les injections intra-utérines antiseptiques, intermittentes ou continues, malgré les nombreux succès qu'elles ont à leur actif, ne nous paraissent pas ici suffisantes ; il faut à tout prix débarrasser l'utérus des produits septiques qu'il contient et on a recours pour cela, soit au curage digital de l'utérus, soit au curettage instrumental, si le premier est impossible ou incomplet, soit encore à l'*écouvillonnage*.

Il nous paraît indispensable d'indiquer sommairement la technique de ces divers procédés opératoires.

Curage digital. — Antisepsie rigoureuse de la vulve et du vagin ; injection intra-utérine préalable avec une solution de bichlorure ou de biiodure de mercure à 50 cgr. p. 1000. Tarnier recommande, de préférence, la solution de permanganate de potasse à 0,50 p. 1000 ou d'iode à 3 gr. p. 1000[1]. Après anesthésie préalable, autant que possible dans tous les cas, la femme étant

1. Tarnier, *Asepsie et antisepsie en obstétrique*, Paris, 1894, p. 514 et suiv.

placée en position obstétricale, l'utérus abaissé et maintenu à l'aide de pressions exercées par la main gauche, on introduira, dans sa cavité, un ou deux doigts de la main droite soigneusement aseptisée ; il sera nécessaire, pour atteindre le fond de l'organe, d'introduire la main entière dans le vagin. Les doigts, ainsi introduits, décollent le placenta par grattage comme dans la délivrance artificielle et cherchent, après l'avoir décollé, à l'entraîner au dehors.

Cette extraction est quelquefois difficile ; dans ces cas on se trouvera bien d'une manœuvre désignée par Budin sous le nom d'*expression abdomino-vaginale* (fig. 55), et qui consiste à exprimer comme un noyau de

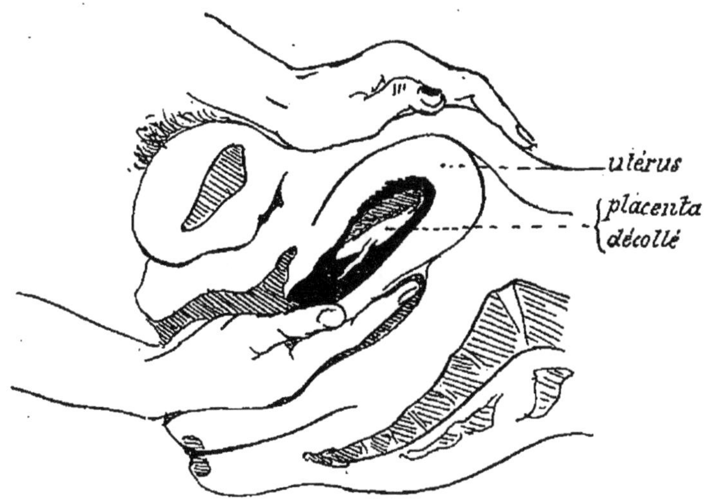

Fig. 55. — Expression abdomino-vaginale.

cerise le contenu utérin, *une fois mobilisable*, entre deux doigts de la main droite introduits profondément dans le cul-de-sac vaginal postérieur de l'utérus et la main gauche appliquée sur la paroi antérieure à travers la paroi abdominale.

Si l'utérus n'est pas très développé, il sera avantageux de l'abaisser jusqu'à la vulve à l'aide d'une pince de Museux fixée dans sa lèvre antérieure, et que l'on fera maintenir par un aide pour conserver l'usage de sa main gauche et soutenir le fond de l'utérus; on procédera ensuite comme précédemment.

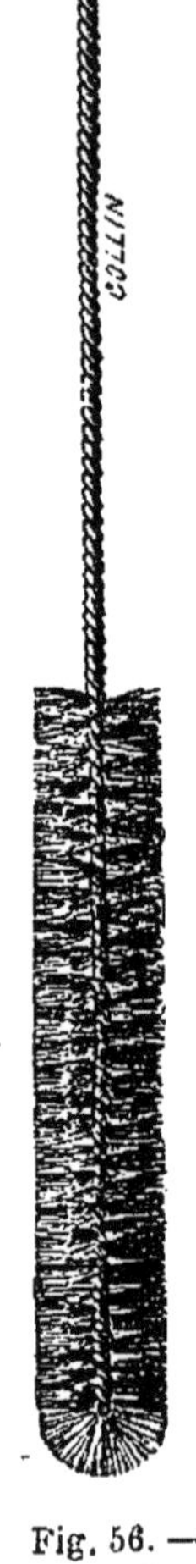

Fig. 56. — Ecouvillon.

Si le col n'était pas perméable, on procéderait à sa dilatation extemporanée à l'aide des bougies d'Hégar, qui donneront une dilatation suffisante pour l'introduction de deux doigts; mais si l'utérus est volumineux, il y aura souvent avantage à le dilater plus complètement, en introduisant dans sa cavité un ballon de Champetier qu'on remplira plus ou moins complètement.

Le curage digital terminé, et après s'être assuré qu'il ne reste rien d'adhérent, on fera une abondante injection intra-utérine pour entraîner le reste des débris, et on complètera le nettoyage et l'asepsie de la cavité, en la frottant dans toutes ses parties à l'aide de tampons allongés, montés sur de grandes pinces et imprégnés d'une solution phéniquée forte, ou d'une autre solution caustique et antiseptique, teinture d'iode, glycérine créosotée, etc. On terminera l'opération par l'introduction d'une mèche de gaze iodoformée dans la cavité utérine et un léger tamponnement vaginal à la gaze iodoformée.

Ecouvillonnage (Doléris-Budin). — On se sert d'écouvillons (fig. 56) en crin ou mieux en côtes de plumes qui sont plus résistants (Budin). On abaisse le col au moyen d'une ou deux pinces de Museux jusqu'au voisinage de la vulve; on introduit successivement dans la cavité utérine plusieurs écouvillons stérilisés et on leur imprime divers mouvements de va-et-vient, de torsion et de rotation ; on termine par une cautérisation au moyen d'une solution de glycérine créosotée au 5e dont on imprègne le dernier écouvillon. Pansement intra-utérin iodoformé.

Curettage instrumental. — Position obstétricale ; soins antiseptiques préliminaires à toute intervention chirurgicale ou obstétricale; l'anesthésie n'est pas indispensable. Le col sera abaissé à l'aide d'une pince de Museux fixée dans la lèvre antérieure, dilatation extemporanée par l'introduction successive des bougies d'Hégar si cela est nécessaire ; injection intra-utérine abondante ; exploration digitale de la cavité, qui permettra non seulement de reconnaître d'une façon précise l'implantation du placenta ou de ses débris, mais encore souvent d'en extraire la plus grande partie ; curretage soigneusement méthodique des parois antérieures, postérieures, du fond et des angles avec une curette mousse.

Au niveau des insertions placentaires, le curettage se fera, autant que possible, sous le contrôle du doigt, car le *cri* utérin, indice précieux dans les autres régions, est parfois infidèle à ce niveau, surtout dans le cas de masses placentaires très résistantes ; on ne saurait oublier non plus qu'à partir du 3e mois, au niveau de l'insertion placentaire, les parois utérines sont parfois considérablement amincies et qu'il y aura lieu de redoubler de précautions dans le curettage de cette région.

Le curettage terminé, après contrôle digital, injection utérine pour entraîner les derniers débris, pansement de la cavité, avec un tampon de coton aseptique imprégné, soit de teinture d'iode, soit de glycérine créosotée à 1/5, puis nouveau lavage pour enlever l'excès du caustique, et introduction dans l'utérus d'une mèche de gaze iodoformée; on terminera par un tamponnement léger du vagin à la gaze iodoformée.

Dans le cas d'accidents septiques déclarés avant l'intervention, celle-ci s'impose tout d'abord et ce sont l'écouvillonnage et le curettage instrumental qui constitueront alors les méthodes de choix, car elles seules permettront d'enlever en totalité la muqueuse déjà infectée et souvent profondément atteinte, et de faire un nettoyage complet et radical de la cavité utérine. Encore pensons-nous que le curettage qui a été très préconisé à un moment donné par Chaleix-Vivie et Audebert est destiné à perdre de plus en plus de terrain au profit du curage simple suivi d'écouvillonnage : ces deux derniers modes d'intervention sont presque toujours suffisants; ils ne présentent pas les dangers du curettage. Celui-ci en définitive ne devra être réservé qu'aux cas extrêmement rares d'ailleurs où les adhérences utéro-placentaires sont telles qu'elles résistent aux méthodes habituelles de dissociation. On évitera autant que possible le curettage d'emblée sitôt après l'expulsion de l'œuf car c'est surtout à ce moment qu'il expose aux dangers de la perforation utérine, quitte à y recourir secondairement dans les jours qui suivent, si l'infection utérine persiste ou s'aggrave [1].

Hémorragies des trois derniers mois. — Insertion vicieuse du placenta.

La cause presque exclusive des hémorragies utérines des trois derniers mois, la seule du moins qui soit bien démontrée est le décollement du placenta, qu'il soit inséré d'une *façon normale* ou d'une *façon vicieuse*.

Dans les hémorragies avec insertion normale, on retrouve toutes les causes signalées déjà à propos de

1. Cf. détails in : Delestre, *De l'avortement*, Paris, 1904.

l'avortement. Celles dont l'influence est le plus manifeste dans le décollement prématuré du placenta sont : les commotions physiques ou morales, les efforts violents. Il y a lieu de faire une place prépondérante dans l'étiologie des décollements du placenta normalement inséré à l'*albuminurie* qui comme nous l'avons écrit plus haut donne lieu à des hémorragies intra d'abord, puis retro-placentaires.

L'*insertion vicieuse du placenta* (*placenta prævia*) est la cause dominante des hémorragies des trois derniers mois. On dit qu'il y a insertion vicieuse quand le placenta s'insère sur le segment inférieur de l'utérus; suivant que l'insertion se fait à une certaine distance ou tout près de l'orifice elle est dite *latérale* ou *marginale*; si elle empiète sur l'orifice interne elle est dite *centrale*.

L'insertion vicieuse du placenta suivie d'accidents est assez rare; elle est plus fréquente chez les multipares que chez les primipares.

On n'est pas fixé sur la cause exacte qui détermine l'insertion vicieuse; on a parlé d'endométrite localisée qui empêcherait la greffe de l'œuf en certains points et lui imposerait une localisation anormale, on a parlé d'un état de relâchement des parois utérines qui ainsi retiendraient mal l'ovule, on a parlé des trépidations du chemin de fer favorisant la chute de l'ovule (Pinard), etc...

Les *symptômes* n'apparaissent guère avant le sixième ou le septième mois, le plus souvent ils apparaissent seulement dans le dernier mois de la grossesse, et c'est surtout pendant les quinze derniers jours que la perte est particulièrement abondante.

L'hémorragie apparaît brusquement sans symptômes précurseurs, le plus souvent pendant le sommeil ou le repos sans cause appréciable. Elle est abondante dès le début, mais de peu de durée et s'arrête avec les moyens ordinaires ; quelques jours après elle se renouvelle, plus abondante et dure plus longtemps ; après avoir ainsi affecté pendant un certain temps une marche intermittente, l'hémorragie peut devenir continue et la femme subit une anémie rapidement menaçante.

Le *diagnostic* de l'insertion vicieuse placentaire découle des symptômes suivants : 1° hémorragies abondantes à répétition ; 2° au toucher, le segment inférieur paraît comme empâté, matelassé par la présence du placenta, la présentation est élevée, difficilement accessible et souvent anormale (épaule) ; si le col est entr'ouvert, comme cela arrive assez souvent, et dans tous les cas au début du travail, le doigt atteint des membranes épaisses et tomenteuses, si le placenta est seulement inséré sur le segment inférieur ; dans le cas d'insertion marginale, il peut acquérir en même temps la notion des membranes et d'une portion de la masse placentaire ; dans l'insertion centrale, il n'atteint que le placenta, et le toucher donne alors la sensation d'une masse charnue, épaisse, assez molle, comme spongieuse ; 3° quand l'hémorragie ne survient que pendant le travail et quand les membranes sont intactes, il est quelquefois facile de différencier une hémorragie par insertion vicieuse d'une hémorragie par décollement prématuré. En effet, la contraction utérine augmente en général l'hémorragie dans le premier cas, en augmentant la dilatation du col, elle l'arrête au contraire dans le second.

L'*hémorragie*, dans les cas d'insertion vicieuse du placenta, est la conséquence de l'évolution régulière du développement de l'utérus, en particulier de l'ampliation physiologique du segment inférieur qui se fait surtout dans les 3 derniers mois et durant le travail.

Dans les six premiers mois de la grossesse, l'utérus se développe surtout aux dépens de son fond et de sa partie moyenne, c'est aussi pendant cette période que se fait le développement du placenta ; dans les cas d'insertion normale, le développement de l'utérus et du placenta se fait donc simultanément, tandis que si le placenta est inséré sur le segment inférieur de l'utérus, le développement de la masse placentaire est à peu près complet et recouvre tout ce segment inférieur alors que celui-ci commence à se développer rapidement ; il en résulte des tiraillements et des décollements partiels, qui sont le point de départ de l'hémorragie. Le mécanisme est le même, et à plus forte raison, pendant le travail, au moment de la dilatation du col. L'explication du mécanisme de l'hémorragie dans l'insertion vicieuse du placenta nous montre aussi pourquoi cette hémorragie n'est pas toujours inévitable : en effet il peut arriver que les adhérences utéro-placentaires soient particulièrement résistantes ; dans ce cas l'ampliation du segment inférieur continuant à s'effectuer il en résultera une distension plus considérable des membranes au niveau du pôle inférieur de l'œuf et on conçoit que cette distension, si le placenta ne se décolle pas, ait pour effet la rupture de la poche des eaux. — Pinard a bien attiré l'attention sur ces faits et il a montré que la plupart des cas de rupture prématurée des membranes sont dus à une insertion vicieuse du placenta : celle-ci provoque *ou bien* une hémorragie, *ou bien* une rupture des membranes, celle-ci faisant éviter celle-là. Il est bon enfin de savoir que l'insertion anatomiquement vicieuse du placenta ne se révèle pas fatalement par des accidents cliniques et que si les adhérences placentaires sont solides et les membranes particulièrement souples, on peut ne voir apparaître ni les hémorragies ni la rupture prématurée des membranes.

Pronostic. — L'insertion vicieuse du placenta avec hémorragies est une des complications les plus graves de la grossesse, elle est encore plus grave pour l'enfant que pour la mère.

La gravité du pronostic est encore augmentée par la fréquence et la ténacité particulière des hémorragies *post partum*, le segment inférieur se rétractant avec moins d'énergie que le reste de l'organe.

Les présentations vicieuses, les procidences sont fréquentes avec l'insertion anormale du placenta.

Traitement. — Si l'hémorragie est peu abondante, les moyens indiqués plus haut et, en particulier le repos absolu au lit, les injections vaginales très chaudes, suffiront d'ordinaire à l'arrêter, mais on ne saurait oublier qu'une hémorragie survenant ainsi dans le cours des 3 derniers mois est presque toujours la conséquence d'une insertion vicieuse du placenta et qui, presque fatalement, se renouvellera, soit à une époque plus ou moins rapprochée, soit au moment du travail.

Nous savons, en outre, que, dans les présentations irrégulières, il faudra reconnaître avec soin la présentation, et, s'il s'agissait d'une présentation transversale, la transformer en longitudinale par des manœuvres externes ou combinées, c'est-à-dire à la fois vaginales et abdominales suivant la méthode de Braxton Hicks.

Tous les auteurs sont d'accord sur ce point, mais ils diffèrent sur le pôle fœtal qu'il convient de ramener au détroit supérieur.

Les uns, Braxton Hicks, Hofmeier, Doléris, pensent que le siège est préférable, car cette présentation permettra, une fois les membranes rompues et la dilatation suffisante, d'atteindre un pied, d'attirer doucement la jambe à travers l'orifice incomplètement dilaté et de constituer ainsi une sorte de tampon naturel; d'autres, le Pr Pinard en particulier, considèrent la présentation du sommet comme de beaucoup préférable; car, après la rupture des membranes, elle constituera un tampon au moins aussi efficace que le siège, et, prenant aussi bien les intérêts de la mère, sauvegardera beaucoup plus ceux de l'enfant.

Les moyens ordinaires sont insuffisants ; l'hémorragie est très grave d'emblée, ou devient menaçante par son abondance ou sa répétition ; que convient-il de faire ? Deux méthodes principales se trouvent en présence patronnées toutes deux par les noms les plus illustres de l'obstétrique française.

1° Le tamponnement vaginal ; 2° la perforation des membranes.

1° **Tamponnement vaginal**. — Il serait difficile de dire à qui doit être attribuée la première idée du tamponnement ; tout ce qu'on sait, c'est qu'à Leroux de Dijon revient l'honneur de l'avoir appliqué d'une façon méthodique et d'en avoir généralisé l'emploi.

Le tamponnement vaginal est encore considéré par un grand nombre d'accoucheurs français et parmi eux Tarnier, Budin, Charpentier, etc., comme le moyen par excellence pour combattre les accidents de l'insertion vicieuse. Bien appliqué, il arrête, en effet, l'hémorragie, oppose au sang une barrière efficace et possède, en outre, la propriété d'éveiller ou d'exciter les contractions utérines.

Pour pratiquer le tamponnement, on se servira de ouate antiseptique ou de tarlatane stérilisée, ce qui implique, pour l'accoucheur ou la sage-femme, la nécessité d'avoir toujours un tampon préparé d'avance, ou tout au moins les matériaux aseptiques nécessaires pour le préparer extemporanément.

Pour ne pas être insuffisant, le tampon doit être serré, très serré même, aussi ne faut-il pas s'étonner du grand nombre de bourdonnets qu'il faudra employer ; on en fera 40 ou 50 au moins, du volume d'une grosse noix, dont un tiers sera muni d'un fil résistant. Avant de s'en servir, on les malaxera dans de la vaseline aseptique pour en faciliter l'introduction. Le tampon préparé, *la vessie et le rectum ayant été préalablement vidés*, on place la malade en position obstétricale, et on pratique une abondante irrigation vaginale antiseptique ; puis, les mains soigneusement aseptisées, on introduit dans le vagin deux doigts de la main gauche et, à l'aide d'une longue pince à pansement, on porte successivement les bourdonnets armés d'un fil dans le fond de la cavité. Au fur et à mesure de leur introduction, les doigts les disposeront dans le cul-de-sac postérieur d'abord, de façon à le bien remplir, dans les culs-de-sacs latéraux ensuite, puis dans le cul-de-sac antérieur et, enfin, dans l'orifice même du col. Un premier plan étant ainsi formé, on en établira un second, en suivant la même marche et ainsi de suite jusqu'à ce que tous les tampons armés de fil soient placés. On continuera ensuite à remplir le vagin, en y portant d'autres bourdonnets sans fil, jusqu'à ce que sa cavité soit absolument comblée, et que ses parois arrivent au contact de celles de l'excavation ; on complète alors le tamponnement, en bourrant la vulve d'ouate, de telle sorte qu'il en déborde une quantité assez considérable sur laquelle on appliquera plusieurs épaisseurs de tarlatane aseptique, le tout sera fortement maintenu avec un bandage en T.

Il nous paraît plus facile et plus sûr en même temps de faire le tamponnement sur les doigts, comme nous venons de l'indiquer, que de se servir d'un spéculum comme certains l'ont conseillé. Au lieu d'être séparés, les bourdonnets peuvent être réunis les uns aux autres par un même fil ; on dit alors que le tampon est disposé en queue de cerf-volant.

Au lieu de ouate, Auvard recommande de préférence l'emploi de gaze aseptique, coupée en longues bandes de 15 cent. de largeur environ et que l'on introduit à l'aide du spéculum.

Schrœder pratique le tamponnement d'une façon un

peu différente. Ayant introduit dans le vagin un grand spéculum, jusqu'à embrasser bien exactement par son extrémité le col utérin, il pousse dans l'instrument le centre d'un grand carré de linge, d'un mouchoir, par exemple, et bourre ensuite la gaine que forme celui-ci d'un grand nombre de gros bourdonnets de charpie, à mesure qu'il retire le spéculum ; et il dit avoir toujours réussi de cette façon à arrêter les hémorragies les plus inquiétantes. Ce procédé ne nous paraît pas donner autant de sécurité que celui que nous avons décrit.

Si le tampon est bien appliqué, la ouate extérieure ne se teindra pas de sang ; si, au contraire, elle s'en imbibe, c'est une preuve que le tamponnement est mal fait. Il faut alors le refaire sans hésiter.

On a conseillé de tremper les premiers bourdonnets dans une solution de perchlorure de fer, au lieu de les imprégner d'un corps gras. Il n'y a aucun avantage à procéder ainsi ; en effet, ce n'est pas une action astringente que l'on demande au tampon, mais bien une action purement mécanique. Aussi est-il essentiel, nous le répétons, de remplir très hermétiquement le vagin et de maintenir ensuite tout l'appareil assez fortement tassé.

Le tampon est douloureux et empêche la femme d'uriner, pour parer à ce dernier inconvénient, il suffit d'enlever quelques boulettes et de la sonder. Mais ici se pose une question importante... *Quand doit-on retirer le tampon ?*

Pajot et Bailly abandonnaient à la nature l'expulsion de l'enfant et du tampon.

Cette méthode, on le comprendra sans peine, ne saurait être applicable que dans les présentations du sommet et du siège, et chez les femmes peu affaiblies, dont les contractions utérines seraient régulières et énergiques.

Depaul, qu'il y ait ou non commencement de travail, enlevait le tampon au bout de 36 heures ; si l'hémorragie ne continuait pas, il se contentait de surveiller la femme. Dans le cas contraire, il appliquait un nouveau tampon qu'il retirait au bout de 10 heures ; il perforait alors les membranes et l'hémorragie le plus souvent devenait insignifiante. Continuait-elle, il réappliquait le tampon jusqu'à ce que la dilatation fût complète, et terminait l'accouchement par le forceps ou la version.

La compression, exercée par le tampon sur les tissus, peut ne pas être sans inconvénients lorsqu'elle est prolongée outre mesure ; aussi, estimons-nous, en règle générale, *qu'il n'y a pas lieu de le laisser en place plus de 10 à 12 heures.*

Si l'hémorragie a cessé, on surveillera la femme en se tenant prêt à pratiquer un nouveau tamponnement si cela est nécessaire. On pourra également profiter du commencement de travail provoqué par le tampon et de la perméabilité du col, pour appliquer la deuxième méthode, c'est-à-dire pratiquer la rupture des membranes.

On a fait au tamponnement de nombreuses objections : il est, en effet, douloureux et certaines femmes le supportent mal ; il est difficile à bien faire et, mal appliqué, il est insuffisant. Pour ne pas être dangereux, il exige l'emploi de matériaux absolument aseptiques ; il compromet la vie du fœtus. — Par contre, c'est un moyen simple à la portée de tous les praticiens, en particulier des sages-femmes qui pourront, grâce à lui, arrêter une hémorragie immédiatement inquiétante, et auront ainsi le temps de faire prévenir le médecin, qui prendra ensuite la responsabilité du traitement et de l'accouchement. Aussi pour beaucoup d'accoucheurs, ainsi que nous l'avons dit plus haut, le tampon vaginal reste-t-il le meilleur moyen de combattre les hémorragies dues à l'insertion vicieuse. Il en est pourtant d'autres et non des moindres, qui le rejettent d'une façon à peu près absolue, et parmi ceux-ci, Pinard, Champetier de Ribes, Ribemont, etc. Pour pratiquer le tamponnement on a proposé divers appareils que l'on remplit d'air ou d'eau : pessaire à air de Gariel, colpeurynter de Braun, double ballon ou appareil élytro-ptérygoïde de Chassagny ; leur action est beaucoup moins sûre et moins complète que celle du tampon classique.

2° **Perforation des membranes**. — Cette méthode dite de Puzos, bien qu'avant lui Mauriceau, Dionis et Deventer l'eussent mise en pratique, constitue, elle aussi, un moyen excellent pour combattre les hémorragies dues à l'insertion vicieuse ; mais elle n'était guère considérée comme applicable qu'à la période du travail. Pinard l'a faite sienne en précisant ses indications et son emploi.

Se basant sur ce fait que la rupture prématurée des membranes pendant la grossesse a, le plus souvent, pour cause l'insertion du placenta sur le segment inférieur, et qu'à la suite de cette rupture, il ne survient généralement pas d'hémorragie jusqu'au début du travail, le Pr Pinard a recours à la perforation artificielle des membranes pour arrêter les hémorragies des derniers mois, qui résistent aux moyens ordinaires et deviennent menaçantes. — Pour pratiquer cette opération, la femme sera mise en position obstétricale, le vagin soigneusement désinfecté, la main introduite entière dans le vagin, un doigt, deux si cela est possible seront poussés peu à peu à travers le col, jusqu'aux membranes que l'on traversera à l'aide d'un perce-membranes, ou, à défaut, d'une sonde, d'une paire de ciseaux, d'une aiguille à tricoter, etc., conduits sur ce doigt.

Cette petite opération n'est pas toujours facile en dehors de tout travail, mais avec de la prudence, quelques tâtonnements, en refoulant avec le doigt les cotylédons qui peuvent se trouver sur le col, on en vient généralement à bout.

Les membranes doivent être *largement déchirées* pour éviter les tiraillements sur le placenta et, pour cela on élargira, avec le doigt, la rupture produite par l'instrument (Pinard).

A la suite de cette manœuvre, l'hémorragie s'arrête d'ordinaire, le travail ne tarde pas à se déclarer et l'accouchement peut suivre une marche normale.

Si le travail ne se déclarait pas, que l'enfant fût vivant, la présentation bonne, qu'il n'y eût pas d'hémorragie, on se conduirait comme dans le cas de rupture prématurée spontanée, et on attendrait, en maintenant la femme au lit et la surveillant avec soin. Dans le cas contraire, il y aurait lieu d'introduire dans l'utérus un ballon de Champetier de Ribes, qui provoquerait sûrement le travail et la dilatation rapide du col, tout en constituant un excellent tampon interne.

Pendant le travail, la rupture des membranes est plus facile à pratiquer ; si l'hémorragie persiste, c'est que souvent, comme le fait remarquer Pinard, la rupture n'est pas suffisamment large ; il faut alors l'agrandir et, si cela ne suffit pas, recourir à l'introduction d'un ballon de Champetier.

Dans les cas d'insertion centrale, on traverserait directement le placenta et on introduirait de suite le ballon, dont on pourrait encore, dans certains cas urgents, augmenter l'action en exerçant sur son tube des tractions légères et continues, et en le maintenant en communication avec la seringue qui a servi à le remplir de façon à pouvoir, par l'intermédiaire du piston, imprimer de petits mouvements de va et vient au liquide injecté ; dès son expulsion, on terminerait par le forceps ou la version.

Dans le cas de présentation du siège, lorsque la

femme continue à perdre du sang après la rupture des membranes, on peut, suivant le procédé de Braxton Hicks, dès que la dilatation le permet, aller à la recherche d'un pied et abaisser le membre inférieur à travers le col incomplètement ouvert.

La méthode conseillée par Barnes se rapproche sensiblement de celle que nous venons de décrire et que préconisent Pinard, Champetier de Ribes, Ribemont, etc. : 1° ponction des membranes dans tous les cas d'hémorragies, assez graves pour causer de l'inquiétude avant le travail ; 2° application d'un bandage serré sur le ventre, de façon à pousser le fœtus vers l'orifice, ce qui excite les contractions et modère l'hémorragie ; 3° l'hémorragie continue, introduction de un ou deux doigts dans le col et décollement tout autour de l'orifice des membranes, aussi loin que le doigt peut atteindre ; 4° en cas d'insuffisance du décollement, introduction au-dessus de l'orifice d'un ballon dilatateur.

Lorsque la dilatation sera complète, quels que soient du reste les moyens employés jusque-là, il y aura lieu, suivant les circonstances, ou bien de laisser l'accouchement se faire par les seules forces de la nature, ou bien de le terminer par le forceps ou la version, et, dans ce cas, on introduira la main ou les instruments du côté où la voie sera praticable.

Simpson, ayant eu à observer plusieurs cas où, le placenta ayant été expulsé avant l'enfant, l'hémorragie s'était arrêtée, en conclut que l'art n'avait rien de mieux à faire que d'imiter ce procédé de la nature : aussi conseille-t-il de décoller le placenta dans sa totalité, de l'extraire dès que cela est possible et de procéder ensuite à l'extraction de l'enfant. Ce procédé, qui tue fatalement l'enfant, nécessite des manœuvres souvent difficiles, n'est pas adopté en France et nous paraît, en effet, très inférieur à ceux que nous avons précédemment exposés.

D'une façon générale, lorsqu'on aura rompu largement les membranes et que le tampon formé par la présentation fœtale sera inefficace contre une hémorragie de quelque importance, il y aura lieu de hâter le travail ; le mieux dans ce cas est de recourir à la méthode de dilatation par les ballons qui est douce, progressive, physiologique, efficace. On a préconisé ces dernières années une méthode de dilatation extemporanée au moyen des deux mains adossées dont tous les doigts s'introduisent graduellement dans le col (*dilatation bimanuelle de Bonnaire*) ; cette méthode susceptible de rendre des services dans d'autres circonstances est dangereuse dans le cas particulier car elle expose à une rupture du segment inférieur dont la fragilité naturelle est accrue par la présence du placenta.

Dans l'insertion vicieuse du placenta, les hémorragies de la délivrance sont particulièrement à redouter ; le segment inférieur, en effet, se rétracte peu et une perte de sang même peu abondante peut être fatale chez une femme déjà épuisée ; aussi, conviendra-t-il de pratiquer la délivrance artificielle aussitôt l'accouchement, et de prendre des précautions toutes spéciales contre une hémorragie secondaire possible, en particulier, d'avoir à sa disposition une grande provision d'eau bouillie froide et d'eau bouillante, une dizaine de litres au moins, de façon à pouvoir procéder immédiatement à une irrigation intra-utérine abondante à 48-50°, si cela est nécessaire.

On pourrait également, dans les cas d'hémorragie consécutive, recourir au tamponnement intra-utérin (Dührssen, Auvard), et pour ce faire, après avoir fixé le col avec une pince, on comblera la cavité utérine, préalablement débarrassée des caillots qu'elle peut contenir, avec une bande de gaze iodoformée de 15 cm. de large sur 5 ou 6 mètres de long. La cavité utérine remplie, le reste de la bande sera tassé dans le vagin ;

la femme sera ensuite maintenue immobile, la tête basse ; s'il y avait tendance à la syncope, on pratiquerait des injections d'éther et de caféine, on aurait recours à des *injections sous-cutanées abondantes de sérum artificiel, etc.*

TROISIÈME PARTIE

De l'accouchement naturel ou spontané

Sous le nom d'accouchement, on désigne l'expulsion du fœtus viable au dehors de l'organisme maternel. — L'accouchement est dit *à terme*, lorsqu'il a lieu neuf mois révolus après la fécondation, *prématuré* lorsqu'il se produit avant cette époque, *retardé* dans le cas contraire. Si l'expulsion du produit de la conception a lieu avant six mois révolus, on dit qu'il y a *avortement* ou *fausse couche*.

L'accouchement se fait en deux temps : 1er *temps*, expulsion du fœtus, c'est l'*accouchement* proprement dit; 2e *temps*, expulsion du placenta et des membranes ; ce temps est désigné sous le nom de *délivrance*.

Avant d'étudier l'accouchement proprement dit, il est absolument nécessaire d'étudier ce que l'on entend par présentations et positions du fœtus; on ne saurait du reste bien comprendre le mécanisme de l'accouchement sans ces notions indispensables.

PRÉSENTATIONS ET POSITIONS

Sous le nom de *présentation*, on désigne la partie du fœtus qui est en rapport avec le détroit supérieur ou qui s'engage dans l'excavation.

Avec la *position* on précise les rapports d'un point de repère déterminé de la présentation avec les différents points du contour du bassin.

Au moment de sa naissance, le fœtus peut se présenter au détroit supérieur de cinq façons différentes : par le sommet, par la face, par le siège, par l'épaule droite ou par l'épaule gauche ; et, dans chacune de ces *présentations,* affecter diverses *positions.*

Voici, du reste, quelle est la classification des présentations et positions adoptée généralement aujourd'hui ; c'est celle de Nægelé, complétée par Paul Dubois.

INDICATION de la PRÉSENTATION	INDICATION de la POSITION PRINCIPALE	INDICATION de la VARIÉTÉ DE POSITION
Sommet ou vertex...	Occipito-iliaque gauche. Occipito-iliaque droite.	Trois variétés : Antérieure. Transversale. Postérieure.
Face...............	Mento-iliaque droite. Mento-iliaque gauche.	
Siège ou pelvis......	Sacro-iliaque gauche. Sacro-iliaque droite.	
Epaule droite.......	Acromo-iliaque gauche. Acromo-iliaque droite.	
Epaule gauche......	Acromo-iliaque gauche. Acromo-iliaque droite.	

Les présentations occupent d'ordinaire le centre du détroit supérieur et s'y présentent d'aplomb, on les dit *franches* ou *régulières* dans ce cas : dans d'autres cas, elles se présentent plus ou moins *inclinées* De là des subdivisions en variétés : frontale, occipitale, pariétale droite ou gauche pour le sommet ; frontale, mento-cervicale, malaire droite ou gauche pour la face ; pubienne ou sacrée pour le siège ; cervicale, abdominale, etc., pour le tronc. Ces présentations inclinées se régularisent presque toujours pendant le travail.

Pour déterminer une position quelconque, on se sert de deux points de repère, pris l'un sur la présentation, l'autre sur le bassin.

Les points de repère fœtaux sont l'*occiput* pour la présentation du sommet, le *menton* pour la face (le *front* pour quelques accoucheurs), la *crête sacrée* pour le siège. Dans les présentations du tronc les accoucheurs prennent, la plupart l'*acromion*, les autres la position de la tête par rapport aux fosses iliaques comme point de repère fœtal. Suivant que le point de repère fœtal se trouvera tourné vers la moitié droite ou gauche du bassin, on obtiendra pour chaque présentation deux positions principales. Exemple : dans une présentation du sommet, l'occiput est tourné vers le côté gauche du bassin ; on dit que la présentation est en *occipito-iliaque gauche*, ce que l'on écrit en abrégé *O. I. G.* S'il s'agit de la face et que le menton occupe le côté droit du bassin, il s'agit d'une *mento-iliaque droite, M. I. D.* Dans les présentations du tronc, si la partie latérale droite se présente et que l'acromion regarde la fosse iliaque gauche, on dit qu'il y a présentation de l'épaule droite en position *acromio-iliaque gauche. A. I. G.*

Le point de repère fœtal n'occupe pas toujours la même place sur la moitié du bassin avec laquelle il est en rapport, il peut être dirigé en avant, en arrière ou transversalement, de là des variétés de positions; aussi a-t-on pris sur le bassin des points repères secondaires qui sont : l'*éminence iléo-pectinée*, le *milieu de la ligne innominée*, la *symphyse sacro-iliaque*, et, suivant que le point de repère fœtal regarde un de ces points, la position fondamentale est dite *antérieure, postérieure* ou *transversale*.

Exemples : l'occiput est en rapport avec l'éminence iléo-pectinée gauche, *O. I. G. A.*-(fig. 57). Le menton regarde la symphyse sacro-iliaque droite, *M. I. D. P.*, etc. (fig. 59).

La position transversale du sommet et de la face,

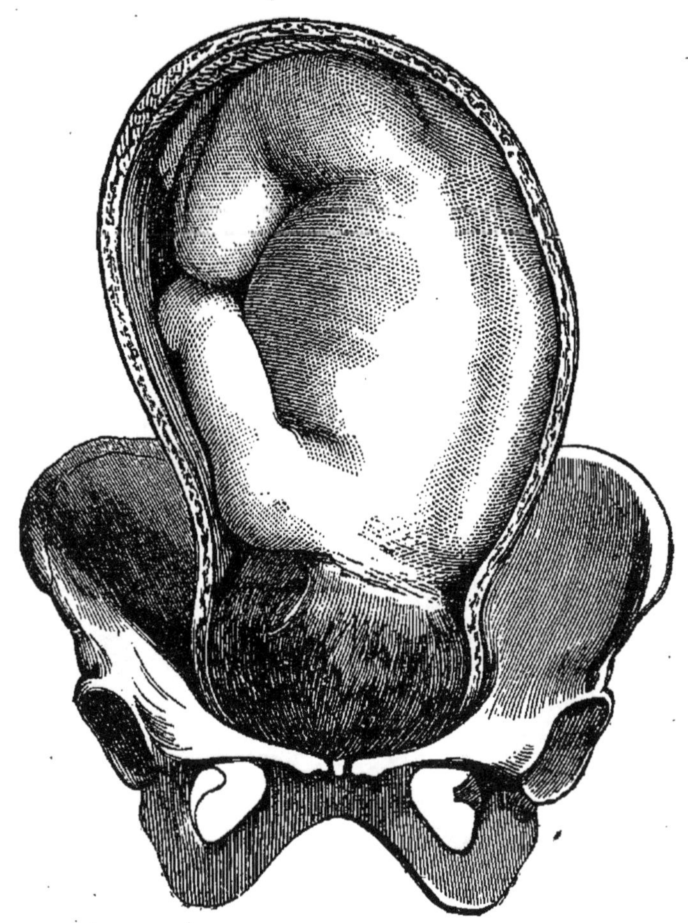

Fig. 57. — Présentation du sommet en *O. I. G. A.*

rare dans les bassins bien conformés, est au contraire commune dans les bassins rétrécis ; elle est exceptionnelle pour le siège ; elle constitue la règle presque constante dans les présentations du tronc. Quelques auteurs admettent des positions directes, le point de repère fœtal se trouvant en rapport avec le pubis ou le sacrum. *O. P.* — *O. S.* — *M. P.* — *M. S.* — *S. P.* — *S. S.* — ; elles sont excessivement rares en tant que positions primitives.

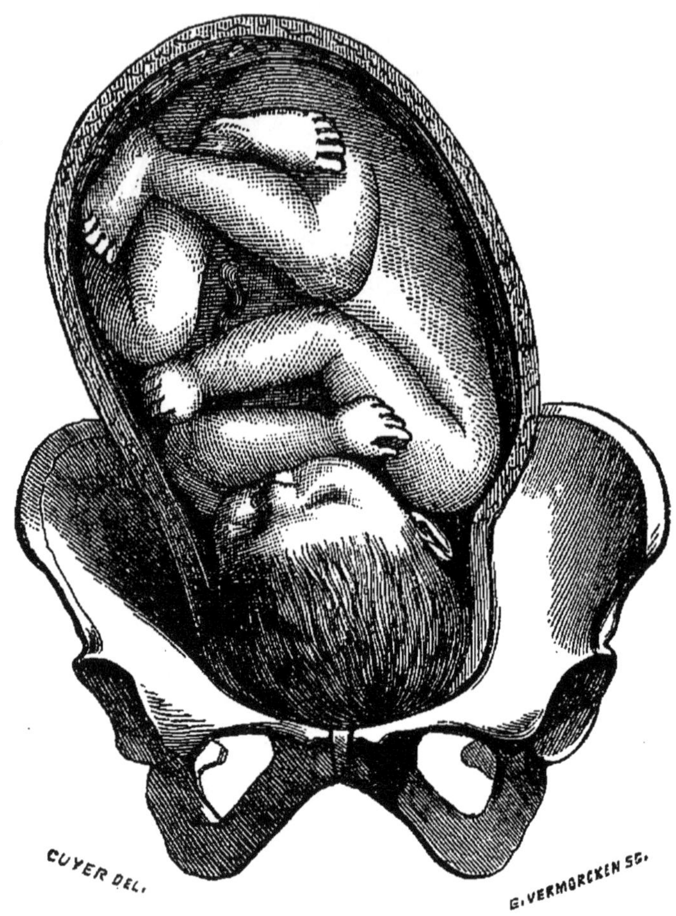

Fig. 58. — Présentation du sommet en *O. I. G. P.*

Les présentations et positions indiquées dans le tableau précédent ne sont pas toutes également fréquentes, ni également favorables pour la mère et l'enfant.

La présentation du sommet est de beaucoup la plus

fréquente ; sur vingt accouchements il y en a dix-neuf par le sommet (fig. 57 et 58).

Après vient la présentation du siège : une sur trente-

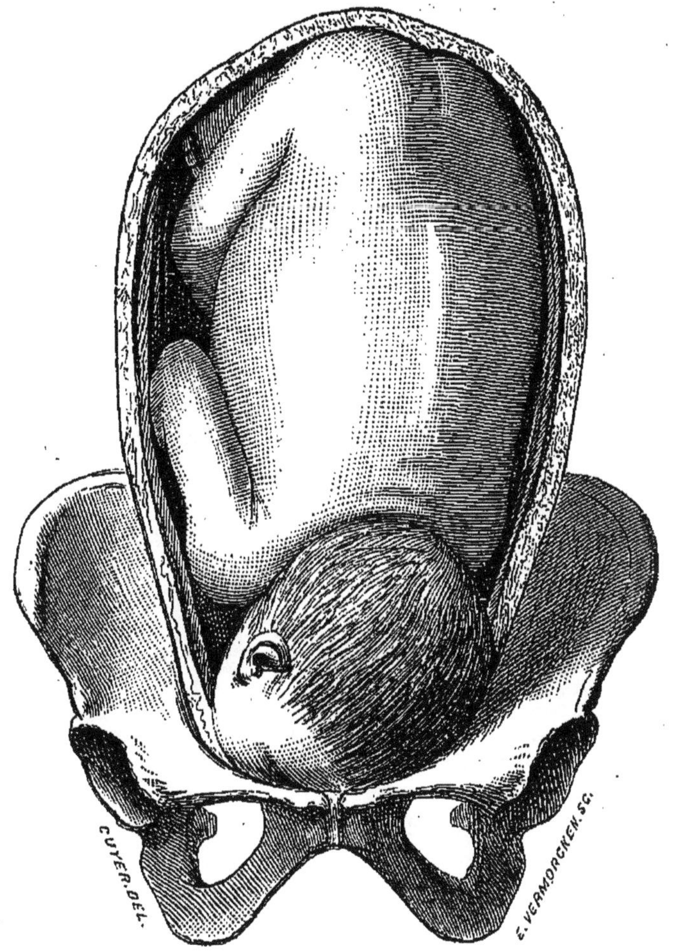

Fig. 59. — Présentation de la face en *M. I. D. P.*

cinq y compris les accouchements prématurés, une sur soixante-deux si on n'envisage que les accouchements à terme (Pinard) (fig. 61 et 62).

Les présentations du tronc viennent ensuite dans la proportion de une sur cent vingt-cinq (fig. 63 et 64), puis celles de la face, les plus rares de toutes, une sur deux cent cinquante.

Dans la présentation du sommet, quatorze fois sur

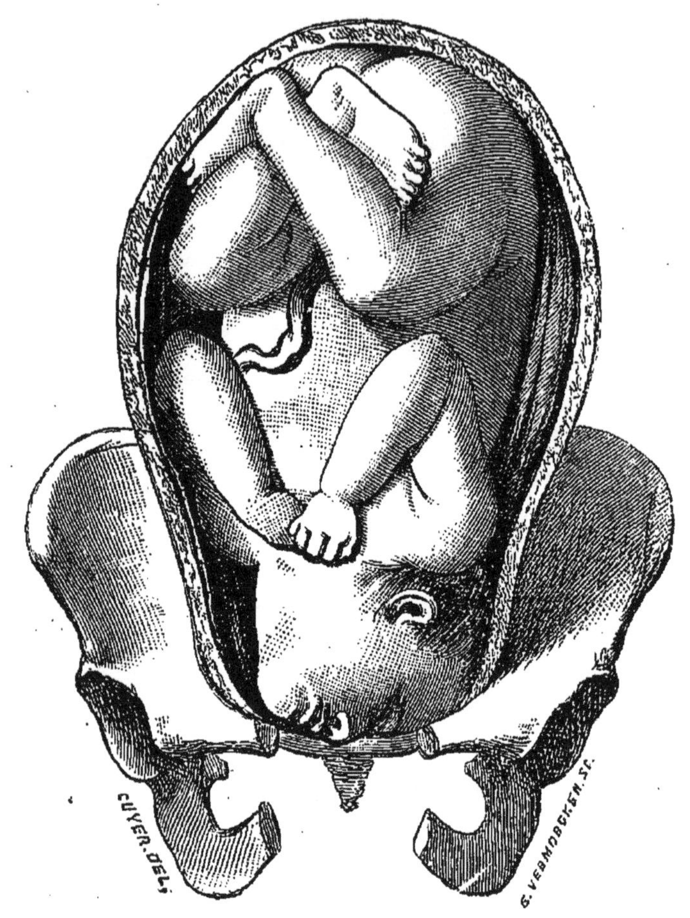

Fig. 60. — Présentation de la face en *M. I. D. A.*

vingt, l'occiput est à gauche et en avant (*occipito-iliaque gauche, variété antérieure*) ; cinq fois sur vingt, l'occiput est à droite et en arrière (*occipito-iliaque droite, variété postérieure*) ; et une fois sur vingt seulement le sommet est en variété de position autre que les deux précédentes (voy. fig. 57 et 58).

Dans la présentation de la face, on n'observe guère

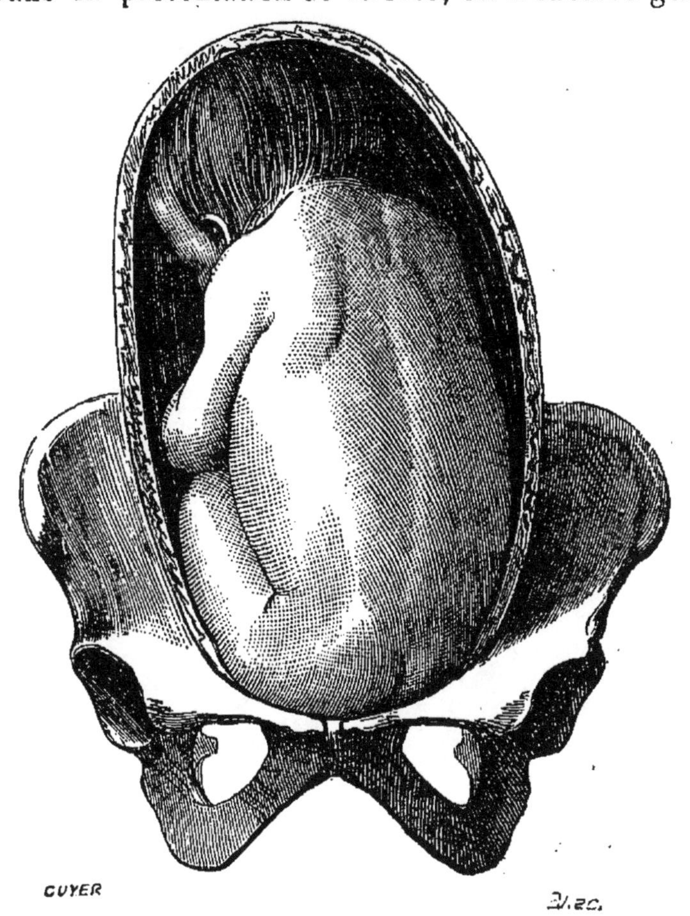

Fig. 61. — Présentation du siège en *S. I. G. A.*

aussi que deux variétés de positions ; le menton est tourné à droite et en arrière (*mento-iliaque droite postérieure*), c'est le cas le plus fréquent, ou tourné à gauche et en avant (*M. I. D. A.*) ; la première variété est à la seconde, comme quinze est à trente-huit (Paul Dubois) (voy. fig. 59 et 60, p. 200 et 201).

Stoltz prend dans la présentation de la face le front comme point de repère, parce que, dit-il, le front est plus accessible au doigt que le menton ; nous croyons,

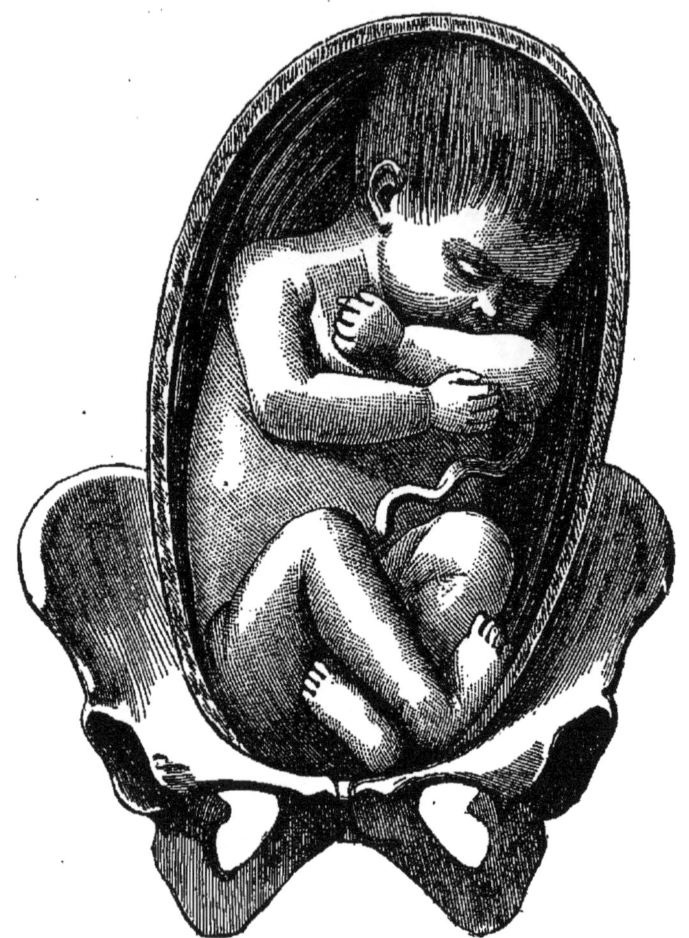

Fig. 62. — Présentation du siège en *S. I. D. P.*

pour notre part, qu'il y avantage à choisir le menton, ne serait-ce que pour rappeler que, dans l'accouchement par la face, c'est le menton qui de toute nécessité doit se dégager sous le pubis. Les *M. I. D. A.* et *M. I. G. P.* sont très rares.

Dans la présentation du pelvis, il n'y a guère également que deux variétés de position : le sacrum regarde à gauche et en avant (sacro-iliaque gauche, variété antérieure), ou regarde à droite et en arrière (sacro-iliaque droite, variété postérieure) ; la première variété est à la seconde comme cent douze est à quarante-deux (Nægelé) (voy. fig. 61 et 62, p. 202 et 203).

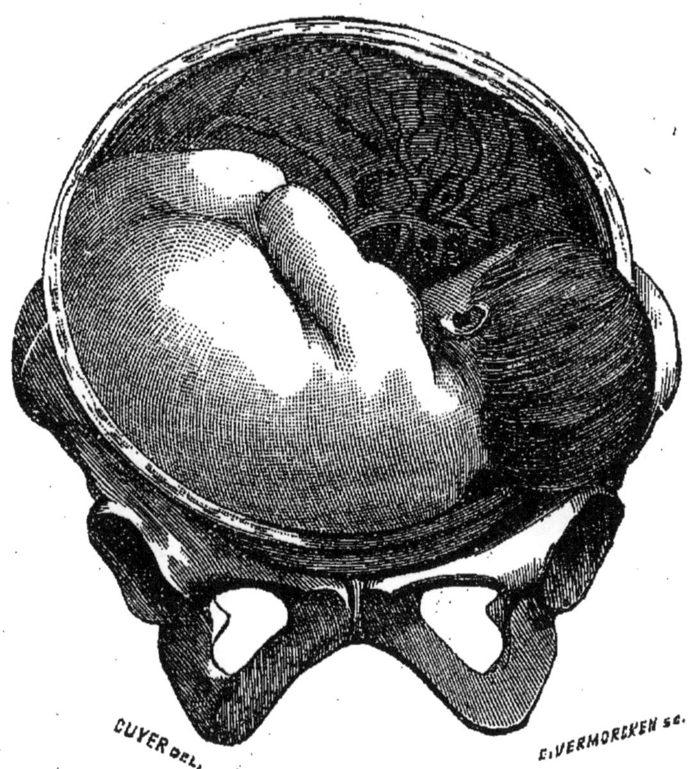

Fig. 63. — Présentation de l'épaule droite en *A. I. G.*, dos en avant.

Peu importe, du reste, que la présentation soit complète ou non, c'est-à-dire que les fesses se présentent les premières ou après les pieds ; ce ne sont là, comme l'a fait observer judicieusement Mme Lachapelle, que des modifications assez insignifiantes de la présentation, puisqu'elles ne changent en rien le mécanisme de l'accouchement naturel. Sur quatre-vingt-cinq cas de présentation pelvienne, P. Dubois a vu cinquante-quatre fois les fesses être expulsées les premières, les jambes étant relevées sur le plan antérieur du fœtus; et trente et une fois les pieds descendre avant les fes-

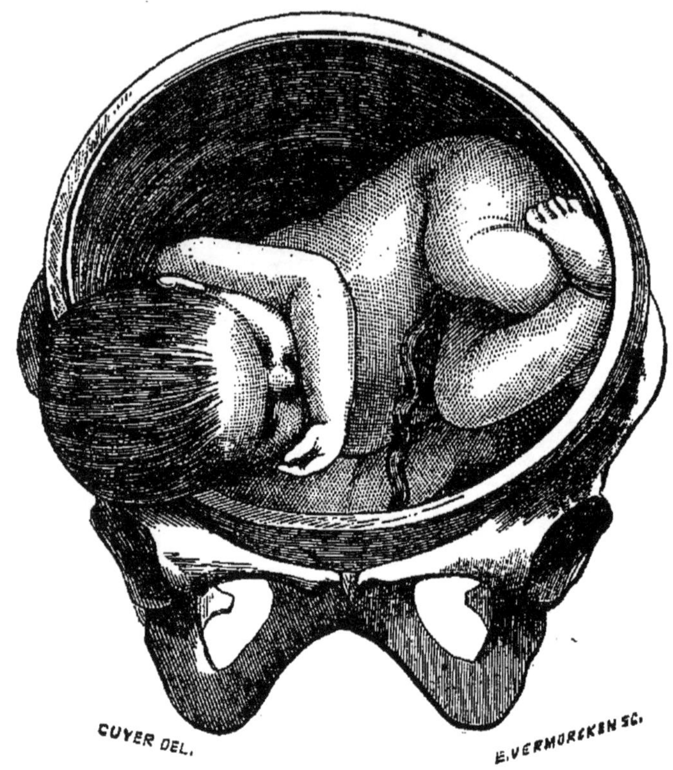

Fig. 64. — Présentation de l'épaule droite en *A. I. D.*, dos en arrière.

ses. Sur deux mille accouchements, le même praticien n'a pas observé une seule fois la présentation des genoux, tant elle est rare.

Enfin, dans les présentations du tronc, qui heureusement ne sont aux autres que comme un est à cent vingt-cinq (Pinard), les positions avec le dos du fœtus tourné en avant sont plus fréquentes que celles avec le dos tourné en arrière ; et les présentations de l'épaule droite, un peu plus fréquentes que celles de l'épaule gauche ; épaule droite : soixante-seize ; épaule gauche : soixante-neuf (voy. fig. 63 à 66, p. 204 à 207).

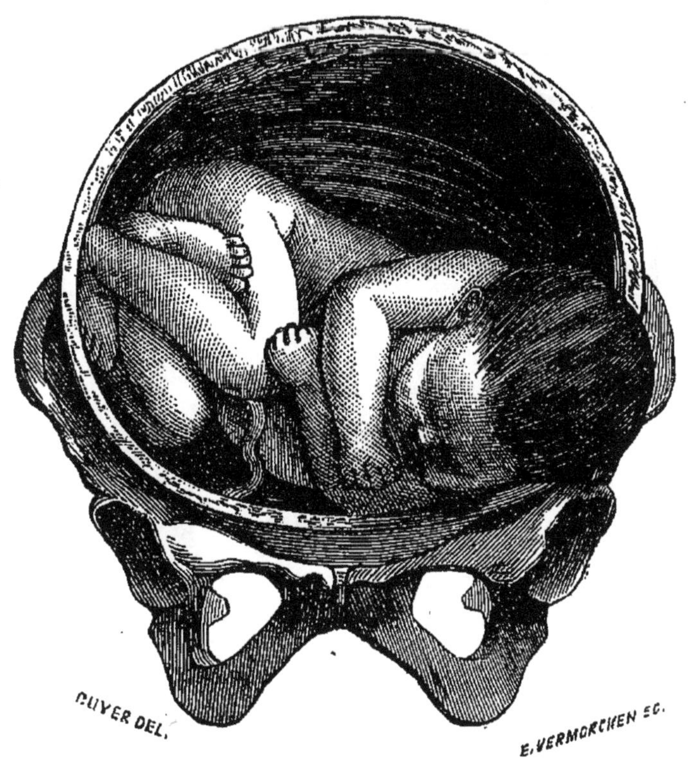

Fig. 65. — Présentation de l'épaule gauche en *A. I. G.*, dos en arrière.

Pour ce qui est du *pronostic* à porter dans ces diverses présentations et positions, voici ce que l'expérience permet d'établir : la présentation du sommet est la plus favorable de toutes, et pour la mère et pour l'enfant; les statistiques démontrent qu'il ne meurt pas un enfant sur cinquante naissant ainsi.

La présentation de la face est moins favorable pour l'un et l'autre, le travail est plus long, et on est plus souvent obligé d'intervenir; la cause d'intervention la

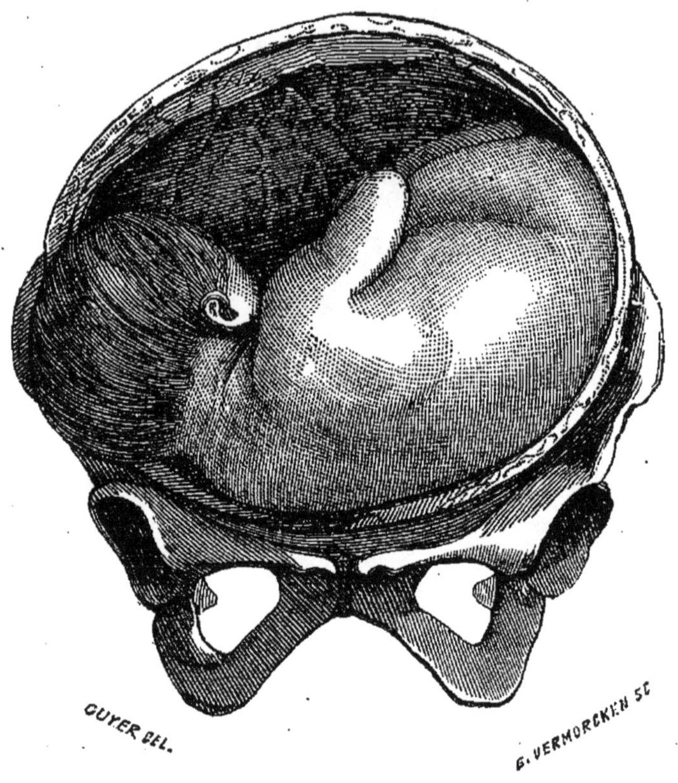

Fig. 66. — Présentation de l'épaule gauche en *A. I D.*, dos en avant.

plus fréquente est le défaut de rotation dans les mento-iliaques droites postérieures.

La mortalité des enfants serait, d'après Schrœder, 2 fois 1/2 plus grande que dans le sommet.

La présentation du siège est également moins favorable pour la mère que celle du sommet, car le travail est souvent plus long et les interventions sont fréquentes, mais le pronostic est surtout sérieux pour l'enfant qui peut succomber à l'asphyxie par suite de troubles dans la circulation utéro-placentaire, mais surtout par suite de la compression du cordon.

La mortalité fœtale dans l'accouchement par le siège serait de 1 sur 10 d'après P. Dubois, de 1 sur 7 d'après Mme Lachapelle.

Enfin, la présentation de l'épaule est celle dont le pronostic est le plus grave : elle compte au premier rang parmi les causes de dystocie. En effet, le fœtus ne peut naître alors, par les seuls efforts de la nature, que dans certains cas tout à fait exceptionnels, quand, par exemple, le bassin est très large et le fœtus très petit. Il y aura donc lieu d'intervenir pour terminer l'accouchement, et cette intervention peut rencontrer des difficultés qui la rendent dangereuse et pour la mère et pour l'enfant.

DIAGNOSTIC DES PRÉSENTATIONS ET POSITIONS

Les moyens de diagnostic sont ici, comme pour la grossesse, le *palper abdominal*, l'*auscultation* et le *toucher vaginal*.

La valeur de ces moyens d'exploration n'est pas la même, suivant qu'on les emploie avant ou pendant le travail.

Diagnostic de la présentation du sommet

Palper. — Bien pratiqué, le palper fournira des indications précises sur la présentation du sommet (voir *Diagnostic de la grossesse, Palper abdominal*) et il sera presque toujours facile de constater la présence de la tête au niveau du détroit supérieur, ou déjà engagée dans l'excavation ; il sera cependant parfois nécessaire, chez la primipare surtout, de refouler profondément les parois abdominales dans le petit bassin, de plonger pour ainsi dire dans l'excavation pour y trouver la tête profondément engagée. Le siège sera facilement trouvé dans l'un des hypochondres, et pour compléter le diagnostic de la présentation il suffira d'explorer les deux flancs où l'on rencontrera le dos et le plan antérieur du fœtus.

Avant le travail, le diagnostic des positions du sommet par le palper abdominal sera le plus souvent facile, il le sera d'autant plus que les parois abdominales seront plus souples, et l'utérus moins irritable ; il suffira, et cela est également vrai pour la *face* et le *siège*, de rechercher comment le dos est orienté par rapport aux différents points du bassin pour savoir où se trouve l'occiput, le menton ou la crête sacrée.

Pinard a signalé un autre élément de diagnostic, spécial aux présentations du sommet ; — quand on explore le détroit supérieur et que l'on arrive au contact de la tête — une des mains de l'explorateur est arrêtée par l'occiput, l'autre par le front ; la première s'enfonce plus profondément et si l'on cherche à suivre la partie fœtale, on ne tarde pas à tomber dans la dépression formée par la nuque ; la main qui est en contact avec le front est moins enfoncée et peut le suivre assez haut sans le quitter. Pour que le signe de Pinard soit bien net, *il faut que la tête soit engagée et fléchie.*

En 1886, le Dr Rivière, aujourd'hui professeur agrégé à la Faculté de Bordeaux, a appelé l'attention des accoucheurs sur un autre élément de diagnostic des positions du sommet, par la palpation de l'épaule du fœtus.

Nous ne saurions mieux faire que reproduire ici les conclusions de son travail.

« 1° Le diagnostic de la position et de la variété de

la position du sommet ne saurait s'appuyer sur trop de signes.

« 2° Le signe du front est le plus souvent de recherche facile; dans certaines circonstances il échappe à l'examen.

« 3° Dans le premier cas, la recherche de l'épaule, venant s'ajouter à la saillie frontale, facilite et confirme le diagnostic.

« 4° Dans le second cas, elle suffit pour déterminer la position.

« 5° La recherche de l'épaule peut donc rendre de réels services, en effet :

« 6° L'épaule occupe toujours la moitié du bassin où se trouve l'occiput, d'où :

« Epaule à droite — position droite.

« Epaule à gauche — position gauche.

« 7° Pour trouver l'épaule, il suffit de faire glisser doucement les doigts qui explorent la tête fœtale. D'un côté les doigts remontent haut sans rencontrer d'obstacles; de l'autre côté, les doigts sont arrêtés par un léger ressaut constitué par l'épaule.

« 8° Lorsque la tête est engagée, le front est facile à déterminer, l'épaule placée presque immédiatement au-dessus du détroit supérieur se trouve sans difficulté. Les deux signes s'ajoutant :

« Front à droite, — épaule à gauche, — position gauche.

« Front à gauche, — épaule à droite, — position droite.

« 9° Si l'excavation est vide et la tête mobile au détroit supérieur, la saillie caractéristique du front ne se fait plus sentir, mais on peut toujours sentir l'épaule.

« Epaule à droite, — position droite.

« Epaule à gauche, — position gauche.

« 10° On peut dans bien des cas arriver au diagnostic de la variété de position par le seul signe de l'épaule.

— Dans les variétés antérieures, l'épaule arrive sur la ligne médiane et forme une saillie large mais peu profonde. — Dans les variétés postérieures, elle s'arrête à 7 ou 8 cm. de la ligne médiane et offre un ressaut plus étroit et plus profond. »

La recherche de ce signe exige une certaine habileté dans le palper, et il est parfois difficile d'avoir une notion bien nette de l'épaule, surtout chez les femmes dont les parois abdominales sont peu souples ou surchargées de graisse.

La recherche de l'épaule sera surtout utile dans les cas où le diagnostic sera hésitant entre une présentation du sommet engagée et une présentation du siège, mode des fesses qui, faute d'attention, donne facilement le change.

Pendant le travail, le palper abdominal est loin d'avoir la même valeur. Les signes qu'il fournit sont souvent beaucoup moins précis.

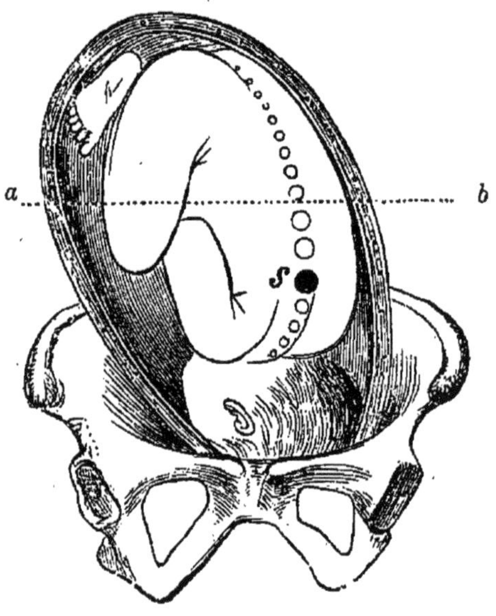

Fig. 67. — Présentation du sommet, *ab*, ligne fictive horizontale passant un peu au-dessous de l'ombilic. *s*, siège du summum d'intensité des bruits du cœur.

Auscultation. — Dans la présentation du sommet le maximum des bruits du cœur est situé au-dessous d'une ligne horizontale qui diviserait l'utérus en deux parties égales ; cette ligne passe ordinairement un peu au-dessous de l'ombilic, lorsque la grossesse est arrivée à son terme (fig. 67) et que la tête est engagée.

MAXIMUM DES BRUITS DU CŒUR

DEPAUL		TARNIER-RIBEMONT	
O.I.G.A.	Sur une ligne allant de l'éminence ilio-pectinée gauche à l'ombilic.	O.I.G.A.	Sur une ligne allant de l'épine iliaque antérieure et supérieure gauche à l'ombilic.
O.I.G.P.	Sur une ligne qui joindrait la symphyse sacro-iliaque gauche à l'ombilic.	O.I.G.P.	Un peu à gauche ou en arrière de la ligne précédente, parfois sur la même ligne, cette position est difficile à différencier de ia précédente par l'auscultation.
O.I.D.P.	Voisinage du muscle carré des lombes sur une ligne allant de la symphyse sacro-iliaque droite à l'ombilic.	O.I.D.P.	Sur une ligne allant de l'ombilic à l'épine iliaque antéro-supérieure droite.
O.I.D.A.	Sur une ligne allant de l'éminence ilio-pectinée droite à l'ombilic.	O.I.D.A.	Maximum sur la ligne médiane, quelquefois même un peu à gauche.

D'après Depaul les bruits du cœur du fœtus se transmettent surtout par la colonne vertébrale, or il résulte des recherches de Ribemont que c'est surtout par le plan latéral gauche du fœtus que se fait cette transmission.

Il s'ensuit que les localisations du maximum des bruits du cœur dans les différentes positions du sommet, ne sont pas exactement celles que Depaul avait indiquées ; il suffit, pour s'en convaincre, de pratiquer l'auscultation après avoir nettement déterminé la position par le palper.

Pendant le travail, l'auscultation fournira les mêmes

indications que pendant la grossesse, à condition, toutefois, d'ausculter dans l'intervalle des douleurs.

Toucher. — La présentation du sommet est à peu près la seule qui puisse être diagnostiquée, avec certitude avant le travail, par le toucher.

Le doigt constate la présence au détroit supérieur, ou l'engagement plus ou moins prononcé dans l'excavation, d'un corps volumineux, régulièrement arrondi et d'une dureté osseuse.

Quant aux positions du sommet, si parfois on peut sentir avant le travail la suture sagittale et même les fontanelles, à travers le segment inférieur de l'utérus aminci, ce n'est guère qu'après la dilatation du col et même la rupture des membranes que l'on pourra porter un diagnostic précis ; il suffit que le doigt reconnaisse dans quel sens se dirige la suture sagittale et vers quelle partie du bassin se trouve la fontanelle postérieure pour qu'il ne reste aucun doute sur la position. — La suture sagittale se reconnaîtra à ce qu'elle aboutit aux deux fontanelles, ou simplement, si l'on ne peut atteindre que la fontanelle postérieure, à ce qu'elle part de l'occipital. La fontanelle antérieure est facilement reconnaissable à sa forme losangique, à ses dimensions, aux quatre sutures qui y aboutissent ; la postérieure, à sa forme triangulaire, à la dépression que forme l'angle de l'occipital en s'enfonçant sous les pariétaux.

Certaines circonstances peuvent, cependant, rendre le toucher difficile : 1° la présence d'une bosse séro-sanguine volumineuse[1] ; en exerçant avec le doigt une pression douce et continue sur cette tumeur, on arrive d'ordinaire à la déprimer suffisamment, pour sentir la

1. Infiltration séro-sanguine du tissu cellulaire sous-cutané qui résulte de l'afflux des liquides du fœtus vers le seul point de sa surface qui soit soustrait à la compression.

suture qu'il faudra suivre en faisant progresser le doigt lentement jusqu'à la rencontre de l'une ou de l'autre fontanelle. — 2° Il peut exister des fontanelles supplémentaires ; on les différenciera d'ordinaire assez facilement des fontanelles normales, et par leur forme et par ce fait, que deux sutures seulement y aboutissent. — 3° Il peut y avoir défaut d'ossification, et l'on percevra alors cette sensation particulière que l'on a décrit sous le nom de crépitation parcheminée ; dans quelques cas rares, les sutures et les fontanelles pourront être considérablement élargies par une hydrocéphalie plus ou moins prononcée, et s'il y a coïncidence d'une bosse séro-sanguine avec ces malformations, les renseignements fournis par le toucher, pour le diagnostic de la position, seront des plus obscurs, sinon absolument négatifs. Il faudra, dans ce cas, suivant le conseil de Tarnier, aller à la recherche de l'oreille du fœtus, qu'on trouve généralement en introduisant le doigt profondément derrière le pubis : le bord convexe du pavillon tourné vers l'occiput, indiquera la position.

Diagnostic de la présentation de la face

Palper. — On perçoit entre l'occiput et le dos une dépression considérable, véritable coup de hache, formé par le renversement de la tête en arrière.

La tête, en outre, paraît n'occuper qu'une des moitiés du bassin, elle est très accessible du côté de l'occiput, tandis qu'au contraire, même en déprimant fortement, elle est très difficilement accessible du côté du menton ; Budin dit, cependant, que lorsque les parois abdominales ne sont ni trop épaisses, ni trop résistantes, on peut arriver à sentir nettement l'arc osseux, en forme de fer à cheval, formé par le maxillaire inférieur dans les cas de mento-antérieures.

Les autres signes sont les mêmes que dans le sommet ; cependant, dans la présentation de la face, le dos est toujours plus profondément situé et beaucoup plus difficile à suivre. La situation du dos et la dépression de la nuque indiqueront la position.

Auscultation. — D'après Depaul le maximum des bruits du cœur dans la présentation de la face s'entendrait aux mêmes points que dans la présentation du sommet; le plus souvent, cependant, la face s'engageant moins facilement que le sommet, le maximum des bruits du cœur sera plus élevé; il en sera de même du reste dans le sommet quand il existera un obstacle à son engagement.

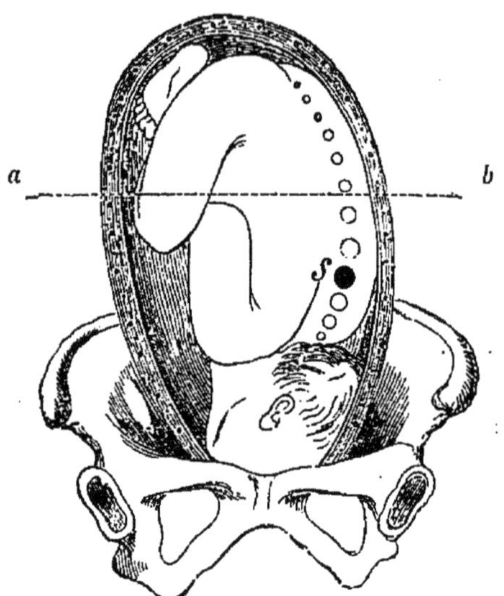

Fig. 68. — Présentation de la face. *ab*, ligne fictive horizontale passant un peu au-dessous de l'ombilic. *s*, siège du summum d'intensité des bruits du cœur.

Pour le *diagnostic des positions*, Depaul admettant toujours que c'est par la colonne vertébrale que se fait le mieux la transmission des bruits du cœur, dit que le maximum s'entendra à droite et en arrière dans la mento-iliaque gauche antérieure, à gauche et en avant dans la mento-iliaque droite postérieure (fig. 68). Pour Devilliers, Ribemont, les battements du cœur se transmettent du côté correspondant au menton, par le plan antérieur du fœtus et mieux encore par le plan latéral gauche — et dans *M. I. G. A.* par exemple, — le maximum d'intensité sera situé à gauche, plus ou moins près de la ligne médiane, parfois même directement en avant.

Toucher. — *Avant le travail,* le toucher ne fournira, le plus souvent, aucun renseignement, tout au plus, dans quelques cas, permettra-t-il de soupçonner la présentation. Au début du travail, la présentation restant élevée, il ne fournira pas non plus d'indications bien précises; en outre, lorsque la dilatation serait suffisante pour pratiquer le toucher avec plus de fruit, il conviendra d'être très prudent dans cette exploration pour ne pas rompre prématurément la poche des eaux volumineuse, qui se produit dans cette présentation.

Pour que le diagnostic de la présentation et surtout des positions de la face puisse être clairement établi, il faut que le col utérin soit largement dilaté, et la poche des eaux, sinon rompue, du moins assez souple. Alors le toucher peut faire reconnaître successivement, d'un côté à l'autre du bassin, la suture frontale, la racine du nez et de chaque côté, la saillie des arcades orbitaires, au-dessous desquelles on peut sentir les globes oculaires rouler sous le doigt, puis le nez, la bouche et les rebords alvéolaires, enfin le menton.

C'est le nez qui est, ici, l'élément principal du diagnostic et de la présentation de la position ; car il n'y a rien, sur les autres parties du corps, qui ressemble à cette petite pyramide triangulaire percée de deux trous sur l'une de ses faces. Par le point du bassin vers lequel regardent ces deux trous ou narines, on sait où se trouve le menton et, par conséquent, quelle est la position.

Il naît cependant quelques difficultés quand il y a longtemps que l'orifice utérin est dilaté et la poche des eaux rompue. La face, répondant alors au vide du bassin, devient le siège d'une tuméfaction considérable, d'une vraie bosse séro-sanguine, et les joues, gonflées et rapprochées l'une de l'autre, laissent entre elles un sillon assez profond qu'on pourrait prendre au premier abord pour le sillon interfessier. Mais l'obscurité se dissipe bientôt dès qu'on arrive à toucher le nez qui, lui, échappe à l'œdème et se reconnaît à ses caractères spéciaux.

Diagnostic de la présentation du siège.

Palper. — L'excavation est vide, la présentation, plus volumineuse, est moins dure et plus irrégulière, que l'extrémité céphalique.

On trouve la tête soit à l'épigastre, soit dans les hypochondres, elle est d'ordinaire facilement reconnaissable et ballotte presque toujours avec une grande facilité; parfois cependant elle est si élevée qu'elle se cache sous l'appendice xyphoïde ou sous les fausses côtes.

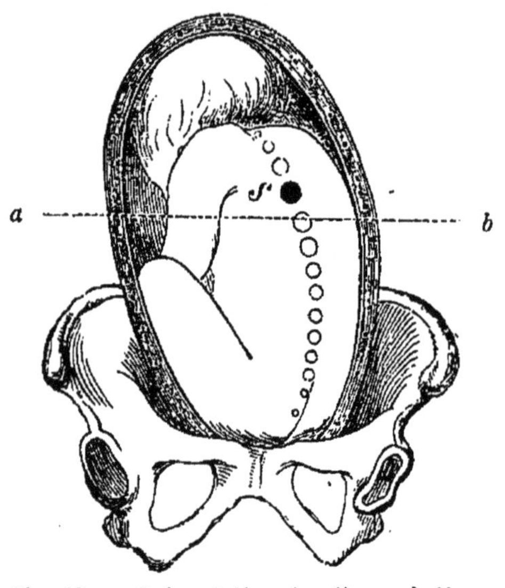

Fig. 69. — Présentation du siège. *ab*, ligne fictive horizontale passant un peu au-dessous de l'ombilic. *s*, siège du summum d'intensité des bruits du cœur.

Le *diagnostic* de la position sera fait par la recherche du plan dorsal et du plan antérieur du fœtus.

Auscultation. — Le maximum des bruits du cœur sera entendu soit au niveau, soit au-dessus de la ligne qui divise l'utérus en deux parties égales (fig. 69). — Mais ce que l'auscultation présente de particulier dans les cas de présentation du siège c'est que les battements se propagent en bas jusqu'au niveau des branches horizontales des pubis (Pinard).

Toucher. — Avant le début du travail, la présentation

étant le plus souvent élevée, le toucher ne fournira aucun renseignement précis ; il peut cependant arriver que l'on puisse sentir de petites parties fœtales à travers le segment inférieur.

Chez les primipares, le siège (variété des fesses seulement) s'engage parfois à la fin de la grossesse et une exploration superficielle pourrait faire croire à la présence d'une tête, mais en pratiquant le toucher d'une façon attentive, on reconnaîtra que la présentation n'a pas la dureté d'une extrémité céphalique ; résistante en avant dans le cul de sac antérieur, elle est plus molle, plus irrégulière en arrière.

En dehors de ces cas, au début du travail, la présentation reste élevée ; il se forme une poche des eaux volumineuse qu'il y a grand intérêt à ménager, et à travers laquelle on pourra sentir parfois de petites parties fœtales ; mais tant que la poche des eaux sera intacte et la dilatation incomplète, il faudra toujours pratiquer le toucher avec beaucoup de ménagements.

Ce n'est que lorsque la dilatation du col est assez avancée et la poche des eaux rompue, que le diagnostic peut être facilement établi. Alors, en effet, si ce sont les *fesses* qui se présentent, le doigt rencontre en avant, en arrière de la symphyse, une surface dure, arrondie et régulière qui pourrait être prise pour la tête si l'exploration s'arrêtait là, c'est la région trochantérienne ; en arrière, on trouve la saillie plus molle de la fesse antérieure, puis le sillon interfessier, obliquement dirigé, dans lequel on reconnaît successivement, en allant d'un côté à l'autre de l'excavation, le coccyx et la saillie des apophyses épineuses de la crête sacrée que l'on peut parfaitement sentir en remontant avec le doigt à partir de la pointe du coccyx ; les éléments principaux du diagnostic de la position sont ici : pointe du coccyx regardant à droite, crête sacrée à gauche, position gauche ; pointe du coccyx regardant à gauche et crête sacrée à droite, position droite.

Si ce sont les *pieds* qui s'engagent, le diagnostic est facile ; on ne saurait, en effet, avec un peu d'attention, confondre un pied avec une main. Celle-ci est dans l'axe du membre supérieur, tandis que le pied forme avec la jambe un angle droit ; en outre, la main ne présente aucune saillie qui puisse être confondue avec le talon.

Pour différencier le pied droit du pied gauche, il suffira, après avoir reconnu la situation du talon et des orteils, de suivre le bord interne du pied, facilement reconnaissable à sa plus grande épaisseur et à la présence du gros orteil.

La direction permettra de déterminer la position.

La présentation des genoux, très rare, se reconnaîtraît au volume des genoux, plus considérable que celui des coudes, mais aussi à la présence et à la mobilité de la rotule. La direction des tibias donnerait ensuite la position.

Diagnostic de la présentation du tronc

Palper. — Avant le travail, au lieu d'être vertical comme dans les présentations précédentes, le grand diamètre de l'utérus est transversal et on trouve l'excavation vide.

On reconnaîtra les parties fœtales à leurs caractères habituels ; l'un des flancs sera occupé par la tête, l'autre par le siège, ce dernier ordinairement plus élevé que la tête. Quand le dos sera dirigé en avant, et c'est le cas presque constant, il sera facile à distinguer ; on trouvera les membres dans le cas contraire.

Si l'on trouve, par exemple, la tête dans la fosse iliaque gauche, et le dos en avant, il sera facile, en se mettant, par la pensée, dans la même position que le fœtus, de reconnaître que l'on se trouve en présence d'une présentation de l'*épaule droite* en *acromo-iliaque gauche.*

Pendant le travail, le grand diamètre de l'utérus tend à devenir vertical sous l'influence des contractions utérines, et à ce moment, le fœtus n'est réellement disposé en travers que par la moitié thoracique de son tronc, la moitié abdominale se relevant vers le fond de l'utérus, de sorte que le fœtus se trouve en réalité plié en deux sur le côté.

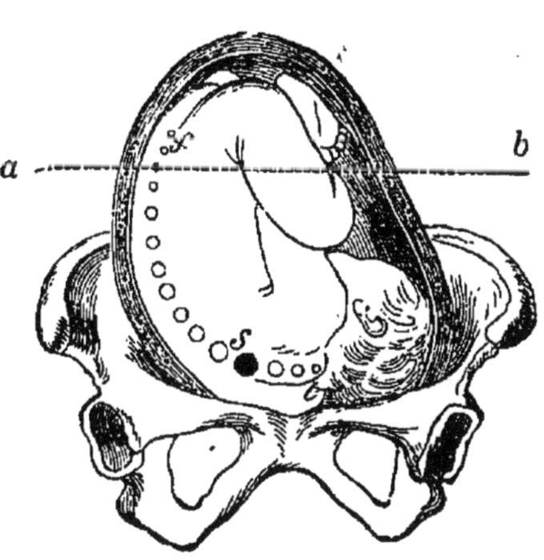

Fig. 70. — Présentation du tronc. *ab*, ligne fictive horizontale passant un peu au-dessous de l'ombilic. *sf*, grande ligne de décroissance de ces bruits. *sl*, petite ligne de décroissance.

Auscultation (fig. 70). — Depaul admet que l'on peut diagnostiquer, par l'auscultation, une présentation du tronc, le maximum étant situé, comme dans le sommet, au-dessous de l'ombilic, les bruits, au lieu de se propager suivant une ligne verticale, se propageraient transversalement; ce fait, vrai avant le travail, ne l'est plus pendant l'accouchement, le tronc se redressant sous l'influence de la contraction utérine et la colonne vertébrale prenant une direction presque verticale (Tarnier et Chantreuil).

Toucher. — Avant le travail, il ne fournit aucun renseignement; on ne peut rien atteindre. Au début du travail, la présentation reste élevée, la poche des eaux est très volumineuse; il faut éviter de la rompre à tout prix, et le toucher ne pourra être pratiqué qu'avec la plus grande circonspection; aussi, le plus souvent, ne fournira-t-il que des résultats négatifs.

On ne peut donc établir, par le toucher, un bon diagnostic d'une présentation, et, à plus forte raison, d'une position du tronc, que lorsque l'orifice utérin est complètement dilaté et que la poche des eaux est rompue. Alors, le doigt explorateur rencontrera soit le thorax, soit le coude, soit le moignon de l'épaule.

Si c'est le thorax, on perçoit une série de reliefs et de dépressions formées par les côtes et les espaces intercostaux : *gril costal.*

Si c'est le coude, on le reconnaît à la réunion de trois petites tubérosités immobiles toutes les trois.

Si c'est le moignon de l'épaule, on le perçoit sous forme d'une petite tumeur arrondie avec une saillie osseuse au centre (l'acromion).

Quand on rencontre le moignon de l'épaule, le coude ou le côté du thorax, on n'a, pour préciser la position, qu'à chercher le pli de l'aisselle, à voir vers quel point du bassin il regarde, puis à reconnaître si l'omoplate est tournée en avant ou en arrière. On sait, en effet, que l'omoplate fait partie du dos, et que la tête est à l'opposé du point que regarde le pli de l'aisselle. Or, du moment qu'on sait où est la tête et où est le dos, il est évident qu'on connaît la position du fœtus.

Enfin, si la main pend dans le vagin et à plus forte raison à la vulve, toutes les difficultés sont levées. Il n'y a, du reste, aucun inconvénient à défléchir le bras et à attirer la main dans le vagin pour assurer le diagnostic et en même temps pour fixer un lacs sur cette main, ce qui empêchera la déflexion du bras lors de l'extraction du fœtus.

La présence de la main dans le vagin n'est cependant pas suffisante à elle seule pour qu'on puisse affirmer une présentation du tronc ; il peut y avoir procidence d'un bras avec une présentation du sommet, de la face et même du siège ; il faudra donc toujours explorer néanmoins la partie supérieure de l'excavation et constater s'il n'existerait pas une présentation autre que celle du tronc. Dès que l'on est sûr de la présentation, il n'y a plus pour être fixé sur la position qu'à déterminer : 1o si c'est la main droite ou la main gauche qu'on sent ou qu'on voit ; 2o si cette main, quelle qu'elle soit, a son dos tourné vers la cuisse droite ou la cuisse gauche de la mère ; 3o si le petit doigt regarde la partie antérieure ou la partie postérieure du bassin.

Il est facile de reconnaître à quel côté appartient la main procidente ; pour cela, il suffit de la saisir et de la tourner la face palmaire en haut, le pouce sera dirigé vers la cuisse de la mère, de même nom que la main ; — si le pouce regarde la cuisse droite, c'est la main droite; la main gauche dans le cas contraire.

On arrivera au même résultat en superposant sa propre main à celle du fœtus, les doigts dans la même direction et se correspondant. Un autre moyen tout aussi simple, et peut-être plus facile à retenir, consiste à donner une poignée de main au fœtus, de façon que les faces palmaires se correspondent et les pouces s'emboîtent comme dans la poignée de main ordinaire ; ce résultat ne pourra être obtenu qu'avec la main de même nom ; l'espèce de main indique l'espèce d'épaule, la direction du dos de la main, le point vers lequel est la tête et la direction du petit doigt le point vers lequel est tourné le dos du fœtus.

Quand le dos de la main *droite* regarde la cuisse gauche de la mère et le petit doigt l'arcade pubienne, on diagnostique une présentation de l'épaule *droite* en acromio-iliaque gauche ; — quand le dos de la même main regarde la cuisse droite et le périnée, une présentation de l'épaule *droite* en acromio-iliaque droite ; — quand le dos de la main *gauche* regarde la cuisse gauche et le petit doigt le périnée, — une présentation de l'épaule *gauche* en acromio-iliaque gauche ; — et enfin, quand le dos de la même main regarde la cuisse droite et le petit doigt les pubis, une présentation de l'épaule *gauche* en acromio-iliaque droite.

L'inspection seule de la main qui se présente suffit donc, pourvu toutefois qu'elle n'ait pas été tordue par une manœuvre maladroite, à fournir tous les éléments du diagnostic dans la présentation du tronc.

PHÉNOMÈNES PHYSIOLOGIQUES ET MÉCANIQUES DE L'ACCOUCHEMENT

Les causes de l'accouchement à terme ont été divisées en deux classes : *causes déterminantes, causes efficientes.*

a. Causes déterminantes. — Il ne semble pas, comme l'a fait fort bien remarquer le Pr Tarnier, que l'on doive attribuer à une cause unique le début du travail. Le développement exagéré de la matrice, l'hypertrophie de ses fibres musculaires, l'accroissement de ses nerfs, de son système veineux, et, comme conséquence, l'accumulation de l'acide carbonique dans cet organe, les mouvements exagérés du fœtus à la fin de la grossesse, l'effacement du col, le contact direct des membranes de l'œuf avec l'orifice interne du col sont autant d'éléments qui jouent un rôle dans l'étiologie de l'accouchement.

b. Causes efficientes. — Les seules causes efficientes de l'accouchement sont les contractions de l'utérus et des muscles abdominaux ; encore ces dernières ne sont-elles pas absolument indispensables, car on a vu accoucher spontanément des femmes ayant les parois abdominales paralysées.

Sous le nom de *travail*, on désigne l'ensemble des phénomènes de l'accouchement ; ces phénomènes sont généralement divisés en trois groupes par les auteurs. 1° *Phénomènes physiologiques* ; — 2° *phénomènes mécaniques* ; — 3° *phénomènes plastiques.*

Les premiers comprennent les phénomènes qui se passent du côté de la mère et de l'œuf et ont pour résultat l'expulsion du fœtus ; les seconds, l'ensemble des mouvements imprimés au fœtus pendant qu'il traverse la filière pelvienne ; les troisièmes enfin, les déformations que subit le fœtus en traversant l'excavation et qui, très apparentes au moment de la naissance, disparaissent pendant les jours suivants.

A cette classification un peu arbitraire, nous préférons celle adoptée par Ribemont-Dessaignes [1], et, comme lui, nous rangerons les phénomènes de l'accouchement en phénomènes *maternels*, *ovulaires* et *fœtaux*.

Phénomènes maternels. — Ce sont : les contractions utérines et abdominales, l'effacement du col, l'écoulement des glaires, la dilatation de l'orifice utérin, l'ampliation du vagin, de la vulve et du périnée.

Sous le nom de phénomènes *précurseurs*, on désigne un certain nombre de symptômes qui apparaissent assez fréquemment pendant les quelques jours qui précèdent l'accouchement : dans la dernière quinzaine, l'utérus s'abaisse peu à peu, le *ventre tombe,* selon l'expression commune, ce qui rend la digestion stomacale et la respiration plus faciles ; mais par contre, comme cet abaissement de l'utérus est la conséquence d'un engagement plus ou moins considérable de la présentation, la marche devient plus gênée, le col de la vessie, le rectum et les nerfs sacrés sont comprimés et agacés, de là des besoins fréquents d'uriner, un peu de ténesme rectal, des impatiences, parfois même de vraies crampes dans les cuisses et les mollets.

D'autres signes encore annoncent un travail prochain : le vagin s'humecte de glaires inaccoutumées, les grandes lèvres se ramollissent et se tuméfient sous l'influence de la gêne circulatoire ; les contractions

1. Ribemont-Dessaignes et Lepage, *Précis d'obstétrique.*

utérines deviennent plus fréquentes, cessent parfois d'être indolores, peuvent revenir par accès et faire croire à un accouchement imminent.

Contractions utérines et abdominales

Ce n'est pas seulement pendant le travail que l'utérus se contracte, on peut constater des contractions utérines pendant tout le cours de la grossesse, mais elles sont irrégulières, faibles, indolores et ne ressemblent en rien à celles de l'accouchement. Ces dernières, au contraire, sont énergiques, le plus souvent très douloureuses, intermittentes et se produisant à intervalles assez réguliers, d'autant plus courts que l'on est plus près du terme du travail.

On peut résumer les caractères physiologiques de la contraction utérine du travail en disant qu'elle est :

Douloureuse ;

Involontaire ;

Intermittente ;

Progressive ou autrement dit *proportionnelle à l'obstacle à vaincre*.

Sous l'influence de la contraction, l'utérus change de forme et de consistance, ses parois deviennent rigides et son diamètre transversal se rétrécit.

La contraction utérine est involontaire, sa durée est de 30 à 60 secondes et son intensité varie suivant les différentes périodes du travail, elle est en général d'autant plus forte que le travail est plus avancé. Divers expérimentateurs ont cherché à mesurer l'intensité de la contraction utérine ; Ribemont a cherché la force nécessaire pour rompre les membranes de l'œuf et a considéré cette force comme représentant l'intensité de la contraction utérine, il a trouvé que sur un orifice de 10 cm. les membranes se rompent sous une pression moyenne de 10 k. 300. Le maximum a été de 11 k. 179.

Schatz a mesuré les forces expulsives en se servant d'un appareil qu'il désigne sous le nom de *tocodynamomètre*, consistant en un ballon de caoutchouc rempli d'eau, qu'il introduit entre l'œuf et les parois utérines et qui par des tuyaux en caoutchouc est mis en communication avec un manomètre et un appareil enregistreur. Cet auteur a trouvé que la force nécessaire à l'expulsion du fœtus oscillait entre 8 kil. 500 et 27 kil. 500.

Le Dr Poulet, de Lyon, a cherché à mesurer la force utérine seule, et s'est servi pour cela de deux ballons introduits l'un dans l'utérus, le second dans le rectum au-dessus de la tête fœtale, ce dernier enregistrant l'effort des muscles abdominaux; il faut, pour obtenir l'intensité des contractions utérines seules, retrancher le chiffre qu'il fournit du chiffre obtenu par l'appareil utérin, ce dernier enregistrant à la fois l'effort de l'utérus et des muscles abdominaux. Poulet a donné le nom de *tocographe* à l'ensemble de son appareil.

Les chiffres que nous avons cités plus haut ne sauraient se rapporter qu'à l'accouchement normal alors qu'il y a proportionnalité entre le volume du fœtus et la filière pelvienne, mais il n'est pas douteux que les contractions utérines puissent acquérir une intensité beaucoup plus grande alors qu'il se trouve un obstacle mécanique à la sortie du fœtus, dans les rétrécissements du bassin par exemple ; je n'en citerai pour preuve que les déformations que l'on rencontre parfois sur le crâne de certains fœtus expulsés spontanément et qui ne sauraient s'expliquer sans l'intervention d'une force considérable.

La *douleur* est la conséquence de la contraction, et dans le langage ordinaire on confond assez volontiers ces deux termes, quoiqu'ils ne soient pas synonymes.

L'intensité des douleurs n'est pas toujours en rapport avec celle des contractions, certaines femmes souffrent moins que d'autres, quelques-unes accouchent presque sans souffrir.

Le caractère des douleurs varie suivant les périodes du travail.

On désigne sous le nom de *petites douleurs, douleurs mouches,* les douleurs qui produisent l'effacement du col ; sous le nom de *préparantes* celles qui accompagnent la dilatation de l'orifice utérin et qui se traduisent par des cris plaintifs ou perçants ; sous le nom d'*expulsives,* celles de la période d'expulsion ; le cri qui les accompagne indique l'effort, et Pajot dans son langage imagé l'a comparé avec raison au cri que poussent les garçons boulangers en pétrissant leur pâte. On donne enfin le nom de *conquassantes* à celles qui se produisent au moment où la tête franchit l'orifice vulvaire. Le siège des douleurs varie suivant les périodes du travail, elles occupent les parties latérales de l'utérus au début de la dilatation, elles s'irradient plus tard en forme de ceinture vers la région pelvienne et le segment inférieur de l'utérus, assez souvent elles se font sentir dans les lobes et la région sacrée.

Les *contractions abdominales* n'entrent en jeu que pendant la période d'expulsion et viennent en aide aux contractions utérines ; elles sont soumises à l'action de la volonté, si ce n'est cependant lorsque la tête presse sur le plancher périnéal, où elles sont surtout le résultat d'une action réflexe ; vers la fin, surtout quand les bosses pariétales arrivent à se dégager, elles deviennent involontaires ; on a beau prier alors la femme de ne pas *pousser*, elle n'obéit plus, *pousse* toujours et ne s'arrête que lorsque la tête est dehors.

Les *contractions vaginales* interviendraient surtout pendant la délivrance en favorisant l'expulsion du placenta après sa chute dans le vagin.

Effacement. – L'effacement est la conséquence des contractions utérines et du ramollissement complet du col ; il se fait, comme nous l'avons dit, de *haut* en *bas* (v. p. 98) ; l'orifice interne se dilatant et la partie supérieure du col s'évasant de plus en plus pour se confondre avec le segment inférieur.

Ecoulement des glaires sanguinolentes. — Sous le nom de glaires, on désigne un liquide visqueux, plus ou moins teinté de sang, résultant de l'hypersécrétion des glandes du col et jouissant d'un pouvoir lubrifiant considérable ; cette sécrétion qui, pendant la grossesse, s'était accumulée dans la cavité cervicale, en est expulsée pendant l'effacement.

Dilatation du col. — Pour comprendre le mécanisme de la dilatation du col, il suffit de se rappeler que les parois de l'utérus sont appliquées sur un corps ovoïde résistant (l'œuf), — que les fibres du corps sont beaucoup plus puissantes que celles du segment inférieur et du col, — et que, dès lors, la résistance de ceux-ci doit être bientôt vaincue, quand surtout, à l'action dilatante si efficace des fibres longitudinales ou à anses, vient se joindre l'effort mécanique exercé de dedans en dehors par la poche des eaux, poussée dans l'orifice déjà un peu ouvert, et agissant sur lui à la façon d'un coin.

Les agents de la dilatation du col sont donc :

1° L'antagonisme qui existe entre les fibres longitudinales et obliques du corps, et les fibres moins puissantes du segment inférieur et du col ;

2° L'action de la poche des eaux ;

3° Lorsque la poche des eaux est rompue, l'action de la présentation, qui est d'autant plus efficace que celle-ci est plus régulière et plus résistante.

Sous l'influence de ces causes, l'orifice acquiert passivement des dimensions de plus en plus considérables que l'on évalue, le plus souvent, en les comparant aux pièces de monnaie suivantes : *cinquante centimes*, *un franc*, *deux francs*, *cinq francs*. On dit ensuite que la dilatation est grande comme la paume de la main, enfin qu'elle est complète quand ses bords arrivent en contact avec les parois de l'excavation. Malgré l'usage, il nous paraît préférable et plus exact d'évaluer en centimètres les différents diamètres de l'orifice cervical, pendant la période de dilatation.

On dit que le col est *dilatable*, lorsque, bien qu'incomplètement dilatés, les bords de son orifice sont assez souples pour pouvoir être amenés, sans violence aucune, au contact des parois du petit bassin.

La dilatation suit une marche progressive, mais elle se fait plus rapidement à la fin qu'au début ; il faudra, en moyenne, deux fois plus de temps pour arriver au diamètre d'une pièce de cinq francs, que pour parvenir de cette dimension à la dilatation complète.

Situé en arrière au début du travail, l'orifice du col se rapproche de plus en plus du centre de l'excavation à mesure que le travail progresse.

Au début du travail, les bords de l'orifice sont très minces chez les primipares ; ils sont au contraire épais chez la multipare et s'amincissent à mesure que la dilatation augmente. La lèvre postérieure est presque toujours plus mince que l'antérieure ; parfois même cette dernière présente, chez les primipares surtout, une tuméfaction plus ou moins considérable, par suite de sa compression entre la tête et le pubis.

Chez les primipares l'ouverture du col se fait suivant un ordre invariable : le col s'efface d'abord complètement et ce n'est que lorsque l'effacement est complet que la dilatation commence. Chez les multipares, au contraire, il arrive souvent que la dilatation commence déjà avant que l'effacement ne soit totalement effectué.

Ampliation du vagin, de la vulve et du périnée. — Sous l'influence de l'engagement et de la présentation le vagin s'élargit et se raccourcit, mais s'il cède facilement dans sa partie supérieure, il offre plus de résistance au niveau de son orifice où l'anneau hyménéal, comme l'a démontré Budin, peut devenir une cause de dystocie.

Sous l'influence de la pression exercée par la présentation, le périnée se distend peu à peu et devient saillant, on dit alors que le *périnée bombe.*

Cet organe qui, à l'état normal, ne mesure que 3 cm., peut en mesurer 15 à 16 et même davantage au moment du dégagement de la partie fœtale ; il se présente alors sous la forme d'une lame mince et bleuâtre que l'on craint de voir éclater au moindre effort.

Le périnée reste le plus souvent intact chez les multipares, la fourchette, au contraire, se déchire souvent chez les primipares, au moment de l'accouchement : cette déchirure a souvent pour amorce une déchirure hyménéale.

L'ampliation de la vulve se fait aux dépens des parties molles de la région génito-crurale, mais surtout aux dépens des petites lèvres qui s'effacent complètement, des grandes lèvres et de la partie antérieure du périnée. Cette ampliation se fait lentement ; sous l'influence de la contraction utérine aidée de celle des muscles abdominaux, la tête apparaît à la vulve qui s'entr'ouvre, puis la contraction cessant, la partie fœtale remonte et disparaît, pour reparaître un peu plus saillante à la contraction suivante ; enfin, après un nombre de contractions variables, la tête qui, à plusieurs reprises a paru et disparu, ne remonte plus, se fixe sous la symphyse, accomplit son mouvement de déflexion comme nous le verrons plus loin, et le périnée distendu glisse sur la face à la façon d'une sangle élastique.

Les mouvements de va-et-vient de la tête fœtale qui apparaît puis disparaît, de l'orifice vulvaire maternel pour y apparaître enfin définitivement, sont l'expression visible de la lutte qui s'engage entre la partie fœtale d'une part et le coccyx de la mère d'autre part. En effet pour laisser passer la tête du fœtus, le coccyx doit subir une rétropulsion et cette rétropulsion est contrariée en partie par les fibres musculaires du releveur de l'anus qui s'y insèrent ; à chaque poussée de la tête le coccyx bridé par le releveur résiste ; mais à un moment donné cette résistance est vaincue et le coccyx étant définitivement rétropulsé, la tête fœtale vient s'immobiliser sous la pointe du sacrum qui, fixe, forme taquet et l'empêche de reculer. C'est à ce moment qu'au dehors on constate que la tête fœtale maintient enfin d'une façon constante la béance de l'orifice vulvaire (Varnier).

Phénomènes ovulaires.

De la poche des eaux. — On désigne sous ce nom la portion des membranes que l'orifice met à nu en se dilatant et le liquide qu'elle contient.

La poche des eaux est tendue, élastique pendant la contraction, elle est flasque et molle pendant le repos de l'utérus et permet alors d'apprécier assez facilement les caractères de la présentation. Suivant sa forme, on dit que la poche des eaux est plate ou saillante, hémisphérique, piriforme, en boudin.

Les poches des eaux plates sont un indice favorable, elles coïncident d'ordinaire avec une présentation du sommet et un engagement considérable de la présentation.

La poche des eaux aide puissamment, comme nous l'avons dit, à la dilatation ; elle protège le fœtus contre la contraction utérine, en empêchant l'écoulement du liquide amniotique ; par son volume exagéré, elle prévient l'accoucheur de la possibilité d'une présentation vicieuse, au moment de sa rupture elle lubrifie les parois du vagin et facilite le glissement du fœtus.

Lorsque la pression intra-amniotique est suffisante,

les membranes se rompent, le plus souvent c'est quand la dilatation est complète que ce phénomène se produit (*rupture tempestive*). Si la poche des eaux est faible, elle se rompt dès les premières contractions et un flot de liquide s'échappe (*rupture précoce*)[1], après quoi il y a un certain temps de repos avant de nouvelles contractions. Si la poche est forte et élastique, au contraire, elle résiste à un haut degré de distension et accompagne la partie fœtale très loin, parfois jusqu'en dehors de la vulve (*rupture retardée*), et il peut arriver que la tête, en se dégageant, entraîne avec elle un lambeau de membranes en forme de calotte. On dit alors que l'enfant naît coiffé. Nous verrons plus loin que ce fait, considéré par les commères comme un présage de bonheur pour l'enfant, peut ne pas être sans danger pour la mère, et qu'il est du devoir de l'accoucheur de l'empêcher de se produire.

En effet dans les cas où la poche des eaux arrive jusqu'à la vulve, le chorion s'est généralement rompu et c'est l'amnios distendu de liquide qui vient saillir à travers une boutonnière choriale ; il en résulte un glissement de ces membranes l'une sur l'autre, un clivage, une dissociation.

Il est assez facile d'ordinaire de différencier au toucher la poche des eaux du cuir chevelu ; celui-ci se ride sous le doigt, tandis que la poche des eaux est très lisse ; si la sensation n'était pas très nette et que l'on eût des doutes sur l'intégrité ou la rupture de la poche des eaux, il suffira de déplacer la tête avec le doigt, le liquide amniotique qui s'écoulera alors éclairera le diagnostic.

Après la rupture de la poche des eaux et le premier flot de liquide, l'écoulement n'est pas continu, il se

1. Il y a lieu d'établir une distinction entre la rupture *précoce* et la rupture *prématurée* : celle-ci se produit avant tout début de travail.

produit surtout au début et à la fin de la contraction.

En résumé, il y a dans le travail de l'accouchement deux périodes distinctes et qu'il est bon de ne pas perdre de vue, à cause de leur utilité pratique; l'une est dite *période de préparation ou de dilatation du col*; l'autre, *période d'expulsion du fœtus* Dans la première, le col se dilate, comme nous l'avons dit tout à l'heure, par la double action d'une force vitale (contraction de tout le corps de la matrice) et d'une force mécanique (pression excentrique de la poche des eaux engagée dans l'orifice utérin); à défaut de la poche des eaux, la partie fœtale qui s'engage, vertex ou pelvis, active la dilatation.

Dans la seconde période, le corps de l'utérus se contracte plus fortement que jamais (douleurs *expulsives*), et, s'aidant de l'action des muscles abdominaux, chasse le fœtus de sa cavité.

Cette période d'expulsion ne commence que lorsque la dilatation du col est complète ou presque complète.

La *durée du travail* est très variable suivant les femmes, elle est en général plus longue chez les primipares que chez les multipares, surtout chez les primipares âgées.

En moyenne, la durée du travail est de 12 à 16 heures chez les primipares, de 6 à 8 chez les multipares.

Phénomènes fœtaux

Ils comprennent ce que l'on est accoutumé de décrire sous le nom de phénomènes mécaniques et de phénomènes plastiques, c'est-à-dire les différents mouvements imprimés au fœtus par les forces expulsives, pendant le travail de l'accouchement, et les déformations passagères, conséquences de son passage à travers la filière pelvienne.

C'est au Pr Pajot que revient l'honneur d'avoir formulé d'une façon aussi claire que précise les lois qui régissent les phénomènes mécaniques. Cet illustre maître a le premier fait observer, quelque paradoxale que paraisse au premier abord cette proposition, *qu'il n'y a réellement qu'un seul mécanisme de l'accouchement, quelles que soient la présentation et la position*; dans les expulsions spontanées et à terme, bien entendu.

Pajot n'a admis que cinq temps dans le mécanisme de l'accouchement, confondant dans un même temps la rotation et l'expulsion définitive de la partie du corps du fœtus (tête ou tronc) qui restait encore dans les organes génitaux après la sortie de la présentation. Le Pr Tarnier, en 1865, a dédoublé ce cinquième temps et sa division du mécanisme en six temps est adoptée aujourd'hui par la généralité des accoucheurs.

1er *temps*. — Amoindrissement ou accommodation de la présentation.

2e *temps*. — Engagement et descente de la présentation.

3e *temps*, — Rotation de la présentation, de façon à accommoder son plus grand diamètre au plus grand diamètre du détroit inférieur.

4e *temps*. — Dégagement de la présentation.

5e *temps*. — Rotation interne de la partie du fœtus qui est encore dans le bassin, pour accommoder son plus grand diamètre au plus grand diamètre du détroit inférieur, et rotation externe de la partie dégagée qui en est la conséquence.

6e *temps*. — Expulsion de la partie fœtale, qui est encore dans le bassin.

Nous allons retrouver chacun de ces temps dans le mécanisme de l'accouchement des diverses présentations, ce qui nous permettra de les étudier avec plus de détails.

Accouchement par le sommet

1er *temps*. *Amoindrissement*. *Flexion* (fig. 71). — La

tête qui, par suite de l'attitude ordinaire du fœtus dans la matrice à la fin de la grossesse, se trouve déjà légèrement fléchie, complète sa flexion sous l'influence

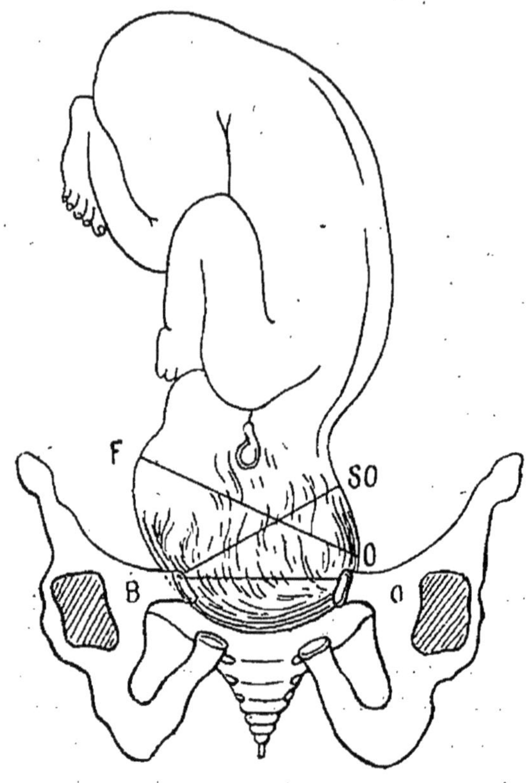

Fig. 71. — 1er temps du mécanisme de l'accouchement par le sommet.

des contractions utérines et de la résistance que lui oppose le segment inférieur de l'utérus, le détroit inférieur ou même le plancher périnéal ; les auteurs en effet sont loin d'être d'accord sur le point précis où se fait cette flexion, et comme le fait remarquer le Pr Pajot, il y a pour ce temps, comme pour les autres temps du mécanisme, corrélation entre le moment de sa production et le moment de sa nécessité.

Avec un fœtus volumineux, la flexion se fera au détroit supérieur; avec un fœtus moyen, sur le segment inférieur de la matrice; avec un fœtus très petit, sur le plancher du bassin, ou même manquera complètement si elle n'est pas nécessaire. Ce temps est terminé lorsque le menton arrive au contact du sternum et il en résulte un véritable amoindrissement de la présentation.

En effet, lorsque la tête était dans une position intermédiaire entre la flexion et l'extension, elle se présentait par le diamètre O. F. mesurant 12 cm.; à la fin du premier temps, lorsque la flexion est terminée, elle se présente par le diamètre S. O. B. qui ne mesure que 9 cm. 1/2.

Ce premier temps a encore pour effet de transformer le fœtus en une masse rigide sur laquelle les contractions utérines s'exerceront avec beaucoup plus d'efficacité.

2e *temps. Engagement, descente* (fig. 72). — Sous l'influence des contractions utérines, aidées par la contraction des muscles abdominaux, la tête parcourt toute la filière pelvienne, depuis le détroit supérieur jusqu'à l'orifice vulvaire.

Mais comment s'opère cette descente? La tête avant de s'engager dans le bassin était donc fléchie; de plus elle était dans une situation transversale, les extrémités de ses grandes dimensions (dimensions sagittales) regardant directement à droite et directement à gauche. Mais au moment d'entrer dans le bassin elle devra changer son orientation, s'obliquifier, en vertu des lois de l'accommodation : elle a avantage en effet à mettre ses grands diamètres ou diamètres sagittaux en rapport avec les grands diamètres de l'excavation pelvienne; or ces derniers sont non pas les diamètres transverses mais les diamètres obliques; elle devra donc s'engager obliquement.

Mais y a-t-il *synclitisme* ou *asynclitisme*? C'est-à-dire, la tête s'engage-t-elle et progresse-t-elle d'une façon symétrique, comme un obus dans l'âme d'un canon, les deux bosses pariétales se présentant ensemble au dé-

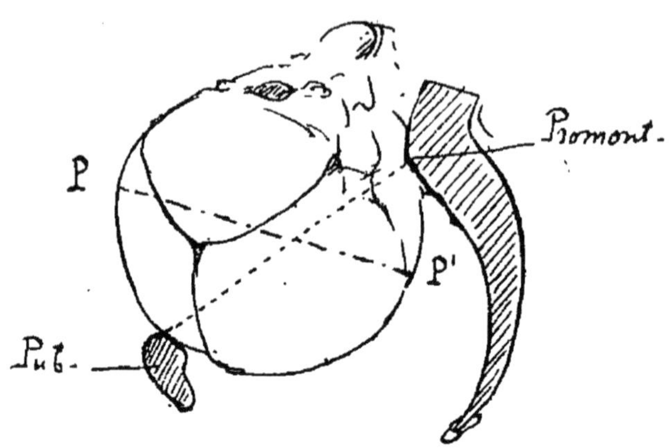

Fig. 72. — Mécanisme normal de l'engagement de la tête. 1er temps : inclinaison sur le pariétal postérieur P' qui s'engage dans la concavité sacrée, P, pariétal antérieur.

troit supérieur et le traversant en même temps; ou bien l'un des pariétaux se présente-t-il d'abord, et quel est-il? Nous empruntons, en les résumant aussi brièvement que possible, les renseignements suivants à l'important mémoire de Pinard et Varnier [1].

Pour Smellie (1752), la tête se présentait et s'engageait par le pariétal postérieur. Nægelé (1819), se basant sur les sensations fournies par le toucher, admet au contraire l'engagement par le pariétal antérieur, et cette théorie fut longtemps classique.

D'après Mathews Duncan, la tête traverse le détroit supérieur sans présenter d'inclinaison, ce n'est que lorsqu'elle a pénétré dans l'excavation que la suture sagittale est plus rapprochée du sacrum que du pubis.

1. De l'engagement et de la descente de la tête fœtale dans les bassins normaux, in *Etudes d'anatomie obstétricale normale et pathologique*.

Pour Künecke, le synclitisme existerait au moment de l'engagement et persisterait jusqu'à la sortie de la tête des parties génitales, etc.

En pratiquant des coupes sur des femmes congelées et interprétant celles publiées avant eux, Pinard et Varnier sont arrivés aux conclusions suivantes : 1° L'axe du corps de l'utérus est toujours plus ou moins incliné en arrière par rapport à l'axe du détroit supérieur.

2° La tête fœtale, avant son engagement, est inclinée sur son pariétal postérieur ; la suture sagittale se trouve donc plus rapprochée de la symphyse que du promontoire.

3° L'engagement se fait par correction progressive de cette inclinaison, c'est-à-dire par descente du pariétal antérieur attardé, la suture sagittale s'approchant de plus en plus de l'axe du détroit supérieur qu'elle atteint seulement lorsque l'engagement est accompli ; il y a alors synclitisme.

4° Ce synclitisme ne continue pas, la bosse pariétale antérieure continue à descendre, de sorte qu'à la fin de la descente et avant la rotation, il y a inclinaison sur le pariétal antérieur.

On voit, d'après ce qui précède, que la tête ne descend pas en suivant l'axe de l'excavation, mais bien une ligne courbe en forme S.

3e *temps. Rotation interne* (fig. 73). — Dans ce 3e temps, l'occiput vient en avant, quel que soit le point qu'il occupait primitivement dans le bassin, et par suite, le plus grand diamètre de la tête se trouve en rapport avec le plus grand diamètre du détroit inférieur, constitué par la fente pubo-coccygienne à grand axe antéro-postérieur du muscle releveur de l'anus (*Varnier*). Le corps tout entier accompagne ce mouvement de rotation. Il n'entre pas dans le plan de ce manuel de discuter les différentes théories qui ont été émises pour expliquer ce mouvement de rotation, disons seulement qu'à la suite d'expériences faites sur le cadavre, Paul Dubois est peut-être le premier qui ait signalé les véritables causes du mouvement de rotation.

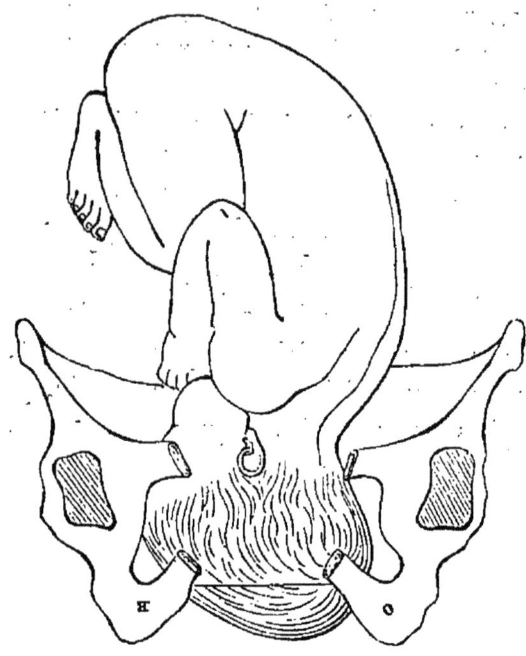

Fig. 73. — 3e temps.

Ces causes résident dans la combinaison d'un assez grand nombre d'éléments, volume, forme, mobilité des parties expulsées d'une part; capacité, forme, résistance du canal parcouru d'autre part; il faut y ajouter des conditions de glissement facile obtenues par l'enduit sébacé du fœtus et la lubréfaction des organes maternels. La cause prépondérante semble résider dans la tonicité du muscle releveur de l'anus et dans la forme particulière (fente antéro-postérieure) de son orifice inférieur.

D'après Pajot, si l'on veut se faire une idée juste des causes de la rotation de l'occiput, il suffit de les rechercher dans l'application de ce principe immuable en mécanique (*Loi de l'accommodation*).

Quand un corps solide est contenu dans un autre, si le contenant est le siège d'alternatives de mouvement et de repos, si les surfaces sont glissantes et peu anguleuses, le contenu tendra toujours à accommoder sa forme et ses dimensions aux formes et à la capacité du contenant.

Il est une condition indispensable à l'exécution de cette loi, c'est la proportionnalité entre la puissance, le volume du contenu et la capacité du contenant.

Le plus souvent, ce mouvement de rotation intérieure ne se fait pas d'un seul coup, mais bien par une suite de petits mouvements de va-et-vient. L'occiput, au moment de la douleur, fait un pas en avant, — puis se retire un peu, une fois la douleur passée, pour revenir un peu plus en avant à chaque contraction.

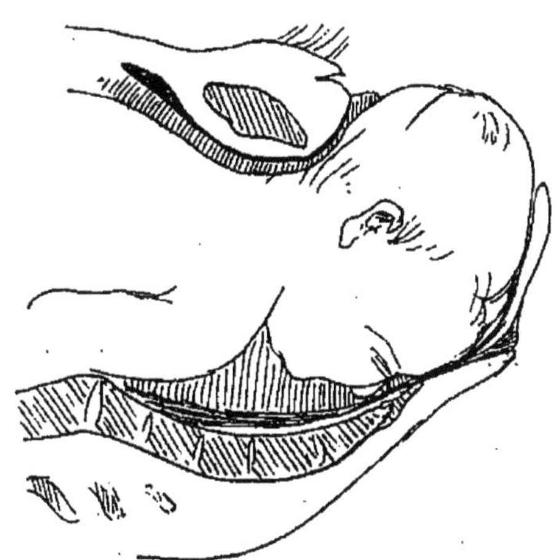

Fig. 74. — Présentation du sommet. Tête engagée à fond, la nuque sur la symphyse. Le mouvement de déflexion va commencer (d'après Bumm).

Si le sommet est descendu en O. I. G. A., cette rotation est peu sensible, puisqu'elle n'équivaut pas à un seizième de cercle ; tandis que, si le sommet est arrivé sur le plancher du bassin en position O. I. D. P., cette rotation est de plus d'un quart de cercle. (Voy. les fig. 74, 75, 76.)

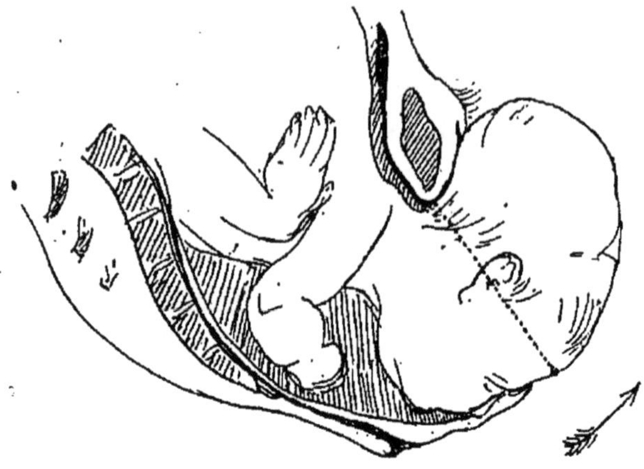

Fig. 75. — Présentation du sommet. Mouvement de déflexion. La circonférence sous-occipito-frontale vient de franchir la vulve (d'après Bumm).

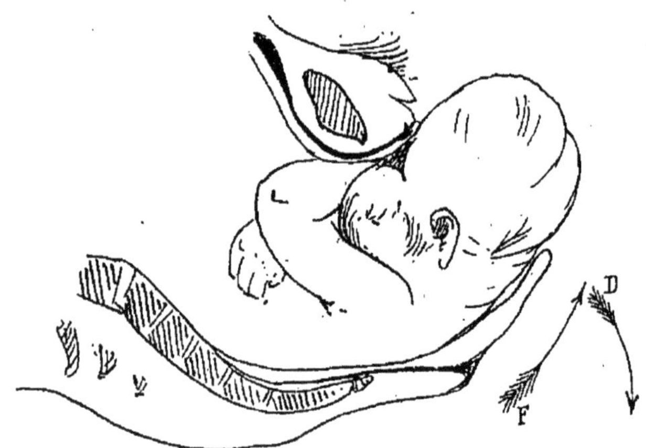

Fig. 76. — Présentation du sommet. Dégagement en occipito-sacrée. La tête est très fléchie. L'occiput est dégagé, au mouvement (F) de flexion exagérée va succéder un mouvement de déflexion (D) (d'après Bumm).

4e *temps. Dégagement* (fig. 78). — Le dégagement de la tête se fait par déflexion, l'occiput s'engage presque directement sous l'arcade pubienne, jusqu'à ce que la nuque embrasse exactement par derrière la symphyse des pubis dont elle se cravate en quelque sorte ; et alors, sur cette nuque, centre du mouvement, pivote la tête

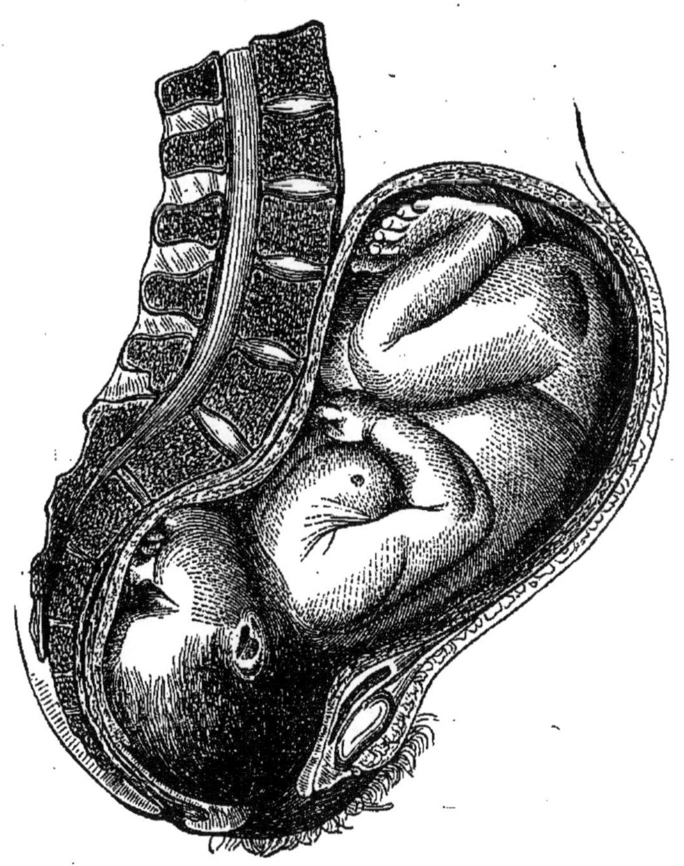

Fig. 77. — 3e temps. Rotation intérieure achevée ; la tête commence même le 4e temps (déflexion).

entière qui se défléchit peu à peu pour franchir la vulve, en passant par les diamètres *sous-occipitaux*. Ainsi l'on voit apparaître d'abord le *sous-occipito-bregmatique*, puis le *sous-occipito-frontal*, le *sous-occipito-mentonnier*.

Le dégagement de la tête se fait presque toujours avec une certaine lenteur, chez la femme primipare du moins. Ici en effet, ce n'est guère qu'après que le ver-

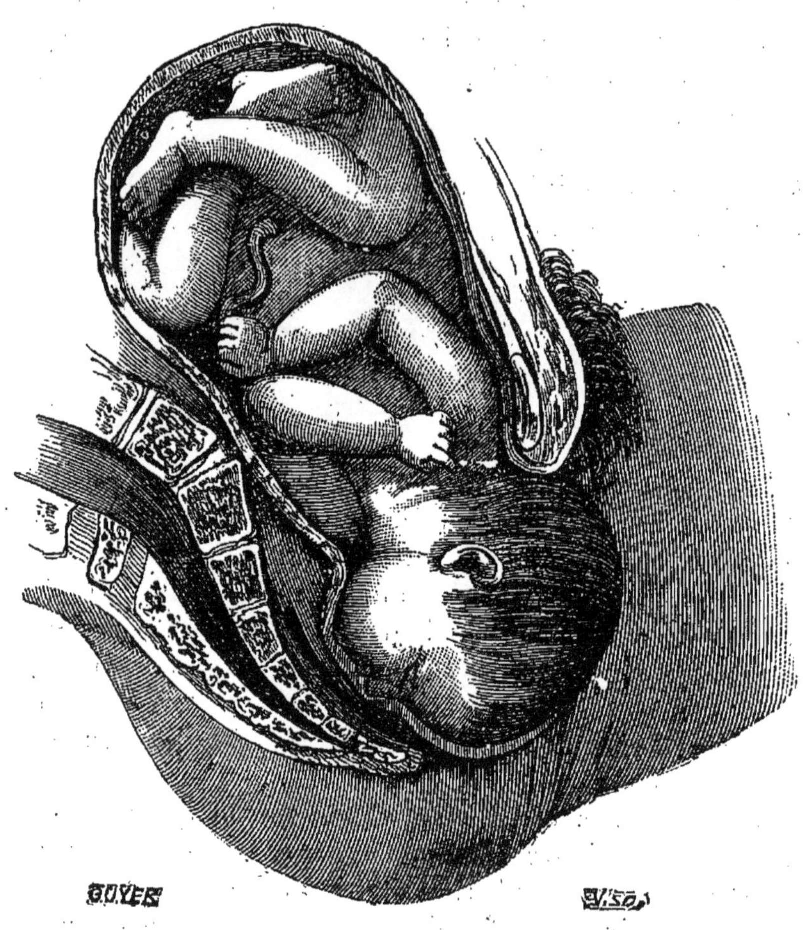

Fig. 78. — Dégagement de la tête, la nuque arrêtée sous l'arcade pubienne.

tex s'est présenté un assez grand nombre de fois à la vulve, — descendant, puis remontant, pour descendre de nouveau, toujours un peu plus à chaque fois, — que le périnée et le coccyx surtout sont vaincus dans leur résistance et se laissent dilater au degré voulu pour que les bosses pariétales passent.

A ce moment, survient une douleur atroce, douleur conquassante des auteurs, accompagnée de contractions violentes, non seulement des muscles abdominaux, mais encore des muscles du tronc et des bras, et la tête est expulsée.

Cette marche lente et progressive de la tête, une fois à la vulve, ne doit jamais être perdue de vue ; car dans certains cas, en appliquant le forceps, chez une primipare à périnée rigide, par exemple, il conviendra d'imiter cette sage lenteur de la nature, pour ne pas brusquer l'extensibilité des parties génitales externes ; — c'est-à-dire qu'au moment où les bosses pariétales seront près de se dégager, il faudra plutôt retenir la tête que la tirer.

5e *temps. Rotation interne du tronc, externe de la tête* (fig. 79). — Le grand diamètre du tronc qui était accommodé au grand diamètre (oblique) de l'excavation doit s'accommoder au grand diamètre du détroit inférieur ; l'une des épaules vient en avant se fixer derrière la symphyse, l'autre se loge dans la concavité du sacrum ; la tête du fœtus accompagne ce mouvement du tronc, et l'occiput se tourne vers le côté qu'il occupait dans le bassin au début du travail.

Les anciens accoucheurs avaient tort d'appeler cette rotation extérieure *mouvement de restitution*, car il n'est nullement le résultat d'une torsion préalable du cou, mais bien tout simplement la conséquence d'une rotation *intérieure* des épaules, dont le diamètre bis-acromial vient se placer dans la direction du diamètre coccy-pubien du détroit inférieur.

6e *temps*. — L'épaule, qui est sous la symphyse, apparaît à la vulve, s'engage et s'y fixe ; puis, par un mécanisme analogue à celui de l'extension de la tête, l'épaule postérieure glisse sur la paroi postérieure du canal pelvien et se dégage à la vulve ; dès qu'elle n'est plus soutenue par le périnée, elle retombe ; l'épaule antérieure se dégage à son tour, puis le reste du tronc par un mécanisme analogue, au niveau des hanches si le fœtus est volumineux ; souvent aussi, après la sortie des épaules, le tronc se dégage rapidement en décrivant

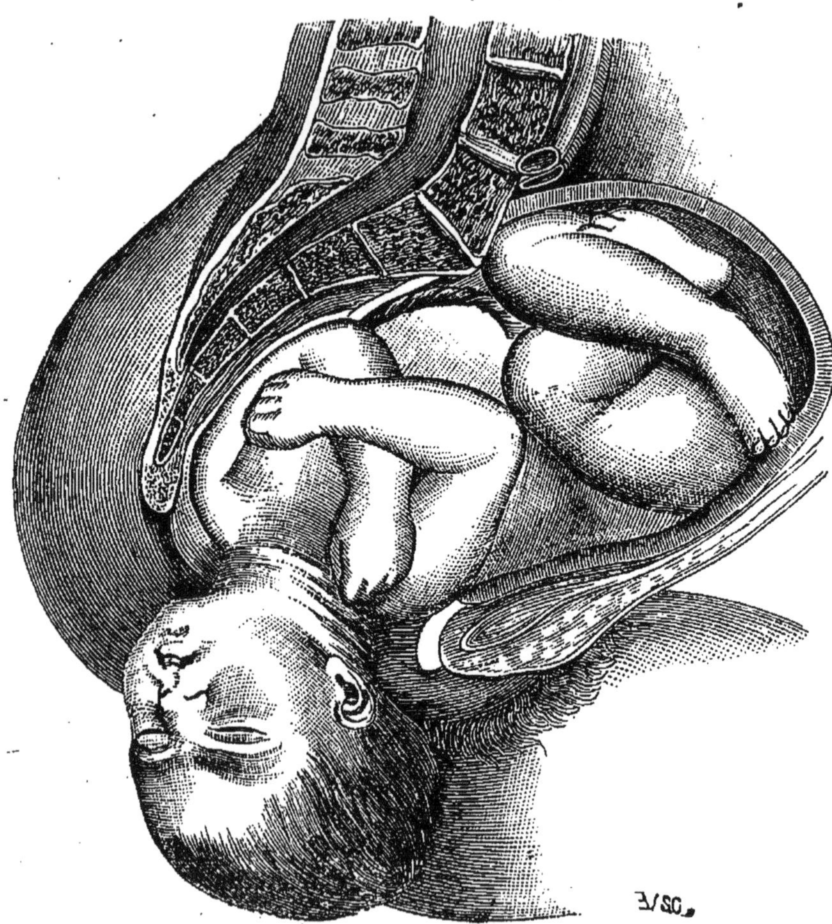

Fig. 79. — 5e temps. Rotation interne du tronc, externe de la tête.

un mouvement de spirale à la suite duquel le fœtus expulsé repose sur le dos, entre les jambes de sa mère.

Les six temps, que nous venons de décrire, peuvent présenter des anomalies, mais celles du 3e temps sont particulièrement intéressantes à étudier ; il peut y avoir, en effet, défaut, exagération ou perversion de la rotation.

Défaut de rotation. — La tête se dégage obliquement, l'occiput se fixant sur une des branches ischio-pubiennes. Dans les positions postérieures, si la rotation ne se produit pas dans un sens ou dans l'autre, l'expulsion n'aura pas lieu en général et il faudra intervenir.

Excès de rotation. — Au lieu de s'arrêter sous la symphyse du pubis, l'occiput va se fixer sous la branche ischio-pubienne du côté opposé et s'y dégage.

Perversion de la rotation. Occipito-sacrées ou occipito-postérieures directes. — Cette anomalie s'observe dans les positions postérieures ; au lieu de revenir en avant sous la symphyse, comme cela est la règle, l'occiput tourne en arrière et va se mettre en rapport avec la concavité du sacrum. Lorsque cette anomalie se présente, l'accouchement spontané reste possible, mais le travail est plus long, l'occiput ayant à parcourir toute la courbure du sacrum et le plancher périnéal ; l'intégrité du périnée est en outre plus menacée surtout chez les primipares ; l'expulsion a lieu par le mécanisme suivant : la tête se fléchissant très fortement, l'occiput finit par se dégager le premier au devant du périnée tandis que le front s'immobilise derrière la symphyse ; puis la déflexion se produit ; le front et la face glissent successivement sous la commissure antérieure de la vulve et le dégagement se fait par les diamètres sous-occipitaux comme dans le mode normal (fig. 79 et 80).

Les anomalies du 4e temps ne sont que la conséquence de celles du 3e temps.

Au 5e temps, il peut arriver que la rotation des épaules ne s'effectue pas et on les voit alors se dégager transversalement à la vulve ; dans d'autres cas, cette rotation se fait en sens inverse et dans la position O. I. G. A. par exemple ; l'épaule droite, qui devrait venir se fixer sous la symphyse, tourne au contraire en arrière et c'est l'épaule gauche qui vient se dégager en avant ; la tête accompagnant le mouvement des épaules, on voit l'occiput tourner à droite au lieu de revenir à gauche comme dans les cas normaux.

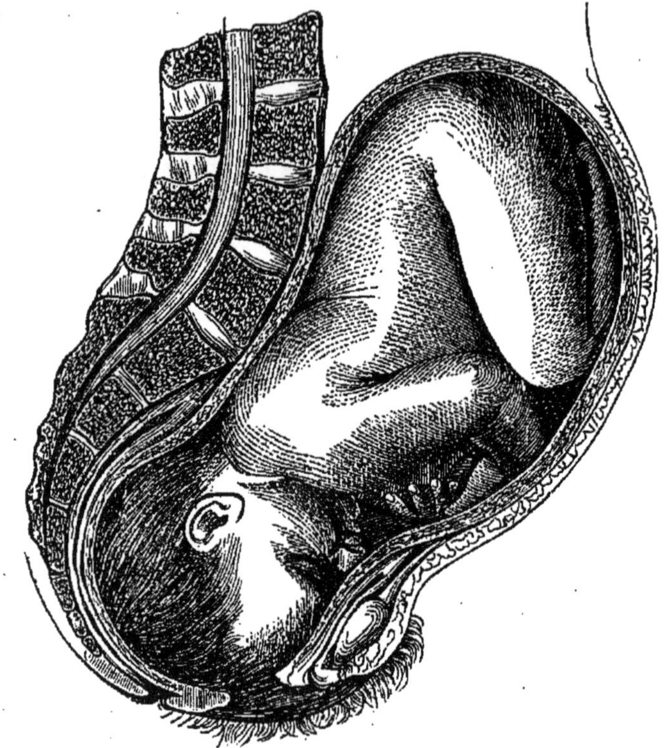

Fig. 80. — Présentation du crâne en position occipito-postérieure, rotation en arrière dans l'excavation.

En outre des anomalies qui sont la conséquence de celles du temps précédent, le 6e temps peut en offrir d'autres qui sont surtout en relation avec le volume du fœtus ; elles ne présentent pas d'intérêt particulier.

Déformations de la tête fœtale dans les présentations du sommet. — Dans son passage à travers le canal pelvi-génital, la tête du fœtus subit diverses modifications, les unes portent sur les parties molles, les autres sur le crâne lui-même.

Sur les parties molles, on trouve la *bosse-séro-sanguine*, tumeur plus ou moins volumineuse siégeant sur la région du crâne qui correspondait à l'ouverture du col après la rupture des membranes ; cette tumeur, dont le volume peut varier de celui d'une noix à celui

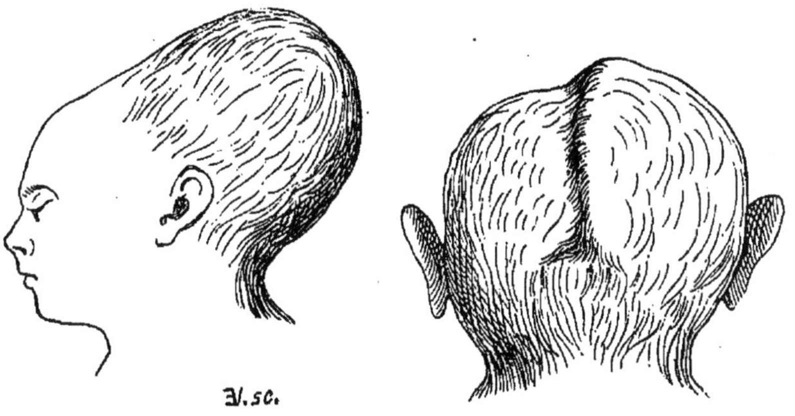

Fig. 81. — Tête déformée, en pain de sucre, l'enfant étant né en présentation du sommet et après un travail long et difficile ; bosse sanguine

Fig. 82. — Aspect de la tête quand les pariétaux chevauchent.

du poing, est la conséquence d'une infiltration séro-sanguine dans le tissu cellulaire sous-cutané, au niveau du seul point de la surface du fœtus, qui soit soustrait à la compression. Limitée d'abord par les bords de l'orifice utérin, la bosse séro-sanguine pourra continuer à s'accroître, après la dilatation complète, pour peu que l'expulsion soit laborieuse, et s'étendre à toute la zone qui correspond à l'ouverture de l'arcade pubienne.

Dans les positions *gauches*, la bosse séro-sanguine sera constatée sur le sommet du crâne et un peu à droite ; dans les positions *droites*, sur le sommet et à gauche (voyez fig. 81).

Du côté du crâne, les modifications ne sont pas moins sensibles, surtout quand l'accouchement ne marche pas vite. Les fontanelles, et même les sutures, qui sont membraneuses, permettent le chevauchement facile des os. Et, dans les diverses positions du sommet, si l'accouchement se fait lentement, avec de vigoureuses contractions utérines, on voit la tête sortir plus ou moins déformée : l'angle de l'occipital s'est engagé sous les angles postérieurs et supérieurs des pariétaux, les bords supérieurs des os du front se sont cachés sous les angles antérieurs et supérieurs des pariétaux, de sorte que le crâne, au lieu de présenter une forme normale, présente une forme allongée plus ou moins conique. Dans le cas de bassin vicié, on observera, en outre, des déformations variables suivant la nature de la viciation. Si, par exemple, la pression du pariétal postérieur contre le promontoire a été très forte, ce pariétal sera redressé, engagé sous le pariétal antérieur qui fera, au niveau de la suture sagittale, une saillie plus ou moins prononcée (voyez fig. 82 et 83).

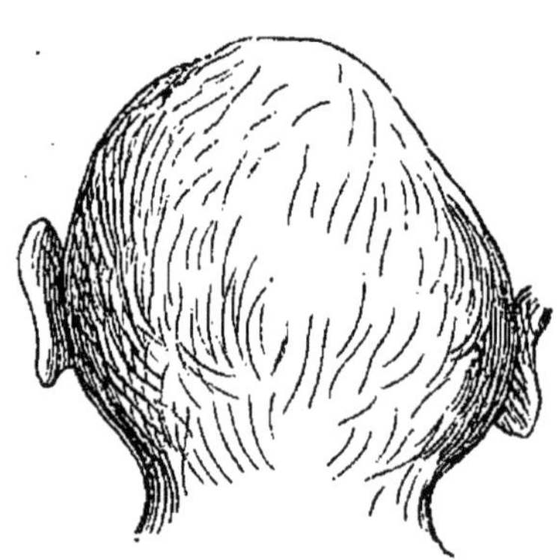

Fig. 83. — Crâne asymétrique d'un enfant né difficilement en O. I. D. P. ; le pariétal droit a été déprimé par le promontoire.

Accouchement par la face.

Comme nous l'avons déjà dit, la présentation de la

face est la plus rare de toutes (une sur deux cent cinquante).

Le plus souvent secondaire, on est cependant forcé d'admettre que la présentation de la face est quelquefois primitive, puisque certains accoucheurs, Mme Lachapelle entre autres, disent avoir trouvé, sur des femmes mortes à la fin de la grossesse, le fœtus se présentant avec la déflexion complète de la tête, autrement dit par la face, quand le travail n'était pas encore commencé. Mais la présentation de la face est assurément bien plus souvent le résultat d'un arrêt ou d'un déplacement du vertex au moment où il va s'engager dans le détroit supérieur, poussé par des contractions un peu fortes de l'utérus.

Dans la grande majorité des cas, la tête, surprise dans un mouvement d'extension, est pressée dans cette attitude contre le détroit supérieur, et la compression qu'elle subit la force à achever le mouvement qu'elle a commencé.

Dans le mécanisme de l'expulsion de la tête se présentant par la face nous retrouvons, comme nous les retrouverons du reste dans toutes les présentations, les six temps classiques.

1er *temps. Amoindrissement.* — A l'inverse de ce qui se passe dans le sommet, la diminution de la présentation est ici obtenue par déflexion de la tête, et ce temps est terminé lorsque l'occiput est arrivé en contact avec le dos du fœtus ; en extension moyenne, la tête se présente à peu près par le diamètre mento-retro-bregmatique ; après l'extension forcée, elle se présentera par un diamètre très voisin du sous-mento-bregmatique, diamètre plus petit que le précédent.

2e *temps. Descente* jusqu'au fond de l'excavation de la tête fortement défléchie, suivant un diamètre oblique du bassin.

3e *temps. Rotation interne de la tête*, qui amène le

menton, et non plus l'occiput, à se loger sous l'arcade pubienne, quel que fût le point qu'il occupât au début de l'accouchement.

4e *temps*. *Dégagement* de la tête à la vulve, par flexion graduée.

5e *temps*. *Rotation externe de la tête*, conséquence d'une rotation intérieure des épaules, dont le grand dia-

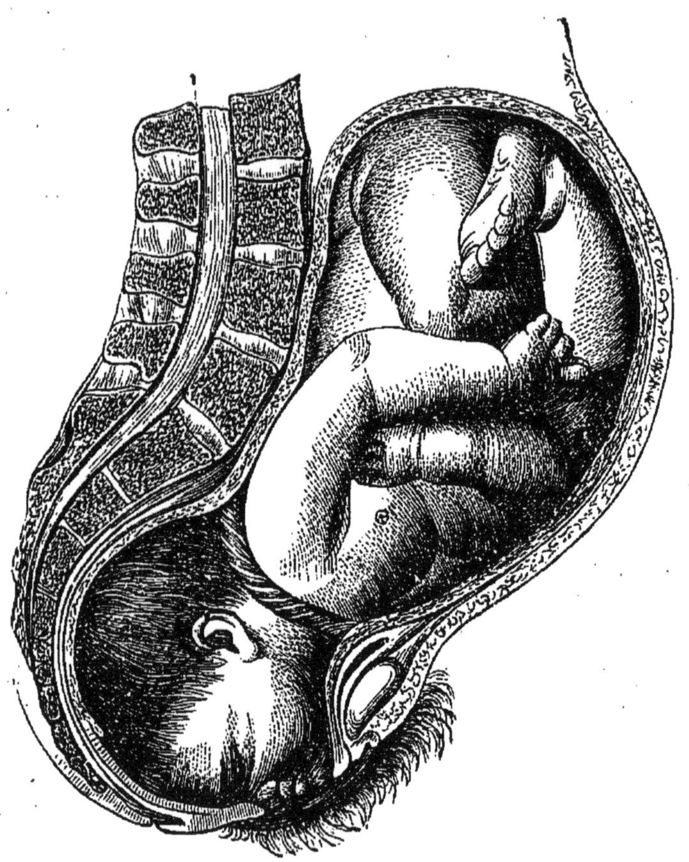

Fig. 84. — Présentation de la face; tête dans l'excavation, rotation achevée.

mètre a besoin de se mettre en parallélisme avec le grand diamètre du détroit inférieur, le coccy-pubien.

Ici, comme dans le cas de présentation du sommet, la rotation intérieure et le dégagement à la vulve ne se font que par une succession de petits mouvements de va-et-vient Dans ce temps du dégagement, la tête pivote, pour opérer sa flexion sur la base de la mâchoire qui s'est arc-boutée sous l'arcade pubienne, comme le fait la nuque dans l'accouchement par le sommet ; et pendant le mouvement de flexion de la tête, c'est naturellement le bregma, puis le sinciput et l'occiput que l'on voit apparaître successivement en avant du périnée, c'est-à-dire, que le dégagement se fait par les diamètres *sous-mentaux* (*S. M. F.-S. M. B.-S. M. O.*)

Mais revenons un peu sur le 3e temps, qu'il est si important de voir s'effectuer d'une manière régulière.

Pour qu'il y ait accouchement spontané, dans le cas de présentation de la face, il est essentiel *que le menton vienne se dégager le premier sous l'arcade pubienne.*

Dans les cas, en effet, où la rotation se ferait en arrière, pour que l'accouchement puisse avoir lieu, il faudrait que le diamètre occipito-mentonnier, qui mesure 13 cent. ou 13 cent. et demi, passât par le diamètre coccy-pubien qui ne mesure au maximum que 12 cent. ; d'un autre côté, quel que soit le degré d'extension de la tête, le menton ne saurait se dégager sur le périnée, étant donnée la longueur de la paroi postérieure de l'excavation, et pour que le fait se produisît il faudrait qu'il y eût engagement simultané de la tête et de la poitrine dans l'excavation, ce qui est impossible (fig. 85).

Au contraire, lorsque le menton est dégagé sous l'arcade du pubis, l'extrémité mentonnière du diamètre occipito-mentonnier est en dehors du bassin et le détroit inférieur n'a plus à livrer passage qu'à des diamètres sous-mentaux qui ne mesurent pas plus de 9 cent. et demi, le trachélo ou sous-mento bregmatique et le trachélo-occipital.

Cependant certains auteurs admettent que l'expulsion spontanée de la tête peut se faire, le menton restant en arrière, par suite d'une transformation de la face en

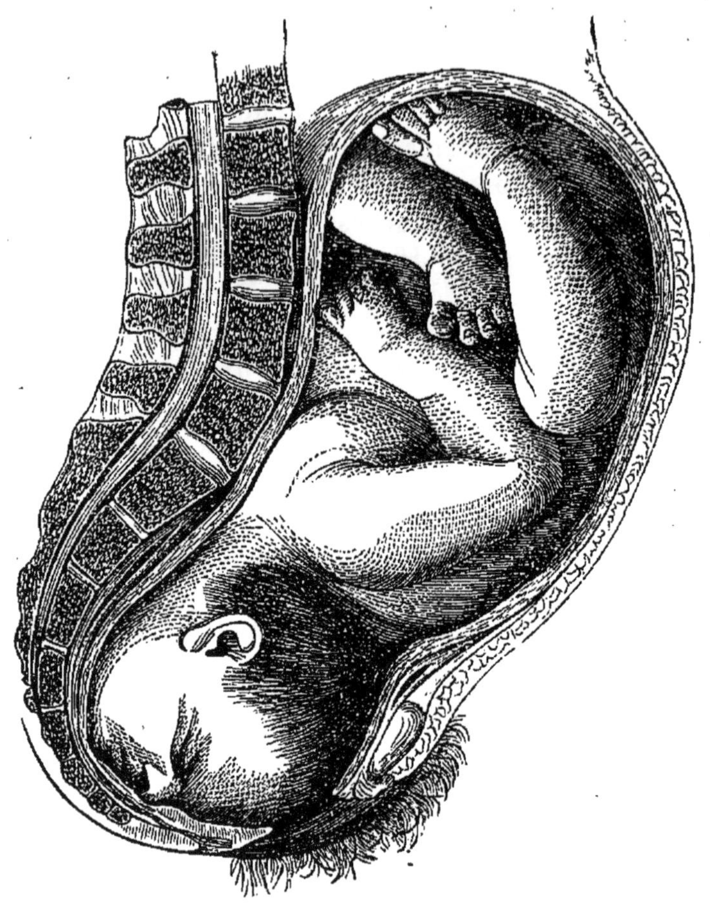

Fig. 85. — Présentation de la face, le menton restant en arrière faute de rotation de la tête dans l'excavation.

sommet. Le menton, au lieu de butter sur la base du coccyx, se logerait dans la grande échancrure sciatique (Cazeaux) ou bien descendrait jusqu'au-dessous du grand ligament sacro-sciatique, et en déprimant les parties molles au niveau de ces deux points, sortirait pour ainsi dire du bassin et permettrait à la tête d'exécuter son mouvement de flexion ; dans tous les cas, il ne s'agit là que d'un mécanisme tout à fait exceptionnel et sur lequel il n'est pas permis de compter.

Les cas où manque la rotation qui doit amener le menton sous l'arcade pubienne sont heureusement rares, puisque le professeur Pajot n'en a pas rencontré plus de trois dans sa pratique, et cela semble prouver

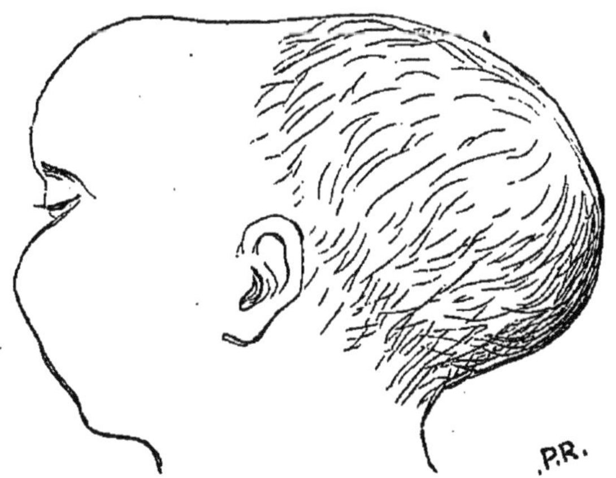

Fig. 86. — Forme du crâne quand l'enfant naît en présentation de la face.

que, *si l'on sait attendre*, on verra généralement, dans la présentation de la face, l'accouchement se faire seul, par les seuls efforts de la nature. Mais il n'en est pas moins vrai que, dans beaucoup de cas, la lenteur de la rotation et par suite le séjour trop prolongé de la tête au même point de l'excavation pourront créer des dangers pour l'enfant et pour la mère, et nécessiteront quelquefois l'intervention de l'accoucheur.

Nous ne pouvons nous étendre ici sur le mécanisme, du reste encore discuté, de la présentation du front[1],

1. Voir à ce sujet l'excellent mémoire du Dr Aug. Pollosson, chirurgien à la Charité de Lyon : *Du mécanisme de l'accouchement dans les présentations du front*, 1892.

que l'on peut considérer comme une face incomplètement *défléchie*.

Dans les présentations du front (Budin, Fochier, Pollosson), ce n'est plus le menton qui se dégage le premier, mais la bouche se trouvant largement ouverte, c'est la partie alvéolaire du maxillaire supérieur qui

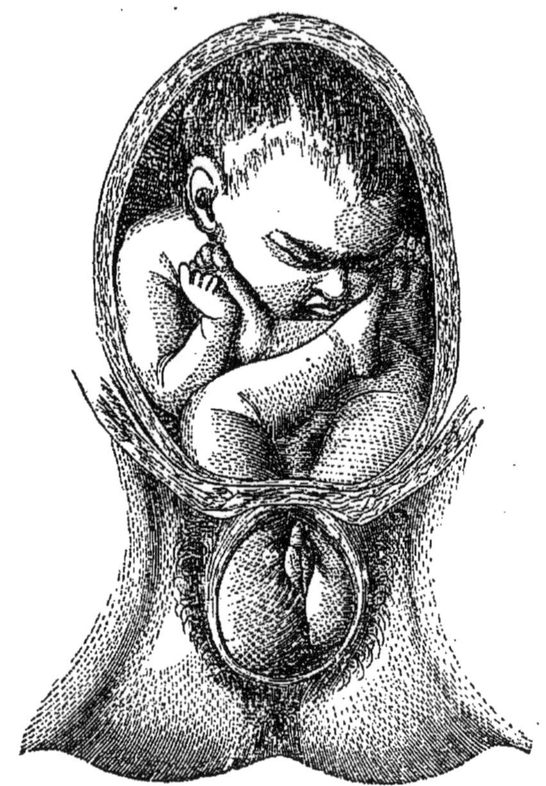

Fig. 87. — Présentation pelvienne. Dos en arrière et à droite. Fesses au détroit inférieur.

vient s'arc-bouter contre la partie inférieure de la symphyse et c'est autour d'un point intrabuccal que se fait le mouvement de flexion par lequel la tête se dégage; le fœtus « *mord* » la symphyse en quelque sorte. Le menton se dégage en dernier lieu.

Dans la présentation de la face, la bosse séro-sanguine se produit généralement au niveau de l'angle antérieur de la bouche et, de là, s'étend sur les parties environnantes, de sorte que l'enfant naît avec un visage tout boursouflé, bleuâtre présentant souvent des ecchy-

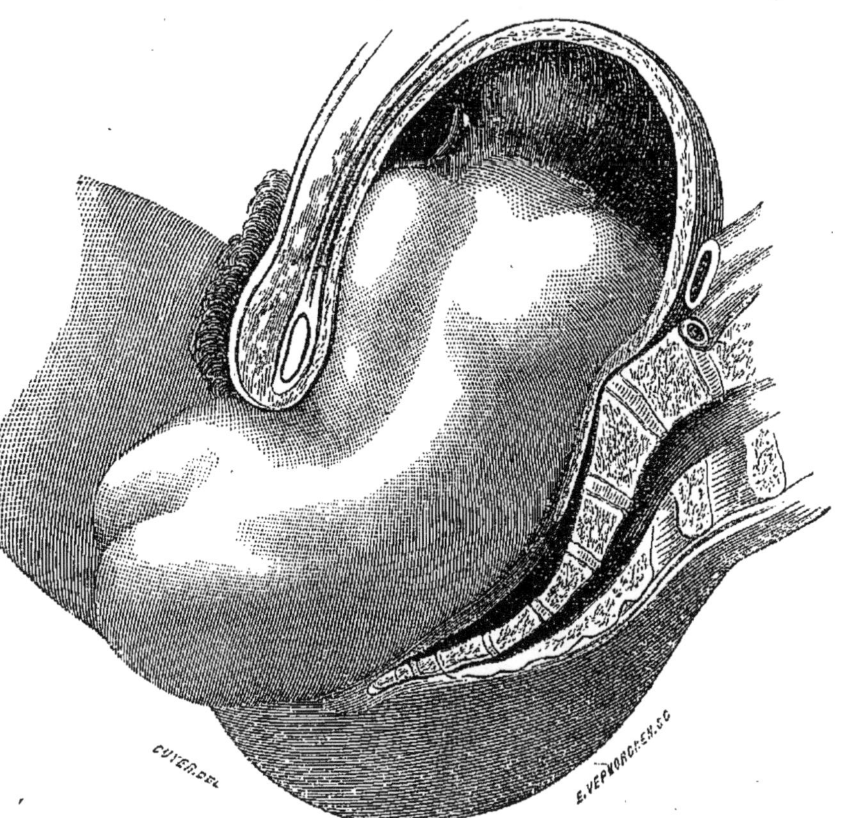

Fig. 88. — Dégagement du siège.

moses et des phlyctènes d'un aspect vraiment hideux, à la laideur duquel vient encore s'ajouter la déformation du crâne (fig. 86, page 254).

Dans la présentation du front, la bosse séro-sanguine siège à la partie antérieure et supérieure du crâne.

Accouchement dans la présentation du siège.

1er *temps.* — L'amoindrissement dans la présentation du siège complète ou décomplétée, se fait par tassement des parties constitutives de la présentation.

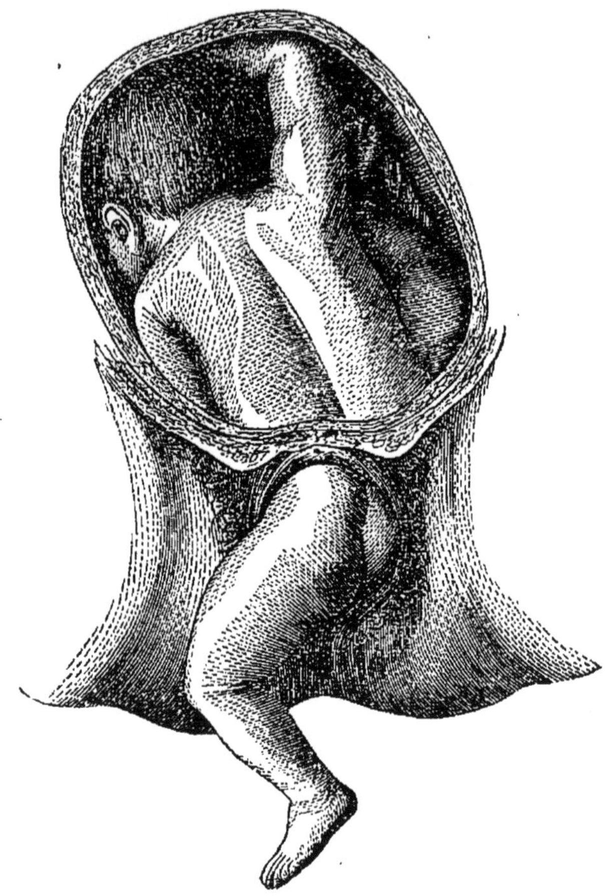

Fig. 89. — Présentation pelvienne. Dos en avant et à gauche. Dégagement de la hanche gauche. Prolapsus du membre inférieur du même côté.

2e *temps.* — Le siège descend dans l'excavation en mettant ses grands diamètres (bitrochantériens) suivant les grands diamètres (obliques) du bassin.

3° *temps.* — Rotation qui amène derrière le pubis par le chemin le plus court la hanche antérieure, la hanche postérieure dans la concavité du sacrum.

4° *temps.* — La hanche antérieure apparaît la première à la vulve, se fixe sous l'arcade du pubis et sert de pivot à un mouvement de rotation en vertu duquel la hanche postérieure glissant sur la paroi postérieure de la filière pelvienne qu'elle balaie en quelque sorte apparaît à son tour à la vulve et se dégage. Pendant ce mouvement, le fœtus se fléchit sur son plan latéral antérieur, comme on peut s'en rendre compte en constatant les différentes positions occupées par l'anus pendant l'accomplissement de ce temps (fig. 88, p. 256).

Les deux pieds sortent ensuite l'un après l'autre.

Si la présentation est décomplétée (mode des fesses), le mécanisme est le même, mais beaucoup plus lent par suite de l'obstacle qu'apportent à la flexion latérale du tronc les membres inférieurs relevés sur le plan antérieur du fœtus et qui agissent comme deux attelles rigides (Tarnier).

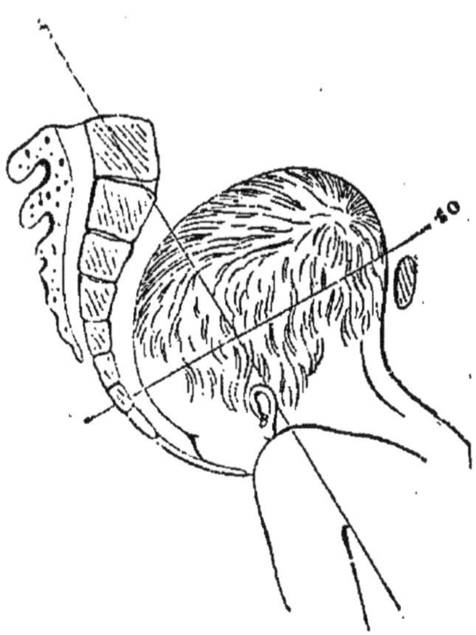

Fig. 90. — 5° temps de l'accouchement spontané par les fesses, le diamètre sous-occipito-frontal (so F) se met en rapport avec le diamètre coccy-pubien

Le siège et le tronc dégagés, les épaules s'engagent à leur tour, l'épaule antérieure se dégageant la première, la postérieure ensuite.

5° *temps.* — Ce temps est caractérisé par un mouvement de rotation qui ramène en avant le plan dorsal du fœtus et l'occiput derrière le pubis.

6ᵉ *temps. Expulsion de la tête.* — La tête restée seule

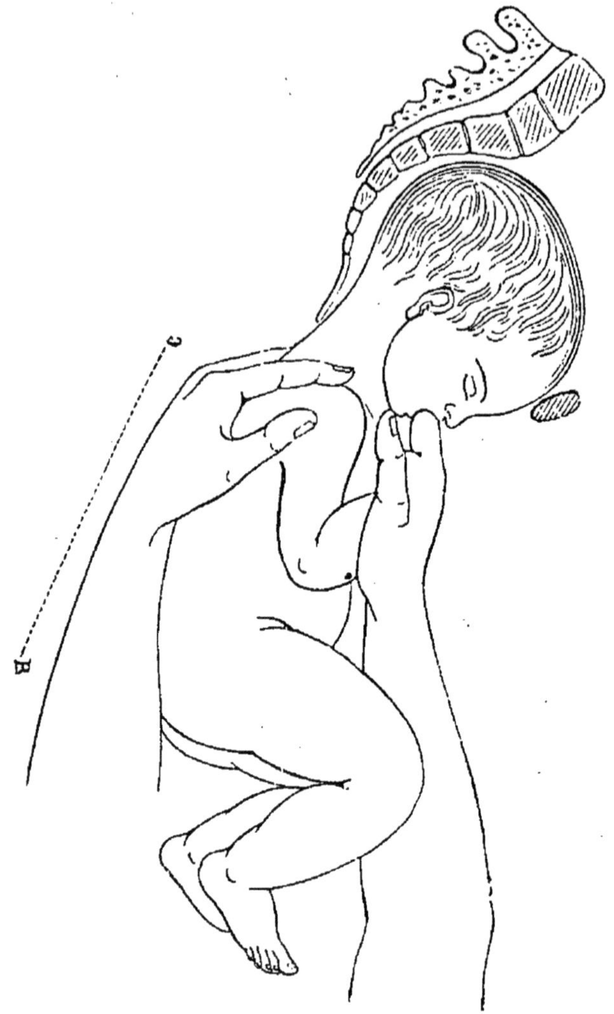

Fig. 91. — Accouchement par le siège, tête se dégageant l'occiput en arrière et fléchie. Deux doigts de la main droite engagés dans la bouche maintiennent la flexion de la tête.
(Le dégagement se fait par les diamètres sous-occipitaux et le dos du fœtus tend à se porter vers le dos de la mère).

dans l'excavation (fig. 90, p. 258), s'arc-boute par la nuque sous la symphyse pubienne, et le menton, puis le reste de la face, puis le bregma, le sinciput et enfin l'occiput, viennent se dégager successivement en avant

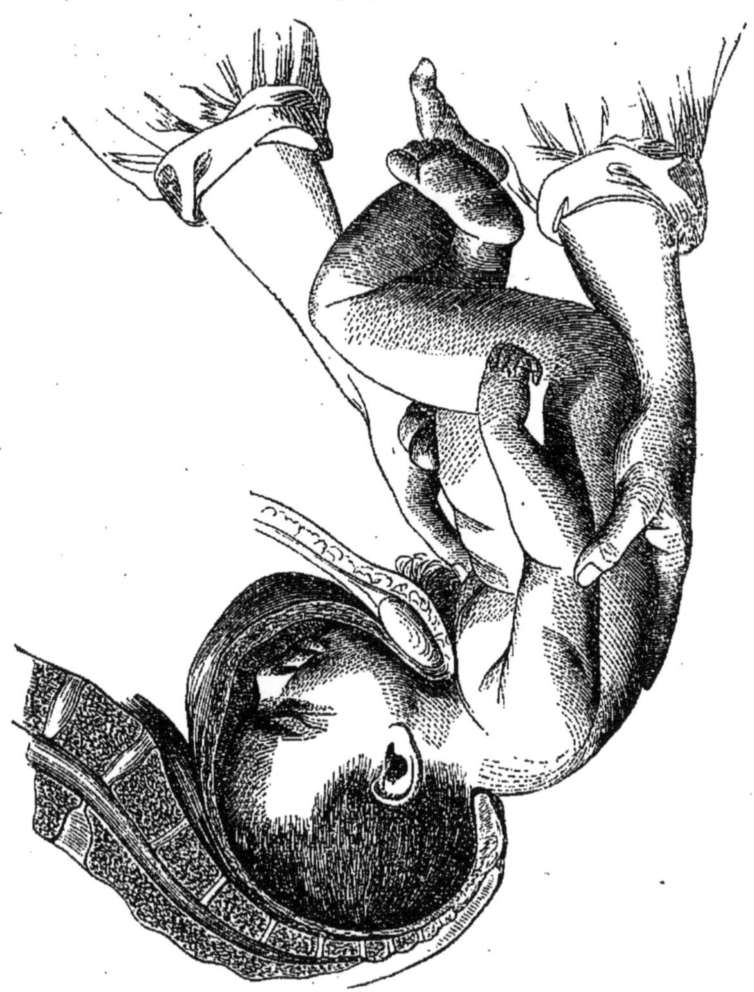

Fig. 92. — Menton arrêté au-dessus de la symphyse pubienne ; dégagement par l'occiput (Stoltz). Le dégagement aura lieu par les diamètres sous-mentaux, le ventre du fœtus tendra à se porter vers le ventre de la mère.

du périnée. La tête roule sur la nuque, qui est le centre du mouvement.

Les anomalies du mécanisme sont fréquentes dans

la présentation du siège. L'engagement peut faire défaut, ou la descente ne pas s'opérer, soit par suite d'un excès de volume de la présentation, soit par suite de la déflexion des membres inférieurs ; dans ce dernier cas, c'est surtout la descente qui est parfois d'une lenteur telle, que les forces utérines s'épuisent et le fœtus est menacé ; il faut alors intervenir.

Les anomalies du 3e temps n'ont pas d'importance ; au 4e temps, il peut y avoir difficulté dans le dégagement par suite, ou d'un excès de volume du siège, mais plus souvent par suite du relèvement des membres inférieurs, qui gêne le mouvement de flexion latérale du tronc. Au moment du dégagement des épaules, il peut y avoir relèvement des bras et nécessité d'intervenir comme nous le verrons plus loin.

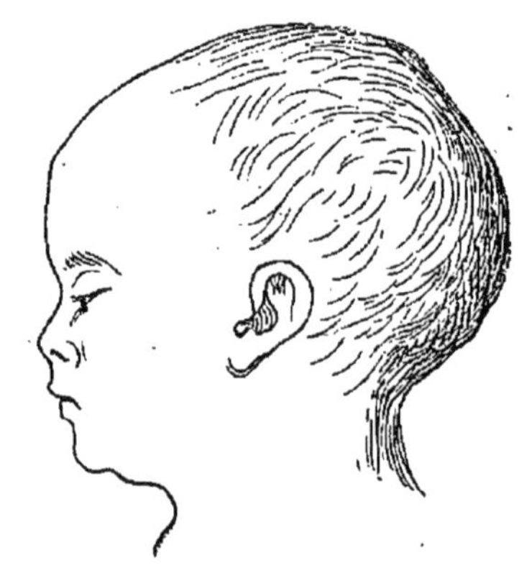

Fig. 93. — Tête normale, non altérée dans sa forme ; l'enfant étant né en présentation pelvienne.

Au 5e temps l'occiput, au lieu de venir se placer derrière la symphyse pubienne comme cela est la règle, peut tourner en arrière ; il en résulte des anomalies dans l'expulsion de la tête (6e temps). Ces anomalies réclament le plus souvent l'intervention de l'accoucheur, mais néanmoins l'accouchement spontané est possible et se fait par le mécanisme suivant :

Deux cas peuvent se produire : 1° l'*occiput est tourné en arrière et la tête est fléchie*. La nuque repose sur la commissure antérieure du périnée, la face et le front glissent de haut en bas derrière la symphyse pubienne et l'on voit apparaître successivement le menton, la face, le front, le bregma (fig. 91, p. 259). Le dos du fœtus tend à se porter vers le dos de la mère.

2o *L'occiput est tourné en arrière et la tête est défléchie.* Le menton reste accroché derrière le pubis et l'occiput, la fontanelle postérieure, le bregma se dégagent successivement en avant du périnée (fig. 92, p. 260). Le ventre du fœtus tend à se porter vers le ventre de la mère.

Déformations fœtales. — La bosse séro sanguine siège d'ordinaire sur la fesse antérieure; la tête, ne séjournant que peu de temps dans l'excavation, ne présente, le plus souvent, aucune déformation.

Accouchement par le tronc.

Sous l'influence des contractions utérines, une présentation du tronc peut se transformer exceptionnellement, au début du travail, en une autre présentation, tête ou siège; on dit alors qu'il y a eu version spontanée. Cette mutation de présentation est bien rare; le plus souvent la présentation transversale persiste et l'accouchement est impossible sans l'intervention de l'accoucheur, qui devra pratiquer la version par *manœuvres externes* ou par *manœuvres internes*, suivant le cas.

Dans certaines circonstances cependant, quand le bassin est ample et le fœtus petit, avant terme ou bien mort et macéré, quand les contractions utérines sont énergiques et les parties molles peu résistantes, l'accouchement peut se faire par les seules forces de l'organisme. On a donné le nom d'*évolution spontanée* au mécanisme par lequel l'accouchement se fait dans ces cas exceptionnels et pendant lequel le fœtus succombe d'ordinaire.

Le mécanisme de l'évolution spontanée se fait en *six temps* comme dans les autres présentations.

Dans le 1er (temps d'amoindrissement), le fœtus s'infléchit fortement sur le côté opposé à celui qui se présente (fig. 94) ; la tête s'applique obliquement sur la

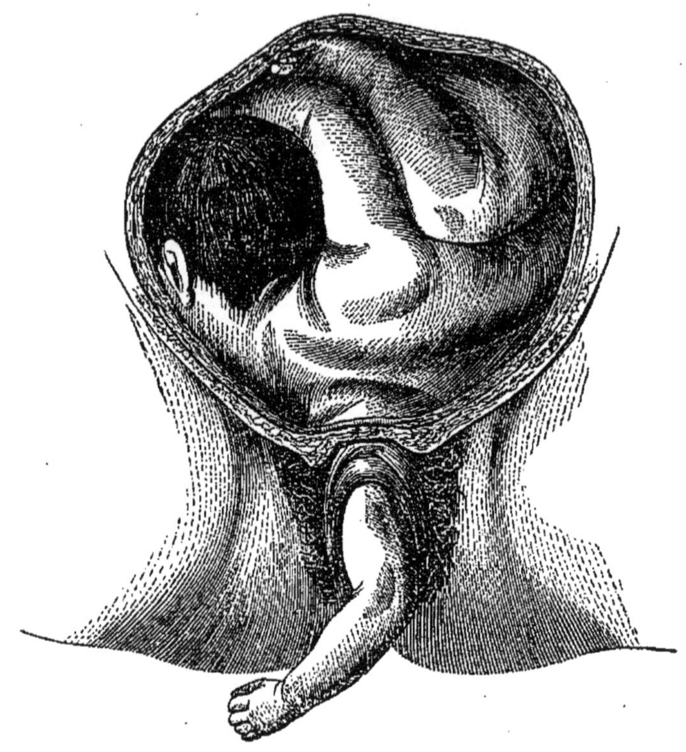

Fig. 94. — Présentation de l'épaule gauche, A. I. D., le bras sorti.

poitrine ; la fesse et l'épaule supérieures se rapprochent l'une de l'autre.

Dans le 2e temps (temps de descente), l'épaule s'engage dans l'excavation, et le flanc inférieur descend lui-même presque à toucher le plancher périnéal (fig. 95).

Dans le 3e temps, le tronc du fœtus subit un mouvement de rotation qui amène la tête sur le pubis, le côté du cou derrière la symphyse pubienne, l'épaule sous l'arcade du pubis et le siège dans la concavité du sacrum (fig. 96).

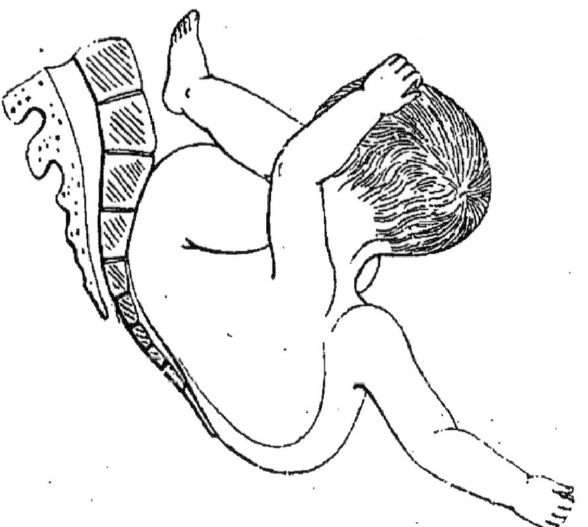

Fig. 95. — Evolution spontanée, 2e temps.

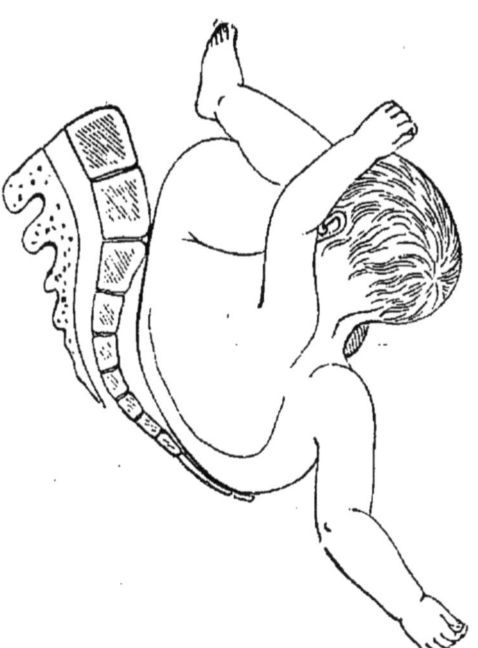

Fig. 96. — Evolution spontanée, 3e temps.

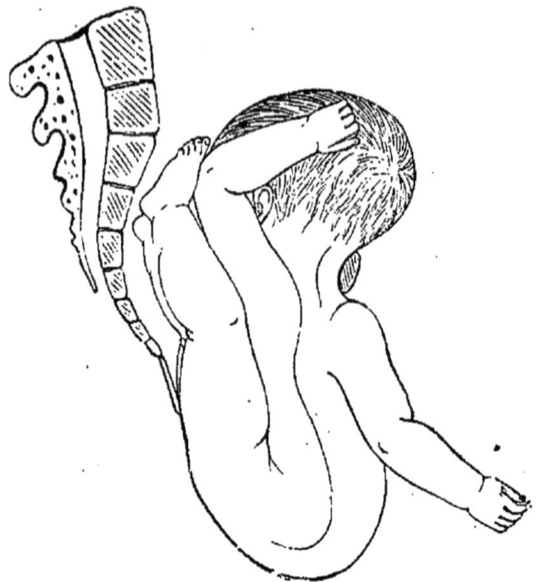

Fig. 97. — Evolution spontanée, 4e temps.

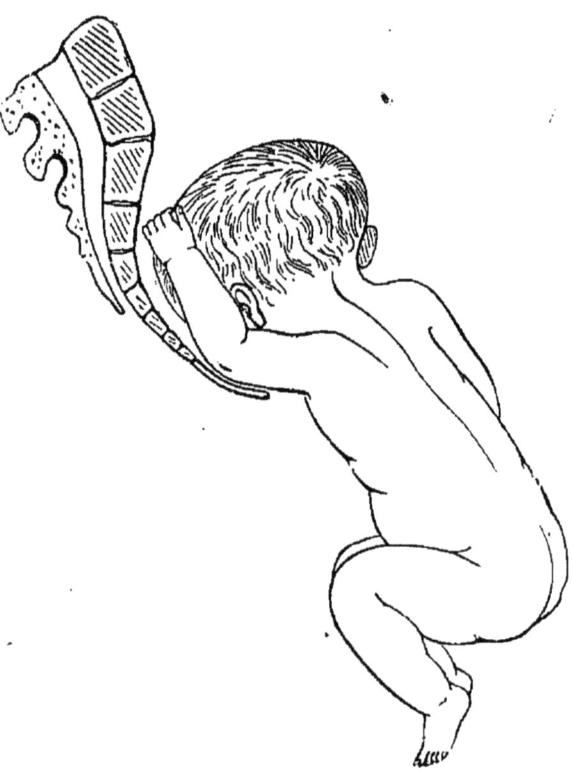

Fig. 98. — Evolution spontanée, 5e temps.

Dans le 4e (temps de déflexion *latérale*), le flanc, puis la hanche du côté correspondant à l'épaule engagée, et enfin les fesses, et les membres inférieurs se déroulent en quelque sorte et se dégagent successivement en avant du périnée (fig. 97, p, 265).

Dans le 5e enfin, il y a une rotation *extérieure* qui amène le dos en avant et qui n'est que la conséquence d'une rotation *intérieure* qu'exécute la tête pour se placer l'occiput en avant, de manière à se dégager comme dans l'accouchement ordinaire par le siège (fig. 98, p. 265).

Le 6e temps se passe exactement comme dans la présentation du siège et la tête se dégage par les diamètres sous-occipitaux.

On a cité des cas où la tête se dégageait en même même que le siège, le fœtus étant plié en double sur son plan latéral, mais il ne s'agissait que de fœtus abortifs qui, en raison de leur petit volume, peuvent être expulsés n'importe comment.

MÉCANISME DE L'ACCOUCHEMENT GÉMELLAIRE

Toutes les combinaisons des diverses présentations entre elles peuvent se trouver dans l'accouchement gémellaire, cependant les présentations les plus fréquentes sont : 1o deux sommets (134 sur 329), 2o un sommet et un siège (86 fois sur 329).

Malgré la distension exagérée de l'utérus, le travail du premier accouchement n'est guère plus lent que dans la grossesse simple ; d'autre part, dès que les contractions ont recommencé, l'expulsion du second fœtus est en général assez rapide par suite de la préparation des voies par le passage du premier.

L'intervalle qui sépare les deux accouchements est le plus souvent assez court, de quinze à trente minutes en moyenne, il se peut cependant qu'il soit de plusieurs heures.

Exceptionnellement, l'expulsion du second fœtus peut n'avoir lieu que plusieurs jours et même plusieurs semaines après celle du premier, c'est que dans ces cas, les placentas étant indépendants, le premier fœtus a été expulsé prématurément et que le second a continué à se développer.

Dans tous les cas où les présentations sont régulières, le mécanisme de l'accouchement est absolument le même que dans la grossesse simple, il y a tout simplement *deux mécanismes successifs* au lieu d'un seul. Quant aux complications qui peuvent se présenter, elles sont loin d'être rares, nous les étudierons au chapitre Dystocie.

DE LA DÉLIVRANCE

Sous le nom de *délivrance*, on désigne le second temps de l'accouchement, c'est-à-dire l'expulsion des annexes du fœtus, que l'on désigne généralement sous le nom de *délivre*.

La délivrance peut être *naturelle* ou *artificielle*; nous étudierons la délivrance artificielle en même temps que les difficultés et accidents de la délivrance.

La délivrance naturelle peut être *spontanée* ou *facilitée*. — La délivrance spontanée pouvant se faire attendre plus ou moins longtemps, et ce retard n'étant pas sans inconvénients, l'usage est d'en faciliter la sortie par des tractions méthodiques sur le cordon lorsque le placenta et les membranes sont décollés.

Mécanisme de la délivrance. — Pendant quelques minutes après la sortie du fœtus, cinq à dix environ, l'utérus reste en repos, puis il se contracte de nouveau, devient globuleux et dur, en même temps que la femme accuse quelques douleurs et que parfois un léger écoulement de sang apparaît à la vulve; c'est la délivrance qui commence.

Sous l'influence de sa *rétractilité* et de sa *contractilité*, l'utérus diminue considérablement de volume et de capacité; le placenta, organe spongieux et non rétractile, se trouve comprimé, tassé dans la cavité rétrécie, les connexions qui le fixaient à l'utérus se rompent en un ou plusieurs points, laissant béants les sinus utérins dont elles formaient la paroi. Il en résulte une hémorragie qui, heureusement s'arrête rapidement et spontanément grâce toujours à la rétractilité utérine qui s'exerce au niveau de l'insertion placentaire, sitôt le décollement effectué; la paroi utérine qui à ce niveau était très mince tant que le placenta était adhérent s'épaissit dès qu'il s'est décollé. Bientôt le placenta, séparé en totalité, entraînant avec lui une portion de la caduque utéro-placentaire, tombe sur le col et déplisse ainsi le segment inférieur. C'est en moyenne 20 minutes après l'expulsion du fœtus que le placenta se trouve descendu dans le segment inférieur. Cette descente coïncide généralement avec une élévation du fond de l'utérus qui remonte de quelques centimètres: cette élévation s'explique par la distension du segment inférieur.

De nombreuses opinions ont été émises au sujet du point par lequel commence le décollement.

Des constatations anatomiques faites par Tarnier, Pinard et Ribemond-Dessaignes sur des pièces congelées, il résulte que le décollement se fait de la périphérie au centre et très rapidement du moment où il a débuté.

Le placenta décollé tombe sur le col et s'y présente généralement inversé, sa face fœtale en avant (fig. 99), tandis que derrière lui, dans la coupe formée par les membranes, s'accumule une certaine quantité de sang.

C'est là le mode de descente du placenta que *Baude-*

locque avait décrit (*mécanisme de Baudelocque*) et que les recherches anatomo-cliniques de Pinard et Varnier ont bien démontré être de beaucoup le plus habituel.

Duncan avait contesté le mécanisme décrit par Baudelocque et avait cru constater que dans la majorité des cas le placenta descendait en présentant son bord (*mé-*

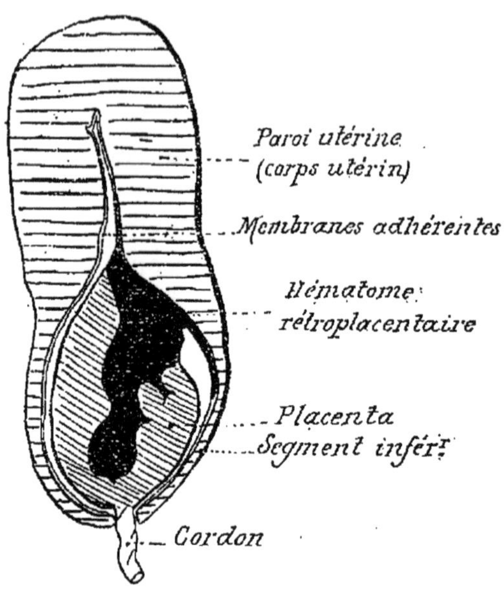

Fig. 99. — Coupe médiane antéro-postérieure de l'utérus (d'après Pinard et Varnier). Le placenta est décollé et se présente par sa face fœtale (*mécanisme de Baudelocque*). Les membranes sont adhérentes. (Le sang est noir, s'est collecté en arrière du placenta.)

canisme de Duncan) et en se trouvant replié en gouttière, *en oublie* du côté de sa face fœtale, le mécanisme existe certes mais est exceptionnel relativement au premier (Pinard et Varnier).

Le mécanisme de Baudelocque se réalise dans les cas où le placenta était inséré au voisinage du plafond utérin ; celui de Duncan dans les cas où le placenta était inséré sur une des faces de l'utérus et plus ou moins près de l'orifice interne. Alors que le décollement placentaire dans ce dernier cas se traduit presque toujours par un suintement sanguin au dehors (délivrance sanglante), dans le mécanisme de Baudelocque le sang s'accumule derrière le placenta et n'apparaîtra au dehors qu'à la suite de celui-ci sous forme d'une émission brusque, abondante d'emblée mais non durable.

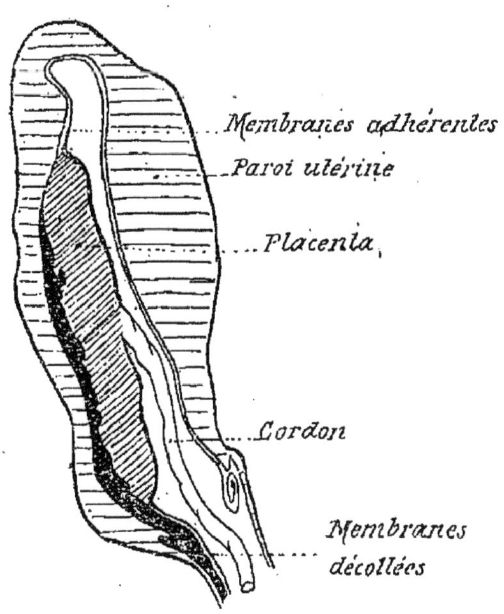

Fig. 100. — Coupe médiane antéro-postérieure de l'utérus (d'après Schrœder et Stratz). Le placenta est décollé et se présente par son bord (*mécanisme de Duncan*). Les membranes sont adhérentes. Le sang a pu s'écouler en dehors (traînée noire).

Les deux modes de décollement placentaires que nous venons de signaler sont les plus habituels : mode de Baudelocque dans 75 cas sur 100 ; mode de Duncan dans 15 cas. Dans 10 p. 100 des cas le placenta se présente franchement, sa face utérine en avant.

Il est très important de se rappeler que le chorion et la caduque ne se décollent qu'après le placenta et que c'est celui-ci qui en entraîne le décollement par son poids et par la poussée qu'il reçoit de l'utérus ; des tractions prématurées ou exercées pendant la contraction peuvent donc avoir pour conséquence la déchirure et la rétention des membranes. Dix minutes en moyenne après le décollement du placenta, soit 30 minutes après l'expulsion du fœtus, le décollement des membranes est lui-même terminé ; le placenta n'étant plus retenu

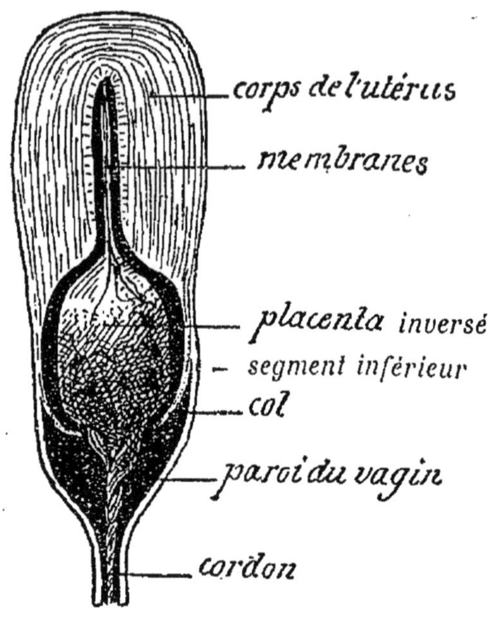

Fig. 101. — Coupe d'un utérus, dans lequel le placenta est tombé sur le segment inférieur (d'après Ribemont).

par la bride membraneuse, franchit le col et tombe dans le vagin.

Les différents temps de la délivrance ci-dessus énumérés (décollement du placenta, descente du placenta dans le segment inférieur (fig. 101), décollement des membranes, descente du placenta dans le vagin) s'effectuent spontanément, physiologiquement. A partir de ce moment la nature se trouvera souvent en défaut et si on n'intervient pas le placenta s'attardera longuement dans le vagin (de 1/2 heure à 12 heures dans les cas où on s'abstient de toute intervention). Comme il n'y a que des avantages à réduire autant que possible cet attardement, on est ainsi amené à intervenir pour faciliter la délivrance.

Conduite à tenir pendant la délivrance. — On exercera une surveillance attentive de l'accouchée ; on constatera avec soin s'il n'existe aucun signe d'hémorragie interne ou externe ; on s'assurera de la rétraction et des contractions utérines, en appliquant de temps en temps, ou même en maintenant la main sur l'utérus à travers l'abdomen et on attendra. On devra sentir l'utérus globuleux, au voisinage de l'ombilic, d'une dureté presque pierreuse (*globe de sûreté* de Pinard).

Délivrance par traction (*Méthode française*). — Lorsque l'on sera en droit de supposer, d'après le nombre et l'énergie des contractions qui se seront produites, que le placenta décollé a franchi le col, ce qui arrive d'ordinaire 20 à 30 minutes après l'accouchement, on s'en assurera en pratiquant le toucher d'une façon *rigoureusement aseptique*. Si l'on constate la présence du placenta tout entier dans le vagin (Budin veut même qu'il soit arrivé sur le plancher périnéal), c'est que les membranes seront décollées, et il sera alors *et alors seulement* permis d'aider à la délivrance par des tractions sur le cordon. On peut, avant de toucher, pressentir le passage du placenta dans le vagin si on a bien mouillé l'utérus pendant la période qui s'est écoulée depuis l'expulsion fœtale, surtout dans les cas où le placenta s'insérait au voisinage du fond de l'utérus ; dans ces cas en effet l'utérus qui d'abord n'atteignait pas la hauteur de l'ombilic s'élève au-dessus de celui-ci (passage du placenta dans le segment inférieur qui se déplisse et soulève ainsi le corps utérin proprement dit) ; enfin l'utérus retombe au-dessous de l'ombilic (passsage du placenta dans le vagin ; le segment inférieur s'est de nouveau affaissé sous le poids du corps utérin qui l'écrase en quelque sorte).

Pour achever la délivrance par tractions, on enroule le cordon sur l'index et le médius de la main droite accolés, on le pince ensuite entre l'index et le pouce de façon qu'il soit saisi aussi près que possible de la vulve, puis on tire avec douceur, en tendant sans secousses, un peu *en arrière d'abord,* puis en avant et enfin en haut. On peut également saisir tout simplement le cordon entre deux doigts, en interposant, pour l'empêcher de glisser, une compresse aseptique, un morceau de tarlatane, un peu d'ouate hydrophile, etc. La main gauche, appuyée sur l'utérus, surveillera cet organe pendant l'extraction ; elle reconnaîtra une contraction utérine s'il s'en produit et permettra ainsi à la main droite d'arrêter toute traction tant que la contraction durera.

Lorsque le placenta fait saillie à la vulve, on le saisit à pleine main pour en modérer la sortie, car il peut arriver qu'une expulsion trop rapide entraîne la déchirure et la rétention d'une partie des membranes qui pourrait se trouver encore adhérente ; en éloignant doucement le placenta des organes génitaux, on voit les membranes suivre et sortir en *bavant* pour ainsi dire. Si on éprouvait alors une certaine résistance, c'est que les membranes seraient encore partiellement adhérentes, et mieux vaut attendre, laissant le placenta à la vulve, que d'exercer des tractions qui pourraient en amener la déchirure.

Certains accoucheurs ont coutume, dans tous les cas, d'imprimer au placenta un certain nombre de tours sur lui-même, aussitôt sa sortie de l'orifice vulvaire, de façon à transformer les membranes en une sorte de corde plus résistante. La délivrance faite, on recueillera le délivre dans un vase propre, pour pouvoir le vérifier ensuite.

Délivrance par expression (*manière allemande de Crédé*). — Crédé, en Allemagne, a donné son nom à une méthode qui consiste, aussitôt la première contraction utérine apparue, à saisir à pleine main le fond de l'utérus et à le comprimer de façon à décoller artificiellement le placenta (*Délivrance par expression. Manière allemande*).

Cette méthode, qui peut rendre des services, a le tort d'être un peu brutale, et bien que quelques rares accoucheurs français s'en soient montrés partisans dans tous les cas, nous croyons qu'elle doit être absolument proscrite.

Délivrance par expression (*manière française* de Varnier) Alors que Crédé exprime le contenu utérin pendant une contraction et avant même le décollement du placenta, les auteurs français n'emploient l'expression que dans l'intervalle des contractions utérines et dans les cas seulement où ils se sont assurés que le placenta décollé est tombé dans le vagin.

Alors que la méthode par tractions simples convient très bien dans les cas où le placenta descend suivant le mécanisme de Baudelocque, l'expression à la façon française convient surtout aux cas où le placenta se présente par son bord et sa face utérine.

Difficultés de la délivrance. — *Adhérence des membranes.* — Il peut arriver que les membranes ne soient pas complètement décollées, même alors que le placenta est arrivé dans le vagin, et cela se produit surtout lorsqu'il se présente par son bord ; on peut éprouver alors quelques difficultés à les extraire.

Dans ces cas, les mouvements de rotation imprimés au placenta pourront rendre des services en facilitant le déplacement progressif des membranes et leur donnant plus de résistance, mais à la condition, toutefois, de procéder avec une certaine lenteur et non avec une rapidité brutale, comme on le fait trop souvent.

Si l'on sent les membranes se déchirer, on peut laisser le placenta à l'orifice vulvaire pendant quelque temps ; le poids de cet organe suffira souvent à achever le décollement. Dans le cas d'adhérence persistante, on porterait sur les membranes une ligature aseptique aussi haut que possible et on les séparerait du placenta par un coup de ciseau ; des tractions douces exercées sur les chefs du fil, au moment des pansements vulvaires, en entraîneront la sortie après un temps qui peut varier de quelques heures à deux ou trois jours.

D'autres fois (*flaccidité du segment inférieur*, *excès de volume du placenta*, etc.), bien que le placenta et les membranes soient complètement décollés, le délivre reste sur le col et n'en franchit pas l'orifice.

S'il n'existe aucun symptôme d'hémorragie interne ou externe, on peut et on doit attendre, car rien ne prouve que les membranes soient décollées ; cette expectation ne devra cependant pas dépasser une heure, une heure et demie au plus, en surveillant l'état du col ; car, si on s'apercevait qu'il eût de la tendance à se refermer, il faudrait intervenir plus tôt. Dans ce cas, les tractions sur le cordon devront, au début, être faites très en arrière et c'est pour obtenir ce résultat que quelques auteurs ont conseillé d'introduire deux doigts dans le vagin, d'en appuyer l'extrémité sur la tige funiculaire, en la repoussant vers la concavité sacrée et constituant ainsi une véritable poulie de réflexion pendant les tractions.

Il faut ici appliquer, dans toute sa rigueur, le précepte du Pr Pajot, *tendre et attendre*, afin de donner au placenta le temps de se mouler et de s'engager dans l'orifice utérin. La main gauche, appuyée sur le fond de l'utérus, suivra le retrait de l'organe et on modifiera la direction des tractions à mesure que le placenta descendra de plus en plus dans l'excavation. Si la rétention s'accompagnait d'hémorragie, il ne faudrait pas hésiter à extraire le délivre artificiellement.

Rupture du cordon. — Soit que le cordon soit très grêle, soit qu'il se divise avant d'arriver sur le placenta (insertion vélamenteuse), il peut se faire qu'il se rompe pendant la délivrance, quelque précaution que l'on prenne ; cependant, dans la grande majorité des cas, cet accident est la conséquence de tractions intempestives avant que le placenta ne soit décollé.

Si le placenta est tout entier dans le vagin, rien de plus simple ; on l'y saisit et on l'entraîne doucement au dehors. S'il n'est qu'engagé dans le col ou repose seulement sur l'orifice, on attendra, comme dans la délivrance ordinaire, qu'il soit descendu dans le vagin ; ce n'est que dans le cas d'hémorragie qu'il faudrait introduire la main dans l'utérus et l'extraire.

Accidents de la délivrance. — *Inertie utérine.* — Après la sortie du fœtus et après une courte période de repos, nous avons vu l'utérus se rétracter, se contracter et la délivrance s'opérer ; mais il peut arriver, soit à la suite d'un travail pénible et prolongé, soit après une distension exagérée de l'utérus, que cette rétraction ne se produise pas et que l'utérus surmené ne se contracte plus ; au lieu du globe dur et bien rétracté que l'on trouve au-dessous de l'ombilic dans les cas normaux, on ne perçoit alors qu'une masse volumineuse et molle, à contours mal limités, il y a *inertie utérine.*

Dans l'inertie consécutive à l'accouchement, trois cas peuvent se produire : 1° le placenta n'est pas décollé, il n'y a pas d'hémorragie ; 2° le placenta est décollé en partie ou en totalité, il y a hémorragie ; 3° la délivrance est faite, il y a hémorragie secondaire.

1er cas. — **Le placenta n'est pas décollé, il n'y a pas d'hémorragie.** — On attendra en surveillant l'état du col et cherchera à réveiller la rétractilité et la contractilité utérine. Les moyens les plus simples et qui réussissent d'ordinaire consistent en frictions un peu énergiques, malaxations, en somme un véritable massage de l'utérus ; si ces manœuvres sont insuffisantes, on pourra recourir aux injections intra-utérines, ou tout simplement intra-vaginales, d'eau bouillie à une température variant de 45 à 50°. Après une heure d'attente, si l'on s'aperçoit que le col perd de sa souplesse et tend à se refermer, il y a lieu de procéder à la délivrance artificielle.

2e cas. — **Le placenta est décollé en partie ou en totalité, il y a hémorragie.** — La perte peut être interne ou externe ; elle peut être mixte. En effet, le placenta décollé peut obstruer plus ou moins complètement l'orifice utérin, et l'épanchement provenant des sinus ouverts s'accumule dans l'énorme cavité limitée par les parois flasques de l'utérus. Si l'on n'y veille, l'utérus augmente rapidement de volume et l'on voit apparaître tous les signes des hémorragies graves, immédiatement menaçantes, pâleur de la face, faiblesse et rapidité extrême du pouls, tendances syncopales, etc.

Ces hémorragies graves sont facilement reconnues ; il n'en est pas de même de certaines hémorragies insidieuses, suintantes, qui peuvent mettre la vie de la femme en danger sans que rien ne vienne solliciter l'attention. Aussi Pinard donne-t-il le conseil excellent de surveiller toujours le pouls d'une femme qui vient d'accoucher ; c'est le seul moyen d'apprécier l'importance d'une perte sanguine car, de même qu'il y a des hémorragies insignifiantes en apparence, mais durables qui peuvent retentir fâcheusement sur l'état général, de même il y a des hémorragies inquiétantes à la vue par leur soudaineté et leur intensité apparente et qui, en réalité, n'entachent pas le bon fonctionnement de l'organisme. La mesure de la gravité d'une hémorragie sera donnée par l'accélération du pouls : on devra savoir que *dès que cette accélération dépasse 100 pul-*

sations à la minute, la situation menace de devenir grave et commande l'intervention.

L'indication est formelle ; on videra immédiatement l'utérus ; il ne faut pas hésiter à porter dans l'utérus la main bien aseptisée et à extraire le délivre et les caillots ; une injection intra-utérine antiseptique, ou même simplement d'eau bouillie à la température de 45 à 50°, sera ensuite pratiquée, et pour maintenir le résultat obtenu on pourra, soit administrer du seigle ergoté à la dose de 1 à 2 gr. en 4 prises à dix minutes de distance, ou mieux encore une injection hypodermique d'ergotine Yvon ou d'ergotinine de Tanret, que l'on pourra renouveler si besoin est. Mais on se rappellera que c'est une grosse faute d'administrer du seigle toutes les fois que l'utérus contient encore quelque chose, délivre ou caillots, et que l'usage de ce médicament n'est permis que lorsque l'utérus est absolument vide..

3e cas. — **La délivrance est faite, il se produit une hémorragie secondaire.** — Certaines diathèses y prédisposent (albuminurie, hémophilie) ; les indications sont les mêmes que dans le cas précédent : *vider l'utérus*, réveiller sa contractilité et sa rétractilité.

On videra l'utérus soit par expression, soit plutôt en introduisant la main ; on retirera les caillots et on attendra que le contact irritant, excitant de la main provoque une contraction utérine ; la main ne se retirera que chassée par la contraction utérine. On pratiquera une abondante irrigation intra-utérine très chaude (50°), aussi chaude que la main pourra la supporter, dans le cas où l'on n'aurait pas de thermomètre à sa disposition : le résultat sera ensuite maintenu par une ou deux injections d'ergotine, suivant les cas, et la femme sera laissée immobile dans le décubitus horizontal, la tête basse, pendant un temps plus ou moins long.

On peut considérer que ces moyens très simples suffisent pour ainsi dire toujours pour arrêter l'hémorragie. Au cas improbable où ils seraient impuissants il faudrait savoir utiliser le tamponnement intra-utérin.

« Ce tamponnement consiste, dans les hémorragies graves et incoercibles consécutives à la délivrance, à évacuer complètement le contenu de la cavité utérine qu'on bourre ensuite avec de la gaze iodoformée ; sous l'influence excitante de ce corps étranger qui est en même temps antiseptique, la fibre utérine se contracte énergiquement et l'écoulement sanguin est arrêté (Auvard).

Comme moyen complémentaire, on pourra recourir à la compression de l'aorte. Cette compression se fait avec l'extrémité des doigts ; elle doit être continuée un certain temps, jusqu'à ce qu'on soit bien certain de la rétraction persistante de l'utérus. L'accoucheur fera appuyer sur ses doigts fatigués par ceux d'un aide, si cela est nécessaire.

On comprime plus facilement l'aorte, naturellement sur une femme maigre que sur une femme grasse ; cependant, en pressant d'une manière continue, avec force, mais sans brusquerie néanmoins, on peut toujours arriver, dit Baudelocque, l'inventeur de la méthode, à sentir la colonne lombaire, quelle que soit l'épaisseur de la paroi abdominale antérieure, et à pouvoir, dès lors, intercepter le cours du sang dans l'aorte.

On se mettra de préférence à droite de la femme et on comprimera en disposant quatre doigts de la main un peu obliquement sur le plan antéro-latéral gauche de la colonne vertébrale.

D'après Jacquemier, pour que la compression de l'aorte fût sûrement efficace, il faudrait, d'une part, qu'elle portât sur un point supérieur à l'origine des artères utéro-ovariennes, et, d'autre part, qu'elle n'atteignît pas la veine cave inférieure en même temps que l'aorte ; mais elle n'en offre pas moins l'immense avantage d'entraver plus ou moins la circulation utérine, et surtout en diminuant l'étendue du grand cercle circulatoire, de forcer le sang à se porter au cerveau en quantité suffisante pour prévenir la syncope. Aussi, rien qu'à ce dernier titre, la compression de l'aorte abdominale serait-elle, suivant nous, parfaitement indiquée.

La métrorragie par inertie est, nous ne saurions trop le répéter, un terrible accident, d'autant plus terrible qu'il survient au moment où il semblait qu'on n'eût plus rien à craindre ; dans bien des cas on l'a vu réellement foudroyant. Aussi, l'accoucheur doit-il surveiller la femme assez longtemps encore après la délivrance, s'assurer de temps en temps que l'utérus est bien rétracté, qu'il donne à travers la paroi abdominale cette sensation d'une tumeur dure, arrondie, régulière à laquelle Pinard a donné le nom de *globe de sûreté*, qu'il n'existe en un mot aucun signe d'hémorragie interne ou externe, et même dans les cas où tout se passe normalement, ne laisser la nouvelle accouchée que deux heures après la délivrance.

Dès que l'hémorragie apparaît, il faut déployer contre elle toute l'activité, tout le sang-froid, toute l'énergie et toute l'adresse dont on est capable. Un seul moment d'hésitation dans le choix ou dans l'application des moyens pourrait causer la mort.

Dans certaines circonstances, l'hémorragie post-partum peut ne pas avoir l'inertie pour cause, mais une déchirure plus ou moins profonde des organes génitaux ; on voit alors l'hémorragie continuer, *bien que l'utérus soit absolument rétracté*. Cette hémorragie est d'ordinaire moins abondante et moins immédiatement menaçante que dans le cas précédent ; elle cède le plus souvent à des irrigations vaginales et intra-cervicales très chaudes, mais dans le cas où elle résisterait, il faudrait explorer avec soin la vulve, le vagin et le col et procéder, suivant les circonstances, à la ligature, à la suture ou même au tamponnement utéro-vaginal à la gaze iodoformée.

L'hémorragie arrêtée, il faudra reconstituer l'état général de la femme ; contre le *collapsus* et la *syncope* qui peuvent en être la conséquence immédiate, on aura recours aux injections sous-cutanées d'éther, de caféine, de sérum artificiel, à la compression régulière des quatre membres, depuis l'extrémité jusqu'à la racine, à l'aide de bandes élastiques.

Adhérence du placenta.

Il arrive que le placenta, au lieu de se décoller de lui-même aux premières contractions qui surviennent après la sortie du fœtus, reste adhérent à l'utérus. Cette adhérence du placenta peut être la conséquence de l'inertie utérine, mais elle peut aussi dépendre d'inflammations anciennes, soit de la matrice, soit du placenta et de la dégénérescence fibreuse des éléments qui les réunissent normalement l'un à l'autre.

La conduite à tenir, en présence d'un placenta adhérent, est un peu différente suivant que l'adhérence est totale ou seulement partielle, et suivant qu'il y a ou non inertie de la matrice.

Si l'adhérence est *totale,* comme il n'y a pas d'hémorragie, on peut se livrer à l'expectation pendant une heure avant de porter la main dans l'utérus. Quand cet organe se contracte franchement, on attend patiemment, sans rien faire ; quand il est pris d'inertie, on attend encore, mais en employant les moyens les plus propres à exciter la contractilité utérine, massage de l'utérus à travers la paroi abdominale, irrigations chaudes ; si ces moyens ne réussissent pas, on pratique la délivrance artificielle.

Il est assez difficile, dans des cas semblables, de tracer exactement la limite de l'expectation. Ce qui doit surtout guider l'accoucheur, c'est l'état du col ; tant que le col ne présente pas de tendance à la rétraction, on peut et on doit attendre; mais dès que l'orifice menace de se rétracter, il faut sans hésiter introduire la main dans l'utérus et procéder à la délivrance artificielle; attendre plus longtemps c'est exposer la femme à la septicémie par rétention du placenta, la rétraction du col rendant la délivrance impossible.

En général il n'y a aucun avantage à prolonger l'expectation au delà d'une heure; en effet, passé ce délai, il y a peu de chances pour que le placenta sorte spontanément et il est certain que la rétractilité de l'utérus s'exercera de plus en plus.

Si l'adhérence est *partielle*, à moins de contractions très énergiques, il y a presque toujours hémorragie, et il n'y a plus à attendre un temps déterminé; dès que la perte devient menaçante, il faut procéder à l'extraction du délivre de la manière suivante :

Délivrance artificielle. — Les précautions antiseptiques les plus rigoureuses doivent être prises préalablement; on recourra, si possible, à l'anesthésie, mais dans la majorité des cas on n'en aura pas le loisir; la femme étant placée en position obstétricale, la main gauche sera appliquée sur le fond de l'utérus, et la main droite, les doigts disposés en cône et enduits sur leur face dorsale de vaseline au sublimé, sera introduite dans la cavité utérine; elle se servira du cordon comme guide pour atteindre sûrement la face fœtale du placenta; arrivée là, cette main s'oriente et cherche à reconnaître si le placenta est adhérent dans la totalité ou dans une partie seulement de sa circonférence. Dans ce dernier cas, on glisse l'extrémité des quatre derniers doigts entre le bord décollé et la face interne de la matrice, et on détache le reste de cet organe par un mouvement de scie du bout des doigts. Une fois le placenta détaché, on achève le décollement des membranes et on attend une contraction utérine qui chasse la main et le placenta ou simplement le placenta qui alors glisse dans la main.

Si, au contraire, le placenta est tout entier adhérent, on l'attaquera par un point de sa circonférence, et lorsque l'on aura réussi à décoller un point quelconque de son bord, on achèvera le décollement comme dans le premier cas. La main placée à l'extérieur suivra, aidera et contrôlera les manœuvres de la main utérine et son concours sera fort utile pour apprécier l'épaisseur des tissus et le relief formé par la masse placentaire.— La délivrance terminée, on fera une revision soigneuse avec la main tout entière des moindres recoins, des cornes surtout de la cavité utérine, en grattant doucement partout puis on pratiquera une irrigation intra-utérine antiseptique. — Si les premières manœuvres n'avaient ramené qu'un placenta incomplet, on introduirait de nouveau la main pour extraire le reste; mais, précepte important, *on ne devra jamais s'acharner à détacher à tout prix les parties du placenta solidement adhérentes*; ces parties, on les laissera derrière, et elles se détacheront petit à petit d'elles-mêmes pour sortir avec les lochies : on prendra, dans ces cas exceptionnels, les précautions antiseptiques les plus rigoureuses pendant les suites de couches, injections vaginales fréquentes, pansements vulvaires, etc. S'il survenait la moindre fétidité des lochies, il y aurait lieu de recourir aux irrigations intra-utérines intermittentes ou continues, et même, dans certains cas, à un curetage prudent secondaire.

Enchatonnement du placenta.

Il arrive parfois qu'après l'expulsion du fœtus le placenta se trouve isolé, complètement ou en partie, dans une sorte de loge, de kyste à parois minces, communiquant avec la grande cavité utérine par un orifice plus ou moins étroit où passe le cordon. On dit qu'il y a *enchatonnement* ou *enkystement* du placenta.

On a beaucoup discuté sur l'origine de cet enchatonnement : les uns croyaient à la contraction spasmodique de fibres musculaires à disposition circulaire, concentriques avec le placenta, les autres à une paralysie de la zone d'insertion du placenta (Bubendorff). — En réalité cet enchatonnement n'est que l'exagération d'une disposition physiologique : en effet tant que le placenta n'est pas décollé la paroi utérine qui correspond à son insertion reste mince, empêchée qu'elle est d'obéir à sa rétractilité naturelle. Cette dernière propriété, d'autre part, a tout loisir pour s'exercer dans toute la région utérine qui est en dehors de l'insertion placentaire ; cette rétraction se fera progressivement, d'autant plus marquée qu'on s'éloignera de l'accouchement, d'autant plus qu'on aura préalablement donné de l'ergot de seigle. On comprend ainsi très bien comment à un moment donné pour accéder au placenta on devra successivement traverser trois loges, une loge à parois molles, le segment inférieur, une loge à parois épaisses difficile d'accès (orifice interne) et qui correspond au corps utérin proprement dit, enfin une nouvelle loge à parois minces qui est une annexe des parois utérines non rétractée et distendue par le placenta (enchatonnement proprement dit).

Le diagnostic de ces contractions irrégulières de l'utérus et de l'emprisonnement ou de l'enchatonnement du placenta se fera, en combinant le toucher vaginal, soigneusement pratiqué, au palper abdominal.

Dans ces cas il y a toujours lieu d'intervenir par la délivrance artificielle. Mais, auparavant, on aura bien soin de *soutenir parfaitement le fond de la matrice avec une main*. C'est ici une précaution *essentielle*, si l'on ne veut courir le risque de déchirer transversalement le haut du vagin.

Le fond de l'utérus étant bien soutenu on introduira la main droite qui aura successivement à forcer deux obstacles, l'orifice interne d'abord puis celui qui donne accès directement dans « l'*arrière-boutique* », où est le placenta. Pour cela on introduira successivement, avec *douceur, insistance et patience*, un, puis deux, puis tous les doigts de la main. On décollera le placenta comme il est dit plus haut.

Dans le cas où les doigts ne réussiraient pas à franchir l'obstacle et à le dilater suffisamment, on aurait recours à l'introduction d'un ballon de Champetier, que l'on gonflera progressivement. Pendant toutes ces manœuvres, la femme sera soumise à l'anesthésie chloroformique, et les règles de la plus rigoureuse antisepsie seront appliquées avant, pendant et après.

Inversion de l'utérus (fig. 102). — Cet accident est rare, il peut être spontané, ou provoqué. Comme causes de l'inversion utérine spontanée, on a invoqué :

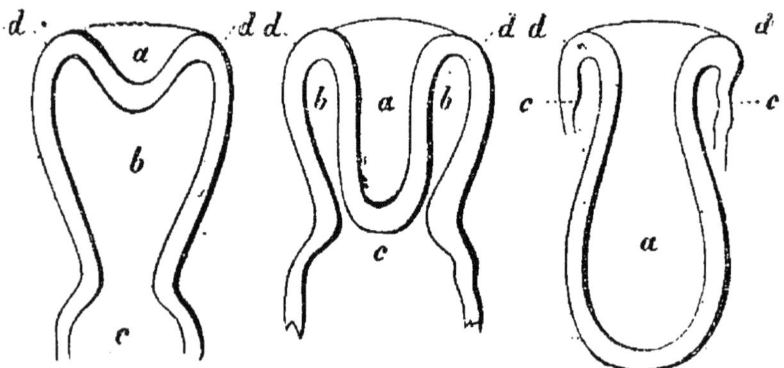

Fig. 102. — Schema des différents degrés d'inversion utérine. — *a*, fond de l'utérus en inversion. — *b*, cavité utérine. — *c*, vagin. — *d*, bord supérieur de la cupule formée par l'inversion.

1° *Les tractions exercées sur le fond de l'utérus par sa face interne* : accouchement debout, par surprise ; accouchement trop rapide avec placenta fortement adhérent et brièveté du cordon ; tractions sur le cordon avant le décollement du placenta.

2º Les pressions exercées sur le fond de l'utérus par sa face externe, — utérus inerte, — contractions violentes des muscles abdominaux.

3º Les contractions du muscle utérin lui-même coïncidant avec une paralysie partielle au niveau de l'insertion placentaire ; cette zone se trouve alors saisie et entraînée par le reste de l'organe (??).

La cause la plus fréquente de l'inversion provoquée réside sans contredit dans les tractions exercées sur le cordon avant le décollement du placenta, alors que l'utérus n'est pas rétracté. On peut également la produire en pratiquant l'expression utérine pendant la flaccidité de l'organe. L'inversion utérine peut être partielle ou complète.

Le diagnostic se fera à l'aide du palper et du toucher réunis; le palper permettra de sentir soit l'absence de l'utérus dans la région hypogastrique, soit la dépression en *cul-de-bouteille* (Mauriceau) du fond de l'organe, en même temps que le toucher fera reconnaître dans le vagin le fond de l'utérus plus ou moins descendu. Si l'inversion est complète, la vue permet encore de confirmer le diagnostic.

Le *pronostic* est grave ; il dépend de l'hémorragie, du choc traumatique éprouvé par la femme, mais surtout de la rapidité de l'intervention.

Quant au *traitement*[1], il n'y a qu'une seule indication, *réduire l'organe introversé le plus tôt possible*. Mais faut-il décoller le placenta avant de réduire l'utérus, ou après l'avoir réduit ?

A notre avis la réponse ne saurait être douteuse, il faut décoller d'abord le placenta, puis réduire. En procédant ainsi, on s'expose peut-être davantage au danger d'une hémorragie immédiate qui du reste est souvent moins abondante qu'on ne le craint, mais on

1. Cf. Oui, *Rapport*, *Congrès de Nantes*, 1901.

facilite considérablement la réduction de l'organe inversé.

Pour réduire l'utérus on se servira de la main seule, les divers instruments inventés à cet effet sont considérés comme plus dangereux qu'utiles par presque tous les auteurs; dans certains cas les ballons de Champetier ont rendu des services (Pinard).

Délivrance dans les grossesses gémellaires.

L'extrémité placentaire du cordon du premier fœtus étant liée, on doit attendre l'expulsion du second fœtus avant de chercher à avoir le délivre. Cependant, si le placenta déjà décollé venait s'offrir à l'orifice utérin, il serait permis, à la rigueur, d'essayer de l'extraire, pour dégager le passage; mais ce ne serait que par des tractions excessivement ménagées, à cause de l'adhérence possible entre les deux placentas.

Dans tous les cas, après la naissance des deux enfants, on se gardera bien de réunir les cordons en un seul faisceau, pour tirer sur tous deux à la fois; on attendra que l'un des placentas soit arrivé dans le vagin; en suivant l'un et l'autre cordon, on cherchera à reconnaître quel est celui qui lui appartient et c'est sur celui-là qu'on exercera les tractions. Si cette distinction n'était pas possible, on tirerait d'abord sur le cordon de l'enfant né le dernier, suivant les conseils de Paul Dubois et Depaul, car c'est en général celui qui descend le premier. Dans le cas où les tractions très modérées sur ce dernier cordon resteraient sans effet, on y renoncerait pour en exercer sur le premier, les placentas sortant parfois dans le même ordre que les jumeaux; cela se produit surtout quand ils sont indépendants l'un de l'autre.

Si, après la naissance du premier enfant, il survenait une hémorragie assez considérable pour donner à penser que la masse des deux placentas est déjà en grande partie décollée, il faudrait pour sauver l'enfant et préserver la mère procéder immédiatement à l'extraction du second fœtus par la version.

Enfin la délivrance achevée, il est bon de surveiller l'état de la femme d'une façon toute particulière, parce qu'elle est plus disposée à une inertie utérine consécutive.

Modifications physiologiques qui se produisent dans les organes génitaux et les autres appareils de l'économie à la suite de l'accouchement.

Phénomènes généraux. — Après le travail, la femme est calme ou agitée, suivant que l'accouchement a été rapide ou lent, elle peut être très fatiguée dans ce dernier cas ; sa peau est alors chaude, son visage vultueux et elle éprouve un besoin impérieux de sommeil. Ces phénomènes durent assez peu, et en général au bout de vingt-quatre heures tout rentre dans l'ordre.

Aussitôt après l'accouchement, mais plus souvent après la délivrance, beaucoup de femmes sont prises d'un frisson assez violent ; ce n'est là qu'un phénomène purement nerveux et fugace, sans aucune gravité au point de vue du pronostic.

Dans les douze heures qui suivent l'accouchement, la température peut s'élever un peu, et si le travail a été long et pénible, la température atteint parfois 37, 8, 38° même, mais de la douzième à la vingt-quatrième heure, elle doit s'abaisser pour revenir au chiffre normal. A la suite d'émotions vives, de défaut de sommeil, de visites prolongées, la température de la nouvelle accouchée peut encore subir des modifications légères, mais momentanées et sans gravité au point de vue du pronostic.

Il n'en est pas de même lorsque la température s'élève d'une façon progressive, surtout lorsque l'ascension du thermomètre a été précédée d'une accélération du pouls ou d'un *frisson*, survenant deux ou trois jours après les couches, car c'est là l'indice en général d'une infection utérine.

La *circulation* se ralentit d'ordinaire après l'accouchement, le pouls est moins fréquent que normalement.

D'après Blot, ce ralentissement du pouls est en rapport avec une augmentation de la tension artérielle, conséquence de la suppression brusque et presque complète de la circulation qui s'effectuait dans les parois utérines pendant la grossesse.

L'*appétit* est d'ordinaire assez peu marqué pendant les premiers jours, la constipation est la règle : tout rentre ordinairement dans l'ordre quand la sécrétion lactée est bien établie.

La *sécrétion urinaire* est augmentée pendant les premiers jours ; elle diminue un peu pendant la lactation. La présence du sucre dans l'urine des nouvelles accouchées n'est pas très rare, elle paraît avoir un certain rapport avec l'allaitement.

La *rétention d'urine* est commune après l'accouchement, surtout chez les primipares, et paraît due, soit à une parésie de la vessie suite de compression, soit à des éraillures très douloureuses de l'orifice de l'urètre qui empêchent la femme d'uriner.

Cette rétention dure en moyenne 12 heures chez les multipares, 36 heures chez les primipares ; elle est sans inconvénient et dans ces limites on aura habituellement avantage à éviter le cathétérisme.

La *sécrétion lactée* s'établit en moyenne vers le 3e jour chez les multipares, vers le 4e seulement, quelquefois même plus tard chez les primipares. Les seins augmentent alors de volume et de consistance, deviennent plus ou moins douloureux, et le lait s'en écoule par pression ou succion, parfois même spontanément.

On admettait autrefois l'apparition de phénomènes fébriles au moment où cette fonction s'établissait, c'est ce que l'on désignait sous le nom de *fièvre de lait*. Cette prétendue fièvre de lait n'était autre chose qu'une *fièvre septique légère*, correspondant à un certain degré de putréfaction des lochies ou des débris de caduque restés dans l'utérus ; aussi tous les accoucheurs qui appliquent les règles d'une rigoureuse antisepsie l'ont-ils vue disparaître de leur service ou de leur clientèle.

Au moment de l'établissement de la sécrétion lactée, tout au plus se produit-il quelquefois une élévation de température, qui ne dépasse pas quelques dixièmes de degré.

Phénomènes locaux.

Il existe après l'accouchement une douleur vulvaire assez vive, parfois une douleur intense au niveau de l'articulation sacro-coccygienne.

Les grandes lèvres peuvent être tuméfiées, violacées, écartées l'une de l'autre (*vulve béante*) ; cet état disparaît rapidement.

Il existe fréquemment des éraillures et même des déchirures de la région vulvaire ; la déchirure de la fourchette est très fréquente chez les primipares ; mais on constate aussi fréquemment des éraillures, par excès de distension, des grandes lèvres, des petites lèvres, de la commissure antérieure de la vulve, et même de l'urètre.

Le *vagin* revient peu à peu à son état normal, ses colonnes et ses plis se rétablissent, mais moins saillants qu'avant l'accouchement, et les fibres musculaires de sa paroi, qui s'étaient hypertrophiées pendant la grossesse, s'atrophient et subissent la dégénérescence graisseuse.

L'*utérus* revient sur lui-même aussitôt après l'accouchement et pendant les jours suivants il tend peu à peu à reprendre sa *forme, son volume* et *sa situation normale.*

Aussitôt la délivrance, l'utérus a la forme d'un bloc arrondi d'une dureté remarquable, dont la partie supérieure remonte d'ordinaire à 15^{cm} au-dessus de la symphyse; puis, si rien ne vient entraver son *involution*, il diminue régulièrement chaque jour, et ne déborde plus le pubis vers le douzième jour. A partir de ce moment l'*involution utérine* est beaucoup plus lente, et ce n'est guère que vers la sixième semaine ou le deuxième mois qu'on peut la regarder comme complètement terminée.

Pendant cette période de régression les fibres musculaires qui, au cours de la grossesse, s'étaient hypertrophiées dans tous leurs éléments, reviennent progressivement à leur volume normal (*Robin, Helme,* 1889); en réalité il n'y a pas, comme le pensaient certains auteurs, d'atrophie vraie allant jusqu'à la disparition complète (Kilian), non plus que de dégénérescence graisseuse (Kölliker) des fibres musculaires. Le tissu conjonctif intermusculaire qui s'était hypertrophié devient granuleux et ses débris sont emportés par des globules blancs phagocytes. Les vaisseaux s'oblitèrent par prolifération de leur tunique propre. La muqueuse utérine se reforme aux dépens de l'épithélium qui tapisse le fond des culs-de-sac glandulaires de la caduque maternelle et qui se met à proliférer : sa réfection n'est complète que vers la 6e semaine post partum.

Le col qui, immédiatement après l'accouchement, est confondu dans le segment inférieur et forme avec lui un canal membraneux flasque de 8 à 10 cm. de long, comparable à une anse flottante d'intestin, commence à se différencier de nouveau vers le 7e jour; son orifice interne se resserre à ce moment; au 21e jour l'orifice externe se ferme à son tour; vers la 6e semaine la réfection est complète (*Varnier*).

Les *annexes* de l'utérus suivent cet organe dans son retrait, et c'est environ 6 à 7 semaines après l'accouchement que les règles reparaissent chez les femmes qui n'allaitent pas.

Tranchées utérines. — On désigne sous ce nom des contractions douloureuses et intermittentes de l'utérus survenant après l'accouchement presque exclusivement chez les multipares, et dont le nombre, l'intensité et la durée paraissent être en rapport avec le nombre des accouchements antérieurs. Elles débutent d'ordinaire peu de temps après la délivrance et présentent, au point de vue de l'intensité et de la durée, de grandes variétés individuelles ; elles deviennent moins fréquentes et moins intenses à mesure qu'on s'éloigne de l'accouchement et durent rarement plus de 3 ou 4 jours, souvent beaucoup moins.

Lochies. — On désigne sous ce nom l'écoulement qui se produit par les voies génitales pendant les suites de couches. Pendant les 3 ou 4 premiers jours, elles contiennent *du sang presque pur*, deviennent ensuite successivement *séro-sanguinolentes*, puis *séreuses* ; les lochies *purulentes* qui, autrefois succédaient à celles-ci, ont disparu depuis l'application des règles de l'antisepsie et on ne les constate que dans les suites de couches pathologiques. La durée des lochies est assez variable, huit ou dix jours environ, mais il n'est pas rare de les voir se prolonger davantage et, parfois même, de voir un écoulement sanguinolent reparaître vers le 15e ou le 16e jour (*petit retour de couches*, attribué par Remy à l'ovulation). L'abondance de l'écoulement est fort variable et difficile à apprécier.

CONDUITE DE L'ACCOUCHEUR AUPRÈS D'UNE FEMME EN TRAVAIL

Est-il appelé pour faire un accouchement, l'accoucheur devra toujours emporter avec lui un certain nombre d'instruments et de médicaments qui constituent sa *trousse* spéciale ; ce sont, dans les cas ordinaires : un stéthoscope, un forceps, une sonde à injections intra-utérines ; une sonde de femme, une sonde d'homme en gomme, munie de son mandrin ; un ou deux bistouris ordinaires, un long bistouri boutonné, une pince de Museux et une pince à pansement utérin, une seringue de Pravaz, des ciseaux, des aiguilles courbes à suture, un porte-aiguille, de la soie et du catgut aseptiques, des lacs, un tube laryngien pouvant s'adapter à une bouteille ordinaire, de la tarlatane iodoformée et de la ouate hydrophyle, du chloroforme, du laudanum, de l'éther, de l'ergotine et une solution concentrée de liquide antiseptique ou des paquets de sublimé composés suivant la formule suivante :

Sublimé	25 cgr.
Acide tartrique	1 gr.
Carmin d'indigo (teinture alcoolique à 5 0/0)	1 goutte.

Dans les cas spéciaux, lorsqu'il sera demandé à la campagne et que les ressources de la ville devront lui faire défaut, dans les cas surtout où il est appelé par un confrère ou une sage-femme aux prises avec des difficultés obstétricales sur lesquelles on ne lui fournit d'ordinaire que des renseignements incomplets, il devra s'armer de façon à faire face à toutes les éventualités, et joindre à cet appareil le perce-crâne de Blot, un crochet mousse, un basiotribe, les ciseaux de P. Dubois et, si cela lui est possible, un des nouveaux embryotomes, celui de Ribemont ou de Tarnier, un perce-membranes ou un long trocart, un ballon de Champetier, un tampon préparé aseptique, renfermé dans un bocal hermétiquement clos.

En dehors de la *version*, du *tamponnement* et de la *délivrance artificielle*, qu'elle serait inexcusable de ne pas pratiquer dans les *cas d'urgence*, mais dans les *cas d'urgence* seulement, la sage-femme n'a pas le droit de recourir aux grandes opérations obstétricales; mais dès qu'elle prévoit une complication ou un danger pour la mère ou l'enfant, elle doit se hâter de faire prévenir un médecin ; aussi lui suffira-t-il d'avoir à sa disposition : un stéthoscope, des ciseaux, une seringue de Pravaz, un tube laryngien, une sonde en gomme munie de son mandrin, une sonde de femme, du fil, des lacs quelques grammes de laudanum et d'éther, de l'ergotine Yvon ou de l'ergotinine Tanret et une dizaine de paquets de sublimé préparés d'après la formule précédente, dont chaque paquet lui servira pour préparer un litre de solution de sublimé à 1/4000.

L'infection septique provenant trop souvent de l'extérieur, les mains de l'accoucheur et de la sage-femme doivent être l'objet de soins particuliers ; outre les soins de propreté ordinaires, lavages et brossages à l'eau chaude et au savon, elles seront encore lavées et brossées dans un liquide antiseptique, chaque fois qu'il y aura lieu d'explorer les parties génitales.

Arrivé près de la femme, il faut l'aborder avec une physionomie rassurante : puis, après s'être enquis de son âge, de son état habituel, de la date des premières règles, des particularités de la menstruation, et de celles des grossesses, avortements ou accouchements antérieurs, s'il y en a eu, on cherche à résoudre immédiatement les trois questions suivantes :

1o La femme est-elle réellement enceinte?

2o Est-elle à terme ?

3o Est-elle en travail ?

La tournure de la femme et son genre de plaintes, à intervalles presque réguliers, joints à tout ce qu'elle peut énumérer en fait de signes de grossesse, suffisent d'ordinaire à faire résoudre affirmativement la première question. Mais il n'est pas moins nécessaire d'avoir recours aux divers moyens d'exploration que nous avons précédemment décrits, en se rappelant toutefois que les bruits du cœur, devenant faibles et lents pendant la contraction, peuvent ne pas s'entendre à ce moment, et qu'il faut profiter d'un temps de repos pour ausculter.

Pour savoir si la femme est *à terme*[1], on s'informe de l'époque de la dernière apparition des règles, de la date de la perception des premiers mouvements actifs du fœtus, de l'abaissement du ventre, et puis, après avoir exploré l'utérus par le palper, reconnu son volume, sa forme, sa direction, diagnostiqué la présentation et la position, on pratique le toucher qui renseignera sur la forme, les dimensions, la consistance du col, l'état de son orifice, la nature de la présentation et son degré d'engagement, en même temps que sur les particularités de l'excavation, du vagin et de la vulve, etc. Si la femme est à terme, le col est complètement mou, mais comme nous l'avons vu page 191, bien qu'il paraisse aplati, le canal cervical n'en conserve pas moins toute sa longueur; si l'on constatait un effacement réel, on pourrait en conclure que la femme est au début du travail.

On reconnaîtra enfin que la femme est en travail, à l'effacement du col, à la dilatation plus ou moins considérable de son orifice, aux douleurs qui reviennent à des intervalles assez réguliers, à la dureté particulière que présente l'utérus au moment de la douleur.

La *fausse douleur* est continue, ne va pas en augmen-

1. Pour calculer approximativement le terme de la grossesse on s'informe habituellement de la date et de la durée des dernières règles ; on ajoute cinq jours à partir du moment où les règles sont terminées et on compte neuf mois révolus. Ce calcul expose à des erreurs car il suppose implicitement que la conception s'est effectuée dans les 5 jours qui ont suivi les règles ; or ce n'est pas toujours le cas; la conception a très bien pu se faire, quoique plus rarement, dans le milieu ou même à la fin de la période intermenstruelle.

tant progressivement d'intensité, ne porte pas au fondement ou aux pubis et ne s'accompagne d'aucun changement dans le col. Elle est donc facile à distinguer de la *vraie douleur* ; aussi l'accoucheur ne doit-il pas s'en rapporter exclusivement à la femme, quand elle annonce qu'elle va accoucher prochainement parce qu'elle souffre, et il lui faut pratiquer le *toucher* pour juger lui-même de l'état du col. S'il trouve cet organe ayant encore toute sa longueur, c'est que le travail n'est pas encore déclaré ; tandis que, si le col est effacé, il doit considérer le travail comme commencé et se comporter en conséquence.

Plus tard, quand il verra les glaires se teindre d'un peu de sang, — la femme *marquer*, comme on dit vulgairement, — il en conclura que le travail se fait ; car ce sang, qui rougit les glaires, provient nécessairement ou de quelques vaisseaux capillaires déchirés dans le décollement des membranes ou du col lui-même dont l'orifice s'éraille en se dilatant.

Conduite à tenir pendant la période de dilatation. — En moyenne, la dilatation du col, pour être complète, demande, chez une primipare, de six à huit heures, souvent davantage, et chez une multipare, de quatre à six seulement ; quant à la durée de la période d'expulsion, elle est très variable, et si on peut admettre qu'elle est en moyenne, par rapport à la période de dilatation, comme un est à trois chez les primipares, elle est souvent fort courte chez les multipares.

L'accoucheur se basera sur la façon dont le travail progresse pour décider s'il peut s'absenter pendant un temps plus ou moins long, mais en règle générale, chez les multipares surtout, on ne doit plus laisser la femme lorsque la dilatation a atteint la dimension d'une pièce de 5 francs.

Mais, si au lieu d'un sommet c'est la face, le pelvis ou l'épaule qui se présente, il faudra, lors même que la dilatation serait à peine commencée, ne pas s'éloigner de la femme, parce que d'un moment à l'autre, il peut y avoir nécessité d'intervenir.

Pendant cette période, on devra ne pratiquer le toucher que le moins possible, autant pour ne pas irriter l'utérus et ménager la poche des eaux, que pour éviter de multiplier les causes d'infection.

On veillera à ce que la vessie et le rectum soient vides l'un et l'autre, et dans ce but on prescrira un grand lavement; si la miction n'était pas possible spontanément on pratiquerait le cathétérisme.

Tant que, dans le cas de présentation du sommet, la dilatation du col n'est pas complète et que les membranes sont intactes, on peut permettre à la femme de se promener dans l'appartement. Mais il n'en est plus de même lorsque le col est tout à fait dilaté, que les membranes sont rompues, le col dilaté ou non, à plus forte raison quand les douleurs deviennent expulsives : on doit alors faire coucher la femme.

La femme pourra accoucher sur son lit ou sur un *lit de misère*; ce dernier, fort en usage autrefois, est aujourd'hui de plus en plus délaissé. Il est cependant des circonstances qui peuvent rendre son emploi indispensable : disposition particulière des lits dans certains appartements, hauteur exagérée du couchage, comme cela se voit encore dans certaines campagnes, etc.

Le *lit de misère* ou *petit lit* est ordinairement un lit de fer ou de sangles, étroit, assez élevé, que l'on dispose de façon à pouvoir circuler librement autour, et qu'on a garni de deux matelas, d'une toile cirée, d'un drap alèze, d'un oreiller et d'une couverture; le matelas de dessous sera étendu dans toute sa longueur, tandis que celui du dessus sera replié sur lui-même et de haut en bas, dans un peu plus du tiers de sa longueur.

Il nous paraît préférable que la femme accouche sur son lit, toutes les fois que cela sera possible, car on évite ainsi le transport de l'accouchée d'un lit sur l'autre, transport qui peut offrir des difficultés et ne pas être sans inconvénients dans certains cas, à la suite des hémorragies de la délivrance, par exemple.

On disposera, dans ce cas, le lit d'une façon particulière ; il sera muni de deux garnitures superposées, composées chacune d'une toile cirée ou autre étoffe imperméable et d'un drap alèze. Ces garnitures seront fixées au lit, de chaque côté, par des épingles anglaises, de façon à ne pouvoir glisser, et disposées de telle sorte que l'on puisse facilement enlever, après l'accouchement, la garniture souillée et permettre à la femme de reposer sur une garniture absolument propre (fig. 103).

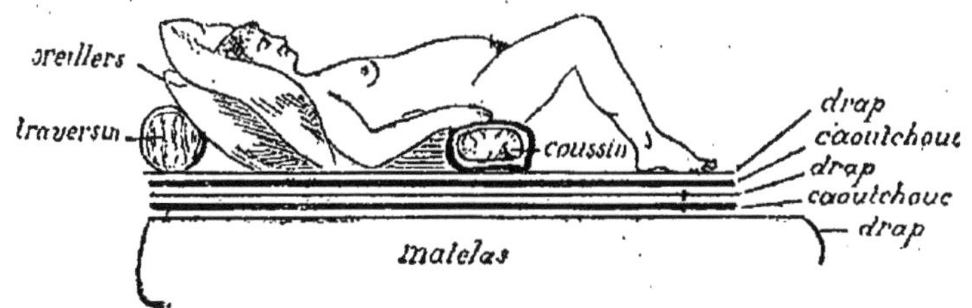

Fig. 103. — Disposition du lit de travail.

Il conviendra, en outre, de glisser sous le premier matelas un plan résistant, planche, rallonge de table, etc. ; il peut être également avantageux, pour la surveillance du périnée, de placer sous le siège, au moment de l'expulsion, un drap propre plié.

Ces divers préparatifs doivent être faits pendant la période de dilatation ; il en est de même de ceux qui se rapportent à l'enfant, c'est-à-dire tout ce qu'il faut : 1° pour lui donner les premiers soins et le ranimer s'il naissait asphyxié ; 2° pour lier, couper et panser le cordon ombilical ; 3° pour arrêter, au besoin, chez la mère, une hémorragie par inertie consécutive. Mais on a bien soin de faire ces divers préparatifs sans bruit, sans embarras, comme s'ils n'étaient pas importants.

Pour ranimer l'enfant, en cas d'asphyxie, on tiendra prêts : de l'eau-de-vie, un morceau de flanelle, une plume avec ses barbes, de l'eau chaude, de l'eau froide, une petite baignoire ou un vase assez grand pour qu'on y puisse plonger le fœtus, et un tube laryngien.

Pour la ligature et la section du cordon, on aura sous la main : deux lacs de fil de soie, de deux ou trois brins chacun, longs de 25 à 30 cm., et de bons ciseaux.

Les parturientes accusent parfois, pendant la période de la dilatation, de grandes douleurs de reins, on peut essayer d'une serviette passée sous les lombes, avec laquelle deux assistants soulèvent un peu la femme ; on arrive également parfois à produire un soulagement passager en exerçant avec la main une forte pression sur la région sacrée.

Aux crampes dans les cuisses ou les mollets, qui sont pour les femmes un véritable supplice, il n'y a à opposer que des frictions, bien insignifiantes au fond, mais qui ont au moins l'avantage d'occuper la femme et de lui faire prendre patience ; il est certain que l'accouchement seul peut mettre fin à ce symptôme fatigant, puisqu'il est occasionné par la compression des plexus sacrés, au moment où la tête descend dans l'excavation.

Contre les vomissements qui persistent parfois jusqu'à la sortie du fœtus, il n'y a vraiment rien à faire non plus, si ce n'est exhorter la femme à la patience et lui faire entrevoir la fin prochaine de ses douleurs.

Pendant toute la durée du travail, on surveillera avec soin la vessie, de façon à empêcher la rétention d'urine.

Interrogé sur la fin probable de l'accouchement, on devra ne pas trop s'avancer, et ne donner jamais, à ce sujet, qu'une réponse évasive. Ne sachant pas si la contractilité utérine se soutiendra convenablement, — sans parler des autres causes de retard, — on fera bien même d'éloigner un peu les espérances. Car, si la femme accepte avec joie l'accouchement qui devance les prévisions du médecin, il n'en est pas de même des souffrances qui dépassent le terme assigné.

Chez certaines primipares qui ont déjà beaucoup souffert, on peut croire à un travail déjà avancé et s'attendre en arrivant près d'elles à trouver le col largement dilaté ; on touche avec cette idée préconçue, et si l'on manque d'expérience, on peut prendre le segment inférieur de l'utérus aminci et laissant percevoir assez nettement le crâne du fœtus, avec ses sutures et fontanelles, pour une poche plate ; ce qui conduit encore à commettre une pareille erreur, c'est la difficulté d'atteindre l'orifice utérin, très élevé et regardant presque directement en arrière, comme cela arrive souvent.

On pratiquera donc, dans ce cas, le toucher avec le plus grand soin, et si le col n'est pas trouvé à sa place ordinaire, on le supposera très haut et très en arrière ; on fera coucher la femme horizontalement sur le dos et le siège un peu élevé, et l'on portera le doigt vers le promontoire, où on finira par atteindre ce que l'on cherche, si surtout on sait rappeler un peu en avant, avec la pulpe du doigt, la lèvre antérieure de l'orifice. On ne doit pas perdre de vue que cet orifice, arrivé à un certain degré de dilatation, est le plus souvent circonscrit par un bord mince et presque tranchant. Du reste, quand la paroi utérine, quelque mince soit-elle, est interposée entre le doigt et le crâne du fœtus, on sent très bien, si l'on a une certaine habitude du toucher, que ce crâne n'est pas seulement recouvert par les membranes.

Du reste, comme le dit Depaul, avant même d'avoir touché, rien qu'à la manière dont la femme se plaint, un accoucheur expérimenté reconnaîtra le plus souvent où en est arrivé le travail. Dans la *période de dilatation*, la femme est agitée, excitée par des douleurs périodiques dont elle ne comprend ni le but ni l'efficacité; dans la *période d'expulsion*, elle est plus calme, plus confiante dans une issue prochaine, et se recueille, pour ainsi dire, à l'arrivée de chaque contraction, pour aider la matrice de toute la puissance de sa volonté, par des efforts qu'elle a souvent peine à maîtriser. Tous les accoucheurs savent reconnaître de suite le premier cri guttural de l'effort qui annonce le début de l'expulsion.

Si la femme dit avoir perdu les eaux, il faut vérifier, cette assertion, et, pour cela, pratiquer le toucher au début d'une douleur, parce que c'est à ce moment-là que les membranes *bombent* si elles sont encore entières. Si donc, touchant pendant une contraction, on s'aperçoit qu'aucune poche ne bombe sous le doigt et que celui-ci se promène, au contraire, dans le champ de l'orifice utérin, sur une surface plissée au lieu d'être tendue, c'est qu'effectivement les membranes sont rompues; du reste, si l'on garde le doigt en place jusqu'à la fin de la douleur, on sentira quelquefois un jet de liquide chaud s'échapper à ce moment-là, et glisser sur la paume de la main. Si la poche est, au contraire, rénitente et tendue pendant la contraction, et ne laisse échapper aucun jet de liquide, la femme s'est trompée, elle a pris des glaires vaginales ou un jet d'urine involontaire pour une perte d'*eaux*, et les membranes de l'œuf sont encore entières.

En général, les membranes ne se rompent que lorsque la dilatation du col est complète ou presque complète (fig. 104); l'accoucheur ne doit plus alors quitter la femme sous aucun prétexte.

Lorsque l'on prévoit que la rupture de la poche des eaux va se produire, il est bon d'en prévenir la primipare pour qu'elle ne soit pas effrayée de l'échappement subit d'un flot de liquide, et de garnir le périnée avec un linge propre, pour absorber une grande partie de l'eau et éviter à la femme le désagrément de se sentir inondée.

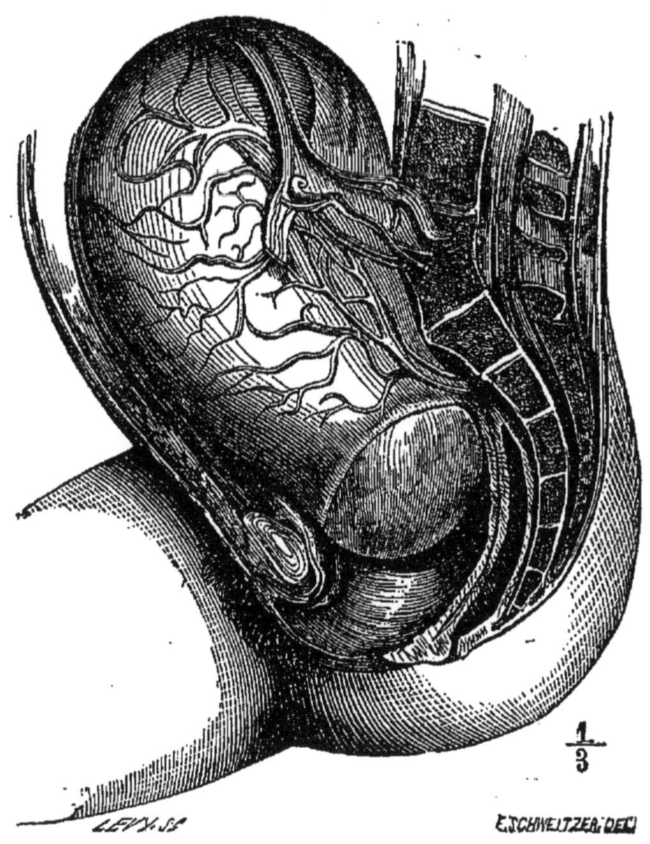

Fig. 104. — Poche prête à se rompre. — Dilatation du col achevée.

Sitôt les membranes rompues, on doit s'assurer de nouveau de la présentation, reconnaître la position, et constater, pendant qu'il y a encore de l'eau dans la matrice, s'il ne s'agit pas d'un cas à nécessiter la version, ou s'il n'y a pas, à côté de la tête, procidence d'une main, d'un pied, d'une anse de cordon, qu'il serait possible de réduire.

On constatera également la couleur de l'eau qui vient de s'écouler, car si elle est fortement teintée de méconium, c'est que le fœtus souffre *ou a souffert*, et si les battements du cœur sont faibles ou irréguliers, il ne faut pas hésiter à intervenir par le forceps ou la version suivant le cas.

Quelquefois, la poche des eaux se rompt *prématurément*, avant même que le travail ne soit commencé : il faut dans ce cas maintenir la femme au lit en lui recommandant de se donner peu de mouvement.

D'autres fois, au contraire, la poche, après la dilatation complète du col, tarde à se rompre, descend dans le vagin en avant de la tête, apparaît même quelquefois à la vulve, il faut alors la rompre, son expulsion, en même temps que la présentation, exposant à un décollement prématuré du placenta ou pour le moins à une dissociation des membranes.

Pour rompre les membranes, on choisit le moment d'une contraction ; avec l'index introduit dans le vagin on appuie sur les membranes qui bombent, en même temps qu'on gratte un peu avec l'ongle ; si cette petite manœuvre restait inefficace, on pourrait se servir, à défaut de perce-membranes, d'une branche de ciseaux désarticulés ou d'une pince à forcipressure avec laquelle on agrippe les membranes en leur imprimant un mouvement de torsion.

La ponction faite, l'utérus revient un peu sur lui-même et reste d'ordinaire quelques instants en repos, puis recommence à se contracter souvent, même plus fortement qu'avant, et le travail s'achève.

En règle générale, *la poche des eaux ne doit être rompue que lorsque la dilatation est complète.* La rompre plus tôt, surtout lorsque la présentation n'est pas engagée, c'est exposer le fœtus à une compression immédiate et trop prolongée de la part de l'utérus et à la mort par asphyxie.

Néanmoins, il est des cas où il faut rompre les membranes de bonne heure, quand la dilatation de l'orifice utérin est loin d'être complète ; c'est : 1o Après la version par manœuvres externes dans la première période du travail, ou bien quand la mobilité extrême du fœtus peut faire craindre une mutation de présentation ; 2o lorsque les contractions utérines sont gênées par un excès de distension de l'organe (hydramnios, grossesse gémellaire) ; 3o lorsqu'il y a hémorragie par suite d'insertion vicieuse du placenta ; 4o dans des cas d'accidents gravido-cardiaques prononcés pendant le travail.

Pendant la période d'effacement du col et au début de la dilatation, la femme pourra prendre un peu de nourriture, mais de préférence des aliments liquides, lait, potage ; à une période plus avancée du travail, elle s'en abstiendra pour éviter les vomissements qui pourraient en être la conséquence.

Pendant toute la durée de l'accouchement, on ne permettra la présence auprès de la parturiente que des personnes absolument indispensables, une ou deux au plus.

Conduite à tenir pendant la période d'expulsion. — Après la rupture des membranes, et pendant la période d'expulsion, le toucher n'offre pas les mêmes inconvénients que pendant la période de dilatation ; on ne le pratiquera, cependant, qu'autant qu'il sera nécessaire pour suivre les progrès de l'expulsion et constater la rotation. On devra surtout éviter de chercher à dilater la vulve en promenant les doigts entre la tête et les parties molles, comme certaines sages-femmes ont de la tendance à le faire ; cette manœuvre maladroite ne peut qu'assécher, irriter ou infecter l'orifice vulvaire. On ne saurait oublier que dans l'accouchement normal, chez les primipares surtout, la sortie de la tête à travers la vulve doit se faire avec une grande lenteur, et que c'est grâce à cette marche lente et progressive de la dilatation vulvaire que se produit l'assouplissement de toute la région, et que les déchirures plus ou moins étendues du périnée sont évitées.

Il convient ici de rappeler ce précepte de Stoltz : dans l'accouchement normal, le rôle du médecin doit se borner d'ordinaire à *observer*, *conseiller*, *soulager*, et *protéger*.

Mais si l'on doit être sobre du toucher, il faut par contre pratiquer fréquemment l'auscultation pendant cette période, toutes les 10 ou 15 minutes au moins, pour être bien sûr que le fœtus ne souffre pas. Bien des enfants ont succombé pendant la période d'expulsion, qui auraient pu être sauvés par une intervention facile, si l'accoucheur ou la sage-femme avaient attentivement surveillé les bruits du cœur et la coloration du liquide amniotique. Les cas de mort rapide mais évitable si on est prévenu et attentif à l'auscultation, sont généralement dus à des circulaires lâches du cordon qui viennent glisser sur la nuque du fœtus et se faire comprimer entre celle-ci et l'arcade pubienne de la parturiente.

Certaines femmes, par suite de l'engagement profond de la présentation, ont une tendance à *pousser* avant la dilatation complète ; ces efforts sont non seulement inutiles, mais encore ils fatiguent prématurément la femme et peuvent ne pas être sans inconvénients pour l'intégrité du col.

La *position* que la femme prend pour accoucher varie suivant les pays. En *Angleterre*, c'est le décubitus latéral gauche ; en *France*, c'est le *décubitus dorsal* qui est généralement adopté, si ce n'est cependant dans le cas d'intervention obstétricale, où l'on fait mettre la femme en travers du lit, le bassin débordant légèrement, et les jambes fléchies maintenues par des aides.

Dans un accouchement normal, la femme sera donc couchée horizontalement sur le dos, la tête seule reposant sur un traversin, le siège soulevé par un drap replié, les cuisses et les jambes fléchies et écartées, les pieds reposant sur le plan du lit. Tant que la tête n'a pas franchi le diamètre coccy-pubien, qu'elle apparaît seulement un peu à la vulve au moment de la contraction pour disparaître ensuite, il faut encourager la

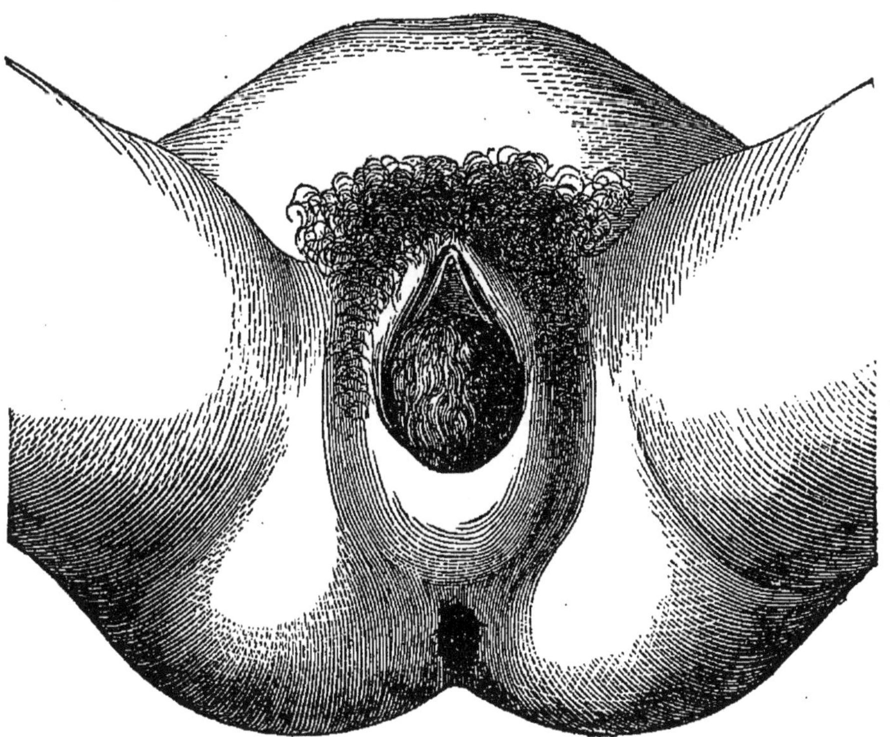

Fig. 105. — Tête au périnée.

femme à pousser, comme pour aller à la garde-robe; mais au moment où la tête va franchir la vulve, il faudra le plus souvent, chez la primipare surtout, essayer de modérer ses efforts, soutenir le périnée et ralentir l'expulsion, si cela est nécessaire, pour donner à la région périnéo-vulvaire le temps de s'assouplir et de se dilater.

Lorsque la tête commencera à paraître à la vulve, que les douleurs expulsives devenues très fortes ne laissent presque plus de repos, l'accoucheur ou la sage-femme iront s'asseoir à la droite de la patiente pour être prêts à la secourir et à recevoir l'enfant. Alors seulement que le périnée sera notablement distendu, que la tête apparaîtra à la vulve pour ne plus disparaître après chaque contraction, il conviendra de découvrir les organes génitaux.

Pour éviter le refroidissement on revêtira les jambes de la femme de longues jambières de flanelle, à défaut, on les recouvrira de serviettes attachées avec des épingles de nourrice.

Pour soutenir le périnée, modérer et diriger la sortie de la tête fœtale, on procède d'ordinaire de la façon suivante : on engage la main droite par dessous la cuisse droite de la femme, on appuie toute la paume de la main sur le périnée qui bombe, les quatre derniers doigts étant disposés en dehors de la grande lèvre gauche et le pouce en dehors de la droite, et on exerce ainsi à travers les tissus une pression de bas en haut sur la région frontale du fœtus. Par ce plan incliné artificiel, on applique la nuque contre le ligament triangulaire; on facilite l'inflexion du fœtus et le mouvement d'extension de la tête. Il est évident que cette manœuvre ne pourra être convenablement pratiquée que si le siège est un peu élevé. La main gauche passée par-dessus l'abdomen embrassera la tête par sa face palmaire, le talon appuyé sur le pénil, l'extrémité des doigts près de la fourchette. Le rôle de cette main gauche est des plus importants, le plus important même, car il est indiscutable que le meilleur moyen de protéger le périnée est de ralentir et de diriger la sortie de la tête. Cette main guettera le moment où la grande fontanelle apparaîtra à la commissure postérieure de la vulve, car c'est à partir de ce moment qu'on devra redoubler de précautions et ralentir autant que possible la sortie de la tête qui est sur le point de présenter à l'orifice vulvaire sa plus grande circonférence, la circonférence sous-occipito-frontale. Au moment de la contraction, on appuiera sur la tête avec l'extrémité des doigts, en même temps qu'on cherchera à aider à la déflexion ; si la commissure paraissait près de se rompre, on maintiendrait solidement la tête au moment de l'effort, en même temps que l'on recommanderait à la femme de ne pas pousser et, pour cela, de maintenir la bouche ouverte et de respirer largement au moment de la contraction ; la contraction passée, « on invite la femme à pousser et on gradue l'effort qu'elle doit développer au commandement. La main sous-périnéale, qui a conservé sa disposition en fer à cheval, serre la tête en travers et les doigts ramènent en arrière les parois de la gouttière d'expulsion, les doigts de l'autre main s'impriment sur le cuir chevelu et par une sorte de reptation de leurs extrémités attirent de bas en haut toute la région frontale[1] ».

La main droite doit s'occuper aussi dans l'intervalle des contractions à décoiffer *successivement* les deux bosses pariétales du voile cutané vulvaire qui les revêt.

Mieux vaut soutenir le périnée avec la main nue qu'à travers un linge ; mais s'il survenait au moment de l'expulsion une défécation involontaire, il faudrait, la main gauche restant en place et maintenant la tête, nettoyer rapidement l'anus et la région périnéale avec une solution antiseptique.

Il peut se faire que le périnée menace de se rompre malgré les soins et les précautions que nous venons de décrire ; on a conseillé dans ces cas de pratiquer des incisions soit sur les côtés de la vulve, soit sur la ligne médiane.

1. Bonnaire, Du périnée obstétrical. (*Ampliation physiologique et effractions*, *Gazette des hôpitaux*, 1891.)

Michaëlis faisait simplement une incision sur la ligne médiane, c'était ouvrir la porte à une déchirure plus étendue et pouvant intéresser le sphincter. Ritgen conseillait des incisions multiples autour de la vulve ; Eichelberg, Paul Dubois, Depaul, une ou deux incisions postéro-latérales au niveau du tiers inférieur de la vulve ; Joulin les pratiquait un peu plus bas pour ménager le canal de la glande vulvo-vaginale.

Ces incisions postéro-latérales qui doivent être pratiquées avec des ciseaux au moment de la contraction alors que le périnée est tendu, luisant, prêt à éclater, n'empêchent pas toujours la rupture de se produire sur la ligne médiane, et cela se comprend, car, ainsi que le fait remarquer Budin, c'est par l'orifice vaginal, au niveau de l'anneau hyménéal que commence le plus souvent la déchirure et si cette rupture s'est faite sur la ligne médiane, les incisions latérales ne l'empêcheront pas toujours de se propager à la muqueuse vulvaire, à la fourchette, au périnée. Aussi le professeur Tarnier conseille-t-il de préférence une incision que l'on commence sur la ligne médiane, mais que l'on dirige obliquement à droite ou à gauche.

On doit être très sobre de ces incisions ; le professeur Pinard les a même complètement abandonnées : dans tous les cas, elles ne devraient être pratiquées qu'avec des ciseaux absolument aseptiques et n'avoir que quelques millimètres d'étendue, un centimètre au plus.

Dès que la tête est expulsée, il faut aussitôt explorer avec le doigt la région cervicale du fœtus pour s'assurer qu'elle n'est pas ceinte par un ou plusieurs circulaires du cordon ; lorsqu'il n'y a qu'un seul tour, il est d'ordinaire assez facile de dégager le cordon en faisant passer l'anse par-dessus la tête du fœtus ; si on ne réussissait pas, on peut essayer de le faire glisser par dessus les épaules, mais s'il était trop serré pour exécuter ces manœuvres, on le couperait entre deux pinces à forcipressure, ou tout simplement, après avoir serré le bout fœtal entre deux doigts, et on terminerait l'accouchement.

Lorsque la tête est sortie, après avoir constaté que la bouche et le menton sont bien dégagés, il ne faut point s'empresser de tirer sur elle ; il y a alors, dans les contractions utérines, un repos qu'on doit respecter ; il ne dure, d'ailleurs, que quelques instants, après quoi le travail reprend son cours, et les épaules se dégagent d'elles-mêmes, pendant que l'on continue à soutenir le périnée.

Dans certaines circonstances, il est bon d'aider et de diriger la sortie des épaules et pour cela, on saisira la tête à deux mains, l'une embrassant la face et l'autre la nuque, et, engageant la femme à pousser, on exercera des tractions modérées, par en bas d'abord, pour bien dégager l'épaule antérieure sous l'arcade pubienne, puis en haut, pour le dégagement de l'épaule postérieure ; mais en se rappelant toujours que la lenteur dans ces manœuvres est la meilleure sauvegarde du périnée. Si on craint que des épaules trop volumineuses ne déchirent largement le périnée, on pourra, ainsi que le recommande Coudert, abaisser prophylactiquement le bras correspondant à l'épaule antérieure qui se présente généralement la première et qui est d'un accès facile ; on diminuera d'autant le diamètre transversal du tronc du fœtus et on évitera ainsi que l'épaule postérieure ne vienne donner un coup de bélier dans le périnée. Dans le cas où la rotation des épaules ne se ferait pas, on la favoriserait, soit en imprimant un mouvement de rotation à la tête, de façon à ramener l'occiput du côté qu'il occupait primitivement dans le bassin, soit en introduisant un doigt sous les aisselles.

Les épaules sorties, l'enfant, comme nous l'avons dit, est d'ordinaire rapidement expulsé par un mouvement de spirale, qui le rejette sur le dos, entre les jambes de sa mère. On le place alors sur un linge propre, le ventre en l'air, en évitant de tirailler le cordon. Après un certain temps, on procède à la ligature du cordon comme nous le dirons bientôt, on le coupe et on porte l'enfant sur les genoux de la garde.

Dans les pages qui précèdent, nous nous sommes surtout occupés de la conduite de l'accoucheur pendant le travail dans le cas de présentation du sommet ; voyons maintenant quels soins particuliers réclament les présentations de la face et du siège. La présentation du tronc n'étant que très exceptionnellement susceptible d'une terminaison spontanée, nous nous en occuperons plus loin. (Voy. Version).

Conduite de l'accoucheur dans le cas de présentation de la face. — Si la présentation était encore mobile et nettement diagnostiquée, il y aurait lieu de tenter de la transformer en présentation du sommet plus favorable, soit par la manœuvre de Schatz, soit par celle de Pinard.

La première consiste : 1° à soulever, avec une main, à travers les parois abdominales, les épaules du fœtus, de façon à mobiliser la tête ; 2° à pousser avec l'autre main la tête du fœtus dans le sens de la flexion ; 3° à faire repousser par un aide le siège du même côté que la tête. Le procédé de Pinard est le suivant : on introduit deux doigts ou la main dans le vagin, on les applique sur la fontanelle antérieure généralement accessible vers le centre du bassin ; on applique l'autre main à l'extérieur sur l'occiput et on exerce en même temps des pressions de bas en haut avec la main vaginale et de haut en bas avec la main extérieure ; les pressions doivent, en outre, être dirigées latéralement et en sens inverse : un exemple fera mieux comprendre. Soit une mentoiliaque droite postérieure, les pressions de la main vaginale devront être dirigées de bas en haut, de gauche à droite et d'avant en arrière, celles de la main extérieure sur l'occiput, de droite à gauche et d'arrière en avant. Dans les mento-droites postérieures, c'est la main gauche qui doit être introduite, la main droite, au contraire, dans les mento-gauches postérieures [1].

Dans la présentation de la face, l'accouchement est généralement *lent, mais se termine le plus souvent spontanément*, on pratiquera le toucher avec beaucoup de circonspection pour éviter de rompre les membranes; les battements du cœur fœtal seront surveillés avec soin et on se tiendra prêt à intervenir par le forceps si l'état de la mère ou de l'enfant l'exigeait; on préviendra la famille de la possibilité d'une bosse séro-sanguine sur la figure de l'enfant.

Conduite à tenir dans la présentation du siège. — La femme sera maintenue couchée pour éviter la rupture prématurée de la poche des eaux, et dans le même but le toucher ne sera pratiqué qu'avec les plus grands ménagements. Lorsque le siège apparaîtra à la vulve, la femme sera mise en position obstétricale, et si tout marche régulièrement, si les bruits du cœur sont normaux, on se gardera bien d'intervenir, et on attendra l'expulsion des seuls efforts de la parturiente; agir autrement serait s'exposer à la déflexion des bras et même de la tête.

Le siège expulsé, on glisse un ou deux doigts sous le ventre du fœtus jusqu'à l'ombilic; on constate l'état des battements du cordon et on attire une anse au dehors pour lui éviter des tiraillements pendant le reste de l'expulsion.

Dans le cas où le cordon serait engagé entre les cuisses du fœtus, on chercherait à le dégager par derrière, de manière à le placer sur le périnée, et non sous l'arcade du pubis où il serait bien plus sûrement comprimé.

1. Voir pour plus de détails : Pinard, *Traité du palper*.

Si les battements du cordon sont réguliers, on se borne à soutenir le tronc du fœtus et à surveiller la sortie des épaules, puis la rotation faite, on aide en général à la sortie de la tête, en exécutant la manœuvre de Mauriceau. (Voir partie IV, Version.)

Il est bien entendu que, si l'état de la mère ou de l'enfant l'exigeait, on extrairait le fœtus le plus rapidement possible, en prenant toutes les précautions désirables pour éviter la déflexion de la tête ou des bras. On évitera autant que possible ces déflexions ou relèvements en n'exerçant des tractions qu'en coïncidence avec une contraction utérine ou en faisant pratiquer par un aide expérimenté de l'*expression abdominale.*

L'expulsion du méconium n'est point ici d'un augure fâcheux, car il n'est que le résultat de la compression exercée sur le ventre du fœtus par le muscle utérin ou le conduit vulvo-vaginal.

Lorsqu'il y aura lieu de hâter la sortie du fœtus, on enveloppera d'un linge fin la partie déjà expulsée et on la saisira bien à pleine main ; mais, dans tous les cas, on ne doit jamais remonter au-dessus du bassin, car il ne faut pas oublier que, chez le fœtus, le foie descend presque jusqu'à la crête iliaque et que la compression de cet organe serait dangereuse. Les tractions seront faites avec modération (voir partie IV : Extraction du fœtus). Quant aux difficultés qui peuvent être la conséquence de la présentation du siège décomplétée (mode des fesses), nous les étudierons avec la dystocie (voir partie III).

CONDUITE DE L'ACCOUCHEUR APRÈS LE TRAVAIL, DANS LES CAS SIMPLES

Après la délivrance, faite d'après les règles que nous avons tracées plus haut, on s'assure que l'utérus est bien rétracté, qu'il ne contient pas de caillots, et si le travail a été long ou l'utérus fortement distendu, en un mot, si on a quelques raisons de redouter une hémorragie secondaire, on pourra, comme mesure préventive, administrer 1 gr. de seigle en deux fois, à quelques minutes d'intervalle, ou une injection d'ergotine.

On procède ensuite à la toilette de la vulve et du vagin à l'aide d'un liquide antiseptique chaud. Les liquides surtout préconisés aujourd'hui sont les solutions de biiodure ou de bichlorure de mercure à 1 p. 4 ou 5,000. — Il faut se rappeler cependant que les solutions mercurielles sont dangereuses toutes les fois que les reins fonctionnent mal et, qu'en particulier dans l'albuminurie, il y a lieu de les remplacer par un liquide moins toxique : permanganate de potasse à 1 p. 2000 par exemple. — La toilette achevée, on applique sur la vulve un tampon de ouate hydrophile, imprégné d'un des liquides précédents, mais bien exprimé, par-dessus une légère couche de ouate aseptique sèche, et le tout est maintenu par une serviette propre passée sous le siège et ramenée sous le ventre.

Lavages et pansements vulvaires seront renouvelés 3 ou 4 fois par jour pendant toute la durée de l'écoulement lochial.

Certains accoucheurs ajoutent à ces soins l'usage d'injections vaginales répétées 2 ou 3 fois par jour, pendant toute la durée des suites de couches (Tarnier); d'autres, au contraire, les rejettent, les considérant presque comme dangereuses par suite des soins minutieux et de l'expérience spéciale que réclame leur administration (J. L. Championnière). — Pratiquées sous une faible pression, deux fois par jour, par une personne expérimentée, entourées de toutes les précautions antiseptiques de rigueur, ces injections nous paraissent ne présenter aucun inconvénient. Dans tous les cas, si à la rigueur on peut s'en passer à la suite d'un accouchement absolument normal et dans de bonnes conditions hygiéniques, elles sont absolument nécessaires à la suite d'un travail accidenté, dans les cas de mort ou de macération du fœtus, ou dès que les lochies présentent la moindre odeur; à la moindre menace de septicémie, c'est aux injections intra-utérines qu'il faut recourir.

Dans le cas où la chemise propre que la femme a dû revêtir pendant le travail n'aurait pu être préservée, on la change avec précaution en imprimant à l'accouchée le moins de mouvement possible.

Si la femme est accouchée sur son lit, on enlève la garniture souillée : si elle est accouchée sur un lit de misère, on la fait transporter sur son lit avec précaution ; *mais, dans aucun cas, elle ne doit s'y rendre d'elle-même.*

Pour suppléer au défaut d'action de la paroi de l'abdomen sur-distendu par la grossesse et assurer, jusqu'à un certain point, l'immobilisation de l'utérus, on a coutume d'appliquer un bandage autour de l'abdomen. Pour obtenir une compression douce et élastique, il conviendra d'interposer entre le bandage et la paroi abdominale, soit une couche de ouate, soit une serviette-éponge pliée en plusieurs doubles.

Si la femme, une fois couchée et *ceintrée,* sent un besoin de sommeil, il faut, en dépit de l'absurde préjugé qui règne encore dans une certaine classe de la société, respecter ce besoin et surveiller seulement l'état du facies et du pouls, de peur d'une hémorragie qui, sans cela, pourrait rester inaperçue.

La rétention d'urine est fréquente après l'accouchement, mais le plus souvent ne nécessite aucun traitement ; cependant, si l'émission spontanée n'a pas eu lieu au bout de 24 heures en moyenne, 36 heures même chez les primipares, il faudra vider la vessie par le cathétérisme en prenant les précautions antiseptiques les plus rigoureuses, non seulement pour éviter l'infection de la vulve, mais encore celle de la vessie ; ce n'est que dans le cas où la femme souffrirait du fait de la rétention qu'il faudrait intervenir plus tôt.

Pour calmer les tranchées parfois fort vives qui se montrent chez les multipares et qui peuvent persister pendant deux ou trois jours, on se trouvera bien de l'administration de petits lavements avec quinze gouttes de laudanum, que l'on renouvellera deux ou trois fois dans les 24 heures ; les injections de morphine, l'antipyrine ont été également employées avec succès.

Pendant les premiers jours qui suivent l'accouchement il faut surveiller avec un soin minutieux l'*état du ventre*, la *régression utérine*, la *qualité* et la *quantité* des lochies, l'*état du pouls* et de la *température*, de façon à pouvoir remédier immédiatement à tout accident qui se présenterait, et si la température dépassait 38°, la sage-femme devrait immédiatement faire prévenir un médecin qui rechercherait la cause de cette élévation thermique.

Les seins seront l'objet d'une attention spéciale. Si la femme nourrit, les mamelons seront lavés avec soin après chaque tétée avec de l'eau bouillie tiède, alcoolisée, et protégés dans l'intervalle par une légère couche d'ouate hydrophile ; si elle ne doit pas nourrir, on exercera sur les seins une compression à l'aide d'une épaisse couche de ouate et d'un bandage de corps.

Quant au *régime* des nouvelles accouchées bien portantes, il est des plus simples : le premier jour, aliments liquides, lait, bouillon, potage, en petite quantité à la fois, mais aussi souvent que la femme le désire. Le second jour, aliments solides ou demi-solides, du potage, des œufs, du poulet, une côtelette, etc. ; on évite seulement les aliments qui pourraient être d'une digestion difficile ; régime ordinaire dès que la sécrétion lactée est établie. Ce n'est que dans le cas où la femme ne doit pas nourrir qu'il faut diminuer un peu le régime, les boissons surtout, et, pour ne pas être accusé de ne pas avoir fait *passer le lait*, s'il survenait plus tard, chez l'accouchée, une maladie quelconque, on pourra administrer, le quatrième jour, un purgatif léger qui, du reste, sans influence sur la lactation, débarrassera l'intestin des matières accumulées depuis l'accouchement.

Toutefois, nous avons l'habitude de laisser l'intestin en repos jusqu'au 4e jour après les couches; si la malade n'est pas allée spontanément à la garde-robe, nous lui administrons alors soit un lavement glycériné, soit 20 gr. d'huile de ricin. En même temps qu'on veille au maintien d'une température constante de 17 à 18° dans la chambre de l'accouchée, on évitera avec soin tout ce qui pourrait la fatiguer ; les visites, les longues conversations seront défendues pendant cinq ou six jours au moins.

L'époque à laquelle la femme peut se lever sans inconvénient varie suivant la rapidité plus ou moins grande de l'involution utérine. Nous permettons d'ordinaire le premier lever, lorsque le fond de l'utérus ne déborde plus la symphyse du pubis et qu'il n'y a plus d'écoulement sanguin, ce qui n'arrive pas d'ordinaire avant le quinzième jour, souvent plus tard. A partir du vingtième jour, la femme pourra aller et venir dans l'appartement, mais on ne permettra les sorties au grand air qu'après un mois. Les voyages en voiture, en chemin de fer, les exercices fatigants, les rapprochements sexuels, ne seront permis qu'après le retour des règles, c'est-à-dire après la sixième semaine environ. A partir du septième jour, on pourra faire tous les jours le lit de la nouvelle accouchée, mais en prenant la précaution de la transporter à bras, ou mieux de la faire glisser sur un second lit que l'on aura rapproché du premier. Lors de la première apparition des règles, après l'accouchement, il sera prudent de faire garder le repos horizontal à la femme pendant toute cette période.

SOINS A DONNER AU NOUVEAU-NÉ

L'enfant naît bien portant, ou en état de mort apparente (asphyxié), ou seulement en état de faiblesse congénitale (débile).

1° L'enfant naît bien portant

Il résulte des expériences entreprises par Budin (1875), sous l'inspiration de Tarnier, et de celles du Dr Hélot, de Rouen (1877), que le nouveau-né, pendant les premières minutes qui suivent sa naissance, bénéficie d'environ 90 gr. de sang, lui venant encore par la veine ombilicale, aussi les partisans de la *ligature tardive* sont-ils en majorité parmi les accoucheurs actuels : on le comprend d'autant mieux si on réfléchit que 90 gr. de sang pour un enfant de 3 kgr. correspondent à 1700 gr. pour un adulte de 65 kgr.

Ce n'est donc que plusieurs minutes après l'expulsion du fœtus, alors que le cordon blanchira, se sera affaissé, que ses battements auront disparu, qu'il faudra pratiquer la ligature de la tige funiculaire. A cet effet, on prend un lacs de soie aseptique, à défaut, du fil très résistant préparé d'avance et conservé dans une solution de sublimé à 1/1000, et on étrangle *solidement* le cordon à une distance de l'ombilic de 5 à 6 cm., en ayant soin d'arrêter l'anse du fil par un double nœud. Il est bien entendu qu'avant d'appliquer la ligature, on s'est assuré qu'il n'y a pas de portion d'intestin engagée dans le cordon (hernie ombilicale congénitale).

Le double nœud terminé, on retranche l'excédent des deux extrémités du lacs, et, après cela, on coupe le cordon ombilical lui-même d'un coup de ciseaux à 1 cm. au delà de la ligature.

Nous engageons fort à ne considérer cette première ligature que comme une ligature d'attente, et à en pratiquer une seconde au-dessous de la première, avec tout le soin désirable, lorsque l'enfant sera sur les genoux de la garde.

Dans le cas de grossesse gémellaire, on ne se contenterait pas d'une seule ligature, mais on en appliquerait deux à quelques centimètres de distance l'une de l'autre pour couper le cordon entre les deux et ne pas s'exposer, en cas de communication entre les deux placentas, à faire périr d'hémorragie le second enfant avant qu'il ne soit né.

Si le cordon est très gras il faut, par une sorte de malaxation et de compression entre deux doigts, réduire le plus possible le point qu'on veut lier avant d'appliquer le lacs ; il faudra également veiller à ce que l'anse du fil à ligature soit appliquée bien perpendiculairement au cordon ; appliquée obliquement, le cordon se trouverait incomplètement étranglé, le nœud une fois fait.

On peut également, dans ces cas, recourir avec avantage à la ligature élastique (Tarnier) : parallèlement au cordon, on place une allumette préalablement trempée dans une solution de bichlorure, de façon à transformer le cordon en une tige rigide autour de laquelle on enroule plusieurs fois, en l'étreignant, un fil élastique que l'on noue ensuite par un double nœud. Cela fait, on brise l'allumette en rapprochant ses deux extrémités et on la retire.

Toutes ces précautions ne sont pas superflues car, avec la section nette du cordon à l'aide de ciseaux, le moindre trouble respiratoire peut amener une hémorragie souvent mortelle ; les exemples malheureusement n'en sont pas très rares, même avec des cordons liés, mais dont la ligature était mal faite.

Dans le cas où, par suite d'un accident, le cordon

se trouverait arraché à son insertion abdominale, il faudra se contenter de panser la petite plaie avec un tampon d'ouate aseptique et d'exercer une compression modérée à l'aide d'un peu d'ouate hydrophile, d'une compresse et d'un bandage de corps ; dans ce cas il ne faudra pas emmailloter l'enfant, mais le recouvrir seulement de langes chauds que l'on pourra facilement soulever pour exercer une surveillance attentive.

Sitôt le cordon lié, quelquefois même avant si on en a le loisir, on devra s'occuper des yeux de l'enfant, quel qu'il soit, pour prévenir une ophtalmie toujours possible ; on nettoiera d'abord les paupières avec un bourdonnet de coton aseptique, puis à travers les paupières entr'ouvertes on instillera dans l'œil même quelques gouttes d'une solution de nitrate d'argent à 1/100 (méthode de Crédé de Leipzig), ou bien quelques gouttes d'un citron fraîchement coupé (Pinard).

Le cordon est ligaturé, les yeux sont instillés ; on saisit l'enfant en le tenant d'une main par-dessous les épaules et la nuque tout ensemble, et de l'autre par-dessous les fesses, — le pouce, glissé entre les cuisses, venant se placer sur les pubis, pour plus de solidité, — et on le porte sur les genoux de la garde, qui s'empresse de le nettoyer. Quand il n'est sali que de sang et de mucosités, il suffit d'une éponge imbibée d'eau tiède pour le rendre plus propre ; mais il n'en est plus de même s'il est recouvert d'une couche épaisse de matière sébacée. Pour enlever facilement cet enduit, il faut frotter le corps de l'enfant avec de l'eau savonneuse ou un linge imprégné de vaseline, puis l'essuyer avec un linge sec, et mieux encore, avec un morceau de flanelle douce.

Ce nettoiement achevé (et il doit être rapide), la garde couvre la tête et la poitrine du nouveau-né comme ils doivent l'être, et, après, on s'occupe du pansement du cordon.

Le pansement le plus simple et en même temps le plus efficace consiste dans l'enveloppement du cordon avec de la ouate aseptique. Le cordon ainsi enveloppé sera relevé et couché sur la paroi abdominale, un peu à gauche de la ligne médiane, un gâteau de ouate hydrophile et un bandage de corps en linge souple ou en flanelle complèteront le pansement.

Ce n'est qu'après s'être assuré qu'il ne présente pas de difformités, que ses orifices naturels sont perméables, qu'on laissera la garde achever d'habiller l'enfant.

Lorsque le nouveau-né est habillé, on le couche dans son berceau sur l'un ou l'autre côté, et *non pas sur le dos*, pour lui permettre d'évacuer plus facilement les glaires qu'il peut avoir dans la gorge. On prescrit de le préserver des courants d'air et d'une trop vive lumière.

Durant les trois ou quatre premiers jours qui suivent la naissance, on surveillera l'excrétion des urines et du méconium.

L'expulsion de ce dernier ne se fait pas attendre, en général, plus de dix ou douze heures, surtout si l'enfant est présenté de bonne heure au sein de sa mère.

On veillera à ce que l'enfant soit toujours très propre; on le changera chaque fois qu'il aura souillé ses langes.

On a beaucoup discuté la question des bains à donner au nouveau-né ; il sera bon de le laver tous les jours à grande eau en l'immergeant quelques minutes dans un bain tiède de 33° donné de préférence le matin [1].

On surveillera avec soin le cordon, qui se dessèche et tombe plus ou moins tôt, suivant le mode de pansement employé, d'ordinaire vers le cinquième ou le sixième jour.

1. Tous ces détails qui concernent les soins à donner aux enfants du premier âge ont été admirablement et minutieusement décrits par le professeur Pinard, dans son livre : *La Puériculture du premier âge*, Paris, 1904.

L'enfant, dans son berceau, devra être entouré de boules d'eau chaude, et ne devra dans aucun cas être couché avec sa mère.

Enfin il est bon de savoir, surtout maintenant qu'on fait un large usage de la balance, du *pèse-bébé*, que normalement dans les deux ou trois jours qui suivent sa naissance l'enfant perd de son poids ; celui-ci diminue de 150 à 200 grammes en moyenne, ce qui tient à l'évacuation du méconium et de l'urine, à l'exhalaison pulmonaire, etc., alors que l'enfant se nourrit à peine. En général le poids est revenu à son chiffre initial vers le 7e jour; vers le 10e jour il dépasse en moyenne de 100 grammes celui de la naissance. A partir de ce moment l'enfant doit progresser en moyenne de 25 à 30 grammes dans les 2 premiers mois, de 20 à 25 grammes pendant les 3e et 4e mois. L'enfant qui pesait à sa naissance le poids moyen de 3250 gr. en arrive ainsi à peser 4000 gr. à la fin du 1er mois, 7000 gr. à la fin du 6e mois, 9000 à la fin de sa première année.

HYGIÈNE ET ALLAITEMENT DU NOUVEAU-NÉ [1].

a) Allaitement par la mère

En général le nouveau-né peut et doit rester pendant toute la journée qui suit l'accouchement sans prendre le sein. Passé ce laps de temps on le mettra au sein régulièrement, toujours aux mêmes heures, afin de lui imposer dès le début une habitude, toutes les 2 heures de jour, une fois ou deux fois au maximum, durant la nuit ; on s'assurera que l'enfant au sein respire libre-

1. Nous ferons pour ce qui concerne ce paragraphe les plus larges emprunts au livre récemment publié par le professeur Budin : *Manuel pratique d'allaitement*, O. Doin, Paris, 1905. Nous en donnons en quelque sorte le résumé.

ment par le nez, on s'assurera que les succions sont efficaces en observant ses mouvements de déglutition, on veillera à ce que les tétées ne se prolongent pas au delà de 10 à 15 minutes. Durant les premiers jours l'enfant éprouvera une certaine peine à trouver dans les seins de sa mère une grande quantité de lait ; la sécrétion ne s'établit en somme que lentement, progressivement et il est essentiel de bien savoir que les succions de l'enfant ont le rôle le plus efficace dans l'établissement de la sécrétion lactée ; en général plus un sein sera tété et plus il le sera énergiquement, plus il produira de lait. Penet a établi les quantités moyennes de lait que prend un enfant normal, de poids moyen, dans les 10 premiers jours qui suivent la naissance ; on remarquera la progression régulière des quantités de lait absorbées :

1er jour. — 0
2e jour. — 160 gr. au total, ce qui fait une moyenne de 15 à 20 gr. par tétée à raison de 10 tétées par 24 heures.
3e jour. — 285 gr. soit 25 à 30 gr. par tétée.
5e jour. — 430 gr. — 40 à 45 gr. —
10e jour. — 540 gr. — 50 à 55 gr. —

Ces moyennes serviront à préciser dans les cas où l'allaitement présente au début des difficultés si l'enfant souffre par excès ou par défaut : certains enfants trouvent trop peu de lait dans les seins maternels, ils sont constipés, apathiques, paresseux, ils ne crient pas ; dans ces cas on complètera l'allaitement en mettant l'enfant au sein d'une nourrice ou en complétant chaque tétée insuffisante par une quantité appropriée de lait stérilisé ; ce procédé est meilleur que celui qui consiste à remplacer totalement une ou plusieurs tétées par du lait stérilisé car il entraîne des succions répétées du sein et ces succions ne tarderont pas en général à provoquer une sécrétion lactée plus abondante qui permettra même à un moment de répéter complètement l'emploi transitoirement nécessaire d'un sein étranger ou du lait de vache stérilisé.

Il y a d'autres enfants qui souffrent parce qu'ils absorbent trop de lait ; ils ont des troubles digestifs, de la diarrhée, des coliques, etc. ; on aura avantage dans ces cas de faire sortir du sein par expression une ou deux cuillerées de lait avant d'y mettre l'enfant ; comme le lait du début de la tétée est plus aqueux, moins nourrissant que celui de la fin, on arrivera ainsi à alimenter suffisamment l'enfant sans surcharger son estomac d'un excès de liquide. On pourra obtenir le même résultat en réduisant la durée de la tétée à 4, 3, même quelquefois 2 minutes.

Néanmoins il est bon de savoir qu'en général quand il n'y a pas de fautes commises dans l'allaitement il se fait une adaptation assez exacte entre les besoins de l'enfant en lait et la fourniture mammaire : un gros enfant qui exige plus de lait en obtiendra davantage grâce à ses succions énergiques ; d'autre part deux enfants de même poids pourront se développer parallèlement en prenant des quantités de lait inégales auprès de deux nourrices différentes parce qu'en général si une femme possède un lait plus riche, plus nourrissant, elle en donne des quantités moindres qu'une autre dont le lait est plus aqueux. Cette adaptation qui se fait physiologiquement entre l'offre et la demande est importante à bien connaître : elle nous explique comment certaines mères arrivent très bien à allaiter deux enfants jumeaux, comment certaines nourrices dans les maternités, où elles donnent à boire à plusieurs enfants à la fois, arrivent à donner par jour des quantités énormes de lait, jusqu'à 2840 gr. de lait, comme dans un cas relaté par Budin.

Tous ces cas montrent bien l'action de la succion dans

l'entretien de la sécrétion lactée; ils expliquent pourquoi, quand on confiera un enfant débile à une nourrice, il faudra laisser à celle-ci son propre enfant, s'il est vigoureux, et continuer, en attendant que le débile devienne capable à son tour d'exercer des succions efficaces, de mettre au sein de sa mère l'enfant normal. Ils expliquent aussi ces observations où on a pu par les simples succions obtenir le retour de la sécrétion lactée chez des femmes qui avaient cessé de nourrir pendant un certain temps, cinq semaines dans une observation de Budin.

Ces moyens mécaniques sont beaucoup plus efficaces pour l'entretien de la sécrétion lactée que les moyens médicamenteux qu'on a préconisés. On se contentera de surveiller le régime des femmes qui nourrissent ; on leur donnera aussi peu de viande que possible, une alimentation plutôt végétarienne, et comme boisson de préférence du lait. On évitera de leur donner de l'alcool sous quelque forme que ce soit; Nicloux a bien montré en effet le passage de l'alcool ingéré dans le lait; le lait ainsi alcoolisé peut agir sur l'enfant en provoquant chez lui de l'excitation, quelquefois même des convulsions.

Il est bon de savoir aussi que certaines émotions violentes sont susceptibles d'exercer une influence fâcheuse sur la sécrétion lactée et secondairement sur l'enfant qui peut avoir des troubles digestifs et traduire sa souffrance par une diminution de poids : c'est ce qui explique pourquoi les femmes impressionnables font de piteuses nourrices. Les fatigues excessives agissent dans le même sens.

En général la femme qui allaite n'est pas réglée, mais lorsque le fait se rencontre il peut également se répercuter sur l'enfant qui, au moment de l'époque menstruelle de sa nourrice, pourra présenter de la diarrhée, de la diminution ou seulement un état stationnaire de son poids; le fait n'est pas constant; il n'en est pas moins vrai que les femmes réglées pendant leur nourriture sont des nourrices imparfaites, quoique suffisantes en général.

On a prétendu qu'une grossesse survenant au cours d'un allaitement était préjudiciable à l'enfant mis au sein : les faits sont en contradiction avec cette affirmation.

Il est intéressant de connaître l'influence que certains états pathologiques maternels peuvent avoir sur la sécrétion lactée. La question est de savoir aussi s'il n'y aura pas des inconvénients pour l'enfant à continuer de prendre le sein maternel.

Dans les affections fébriles (angine, grippe, infection utérine, etc...) la sécrétion lactée persiste en général sauf dans les cas graves où elle se tarit. Quand elle persiste, il n'y aura pas d'inconvénients à continuer l'allaitement maternel à condition d'isoler l'enfant de sa mère dans l'intervalle des tétées, de laver soigneusement chaque fois et le mamelon de la mère et la bouche de l'enfant.

La lymphangite du sein n'est pas une contre-indication absolue à l'allaitement; on devra simplement diminuer la fréquence des tétées du côté malade.

La galactophorite doit faire proscrire momentanément et complètement l'allaitement.

L'albuminurie de la grossesse, même lorsqu'elle a été suivie d'éclampsie, ne constitue pas un obstacle à l'allaitement. Par contre les maladies de cœur presque toujours, la tuberculose pulmonaire toujours, devront être considérées comme des contre-indications absolues.

Voyons maintenant rapidement quelles sont les petites difficultés qu'on peut rencontrer au cours de l'allaitement. Certaines difficultés peuvent tenir à l'enfant : l'enfant doit d'abord aspirer le lait puis le déglutir; on comprend très bien dans ces conditions qu'un simple coryza, en obstruant les voies nasales, puisse être de nature à contrarier l'allaitement ; l'enfant doit à chaque instant ouvrir la bouche pour reprendre sa respiration ; ce faisant, il lâche le sein, les tétées sont ainsi très longues, l'enfant se fatigue, absorbe trop de lait et peut diminuer de poids. On devra dans ces conditions surveiller de très près les tétées et se rendre compte exactement par la balance des quantités de lait absorbées.

L'enfant atteint de bec de lièvre compliqué de perforation palatine sera dans l'impossibité absolue de faire le vide dans sa cavité buccale, par conséquent de pratiquer le mouvement de succion.

Dans d'autres cas les difficultés de l'allaitement tiendront à la mère : tantôt ses mamelons sont mal conformés, ils sont trop peu saillants ou même ombiliqués, ou bien ils sont trop durs, ou bien ils sont trop gros et l'enfant n'arrive pas à les saisir ; dans d'autres cas les mamelons présentent des crevasses, des gerçures qui saignent et sont très douloureuses pendant la succion. Pour remédier à ces différentes difficultés on a recours aux bouts de seins artificiels et aux téterelles.

Le bout de sein de Bailly comprend une petite capsule de verre à base évasée et au sommet de laquelle s'adapte une tétine en caoutchouc. On applique la capsule de verre sur le mamelon et l'enfant aspire par la tétine (fig. 106).

La téterelle de Budin inspirée de celle d'Auvard (fig. 107) comprend une sorte de ventouse en verre qu'on peut appliquer sur le mamelon et d'où partent deux tubes de caoutchouc terminés l'un par un embout de porcelaine par lequel la femme en aspirant fera le vide dans la ventouse, l'autre par une tétine réservée à l'enfant : celui-ci n'a qu'à recevoir le lait qui s'écoule sous l'influence de la pesanteur.

Il va de soi que ces petits dispositifs doivent être tenus minutieusement propres, nettoyés et écouvillonnés à l'eau bouillie et conservés dans une solution boriquée aseptique.

Quelquefois les enfants refusent de téter ou bien ils

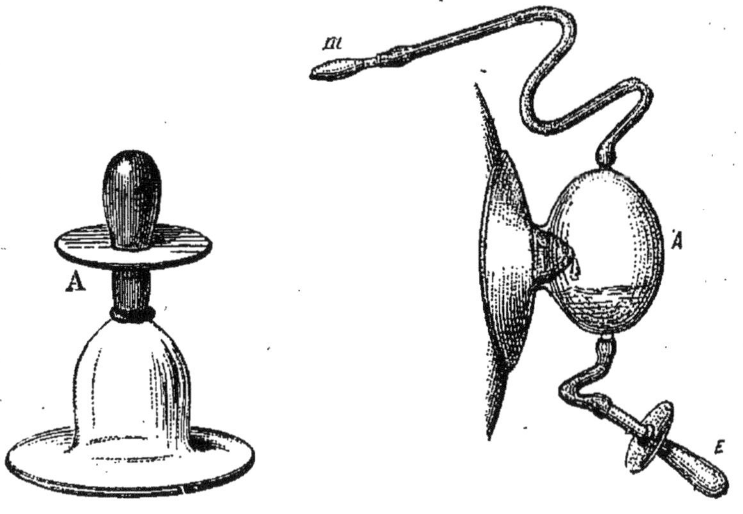

Fig. 106. — Bout de sein de Bailly.

Fig. 107. — Teterelle de Budin.

n'avalent pas et rejettent en bavant le lait qu'on leur fait couler dans la bouche ; dans ces cas on se trouvera bien d'un petit appareil à gavage gradué (fig. 108) ; on introduit le tube en caoutchouc dans l'estomac de l'enfant et on y fait couler soit du lait maternel obtenu par expression du sein, soit du lait stérilisé. On aura toujours soin de retirer un peu brusquement le tube œsophagien sans quoi on risquerait de le voir suivre du lait ingéré.

b) Allaitement par une nourrice mercenaire

Lorsqu'on en sera réduit à l'allaitement mercenaire, on prendra autant que possible une *nourrice sur lieu*, c'est-à-dire habitant chez les parents de l'enfant. Elle sera de préférence âgée de plus de 20 ans et de moins de 30. On l'examinera avec soin ainsi que son propre enfant, surtout au point de vue de la syphilis possible et de la tuberculose pulmonaire qui la feraient écarter,

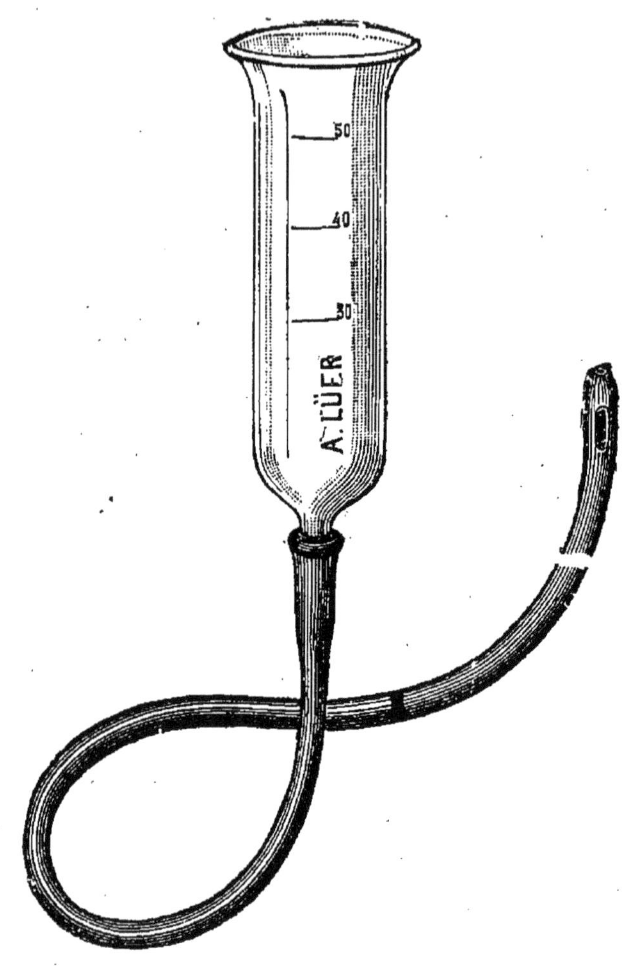

Fig. 108. — Tube à gavage.

on s'assurera de la valeur glandulaire des seins et de la bonne conformation de leurs mamelons.

c) Allaitement mixte

Quelquefois le lait maternel est insuffisant et on doit le compléter avec du lait d'animal : cette nécessité peut se présenter dès les jours qui suivent la naissance ou ne survenir que plus tard.

On peut être amené à donner un supplément de lait à l'enfant lorsqu'il perd dans les jours qui suivent la naissance un poids trop considérable ou lorsqu'il tarde trop à reprendre son poids initial ; on complétera dans ces cas les tétées comme il a été dit plus haut ; on cessera quand la sécrétion lactée sera normalement rétablie. De même on pourra être amené à donner du lait d'animal *provisoirement*, pendant les premiers jours de la vie lorsque la femme sera encore sous l'influence d'un accouchement sérieusement incidenté (hémorragies graves, éclampsie), ou bien lorsqu'il y aura des accidents passagers du côté des seins.

Dans certains cas une femme qui donnait beaucoup de lait dans les premiers temps voit son lait ultérieurement diminuer, ou bien pour une raison quelconque on est obligé de la ménager ; dans ces conditions on se trouvera encore amené à pratiquer l'allaitement mixte.

Les laits les plus employés sont le lait de vache, le lait de chèvre et le lait d'ânesse. Ce dernier est celui qui, par sa composition, se rapproche le plus du lait de femme ; malheureusement il est rare et coûteux. Le lait de vache se différencie du lait de femme, surtout en ce qu'il renferme moins de sucre (50 au lieu de 75 p. 1000) et plus de caséine et que cette dernière, lorsqu'elle se coagule, se prend en masses compactes alors que la caséine du lait de femme donne lieu à un précipité divisé.

L'inconvénient de ces laits d'animaux, leur danger

même vient de ce qu'ils peuvent recéler des microbes qui s'y multiplient avec la plus grande facilité, microbes pouvant provenir de la vache elle-même et être des germes de contagion (tuberculose, fièvre aphteuse), microbes pouvant provenir de l'air extérieur, des mains plus ou moins souillées qui ont pratiqué la traite, des récipients qui ont reçu le lait, etc.; ces derniers micro-organismes sont susceptibles, en pénétrant dans le tube digestif de l'enfant, d'y provoquer des accidents graves de diarrhée infectieuse et de choléra infantile. On comprend donc la nécessité pour rendre inoffensif le lait qu'on donnera à un enfant de détruire ces germes, en un mot de le *stériliser*.

Pour stériliser le lait on peut simplement le faire bouillir aussitôt après la traite ; puis on le conserve dans le vase même où il a été bouilli et on le met au frais. Ce procédé de stérilisation est simple mais imparfait ; il reste des germes qui survivent à l'ébullition.

On obtiendra déjà de meilleurs résultats en chauffant le lait non plus directement mais au bain-marie dans de l'eau portée à l'ébullition c'est-à-dire à 100° et en maintenant cette ébullition pendant 3/4 d'heure de suite. L'appareil le plus commode pour réaliser ce mode de stérilisation est l'appareil de Soxhlet (de Münich) ; on répartit la quantité totale à donner à un enfant dans une journée en une série de petits flacons, correspondant chacun à un petit repas, à une tétée ; ces flacons sont supportés par un panier métallique à claire voie qu'on immerge dans un récipient où on fait bouillir l'eau ; ils sont surmontés de bouchons de forme spéciale, généralement en caoutchouc. Pendant l'ébullition, l'air se trouve chassé des flacons et lorsque ceux-ci sont soumis au refroidissement, le vide relatif qui s'est fait dans leur intérieur fait que le bouchon de caoutchouc s'applique étroitement et hermétiquement sur l'orifice du goulot. Tel est le principe de l'appareil Soxhlet :

les applications pratiques en ont été aussi multiples que diverses (Cf. fig. 109).

Cependant la stérilisation ainsi obtenue n'est pas encore parfaite et le lait stérilisé dans ces conditions doit être utilisé dans les 24 heures. Si on veut réaliser la stérilisation absolue on devra soumettre le lait pendant un certain temps à une température de 110° ; c'est le mode de stérilisation auquel ont recours les industriels.

Le lait stérilisé par l'un des procédés ci-dessus énu-

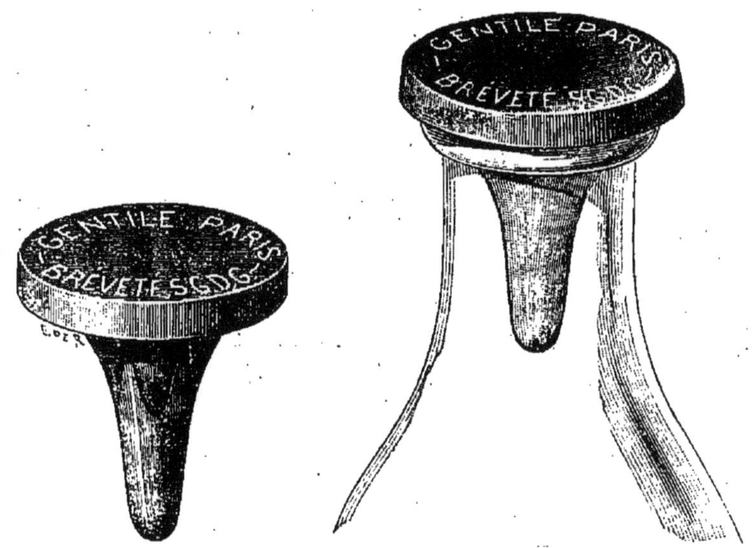

Fig. 109. — Obturateur automatique. — Appareil Soxhlet.

mérés est aussi bien digéré que le lait cru et n'expose pas aux mêmes dangers. Pour l'administrer aux enfants on se servira généralement des petits flacons dans les quels on l'a préparé et qu'on transformera en biberons en y ajoutant une tétine qui devra toujours être tenue très propre, lavée à l'eau bouillie après chaque tétée et conservée dans de l'eau bouillie également. La tétine simple en caoutchouc, percée d'un orifice pour laisser pénétrer l'air dans le biberon au fur et à mesure que le lait en sort, est excellente mais elle a l'inconvénient de gâter l'enfant, de le rendre paresseux, si bien que lorsqu'on aura occasion de le remettre à la mamelle il refusera parfois d'exécuter les mouvements de succion. Aussi Budin a-t-il remplacé la simple tétine par un dispositif nommé *galactophore* grâce auquel l'arrivée du lait dans la bouche de l'enfant se fait moins abondamment (Cf. fig. 111).

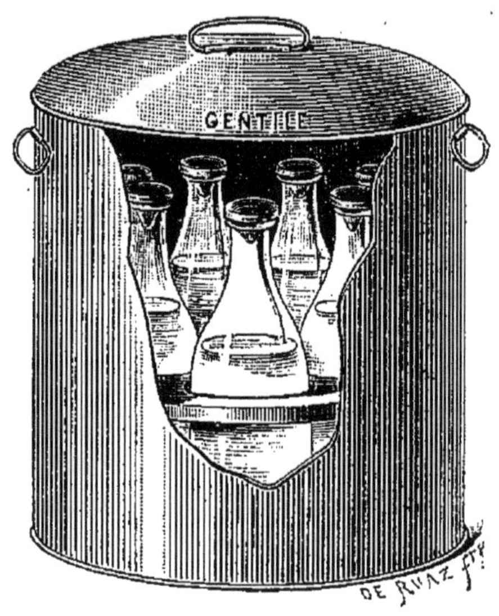

Fig. 110.

Quand on aura recours à l'allaitement mixte, on devra, pour savoir quelles quantités de lait donner, recourir à la balance, voir ce que l'enfant prend de lait maternel, voir dans quelles proportions il augmente de poids, etc... ; on complétera parcimonieusement les tétées et on commencera plutôt par donner un peu moins que la quantité nécessaire qu'un peu plus; les enfants en effet pâtissent plus volontiers de la suralimentation que d'une diète relative. Autant que possible on complétera les tétées par du lait stérilisé et on évitera de remplacer totalement, au début tout au

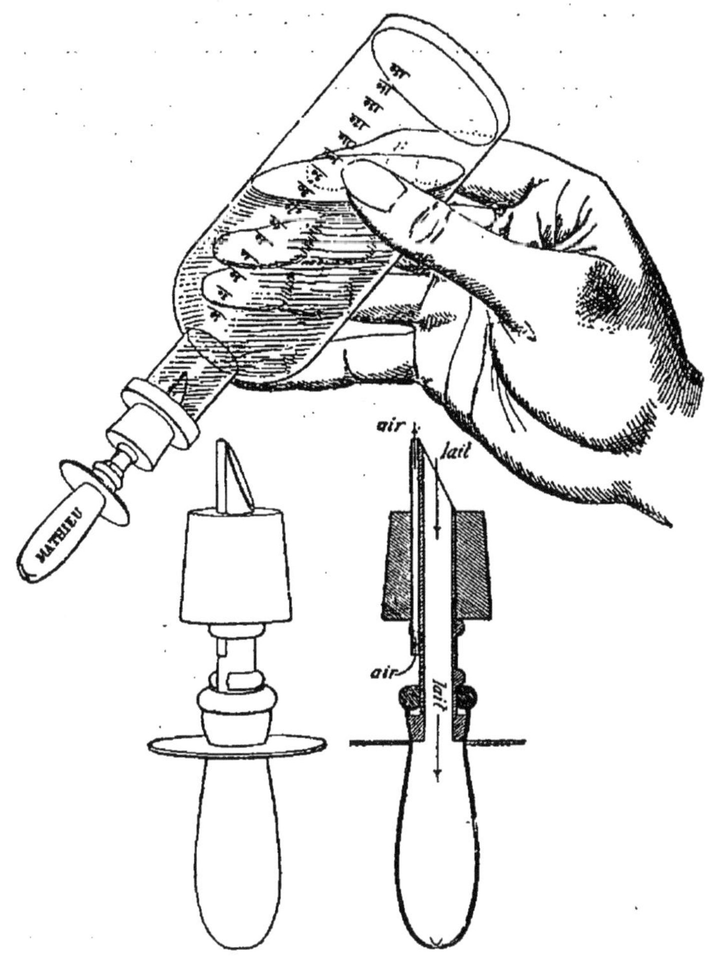

Fig. 111. — Galactophore Budin [1].

moins de l'allaitement, une tétée par un biberon. Une méthode d'allaitement mixte, judicieusement appliquée, peut rendre de grands services dans les circons-

1. Budin, *Progrès médical*, 11 mars 1893.

tances les plus diverses en particulier dans les cas où des exigences sociales empêchent les mères de nourrir complètement.

d) Allaitement artificiel dans les trois premiers mois.

La règle générale est que l'enfant doit être nourri par sa mère ; le lait de la mère appartient à son enfant (Pinard). Cependant il y a des cas où l'allaitement maternel est impossible.

Ce n'est en général pas l'absence de lait qui est à incriminer dans ces cas ; de 96 à 99 0/0 des femmes ont du lait dans leurs seins au moment de la naissance d'un enfant. Mais il peut y avoir du côté de la mère des impossibilités d'allaiter tenant à une conformation vicieuse du mamelon (mamelons ombiliqués : mamelons hypéresthésiques), ou à l'état général (tuberculose pulmonaire surtout) ou à une raison d'ordre social quelconque (domestiques, ouvrières d'usine, etc...) ; dans d'autres circonstances l'impossibilité vient de l'enfant (bec de lièvre compliqué...) ; enfin il faut savoir qu'il y a des cas, tout à fait exceptionnels mais incontestables, où ces enfants ne peuvent tolérer le lait de femme qui se comporte vis-à-vis d'eux comme un véritable poison.

Dans ces différents cas, à défaut de nourrice mercenaire, on sera amené, quoique à regret, à l'allaitement artificiel : il est bon de savoir que celui-ci, même pratiqué dans les meilleures conditions, ne constitue jamais qu'un « pis-aller » surtout dans les premiers mois de la vie.

Le lait qu'on emploiera sera stérilisé ainsi qu'il a été dit plus haut ; pour le rendre plus digestible on pourra, pendant les 3 premiers mois, le couper avec de l'eau bouillie sucrée à 5 p. 100, d'abord à 1/2 (1er mois) puis au 1/3 (2e mois) puis au 1/4 (3e mois) ; au delà on donnera le lait pur (Comby).

On trouvera dans le tableau suivant, composé par Marfan, les quantités approximatives de lait à donner à un enfant normal dans les premiers mois ; les chiffres n'en ont rien d'absolu ; notons que d'une façon générale *ils sont plutôt un peu forts :*

AGE	Nombre des repas p^r 24 h.	Intervalle des repas jour	Intervalle des repas nuit	Quantité de lait par repas	Quantité de lait p^r 24 heures
1er jour	1 ou 2	?	?	8 gr.	8 à 16 gr.
2e —	6	toutes les 3 heures	0 fois	8 à 12 gr.	48 à 72 gr.
3e —	7	Id.	1 fois	12 à 30 gr.	84 à 140 gr.
4e au 7e jour.	7	Id.	Id.	30 à 40 gr.	210 à 280 gr.
7e au 30e jour	7	Id.	Id.	45 à 90 gr.	315 à 630 gr.
2e mois	7	Id.	Id.	90 à 100 gr.	630 à 700 gr.
3e mois.....	7	Id.	Id.	100 à 120 gr.	700 à 840 gr.

Après le 3e mois on donnera le lait pur ; il sera en général mieux digéré par l'enfant ; on se mettra surtout en garde contre la suralimentation qui présente tant d'inconvénients. On pourra vers le 9e ou 10e mois commencer à donner à l'enfant des petites soupes légères faites de farine ajoutée au lait. Nous ne saurions trop insister encore en terminant cette question de l'allaitement artificiel sur les aléas que présente ce dernier, aléas tenant à la bonne qualité du lait, à la stérilisation dont on ne sera pas toujours sûr, à la difficulté où on est de bien régler les quantités à donner : l'allaitement artificiel ne sera jamais, dans les premiers mois du moins, qu'un allaitement de nécessité.

2° L'enfant naît en état de mort apparente

Si, pendant le travail, le cordon s'est trouvé comprimé un certain temps, ou si le placenta s'est décollé prématurément, ou si, enfin, les eaux sorties, l'utérus s'est assez fortement rétracté pour que sa circulation en ait été troublée, ou encore si l'enfant est né à la suite d'une intervention, etc., l'enfant peut venir en état de mort apparente. Or, cet état se montre sous deux aspects différents : dans l'un, les téguments présentent une coloration violacée avec turgescence de la face ; dans l'autre, les téguments sont, au contraire, décolorés et les chairs flasques. A quoi tient cette différence de coloration ? Pourquoi, dans un cas, le fœtus est-il violacé, et dans l'autre, pâle, décoloré ? Suivant Jacquemier, cela est dû à ce que, dans le dernier cas, *quand l'enfant est pâle*, la suspension de la respiration placentaire a été brusque, très rapide ; tandis que, dans le premier, *quand l'enfant est violet*, elle a été lente et graduelle. Pour notre part, nous croyons plus volontiers que la forme *blanche* est la conséquence d'un *état syncopal* et non d'une véritable asphyxie.

Cet état syncopal relève lui-même, suivant les cas, soit d'une hémorragie (déchirure d'un vaisseau funiculaire), soit d'un traumatisme opératoire (forceps-version) : le fœtus, dans ces cas, est assimilable à un blessé.

Sous le rapport du pronostic, l'état de mort apparente avec décoloration des tissus présente une gravité beaucoup plus considérable que l'asphyxie bleue, mais quelle que soit la pâleur des téguments, il est impossible de dire à priori que l'état est désespéré ; il faut donc toujours agir comme si le fœtus pouvait être ranimé. Une demi-heure, une heure même écoulée depuis la terminaison de l'accouchement, n'est pas un motif suffisant pour l'abandonner, si toutefois il est chaud, sans roideur cadavérique, et si surtout la région précordiale fait percevoir le moindre frémissement. Le silence prolongé du cœur est, en effet, le seul signe qui enlève toute espérance de rappeler l'enfant à la vie. Malheureusement les faibles bruits du cœur du fœtus asphyxié ne sont pas toujours faciles à percevoir, et on peut très bien rester dans le doute au sujet de leur cessation réelle. Mais alors, raison de plus pour ne pas abandonner trop tôt un nouveau-né, par cela seul qu'on n'entend rien dans sa région précordiale. Tant qu'il est chaud, on doit insister dans l'emploi des moyens propres à le ranimer. Il est une foule d'observations authentiques qui prouvent que des enfants naissants ont pu être ranimés après être restés plus d'une heure en état de mort apparente.

Traitement. — Lorsque l'enfant naît violacé, la face turgescente, la première chose à faire est de débarrasser les voies aériennes des mucosités qui peuvent les obstruer, soit avec le doigt, soit avec les barbes d'une plume, puis on fera des frictions légères sur le dos et la poitrine ; quelquefois le doigt est insuffisant pour désobstruer les voies aériennes ; dans ces conditions on pourra introduire au fond du pharynx, sans même chercher à pénétrer dans la trachée, le tube de Ribemont (voir plus loin) et on aspirera par son intermédiaire les mucosités. Cette désobstruction des premières voies est absolument nécessaire ; elle doit être faite dans tous les cas avant qu'on ne recoure à une méthode plus complexe ; elle est une condition au succès de celle-ci. Ces moyens suffisent d'ordinaire à déterminer l'établissement de la respiration, toutes les fois que les battements du cœur sont assez forts et réguliers, comme il arrive lorsque l'enfant a seulement souffert à la fin de la période d'expulsion et qu'il naît *étonné,* suivant l'expression admise.

Il faut se garder, dans ces cas, de procéder immédiatement à la section du cordon, et surtout de laisser s'écouler par la tige funiculaire une certaine quantité de sang, comme on le conseillait généralement autrefois ; cette pratique, reposant sur une fausse interprétation physiologique est, à juste titre, abandonnée aujourd'hui.

Mais si l'asphyxie est plus avancée, la résolution musculaire complète, les battements du cœur très faibles, espacés, irréguliers, on procède immédiatement à la section du cordon après ligature, de façon à pouvoir donner, avec plus de facilité, à l'enfant les soins urgents qui lui sont nécessaires et favoriser l'oxygénation du sang.

Les principaux moyens pour arriver à ce résultat sont : l'*incitation de la surface cutanée*, la *respiration artificielle* et l'*insufflation pulmonaire*.

On excite la surface cutanée de diverses manières : en plongeant le fœtus dans un bain chaud, en laissant tomber d'une certaine hauteur un filet d'eau froide sur la région du cœur ; en le percutant avec la main sur les fesses et les épaules ; — en le flagellant à l'aide d'un linge mouillé, qui n'expose pas, comme la main, à quelque contusion grave ; — en le frictionnant un peu rudement, particulièrement sur la région précordiale, avec une flanelle imbibée d'eau-de-vie, — ou en le présentant devant un feu de copeaux un peu vif ; mais ce sont là des moyens secondaires auxquels il ne faut pas s'attarder, sans méconnaître cependant leur utilité dans certaines circonstances.

La *respiration artificielle* peut être pratiquée par plusieurs procédés différents : 1° celui de Sylvester, qui consiste dans l'élévation et l'abaissement alternatif des bras environ 15 fois par minute ; 2° le procédé de Schultze (fig. 112 et 113).

Dans ce procédé, l'enfant est suspendu entre les jambes de l'accoucheur par les indicateurs recourbés en crochets et passés d'arrière en avant sous les aisselles du nouveau-né, pendant que les pouces reposent doucement sur le sommet de la face antérieure du thorax et les trois derniers doigts sont appliqués sur la face postérieure (fig. 112). C'est là la position d'inspiration. L'accoucheur lance ensuite l'enfant en avant et en haut, mais assez doucement et en ayant soin d'arrêter le mouvement quand ses bras ont dépassé la position horizontale, de façon que la partie inférieure du corps du fœ-

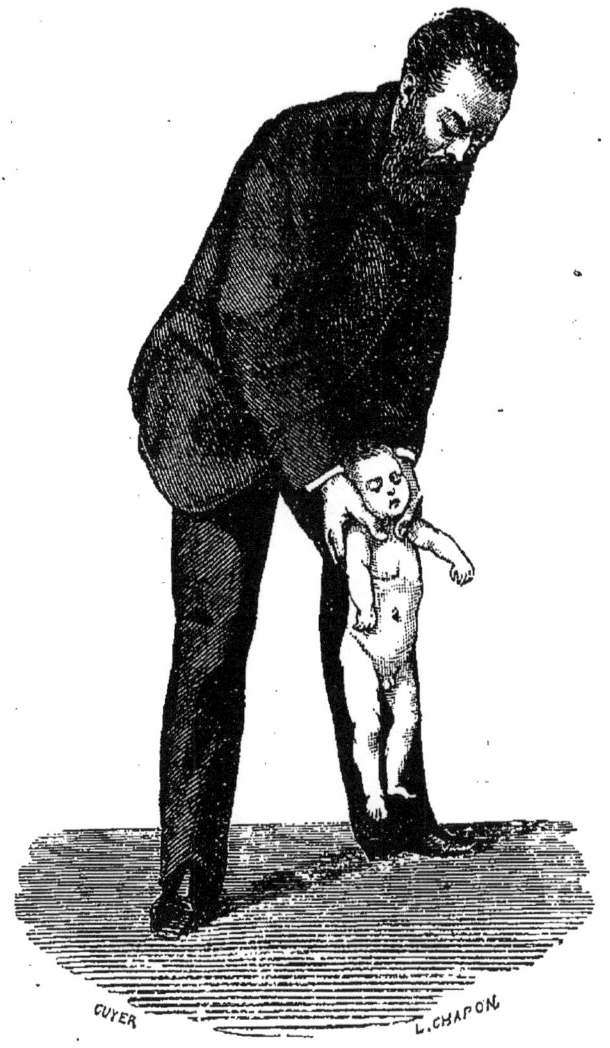

Fig. 112. — Procédé de Schultze. — Position d'inspiration.

tus culbute seule en avant et vienne fortement comprimer le ventre ; cette compression se transmet au

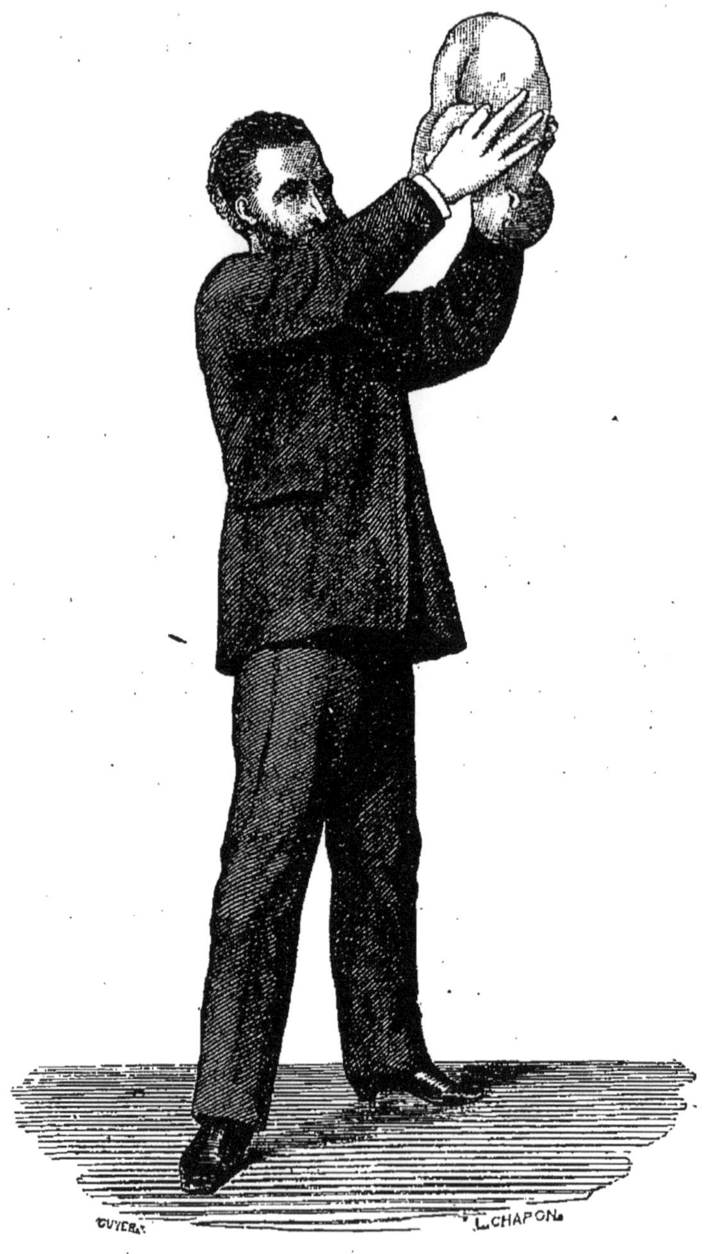

Fig. 113. — Procédé de Schultze. — Position d'expiration.

diaphragme et aux organes thoraciques (fig. 113), c'est le temps d'expiration. Dans cette position, tout le poids du corps du fœtus repose sur les pouces de l'accoucheur.

Après avoir maintenu l'enfant quelques secondes dans cette position, l'accoucheur le ramène assez brusquement en bas entre ses jambes écartées, par un mouvement inverse ; le diaphragme s'abaisse par suite de la secousse éprouvée par les viscères abdominaux, en même temps que le poids du corps, en agissant en sens inverse des doigts qui sont sous les aisselles, tend à soulever les côtes.

Cette manœuvre sera renouvelée une quinzaine de fois par minute, et on ne la cessera que lorsque la respiration se fera régulièrement.

Cette méthode de Schultze a l'avantage de ne nécessiter aucune instrumentation ; elle a l'inconvénient d'être un peu brutale ; aussi ne devra-t-on jamais y recourir dans ces cas de mort blanche où le fœtus, nous l'avons dit, doit être considéré et soigné comme un blessé.

L'*insufflation pulmonaire* constitue une méthode plus douce et plus efficace. Voici comment doit se pratiquer l'opération. L'enfant étant placé sur un oreiller, entouré de langes chauds, la tête soulevée et légèrement inclinée en arrière, on saisit de la main droite le tube insufflateur de Ribemont-Dessaignes (fig. 114), tenu comme une plume à écrire, et avec le doigt indicateur gauche introduit dans la bouche, on va à la recherche de l'orifice supérieur du larynx, que l'on reconnaît à la saillie des cartilages aryténoïdes, en arrière desquels la pulpe du doigt se place. On glisse alors le tube le long de l'index gauche, jusqu'à l'ouverture du larynx, et on l'enfonce doucement dans la trachée, en le ramenant sur la ligne médiane jusqu'à ce que la progression en soit arrêtée par la base élargie du cône.

Le tube en place, on commencera par aspirer les mucosités qui peuvent se trouver dans la trachée, soit à l'aide de la poire préalablement aplatie, mais de préférence avec la bouche; lorsqu'on sent qu'elles sont entrées dans la cavité de l'instrument, on retire le tube et on le débarrasse des mucosités qu'il contient en soufflant dedans. Cette aspiration préliminaire et *indispensable* des mucosités pourra être renouvelée si on le juge nécessaire.

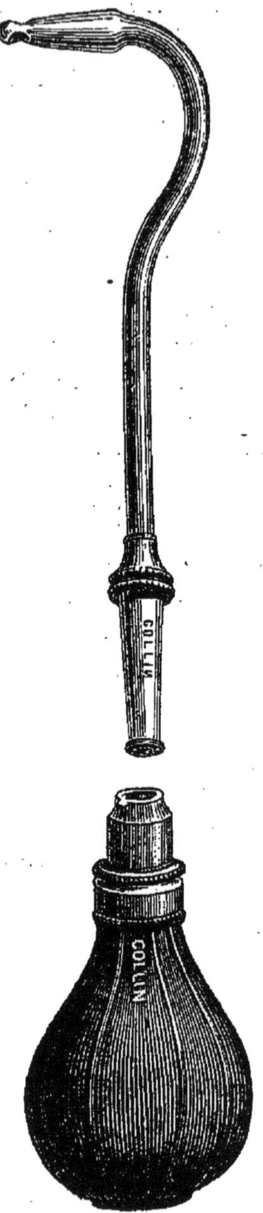

Fig. 114. — Insufflateur laryngien du Dr Ribemont.

Le tube réintroduit, et après s'être assuré qu'il est bien dans la trachée, on pratiquera l'insufflation à l'aide de la poire annexée à l'instrument, en pressant doucement de façon à ne pas produire de rupture des vésicules pulmonaires. Les insufflations doivent être répétées toutes les 8 à 10 secondes; pendant leur intervalle, un aide, ou même la main libre de l'opérateur complétera l'expiration en exerçant une pression sur la cage thoracique.

A défaut de l'insufflateur de Ribemont, on pourra utiliser, si l'on était pris au dépourvu, une sonde courbe ordinaire, mais dans ce cas, il faudrait tenir le nez et les lèvres exactement fermés.

Lorsqu'on ne peut se servir de la poire de Ribemont et qu'il est nécessaire de souffler avec la bouche, il *faut saisir toute l'embouchure du tube entre les lèvres*, et, par le moindre effort d'expiration, on réussit à faire passer dans l'instrument un courant d'air suffisant; il faut souffler *lentement*, pour ne pas produire d'emphysème pulmonaire. Les insufflations seront de 2 à 4 secondes de durée et répétées 8 à 10 fois par minute.

Le premier effet de l'insufflation est de rendre plus perceptibles les battements du cœur, puis si l'opération doit réussir, on voit tout à coup un mouvement spasmodique se produire convulsivement au niveau du diaphragme comme une sorte de hoquet, et l'abdomen se soulever : puis, plus rien pendant 20 à 30 secondes quelquefois ; après cela, une nouvelle inspiration convulsive suivie d'un repos moins long, enfin des inspirations simples, non convulsives, tout ordinaires : la respiration est alors établie, on retire le tube. Lorsque l'enfant se met à crier d'une façon régulière, on peut le considérer comme sauvé.

Il n'en est pas toujours ainsi, malheureusement, et il arrive parfois qu'après s'être établie sous l'influence de l'insufflation, la respiration devient irrégulière et les accidents d'asphyxie se reproduisent, il faut alors se hâter de reprendre l'insufflation ; il est des cas dans lesquels on a dû continuer la lutte pendant plus de 2 heures et pas toujours avec un résultat favorable. Dans tous les cas on n'abandonnera l'enfant que lorsqu'il se sera écoulé 10 minutes au moins après la cessation des battements du cœur, ce n'est qu'alors qu'on pourra regarder la mort comme réelle.

Tractions rythmées de langue. — Cette méthode, préconisée depuis 1892 par Laborde et qui a donné chez les adultes et les nouveau-nés des succès, ne semble pas encore avoir gagné d'une façon complète la confiance des accoucheurs. Chez les nouveau-nés tout au moins, la supériorité de ce procédé sur l'insufflation pulmonaire à l'aide de l'insufflateur de Ribemont-Dessaignes, est loin d'être démontrée ; c'est du moins ce qui résulte des observations de M. le Pr Pinard [1].

La manœuvre de Laborde consiste à saisir la langue, à l'attirer fortement en dehors à plusieurs reprises, 16 à 20 fois par minute, d'une façon rythmique, en appropriant en quelque sorte cette traction au rythme de la fonction qu'il s'agit de réveiller.

C'est évidemment là un procédé simple et d'exécution facile; c'est, à n'en pas douter, d'après les résultats obtenus, un excitant puissant des réflexes respiratoires et circulatoires, mais dans tous les cas, il conviendra de débarrasser, avant d'y recourir, les voies aériennes des mucosités qu'elles pourront contenir, et le tube de Ribemont convient admirablement pour cet usage. Suivant en cela la pratique de Tarnier et de Pinard, il conviendra de saisir la langue entre les doigts recouverts d'un linge fin, plutôt que d'employer un instrument pouvant produire des lésions préjudiciables à l'alimentation du fœtus par l'allaitement.

Lorsque l'enfant asphyxié est pâle au lieu d'être violet, il faut immédiatement lier le cordon et le sectionner, extraire les mucosités des voies respiratoires à l'aide du tube de Ribemont, et recourir de suite à l'insufflation pulmonaire, sans s'attarder aux autres moyens.

L'enfant naît en état de faiblesse congénitale [2]

Si l'enfant naît faible, soit qu'il arrive avant terme, soit qu'il ait souffert du mauvais état de santé de la mère pendant la grossesse, il exigera des soins parti-

1. Cf. pour ce chapitre : Budin, *Manuel d'allaitement*, Paris, Doin, 1905, auquel nous avons eu recours.

2. Pinard, Communication à l'Académie de médecine du 15 janvier 1905.

culiers sur lesquels il nous paraît nécessaire d'insister un peu, étant donnés les immenses progrès réalisés depuis quelques années.

L'enfant naissant, en état de *faiblesse congénitale*, a besoin plus que tout autre de bénéficier de la *ligature tardive* du cordon, mais cela ne saurait suffire à lui permettre de lutter contre la faiblesse de sa vitalité et sa tendance au refroidissement.

Comme le fait remarquer M. le docteur Berthod : « En raison de son moindre volume, la surface du refroidissement, chez le prématuré, est plus grande, toutes choses égales d'ailleurs, que chez l'enfant à terme, et la perte de chaleur par rayonnement immédiatement après la naissance, beaucoup plus considérable ; — il s'y joint encore cette circonstance aggravante, que la couche de tissu adipeux sous-cutané, mauvais conducteur de la chaleur, est peu développée, et par conséquent insuffisante à empêcher la déperdition du calorique [1]. » En outre, chez les enfants nés avant terme, les phénomènes d'oxydation et de calorification qui en sont la conséquence sont à leur minimum, ce qui explique du reste leur résistance à l'asphyxie ; ils ne sont donc point par eux-mêmes en état de compenser les pertes qu'ils subissent. — Ces observations, vraies pour les prématurés, le sont également pour certains enfants nés à terme en état de *faiblesse congénitale*, et doivent être considérés comme tels, ceux dont le poids est au-dessous de 2 kil. 500 grammes.

Les enfants débiles se caractérisent surtout par leur petitesse, l'état rouge vif de leur peau, leur respiration très superficielle, presque exclusivement bronchique, la

1. Paul Berthod, *la Couveuse et le gavage à la maternité de Paris*, thèse de Paris, 1887. Nous avons emprunté à ce travail et au chapitre *Accouchement prématuré* du *Traité d'accouchement* de Tarnier et Budin, la plupart des considérations qui vont suivre.

faiblesse de tous leurs muscles avec ses conséquences (mouvements lents : voix faible, succions impuissantes, déglutition pénible, etc.). Si on prend leur température on constate qu'elle peut descendre jusqu'à 35, 32, 30°, même. D'autre part si on laisse ces enfants sans leur donner les soins particuliers qu'ils exigent on les voit succomber dans des proportions considérables, d'autant plus qu'ils pèsent moins et d'autant plus que leur température initiale est moins élevée : ainsi la mortalité atteint le chiffre énorme de 98 0/0 pour les enfants pesant en dessous de 1500 gr. et ayant une température égale ou inférieure à 32°. Enfin ces débiles sont particulièrement difficiles à nourrir : ils n'ont pas la force de téter en général ; on est obligé de leur donner le lait tout tiré ; si on leur en donne trop ils risquent d'avoir des troubles gastro-intestinaux car leurs sucs et leurs muqueuses digestives sont encore imparfaits et ils meurent ; si on ne leur en donne pas assez, ils ont des accès de cyanose et meurent également.

On conçoit de là l'importance qu'il y a pour traiter le débile à :

1° L'empêcher de se refroidir (*Couveuse*) ;

2° En diriger l'alimentation.

1° *Couveuse*. — Tous les moyens employés jusqu'ici pour combattre la tendance à l'hypothermie des enfants atteints de *faiblesse congénitale*, ouate, boules d'eau chaude, bains chauds, massage, étaient malheureusement souvent insuffisants.

En décembre 1857, Denucé (de Bordeaux) eut le premier l'idée d'entourer d'une source de chaleur constante l'enfant né avant terme ; il fit construire, à cet effet, un berceau en zinc à double fond et à doubles parois, dont on remplissait l'interstice avec de l'eau chaude qu'on maintenait à une température constante, grâce à un entonnoir placé sur le bord supérieur du berceau et à un robinet d'évacuation près du bord inférieur. Crédé (de Leipsig) publia en 1882 les résultats obtenus à l'aide d'un appareil absolument semblable, mais ses premières observations ne remontent qu'à 1866. Que Crédé ne connût pas le berceau incubateur de Denucé et qu'il ait le mérite de l'avoir imaginé il n'en est pas moins vrai qu'un Français, Denucé, l'avait trouvé et employé près de dix ans avant lui.

Bien qu'entouré d'une source de calorique constante, l'enfant n'en respire pas moins un air refroidi, et peut perdre beaucoup de sa chaleur par la surface pulmonaire ; aussi Tarnier, convaincu de l'insuffisance du *berceau incubateur,* songea-t-il à employer une couveuse analogue à celle dont on se sert pour obtenir artificiellement l'éclosion des œufs.

Elle fut installée à la Maternité en 1880. Tarnier la simplifia plus tard en 1883 et le docteur Auvard ajouta à son orifice d'évacuation une petite hélice renfermée dans un tube de verre, qui permet de s'assurer de la constance du courant.

La *couveuse de Tarnier* se composait essentiellement d'une caisse en bois, divisée en deux compartiments par une cloison transversale incomplète [1].

La prise d'air est située sur le côté à la partie inférieure de l'appareil, et l'orifice d'évacuation tout à fait à la partie supérieure et du même côté (fig. 115).

Dans le compartiment inférieur se trouvent des moines en grès remplis d'eau bouillante ; dans le compartiment supérieur on place l'enfant qui repose sur la cloison incomplète que nous avons signalée, et dont le vide correspond au côté opposé à celui où se trouvent les orifices d'entrée et de sortie de l'air ; de sorte que l'air, après s'être échauffé au contact des boules d'eau

1. Voir pour la description de l'appareil le mémoire d'Auvard, *De la Couveuse pour enfants* (*Arch. de Tocologie*, 1883) ou la thèse du Dr Berthod, Paris, 1887.

chaude, passe du compartiment inférieur dans le compartiment supérieur, qu'il est obligé de parcourir en entier, avant de sortir par l'orifice d'évacuation. Un panneau mobile en verre forme la paroi supérieure de la couveuse ; un autre panneau plus petit, à la partie inférieure, permet d'introduire et de changer les boules.

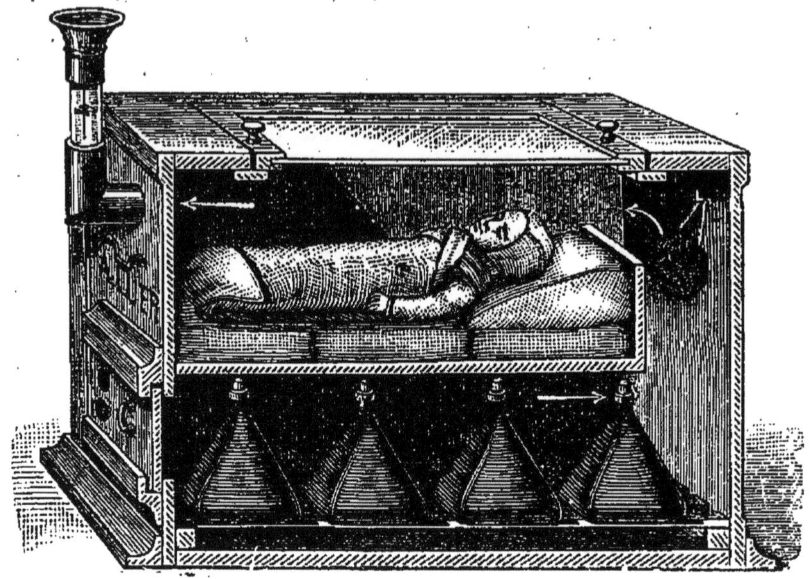

Fig. 115. — Couveuse de Tarnier.

Une *éponge mouillée*, suspendue à l'intérieur, donne à l'air chaud l'humidité nécessaire, et un *thermomètre* indique la température.

Pour se servir de la couveuse que nous venons de décrire sommairement, on met d'abord dans le compartiment inférieur trois moines remplis d'eau bouillante ; puis lorsque l'appareil a atteint le degré de température voulu, on y place l'enfant. Deux heures après on ajoute une quatrième boule, puis toutes les deux heures environ on en retire une que l'on remplace immédiatement par une nouvelle remplie d'eau bouillante, et ainsi de suite, en faisant coïncider autant que possible le changement des boules avec les repas de l'enfant.

Le compartiment inférieur peut contenir cinq boules mais quatre suffisent ordinairement.

La température de la couveuse doit être maintenue habituellement entre 25 et 26° ; elle sera un peu plus élevée lorsque le nouveau-né sera plus faible, mais elle ne devra dans aucun cas dépasser 30°.

Lorsque le nouveau-né est placé dans la couveuse, il ne tarde pas d'ordinaire à s'endormir, sa respiration et sa circulation se régularisent, et il est exceptionnel qu'on l'entende crier. Quand on a affaire à un enfant fortement refroidi on aura avantage avant de le mettre dans la couveuse, à le réchauffer en le mettant dans un bain dont on élève progressivement la température à partir d'un degré au-dessus de la température de l'enfant jusqu'à 38° C. On renouvellera ces bains une ou deux fois dans la journée ; on en profitera également pour soumettre le petit prématuré à des frictions alcooliques (vin aromatique, eau de Cologne, etc.).

Il est difficile de fixer le temps que devra passer l'enfant dans la couveuse, cela dépendra évidemment de son état ; en général on pensera à l'en sortir quand il sera arrivé à peser 2300 gr. environ ; dans tous les cas on ne devra l'en retirer définitivement qu'après l'avoir habitué à la température extérieure en abaissant peu à peu la température de l'appareil. Lorsqu'un nouveau-né aura succombé dans la couveuse, et même sans cela, lorsqu'elle aura seulement servi à un enfant malade, avant de l'utiliser pour un autre, il faudra la désinfecter avec soin. D'ailleurs on ne construit plus guère actuellement que des couveuses exclusivement en verre et en métal et faciles à aseptiser.

2° *Alimentation.* — Parfois le *prématuré*, ou l'enfant à terme *congénitalement faible*, peut téter, et dans ce cas il pourra prendre le sein de sa mère ou d'une nourrice. Il était intéressant de se rendre compte des quantités de lait qu'absorbait ainsi un prématuré qui se développait régulièrement ; c'est ce qu'a fait Planchon ; nous reproduisons ci-dessous un tableau qui indique les moyennes de lait prises chaque jour.

	Enfants de moins de 1800	Enfants de 1800 à 2200	Enfants de 2200 à 2500
2e jour.........	115 gram.	128 gram.	180 gram.
3e jour.........	160 —	175 —	236 —
5e jour.........	225 —	308 —	335 —
8e jour.........	285 —	350 —	385 —
10e jour.........	320 —	410 —	425 —

On voit donc que les enfants prématurés absorbent de faibles quantités de lait ; on les mettra au sein toutes les deux heures ou même toutes les heures et demie si on constate qu'ils prennent vraiment trop peu de lait à chaque tétée. Un moyen mnémotechnique qui, *à partir du 10e jour,* permettra de savoir approximativement quelle quantité de lait par jour doit prendre un enfant prématuré, consiste à l'évaluer comme devant être égale environ au 1/5e du poids du corps de l'enfant ; cette approximation est surtout valable pour les enfants de 2000 à 2500 gr. ; pour des plus gros elle deviendrait rapidement trop forte.

Donc quand on se trouvera en présence d'un enfant prématuré on commencera par essayer l'allaitement maternel ; quelquefois tout va bien dès le début et l'enfant tette normalement ; mais le plus souvent il tette mal ou pas du tout ; dans ces conditions on devra le nourrir provisoirement au verre et à la cuiller ou avec le tube à gavage, suivant les cas, au moyen de lait recueilli auprès d'une bonne nourrice ou de la mère elle-même ; mais pour que celle-ci ne perde pas son lait et en attendant que son enfant devienne capable de succions efficaces, on lui donnera autant que possible à nourrir un gros enfant, né à terme, vigoureux ; le mieux dans ces conditions est de recourir à une nourrice qu'on prend avec son propre nourrisson ; elle nourrit le prématuré et pendant ce temps son enfant recourt en partie au sein de la jeune mère et grâce à ses succions énergiques y amène bientôt du lait en quantité abondante ; à un moment donné la nourrice mercenaire sera devenue inutile et la mère pourra effectuer normalement l'allaitement de son petit débile. En règle générale quand on prend une nourrice mercenaire pour un prématuré il faut toujours que cette nourrice garde son propre enfant près d'elle ; c'est lui qui empêchera de se tarir un sein que le prématuré à lui seul ne suffirait pas à maintenir en état d'activité ; il faut bien savoir que si souvent une nourrice qui au début était excellente perd son lait cela tient à la débilité de l'enfant qu'on lui a confié et qui ne sait pas la téter.

Quand l'enfant ne pourra pas prendre le sein directement, on exprimera artificiellement le contenu de celui-ci dans une cuiller ou dans un appareil à gavage (cf. plus haut) et on se basera pour les quantités à donner sur les chiffres que fournit le tableau de Planchon donné p. 351. Il est absolument essentiel de donner au débile du lait de femme ; employer le lait de vache est aller presque à coup sûr au-devant d'un échec. Le lait de femme lui-même n'est pas toujours bien supporté ; on pourra parfois en faciliter la digestion en donnant à l'enfant, avant la tétée, quelques paillettes de pepsine dans une cuillerée à café d'eau bouillie.

Enfin il n'est pas suffisant d'empêcher le débile de

se refroidir, de l'alimenter judicieusement il faut se rappeler qu'il présente une susceptibilité particulière à l'égard des maladies infectieuses et on ne saurait prendre, pour éviter la moindre contagion, trop de précautions.

QUATRIÈME PARTIE

Des accouchements vicieux ou difficiles (Dystocie)

Sous le nom de *dystocie*, on comprend l'ensemble des causes qui peuvent rendre l'accouchement difficile, impossible ou dangereux pour la mère et pour l'enfant, et qui nécessitent par conséquent l'intervention plus ou moins active de l'accoucheur (Charpentier).

Ces états dystociques peuvent être divisés en trois groupes suivant qu'ils dépendent de la *mère*, *du fœtus* ou de *ses annexes*.

Etats dystociques dépendant de la mère.

a. — **Organes génitaux.** — Étroitesse, rigidité de la vulve et du vagin. — Vices de conformation. — Tumeurs. — Varices. — Œdème. — Thrombus. — Ruptures.

Périnée. — Résistance, déchirures.

Utérus. — Faiblesse et irrégularités des contractions. — Rigidité anatomique, pathologique, spasmodique du col. — Oblitération du col. — Déviations de l'orifice. — Tuméfaction et allongement de la lèvre antérieure. — Abcès, tumeurs, dégénérescence cancéreuse du col. — Déplacements du corps de l'utérus. — Inversion utérine. — Vices de conformation de l'utérus. — Tumeurs. — Ruptures de l'utérus. — Tumeurs de l'ovaire.

b. — **Tumeurs intra-pelviennes**, d'origine osseuse. — Tumeurs stercorales, néoplasmes du rectum, de la vessie. — Calculs vésicaux.

c. — **Etats pathologiques** pouvant compromettre la santé de l'enfant et de la mère et nécessitant l'intervention de l'accoucheur. — Vomissements incoercibles de la grossesse. — Hémorragies. — Affections organiques du cœur, des poumons. — Eclampsie, etc.

d. — **Vices de conformation du bassin.** — Excès d'amplitude. — Etroitesse. — Inclinaisons vicieuses.

Etats dystociques dépendant du fœtus

Excès de volume physiologique, pathologique. — Tumeurs. — Monstruosités simples ou doubles. — Présentations et positions anormales. — Procidences.

Etats dystociques dépendant des annexes

Cordon. — Brièveté. — Excès de longueur. — Fragilité. — *Placenta.* — Excès de volume. — Insertion vicieuse. — Adhérences. — Môles.

Reprenons successivement chacune de ces causes en particulier.

Dystocie maternelle. — Parties molles. — L'*étroitesse et la rigidité* de l'orifice vulvaire se présentent parfois chez des femmes jeunes et très musclées. Mais le plus souvent elle ne constitue pas de difficulté à l'accouchement même chez les femmes devenant enceintes dans un âge déjà avancé.

Budin a démontré que ces résistances à la sortie de la tête fœtale sont quelquefois moins la conséquence de la rigidité de l'orifice vulvaire que de celle de l'orifice antérieur du vagin, c'est-à-dire de l'anneau hyménéal. Au toucher, la vulve paraît souple et extensible, mais si l'on introduit le doigt entre la tête et l'orifice vaginal, on sent que les bords de ce dernier sont tendus et résistants et se présentent souvent sous forme d'une bride à bords tranchants. En pratiquant une incision sur cet orifice vaginal, la tête, arrêtée depuis près de 2 heures à l'orifice vulvaire, la franchit en quelques secondes (Olshausen). L'orifice vaginal ne cède guère qu'en se déchirant et souvent les ruptures du périnée n'ont pas d'autre origine. La rigidité de la vulve et son étroitesse réclameront quelquefois une application de forceps ; des tractions méthodiques, intermittentes, donnant à la région le temps de s'assouplir et de se dilater, viendront le plus souvent sans incidents à bout de la résistance. S'il y avait menace de déchirure, il faudrait recourir à de petits débridements, comme nous le dirons plus loin à propos de la résistance du périnée. Dans d'autres cas, dans la plupart des cas même, pourrait-on dire, la résistance de l'anneau vaginal n'est qu'une apparence et si la tête reste immobilisée en arrière de cet anneau c'est parce que le muscle releveur de l'anus lutte pour empêcher la rétropulsion du coccyx.

L'œdème, les *varices*, les *tumeurs* de la vulve et du vagin opposent rarement un obstacle sérieux au passage du fœtus. Dans le cas de tumeurs solides ou liquides assez volumineuses pour constituer une cause sérieuse de dystocie, on aurait recours à la ponction, à l'excision ou à l'incision, suivant les circonstances.

D'autres fois c'est le vagin qui, congénitalement trop étroit ou rétréci secondairement par des brides cicatricielles, s'oppose à l'expulsion du fœtus. Il n'y aurait encore ici, après avoir attendu suffisamment pour être bien sûr de l'impuissance des contractions utérines, qu'à débrider le vagin de côté et d'autre avec un bistouri à pointe mousse, comme l'a fait Stoltz.

Les auteurs citent des cas où l'hymen, ayant résisté aux approches conjugales, sans pourtant empêcher la fécondation, a été trouvé intact au moment de l'accouchement. On peut encore, ici, livrer le travail à lui-même un certain temps ; mais si l'on voit la membrane arrêter réellement le fœtus, on l'incisera soit avec un bistouri boutonné, soit avec des ciseaux.

Le vagin peut présenter un cloisonnement longitudinal complet ou incomplet; lorsque le cloisonnement est complet, il y a généralement deux utérus ; l'accouchement se produit d'ordinaire avant terme et l'expulsion se fait par le conduit qui correspond à l'utérus gravide, la cloison étant refoulée sur le côté.

Lorsque la cloison est incomplète, elle peut former une bride résistante qui s'oppose à la progression du fœtus et qu'il faut inciser.

Le *thrombus* du vagin est un accident rare (P. Dubois, *3 cas* sur 1400 accouchements ; Charpentier, *1 cas* sur 1800 ; on appelle ainsi une tumeur sanguine, une sorte d'hématome apparaissant brusquement au cours de la grossesse ou pendant l'accouchement. Le thrombus de la vulve est un peu moins rare que celui du vagin. Il reconnaît pour cause des ruptures vasculaires qui se font dans le tissu cellulaire, sous l'influence de la gêne de la circulation de retour, des froissements exécutés par la partie fœtale, les instruments ou les mains, les efforts d'expulsion exagérés, etc. Ces thrombus peuvent atteindre un volume considérable et leur gravité est en rapport avec l'étendue de l'épanchement. Le thrombus qui survient avant le travail a une gravité exceptionnelle. Le traitement du thrombus consistera surtout dans l'expectation et les soins antiseptiques ; pendant le travail, il faudra terminer l'accouchement par le forceps dès que cela sera possible, et la tumeur sanguine ne sera incisée *que s'il était impossible de faire autrement*, et, dans ce dernier cas, comme du reste dans toutes les opérations obstétricales, il faudra s'entourer des précautions antiseptiques les plus rigoureuses et finir par un tamponnement.

Après la délivrance, expectation antiseptique, la tumeur se résolvant d'ordinaire ; si, au contraire, elle s'enflammait consécutivement, ouverture de l'abcès, soins antiseptiques, régime tonique, etc.

Rupture du vagin. — Les déchirures du vagin peuvent se produire spontanément, mais elles sont, le plus souvent peut-être, le résultat de manœuvres dans le premier temps de la version ou dans l'application du forceps. Spontanées, elles sont généralement liées à la rupture de l'utérus et, le plus souvent, transversales, siégeant au niveau du cul-de-sac vaginal postérieur et susceptibles parfois d'ouvrir le cul-de-sac de Douglas et de livrer passage à des anses intestinales ; traumatiques, elles peuvent avoir toutes les formes et toutes les directions.

La suture, un repos absolu, les soins antiseptiques les plus rigoureux constitueront le traitement de cet accident.

Les polypes de la paroi vaginale sont rares et assez peu volumineux d'ordinaire pour ne pas être une cause sérieuse de dystocie ; dans les cas de tumeur assez volumineuse pour s'opposer au passage du fœtus, on en pratiquerait l'extirpation.

Résistance du périnée

« Le périnée doit, au moment de l'accouchement, se convertir en une gouttière allant se terminer à la vulve ; les plans nombreux et résistants qui composent le plancher du bassin doivent céder peu à peu devant la tête du fœtus, qui les refoule progressivement, jusqu'à ce que les voies soient suffisamment élargies. Mais, dans certains cas, le périnée semble doué d'une résistance si grande que la descente de la tête ne fait aucun progrès ; l'utérus s'épuise en contractions inutiles, et il faut que le médecin termine l'accouchement par une application de forceps. *De tous les cas de dystocie, c'est sans contredit le plus fréquent, mais aussi le moins grave.* Le maniement du forceps demande alors cependant, certaines précautions; ainsi les tractions, loin d'être rapides, doivent être faites avec une grande lenteur de manière à laisser aux tissus le temps de se dilater; une traction trop brusque exposerait presque certainement à la rupture du périnée. » (Tarnier.)

La résistance du périnée dérive de facteurs complexes: tonicité du releveur de l'anus rendant pénible la rétropulsion du coccyx, état de l'hymen, état des tissus cutanés et sous-cutanés; ces derniers en effet indépendamment de leur souplesse primitive, essentiellement variable d'une femme à l'autre, sont susceptibles de voir leur élasticité naturelle être modifiée par des causes pathologiques; l'œdème en particulier, qu'il résulte de l'albuminurie ou simplement, ainsi qu'il est fréquent, de troubles circulatoires locaux, attribuables à un appui trop prolongé de la tête sur le plancher du bassin, accroît à la fois la résistance des tissus périnéaux et en diminue la souplesse.

La résistance du périnée a généralement pour effet d'immobiliser la tête fœtale et de fatiguer secondairement la contraction utérine; l'utérus tombe en état d'inertie. Si cette inertie se prolonge ou si les contractions utérines reparues restent impuissantes à faire progresser la présentation, on risque, faute d'intervention, de voir le fœtus succomber: d'autre part la vitalité des parties molles maternelles comprimées entre la tête fœtale et les parois du bassin est compromise et il pourra en résulter des escarres secondaires.

Aussi l'indication est-elle nette, il faut intervenir. C'est là d'ailleurs la cause de la majorité des applications de forceps. La règle dit qu'en général on doit intervenir pour terminer l'accouchement quand la tête à nu dans l'excavation reste deux heures sans progresser. Cette règle est un peu absolue et il est bon de savoir que dans la plupart des cas, si tout va bien du côté de la mère et du côté de l'enfant, il n'y a pas d'inconvénient à savoir attendre jusqu'à 3 et 4 heures même; l'expectation dans ces limites ne compromet pas l'intégrité des tissus.

Le forceps appliqué, dans le cas de résistance du périnée, il ne faut pas perdre de vue le danger d'une rupture, aussi l'extraction devra-t-elle être conduite avec une excessive lenteur, en surveillant avec soin le périnée et lui donnant le temps de s'assouplir, de se distendre peu à peu. Si le plancher périnéal distendu, luisant, menaçait d'éclater, on pourrait recourir soit aux incisions postéro-latérales, soit à l'incision médio-latéralisée de Tarnier.

Ces incisions, dont il faut du reste être excessivement sobre, seront toujours peu étendues, huit à dix millimètres au plus.

Déchirure du périnée.

Nous avons dit les précautions à prendre dans le but de prévenir la rupture du périnée, vers la fin du travail; mais, soit que la femme accouche seule en cédant trop au besoin de *pousser*, soit que le périnée ait une rigidité exceptionnelle, ou soit infiltré, cette rupture est encore très fréquente.

Elle peut, d'ailleurs, se produire à trois degrés différents : 1° n'atteindre que la fourchette ; 2° entamer le périnée, plus ou moins, sans aller pourtant jusqu'à l'anus ; 3° s'étendre jusqu'à cet orifice et faire, par conséquent, de la vulve et de l'anus une seule ouverture.

Dans le premier cas, qui est très commun, surtout chez les primipares, et, du reste, insignifiant, — on n'a rien de particulier à prescrire ; avec quelques précautions antiseptiques la petite plaie guérira parfaitement et en peu de jours.

Dans le deuxième degré, les avantages de la suture immédiate à la soie ou au catgut ont rallié tous ou presque tous les abstentionnistes d'autrefois ; à plus forte raison, lorsque la déchirure est complète, c'est-à-dire quand elle s'étend jusqu'à l'anus et qu'elle intéresse le sphincter, l'intervention chirurgicale s'impose-t-elle.

On ne discute plus guère aujourd'hui s'il y a lieu d'intervenir immédiatement ou s'il faut attendre, et pas un accoucheur n'hésite à réparer, immédiatement après la délivrance, une déchirure complète du périnée en pratiquant les sutures profondes et superficielles nécessaires.

Quelquefois, quand la plaie a été infectée, les sutures lâchent ; d'autres fois on est consulté pour une déchirure du périnée qui date de quelques jours. Dans ces deux cas on pourra très bien, dès que la plaie aura pris bon aspect, en hâter la réunion par un avivement extemporané des tissus au moyen du curettage, suivi de la suture (*Périnéorraphie immédiate secondaire*).

La déchirure du périnée peut se faire entre la commissure postérieure et l'anus, on la dit *centrale* dans ce cas ; c'est une variété assez rare, se produisant dans certaines circonstances où le périnée est long, la commissure vulvaire très reportée en avant. Ces déchirures sont généralement moins graves qu'on pourrait le croire au premier abord et guérissent bien, d'ordinaire, sous la seule influence des soins antiseptiques ; dans certains cas de déchirure centrale, la distension est telle que l'on peut craindre une déchirure complète, et il y aura lieu de sectionner avec des ciseaux le pont périnéal antérieur et de réunir ensuite par la suture.

Utérus. — Faiblesse des contractions. Inertie utérine.

Cette cause de dystocie est assez fréquente et donne

au travail cette marche particulière que les Anglais ont désignée sous le nom de *tœdious labor*.

Les contractions utérines n'ont ni la durée, ni l'intensité, ni la fréquence qu'elles devraient avoir, et sont insuffisantes à vaincre les résistances normales que rencontre l'expulsion du fœtus. Cette anomalie peut exister dans toutes les périodes du travail, ou seulement dans l'une d'elles; les causes en sont souvent obscures. Elle est plus fréquente chez les primipares que chez les multipares; les femmes surchargées d'embonpoint y paraissent prédisposées; en effet il est à noter que rarement elle est primitive; elle est bien plus souvent consécutive à un excès de travail préalable, à une fatigue de la fibre utérine.

Parmi les causes qui peuvent produire la faiblesse des contractions utérines, on a cité: la distension exagérée de l'utérus, le rétrécissement du bassin, la rupture prématurée des membranes, la mort de l'enfant, la réplétion de la vessie, les émotions morales, etc.

Le *pronostic*, peu sérieux *pour la mère*, pendant la première période, peut le devenir davantage pendant la période d'expulsion, surtout si les membranes sont rompues; car, en outre de la fatigue et de l'épuisement qui résultent de la longueur du travail, la compression trop prolongée, produite par la tête du fœtus sur les tissus maternels, expose à des gangrènes consécutives; — *pour l'enfant*: la faiblesse des contractions est inoffensive tant que les membranes sont intactes. Si la situation se prolonge trop après la rupture des membranes et la dilatation complète, il peut survenir de la gêne dans la circulation placentaire et le fœtus est menacé.

Traitement. — Alimenter légèrement la patiente, boissons stimulantes, thé, grog, café, surveiller la vessie et le rectum.

Bien qu'inefficaces, si les contractions sont, néanmoins, très douloureuses, on se trouvera bien de procurer quelques heures de repos à la femme en lui administrant un petit lavement avec une dizaine de gouttes de laudanum. On voit souvent ensuite, après cette période de calme, l'utérus se contracter avec plus d'énergie. — Des douches vaginales chaudes à 45°, avec une solution antiseptique, donneront souvent aussi de bons résultats.

La rupture prématurée des membranes a été conseillée et peut donner de bons résultats, mais il faut en user avec prudence et se rappeler que pour être autorisé à pratiquer la rupture artificielle des membranes, il faut :

1° Que le col ait déjà acquis un certain degré de dilatation ;

2° Que la présentation soit un sommet ;

3° Que le bassin soit bien conformé ;

4° Qu'il n'y ait pas de procidence du cordon ou d'un membre.

Ces conditions étant réalisées, on sera autorisé à rompre les membranes avant la dilatation complète dans un cas bien précis : c'est lorsque l'utérus est surdistendu par un excès de liquide amniotique, ce qui se reconnaît lorsque ses parois au palper et les membranes au toucher restent uniformément rénitentes, même dans l'intervalle des contractions utérines (Pinard).

Dans les autres cas, l'accoucheur doit surtout s'armer de patience, savoir attendre et gagner du temps en calmant et en encourageant la malade. On a conseillé, pour réveiller et tonifier la fibre utérine, certains médicaments dits *ocytociques,* entre autres le *sulfate de quinine* (1 gramme), le *sucre* (*25 grammes* en trois fois dans 1/2 verre d'eau).

Pendant la période d'expulsion, on procédera à l'extraction du fœtus par le forceps, en se gardant seulement d'intervenir trop tôt, et ce n'est que lorsque la mère ou l'enfant se trouveront menacés par la prolongation du travail, qu'il faudra agir.

Contractions exagérées.

Cette anomalie est plus rare que la précédente ; l'exagération des contractions porte sur l'intensité, la durée, la fréquence et la sensation douloureuse. Elle peut aller en augmentant jusqu'à la fin du travail, à tel point que la contraction devient pour ainsi dire permanente, les périodes de repos qui séparent les contractions normales n'existant plus ou presque plus.

Les conséquences de l'exagération des contractions utérines peuvent être du côté de la mère : une expulsion trop rapide du fœtus et par suite des syncopes, des déchirures du col, des ruptures du périnée, une inertie consécutive à une déplétion trop brusque, et des hémorragies graves. Du côté de l'enfant : l'asphyxie par suite de la gêne de la circulation utéro-placentaire, en raison de la subintrance des contractions.

Le traitement consistera à faire garder à la parturiente le repos horizontal : à calmer ses douleurs exagérées soit par un lavement laudanisé ou chloralé, soit par le chloroforme administré à dose légère, analgésique sans être anesthésique (*chloroforme à la reine*) ; à lui recommander, pendant la période d'expulsion, de ne pas *pousser*, mais surtout à bien veiller sur le périnée et à retarder le plus possible, par les manœuvres déjà indiquées, la sortie de la tête, pour donner à la région périnéale le temps de s'assouplir et de se dilater.

Contractions irrégulières.

Dans certains cas, les contractions de l'utérus sont *irrégulières*, en ce sens qu'elles ne sont pas séparées par un calme bien franc, et que, dans les paroxysmes, elles sont d'une violence extrême. La femme s'énerve, crie, pleure, se désespère, est dans une agitation extrême et, pendant ce temps, le travail ne marche pas.

Les meilleurs moyens à opposer à un pareil état sont les suivants : petit lavement avec laudanum ou chloral, bains de siège et de préférence, si cela est possible, grand bain prolongé. Sous l'influence de ces moyens, le calme se fait, parfois même survient une période de sommeil, et la femme se repose ; puis surviennent des douleurs franches, régulières, générales, et l'accouchement reprend sa marche, pour se terminer heureusement. Les inhalations chloroformiques pourront aussi être utilisées avec avantage.

Rigidité du col de l'utérus.

Sous ce nom, on désigne une résistance du col à la dilatation ; on en a distingué trois variétés : la rigidité anatomique, la rigidité spasmodique et la rigidité pathologique.

Nous ne pouvons nous arrêter à discuter, dans ce petit livre, la question de savoir si la première variété est bien la conséquence d'un état anatomique primitf particulier du col (Maygrier, Porak, Gaulard, etc.), ou si la cause n'en réside pas plutôt, au moins dans la très grande majorité, dans tout ce qui peut apporter une gène au travail normal (Pinard, Doléris, Wallich, etc.), le retarde et provoque secondairement un état d'infiltration, une sorte d'œdème séro-sanguin du col qui dès lors perd sa souplesse et fait obstacle à son tour.

Dans la rigidité dite anatomique, les bords du col sont durs, épais, non douloureux ; ils donnent au toucher la sensation d'un anneau de cuir enduit de graisse (Pajot) ou de *cuir bouilli*. Malgré des contractions normales et énergiques, la dilatation ne fait aucun progrès.

Cet état du col ne compromet pas en général le fœtus

lorsque les membranes sont intactes; mais, malheureusement elles sont le plus souvent rompues et la vie de l'enfant peut être rapidement compromise par les troubles répétés, apportés par les contractions, dans la circulation fœto-placentaire. — Chez la mère, en dehors des déchirures et même des ruptures annulaires du col qui peuvent en être la conséquence, on voit survenir de la fatigue, de l'excitation et quelquefois de la fièvre; l'utérus surmené finit par ne plus se contracter.

Le traitement consistera en bains, douches vaginales prolongées et très chaudes. — Les inhalations de chloroforme prudemment dirigées pourront également rendre de grands services, en régularisant les contractions. On tâchera de stimuler celles-ci par les moyens habituels. A moins de circonstances exceptionnelles, il faut ménager avec soin les membranes et éviter de pratiquer le toucher trop souvent.

Les ballons dilatateurs, l'écarteur de Tarnier, pourront être employés, si l'état de la mère ou de l'enfant exige que l'on hâte la terminaison de l'accouchement. Si ces moyens échouaient, on aurait recours aux débridements du col, à l'aide d'un long bistouri boutonné, guidé sur le doigt jusque dans l'orifice.

Ces débridements, qui doivent être très peu étendus et ne mesurer que 4 à 5 millimètres au plus, seront toujours pratiqués sur les parties latérales et jamais directement en avant ou en arrière. A la suite de ces incisions, on voit d'ordinaire la dilatation se faire assez rapidement; mais la parturiente se trouvant souvent très épuisée lorsqu'on est obligé de recourir à ce moyen, on peut être dans l'obligation de terminer l'accouchement par le forceps.

Rigidité spasmodique

La rigidité spasmodique s'observait, surtout autrefois, à la suite de l'administration du seigle; elle peut s'observer encore à la suite de touchers répétés et maladroits, de ces manœuvres intempestives de dilatation que certaines sages-femmes désignent sous le nom de *petit travail*, etc.

Au toucher, les bords du col sont minces et tranchants, donnant la sensation d'un fil métallique qui circonscrirait l'orifice. Le col est chaud, douloureux, ainsi que le vagin ; il y a des douleurs lombaires continues et violentes ; il peut se produire des nausées, des vomissements, de l'agitation.

Afin d'opposer un traitement efficace à la rigidité spasmodique il est essentiel de bien se rendre compte quelle en est la signification ; on a cru pendant longtemps que le spasme d'où dérivait la rigidité avait son point de départ exclusif au niveau du col ; en réalité ce spasme du col n'est qu'une apparence et n'est autre que la traduction à ce niveau d'un état spasmodique du corps de l'utérus lui-même. Il faudra donc traiter cet état de contraction du corps utérin (V. plus haut) par les calmants habituels ; on se rappellera enfin que la cause la plus fréquente de cette tension permanente de la fibre utérine est la présence d'un excès de liquide ; lorsque cette dernière cause aura été reconnue on rompra précocement les membranes.

Rigidité pathologique.

Les *cicatrices* du col consécutives à des accouchements antérieurs, à des opérations chirurgicales, à des cautérisations de la cavité cervicale, peuvent gêner et retarder la dilatation ; il est cependant rare qu'elles soient assez résistantes pour nécessiter des débridements.

La *syphilis*, soit par l'induration qui accompagne et suit l'accident initial, mais surtout par la dégénérescence scléro-gommeuse du col qui en est quelquefois la conséquence, peut être une cause de rigidité et exceptionnellement même un obstacle insurmontable à la terminaison de l'accouchement : (cas de Fasola, 1884, dans lequel il existait une sclérose généralisée du col et du segment inférieur, et dans lequel les incisions ne permirent pas de vaincre la sténose du col.)

Dans certains cas rares, il peut y avoir oblitération complète de l'orifice cervical ; il ne s'agit parfois que d'une simple agglutination des lèvres du col par des mucosités épaisses et gélatineuses, et les contractions utérines ne tardent pas à avoir raison de l'obstacle ; d'autres fois, l'orifice est réellement fermé par du tissu cicatriciel, mais il est d'origine récente, son épaisseur est peu considérable, et le doigt triomphe assez facilement de la résistance. Dans les cas d'oblitération complète avec résistance infranchissable au doigt, il faudra recourir à l'hystérectomie (*opér. de Porro*) ; toutefois, avant de pratiquer cette opération, on procédera à une exploration complète de l'excavation, la femme étant soumise à l'anesthésie chloroformique, et la main introduite tout entière dans le vagin, afin de s'assurer que le col n'est pas dissimulé soit tout à fait en haut et en arrière, soit au contraire tout à fait en avant, comme cela est arrivé au professeur Depaul.

Il est essentiel de bien connaître les déviations toujours possibles du col utérin, soit en avant, soit en arrière, soit vers un des côtés ; elles ont généralement pour effet un retard notable dans le travail, une expansion considérable (*dilatation sacciforme*) du segment inférieur qui bombe fortement et s'amincit au-devant de la présentation fœtale ; l'amincissement peut être tel que si on n'a pas bien repéré la situation de l'orifice du col, on peut prendre le segment inférieur aminci pour le pôle membraneux de l'œuf lui-même ; on saisit immédiatement le danger d'une telle erreur de diagnostic (tentatives de rupture artificielle sur le segment inférieur qu'on prend pour la poche des eaux) (cf. plus loin).

Dégénérescence cancéreuse du col.

Une seule des lèvres peut être envahie ; le col tout entier peut avoir subi la dégénérescence. Dans le premier cas, l'accouchement spontané est possible, que la dilatation se fasse aux dépens de la partie saine du col ou que la partie malade s'y prête ; dans le second, l'accouchement peut encore avoir lieu, la masse néoplasique subissant souvent un ramollissement considérable vers la fin de la grossesse, mais il peut alors se produire des fissures allant jusqu'à la rupture utérine et des hémorragies graves : dans d'autres cas la dilatation du col ne se fait pas du tout ; le fœtus succombe et se putréfie et les accidents les plus graves en sont la conséquence.

Doit-on intervenir pendant la grossesse ? Si le diagnostic est porté dès les premiers mois, et si l'étendue des lésions et l'état général sont compatibles avec une opération chirurgicale complète, étant donnée la marche rapide que la gravidité imprime d'ordinaire au néoplasme, il nous paraît rationnel de recourir à l'hystérectomie. Lorsque la grossesse est plus avancée, que le fœtus est viable, y a-t-il avantage à provoquer l'accouchement prématuré ? Non.

Il y a avantage dans ce cas à laisser la grossesse aller à terme en prenant surtout la défense des intérêts de l'enfant : la mère est en somme inévitablement destinée à succomber, elle n'est plus qu'un « cadavre chaud » (Pinard); l'enfant au contraire pourra être obtenu viable ; ses intérêts priment tout.

On attendra donc le terme de la grossesse. Si on prévoit que l'accouchement sera possible par les voies naturelles on laissera le travail se déclarer. Mais dans la majorité des cas il n'en sera pas ainsi, on sera forcé de recourir à une intervention chirurgicale; la plus simple dans ce cas, la plus rapide, celle qui ménagera le mieux la mère sera la meilleure; ce sera l'hystérectomie subtotale ou opération de Porro.

Déviations du col.

Elles sont la conséquence des déviations du corps de l'utérus, et beaucoup plus fréquentes en arrière qu'en avant. Chez les primipares surtout, par suite de l'engagement normal de la tête et de l'obliquité droite de l'utérus, le col se trouve déjà plus ou moins reporté en arrière et à gauche; à mesure que cet engagement augmente, la partie antérieure du segment inférieur se trouve de plus en plus refoulée par la tête et la déviation du col en haut, en arrière et à gauche, en est d'autant augmentée; au lieu de porter directement sur l'orifice, les efforts utérins viennent se briser en partie sur le segment inférieur, et la dilatation peut se trouver considérablement retardée. Pour remédier à cet état de choses, il suffira souvent de corriger l'obliquité utérine soit par la position donnée à la parturiente, soit en redressant l'utérus avec la main pendant la contraction. Dans d'autres cas, on se trouvera bien, pendant la contraction, d'exercer, à l'aide de l'index recourbé en crochet, quelques tractions sur la lèvre antérieure du col, de façon à ramener l'orifice utérin vers le centre de l'excavation, en même temps qu'avec l'autre main on repoussera le fond de l'organe; il faut cependant être très sobre de ces manœuvres digitales.

Si le col est porté en avant, c'est le segment postérieur qui se trouve engagé, et la manœuvre est inverse. Dans quelques cas exceptionnels, le col peut être refoulé au-dessus des pubis et faire croire à une oblitération (cas de Depaul).

Tuméfaction et allongement de la lèvre antérieure du col.

Chez les primipares surtout, lorsqu'il y a engagement profond de la tête avant dilatation complète du col, la lèvre antérieure se trouve comprimée entre la tête et la symphyse pubienne. Pour peu que le travail se prolonge, que la tête soit volumineuse ou le bassin un peu au-dessous de la normale, il se produit une tuméfaction de cette lèvre, parfois même un véritable thrombus qui vient opposer à la terminaison de l'accouchement un obstacle sérieux. On tentera de réduire la lèvre antérieure ainsi tuméfiée, en la soutenant, la massant, la repoussant même pendant la contraction, au-dessus de la partie fœtale ; si l'on ne peut y réussir, on terminera l'accouchement par le forceps.

Pour les *déplacements du corps de l'utérus et l'inversion utérine*, nous renvoyons le lecteur à ce que nous avons dit précédemment (voy. pages 156 et 285).

Vices de conformation de l'utérus. — Utérus unicorne

Un certain nombre d'observations prouvent que non seulement la grossesse est possible, mais encore qu'elle peut aller jusqu'à terme et se terminer sans incident.

Utérus bicorne.

L'une des deux cornes est généralement plus développée que l'autre ; si la conception a lieu dans la corne la moins développée, la marche de la grossesse est généralement enrayée plus ou moins prématurément ; elle peut aller jusqu'à terme, au contraire, dans la corne suffisamment développée ; mais très souvent par suite de la forme de l'utérus l'accommodation ne se fait pas d'une façon normale, et les présentations vicieuses sont communes.

Sous le nom d'*utérus biloculaire*, on désigne un utérus divisé en deux loges par une cloison plus ou moins complète (fig. 116). Ici encore la marche de la grossesse variera suivant la façon dont la loge gravide se laissera développer, et les présentations vicieuses seront fréquentes. Dans certains cas la cloison peut apporter

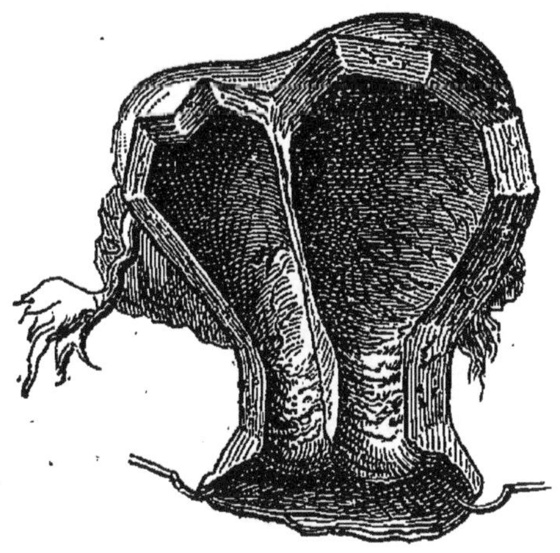

Fig. 116. — Utérus puerpéral (Obs. de Cruveilhier). Le côté gauche plus volumineux était le siège de l'œuf. Le droit ne contenait rien.

un obstacle à la descente du fœtus, et l'accoucheur peut être conduit à sectionner la portion de cloison formant bride.

Sous le nom d'*utérus cordiforme*, F.-J. Herrgott, en 1834, a décrit une malformation de l'utérus, dans laquelle il reste, à la partie supérieure de l'organe, tracé du cloisonnement primitif, sous forme d'un éperon plus ou moins saillant : cette forme d'utérus prédispose, d'une façon toute particulière, aux présentations de l'épaule ; en outre, il est assez fréquent que le décollement du placenta et des membranes se fasse mal par suite de la moindre épaisseur et de la rétractilité plus faible des parois utérines ; aussi faudra-t-il veiller à la délivrance avec le plus grand soin et, parfois même, pratiquer la délivrance artificielle.

Tumeurs fibreuses de l'utérus.

Ces tumeurs, même volumineuses, peuvent être sans influence sur la grossesse et l'accouchement, lorsqu'elles sont franchement abdominales et qu'elles siègent vers le fond de l'organe, mais il n'en est pas de même lorsqu'elles occupent soit la paroi antérieure, soit la paroi postérieure du segment inférieur, surtout dans le voisinage du col.

Pendant la grossesse, elles prédisposent à l'avortement ou à l'accouchement prématuré ; siégeant dans la paroi postérieure elles peuvent être cause de rétroversion dans les premiers mois de la gestation.

Pendant l'accouchement, les tumeurs fibreuses interstitielles occupant le segment inférieur de l'utérus occasionnent parfois des difficultés énormes ; cependant, dans certains cas où l'accouchement paraît tout d'abord impossible, l'excavation se trouvant plus ou moins remplie par la tumeur, on voit le travail se terminer spontanément par suite d'un mécanisme spécial bien étudié par Depaul, Guéniot et plus récemment par Lefour, de Bordeaux. La tumeur s'assouplit, se ramollit, puis sous l'influence des contractions utérines, de la dilatation du col et de l'écoulement du liquide amniotique, elle s'élève et remonte au-dessus de la présentation.

Les tumeurs fibreuses de l'utérus prédisposent aux présentations vicieuses, et aux hémorragies de la délivrance par inertie consécutive.

Le *pronostic* est particulièrement grave lorsque le placenta s'insère directement sur la tumeur.

Traitement. — Pendant la grossesse, si la tumeur est pédiculée et accessible par les voies naturelles, si elle fait saillie dans le vagin, on pourra en pratiquer l'ablation. L'avortement ne sera pas fatalement la conséquence de ces manœuvres opératoires. A part ce cas bien déterminé et les cas exceptionnels où le développement simultané de la grossesse et de la tumeur donnerait lieu immédiatement à des accidents menaçants, on aura, durant la grossesse, à observer simplement une prudente expectation. *Pendant le travail* voici la ligne de conduite indiquée par Lefour. « Attendre d'abord en faisant à la nature la part aussi large que possible, mais limitée par l'intérêt de la mère et de l'enfant : agir ensuite sur la tumeur, de manière à diminuer ou à faire disparaître l'obstacle, puis, si ces tentatives sont restées infructueuses, agir sur le fœtus, ou terminer l'accouchement par une opération sur la mère. » Ces préceptes nous paraissent résumer complètement les indioations à remplir dans le cas de tumeurs fibreuses de l'utérus ; cependant. — si ce n'est lorsque le fœtus est mort, et alors il n'y a pas à hésiter, — les interventions sur celui-ci, même le forceps et la version, tendent à être de plus en plus restreintes, grâce aux succès que donnent, dans les cas extrêmes, l'opération césarienne ou mieux encore l'opération de Porro, pratiquées d'une façon rigoureusement aseptique ; on a même préconisé dans ces dernières années l'hystérectomie abdominale totale[1].

Rupture de l'utérus.

Nous ne nous occuperons ici que des ruptures utérines pendant le travail : elles peuvent être spontanées ou traumatiques : *spontanées*, elles peuvent reconnaître pour cause le ramollissement des parois, qui est, parfois, le résultat de grossesses multiples ; les diverses dégénérescences cancéreuses, qui sont susceptibles

1. Cf. Boursier, *Rapport Congrès de Nantes*, 1901.

d'atteindre le tissu utérin; les saillies tranchantes de certains bassins rachitiques; mais toutes ces causes sont plus ou moins exceptionnelles et on peut, d'une façon très générale, dire que la cause habituelle des ruptures de l'utérus résulte de ce qu'il y a un obstacle à l'issue spontanée du fœtus par les voies naturelles, que cet obstacle tienne à la mère (rétrécissements, oblitérations du col — tumeurs pelviennes, etc...) ou au fœtus (présentation de l'épaule négligée). Dans ces conditions la contraction utérine s'acharne contre l'obstacle, le segment inférieur se trouve tiraillé, subit une véritable élongation avec amincissement simultané et à un moment donné se déchire. Il est à noter que ce sont presque toujours des femmes qui ont eu une série d'enfants (grandes multipares) qui présentent des ruptures spontanées de l'utérus.

Les ruptures *traumatiques* ont pour cause une intervention de l'accoucheur, version, forceps, délivrance artificielle.

Si la rupture se produit spontanément, la femme peut éprouver, au moment même où elle se produit, une douleur atroce qui lui arrache un cri perçant; elle a conscience d'un déchirement profond, et si la déchirure est très étendue, que le fœtus soit passé dans la cavité abdominale, elle peut avoir conscience que son enfant vient de changer de place, à cette douleur angoissante succède une sensation d'engourdissement souvent rapidement suivie de vomissements, de sueurs froides, de syncope. Une quantité plus ou moins considérable de sang s'écoule par les organes génitaux. Le pouls s'accélère considérablement. Le fœtus ne tarde pas à succomber.

Si la déchirure est assez vaste pour avoir laissé passer le fœtus en entier dans le péritoine, toute contraction utérine cesse. — De son côté le médecin reconnaît au *palper* que l'utérus a perdu sa forme ordinaire, sa rénitence et ses contractions ; il sent quelquefois le fœtus immédiatement sous la paroi abdominale. Au *toucher*, il s'aperçoit que la poche des eaux, qui bombait, a disparu, sans que pourtant il se soit écoulé du liquide par le vagin ; que la partie du fœtus qui se présentait a disparu également, et que le col, dont la dilatation était assez avancée, s'est plus ou moins fermé. Enfin, s'il peut porter la main entière dans la matrice, il la trouve vide ou quelquefois remplie d'une masse élastique, l'intestin grêle qui a pris la place du fœtus. Lorsque la rupture est moins étendue, le fœtus peut être encore en entier contenu dans l'utérus, ou certaines parties fœtales seulement avoir franchi la déchirure ; on perçoit alors au palper une déformation particulière de l'organe.

Le *pronostic* était autrefois extrêmement grave et pour la mère et pour l'enfant ; sur 237 cas : mortalité des enfants 217 (Ramsbotham) ; sur 580 cas : mortalité des mères 480 (Joly). Lorsque le fœtus passe en totalité ou en partie dans la cavité abdominale, il succombe presque toujours. Bien que le pronostic reste encore aujourd'hui très grave pour la femme, la pratique de l'antisepsie a cependant permis d'abaisser chez celle-ci la mortalité, dans une notable proportion.

Il y a lieu au point de vue du pronostic d'établir une distinction entre les déchirures *intra-péritonéales* et les déchirures *sous-péritonéales*, les premières étant de beaucoup les plus graves ; malheureusement le diagnostic entre les deux variétés est souvent très difficile.

La conduite de l'accoucheur, dans le cas de rupture de la matrice, variera suivant les circonstances. Si la dilatation est suffisante, si le fœtus est en totalité ou en partie dans l'utérus, il terminera rapidement l'accouchement par les voies naturelles à l'aide de la version, du forceps, ou du basiotribe. Le fœtus extrait ainsi que le placenta, il devra apprécier autant que possible l'étendue de la rupture, en particulier ses rapports avec le péritoine ; si la déchirure est intra-péritonéale on fera immédiatement la laparotomie et on procédera à l'hystérectomie totale ou subtotale ; si la déchirure est *nettement* sous-péritonéale on se contentera de faire un tamponnement aseptique utéro-vaginal et on surveillera.

Dans le cas où une partie du fœtus se trouverait étranglée dans la déchirure rétractée, il peut être difficile de lui faire franchir de nouveau cet orifice accidentel et, plutôt que d'exercer des tractions dangereuses ou de débrider par le bistouri comme le voulait Cazeaux, mieux vaut recourir à la laparotomie. C'est encore à la laparotomie qu'il faudrait avoir recours si la dilatation du col ou les dimensions du bassin ne permettaient pas l'extraction par les voies naturelles.

Enfin, si le fœtus était tout entier passé dans le péritoine, je ne crois pas qu'il y ait lieu de l'y aller chercher par la voie utéro-vaginale, bien que ce procédé ait donné un succès à Paul Dubois, et la laparotomie est de beaucoup préférable d'emblée.

Quelle que soit la voie par laquelle l'enfant a pu être extrait, il faudra procéder immédiatement à la délivrance et, si l'extraction du fœtus a été faite par la voie vaginale, il faudra, après la délivrance, en même temps qu'on se renseignera sur l'étendue des désordres, bien vérifier s'il n'y a pas d'anse intestinale pincée dans la déchirure.

Les **tumeurs de l'ovaire** peuvent être solides ou liquides ; elles constituent parfois un obstacle sérieux à l'accouchement.

Pendant la grossesse, s'il ne survient pas de complications, on pourra se borner à l'expectation, surtout si le kyste est peu volumineux. On ne saurait oublier, cependant, que lorsque le diagnostic est fait de bonne heure, l'ablation du kyste dans les 4 ou 5 premiers mois donne de très bons résultats ; dans tous les cas, s'il survenait des complications, phénomènes de péritonite, torsion du pédicule, etc., il faudrait recourir à l'ovariotomie.

Pendant le travail, si la tumeur n'entrave pas trop la marche du travail et l'expulsion du fœtus, l'expectation est la règle ; mais si la tumeur tend à s'engager dans l'excavation en avant du fœtus, et surtout, si elle est solide, il faut tenter, après avoir soumis la femme à l'anesthésie chloroformique, de la repousser au-dessus du détroit supérieur dans l'une ou l'autre des fosses iliaques ; si l'on ne peut y réussir et que la tumeur soit liquide, on la ponctionnera par la voie vaginale ; si, au contraire, la tumeur est solide et rend impossible l'accouchement par les voies naturelles, il y aura lieu d'en tenter l'ablation par la laparotomie : mais c'est alors une opération d'autant plus grave que l'opération césarienne doit, le plus souvent, en être le complément.

La réduction du fœtus par l'embryotomie ne sera tentée que dans le cas d'enfant mort et seulement alors que le volume de la tumeur permettra de la réaliser sans trop de violences ; sinon elle est dangereuse.

Nous citerons encore comme cause de dystocie tenant aux parties molles maternelles, les kystes hydatiques qui peuvent siéger au voisinage de l'utérus, les différentes tumeurs du tissu cellulaire pelvien, du rectum et de la vessie ; les calculs vésicaux, bien que le fait soit rare, peuvent parfois être une cause de difficultés et de complications sérieuses. Pendant le travail, on essaiera de les refouler au-dessus du détroit supérieur avant l'engagement de la tête ; mais si cela n'était plus possible par suite de l'engagement de la présentation, et surtout, s'il s'agissait d'un calcul volumineux, il y aurait lieu de l'enlever en incisant directement le bas fond de la vessie, comme le fit Monod. Le calcul extrait par ce chirurgien pesait 86 grammes.

Pour les états pathologiques pouvant compromettre la santé de la mère ou de l'enfant, et nécessitant l'intervention de l'accoucheur, vomissements incoercibles, hémorragies, éclampsie, affections organiques des poumons, du cœur, etc., etc., nous renvoyons à ce que nous en avons dit à la *pathologie de grossesse.*

Dystocie maternelle. — Viciations pelviennes.

On dit qu'il y a vice de conformation du bassin, toutes les fois que celui-ci s'éloigne assez du type normal pour rendre l'accouchement difficile ou dangereux. Les bassins viciés ont été classés par P. Dubois en trois groupes principaux : 1° bassins trop grands ; 2° bassins trop étroits ; 3° bassins présentant une mauvaise direction des plans et des axes.

1° **Bassins trop grands.** — Avec Tarnier, Pinard, Ribemont, nous ne croyons pas qu'il y ait lieu de les considérer comme des bassins viciés. En effet, les accidents attribués à l'excès d'amplitude du bassin, prédisposition aux rétroversions, troubles des fonctions vésicales et rectales par suite du séjour plus prolongé de l'utérus dans l'excavation, accouchement trop rapide, déchirures du périnée, hémorragies de la délivrance, etc., etc., sont loin d'être démontrés.

2° **Bassins trop étroits.** — *a.* Le bassin peut être rétréci dans tous ses diamètres à la fois et à peu près dans la même proportion ; *bassin généralement et régulièrement rétréci.*

b. Le rétrécissement peut porter particulièrement sur un ou plusieurs diamètres ; tous même peuvent être atteints, mais les uns beaucoup plus que les autres ; *bassins irrégulièrement rétrécis.*

1° **Bassins régulièrement rétrécis.** — Le bassin est irrégulier dans sa forme, mais tous les diamètres sont proportionnellement rétrécis, on en distingue deux variétés : la première ne diffère du bassin normal que par son volume ; elle peut se rencontrer chez des femmes de toutes tailles, mais plus souvent cependant chez des femmes très petites ; c'est à cette variété que les Allemands ont donné le nom de *pelvis justo-minor* (fig. 117) ; la deuxième variété, très rare, ne se rencontre que chez les naines ; les os incomplètement ossifiés ont

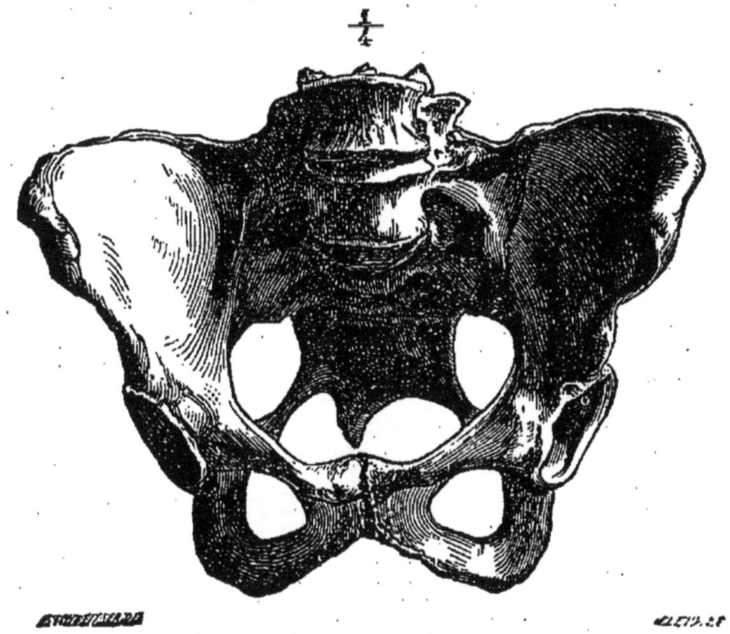

Fig. 117. — Bassin généralement rétréci (*justo minor*) ayant nécessité la céphalotripsie (Stoltz).

conservé les caractères de l'enfance ; les rapports des diamètres entre eux sont les mêmes que chez la femme dont l'appareil génital a pris son complet développement.

2° **Bassins irrégulièrement rétrécis.** — Cette forme est de beaucoup la plus fréquente, on en observe des variétés infinies, mais que l'on peut presque toujours rapprocher, d'après la prédominance du rétrécissement suivant tel ou tel diamètre, de l'un des trois types fondamentaux indiqués par P. Dubois.

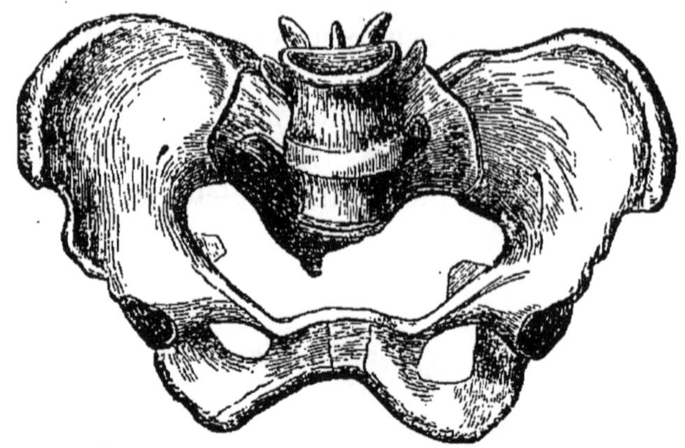

Fig. 118. — Bassin aplati (Pinard).

1° *Rétrécissement du diamètre antéro-postérieur* (aplatissement d'avant en arrière), (fig. 118).

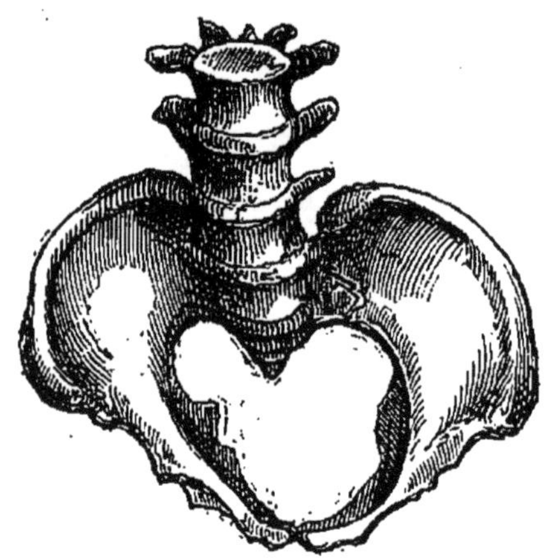

Fig. 119. — Bassin rétréci obliquement (Litzmann).

2° *Rétrécissement des diamètres obliques* (aplatissement antéro-latéral), (fig. 119).

3° *Rétrécissement du diamètre transverse* (aplatissement latéral), (fig. 120).

Un grand fait domine l'anatomie pathologique des rétrécissements du bassin, c'est que les rétrécissements du détroit supérieur sont beaucoup plus fréquents que ceux du détroit inférieur, et, parmi les diamètres de ce détroit, c'est le diamètre antéro-postérieur qui est le plus souvent et le plus grandement atteint.

Le rétrécissement peut procéder de la déformation d'un seul ou de plusieurs des os du bassin : le sacrum,

$\frac{1}{4}$

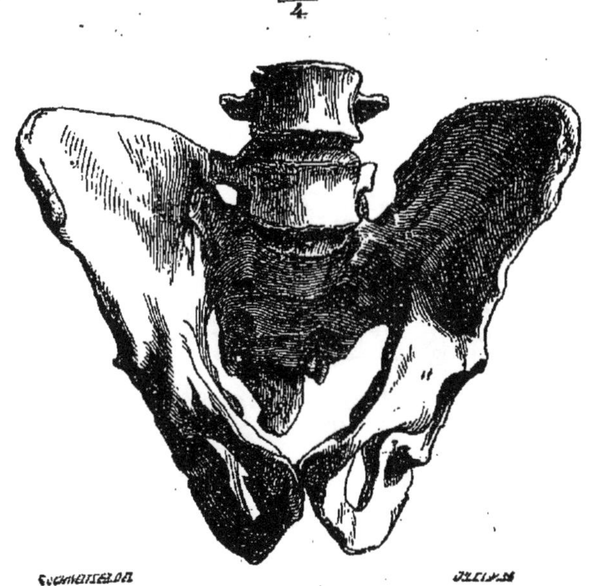

Fig. 120. — Bassin transversalement rétréci (P. Dubois). — Bassin aplati transversalement ét obliquement tout à la fois, avec ankylose des deux symphyses sacro-iliaques.

par sa courbure exagérée, diminuera le diamètre antéro-postérieur des deux détroits, en augmentant parfois le même diamètre dans l'excavation.

Dans d'autres cas, au contraire, la courbure du sacrum est diminuée ; il peut être tout à fait plat, parfois même convexe en avant ; d'autres fois, la colonne lombaire se sera affaissée sur le sacrum, aura glissé en avant de lui ; autant de causes de rétrécissement du détroit supérieur. La symphyse pubienne, au lieu d'être convexe en avant, peut être aplatie ou même convexe en dedans ; sa hauteur peut être plus grande qu'à l'état normal, son inclinaison plus considérable dans un sens ou dans l'autre ; le coccyx peut être ankylosé.

La compression des parois antéro-latérales, l'ankylose sacro-iliaque avec atrophie de l'aileron du sacrum correspondant, amèneront le raccourcissement des diamètres obliques. Toutes ces causes produiront des variétés de vices de conformation différentes, qui peuvent se combiner entre elles et produire sur le bassin des malformations complexes (fig. 121).

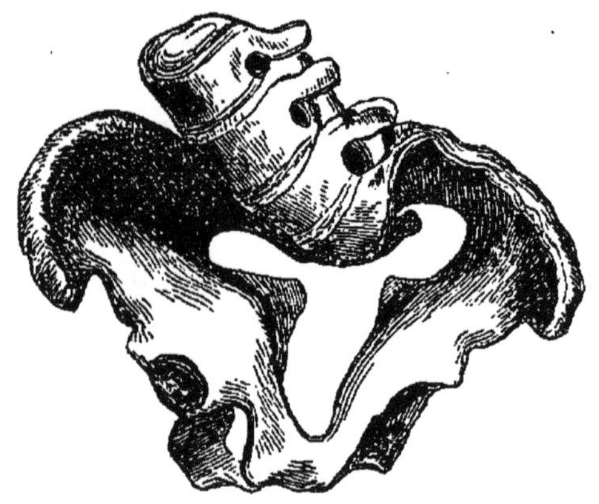

Fig. 121. — Bassin ostéomalacique. La femme a succombé au progrès de la maladie (Stoltz).

3° **Bassins présentant une mauvaise direction des plans et des axes.** — L'inclinaison du bassin peut être exagérée ou diminuée ; elle est le plus souvent exagérée.

Les inclinaisons vicieuses peuvent exister en trois sens différents, en avant, en arrière, latéralement. Cette mauvaise direction des plans et des axes du bassin est en général liée à d'autres déformations plus importantes, presque toujours sous la dépendance du *rachitisme*.

La cause la plus fréquente des rétrécissements du bassin est en effet le *rachitisme,* maladie de la première enfance, débutant le plus souvent vers dix-huit à vingt mois, au moment où les enfants commencent à marcher, et caractérisée par l'arrêt et l'inégalité de développement, la fragilité et la flexibilité des os atteints. Les os rachitiques, incomplètement développés, la maladie une fois guérie, ne regagnent jamais le développement qu'ils auraient acquis sans cela.

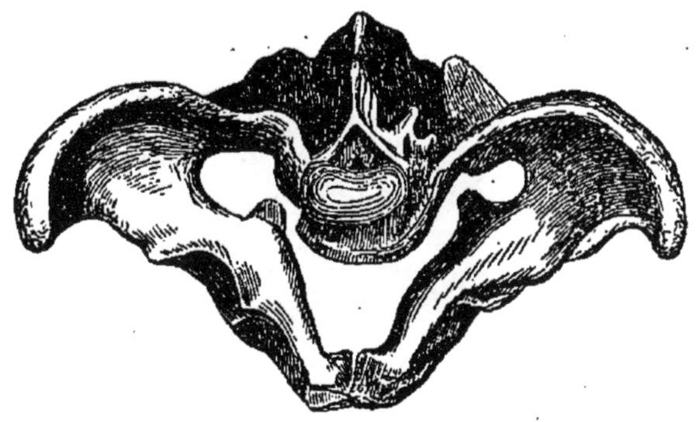

Fig. 122. — Bassin rachitique pseudo-ostéomalacique de Michaelis.

La maladie a une marche ascendante, et chez les personnes atteintes de rachitisme dans leur enfance, il existe presque constamment des déformations des os des membres inférieurs ; il peut se faire cependant que si la maladie a débuté avant que l'enfant ait commencé à marcher, les membres inférieurs n'offrent pas trace de rachitisme et que, malgré cela, le bassin soit plus ou moins vicié. Les déformations du bassin, d'origine rachitique, portent plus spécialement sur le sacrum dont la base se trouve reportée en avant et le diamètre le plus rétréci est d'ordinaire le *sacro-pubien,* mais les diamètres transverses et obliques peuvent être également plus ou moins déformés, parfois même à un degré extrême comme cela a lieu dans l'ostéomalacie ; les os semblent pour ainsi dire fléchis et repliés sur eux-mêmes, ce qui a fait donner au bassin

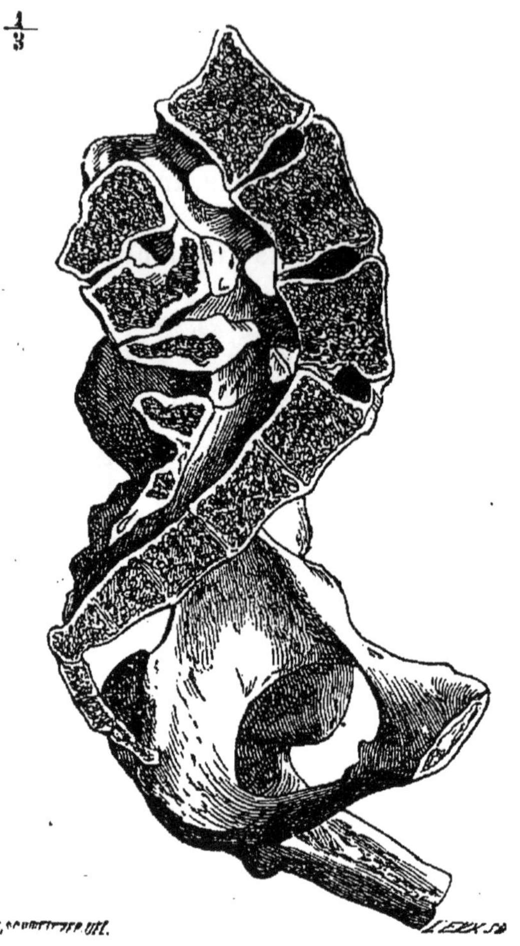

Fig. 123. — Bassin rachitique avec convexité antérieure du sacrum et rétrécissement antéro-postérieur de l'excavation, ayant nécessité l'opération césarienne (Stoltz).

ainsi déformé le nom de *pseudo-ostéomalacique* ou de bassin replié sur lui-même (Litzmann) (fig. 122).

Dans le bassin rachitique, lorsque la face antérieure

du sacrum est concave, le rétrécissement siège seulement au niveau du détroit supérieur; on dit que le

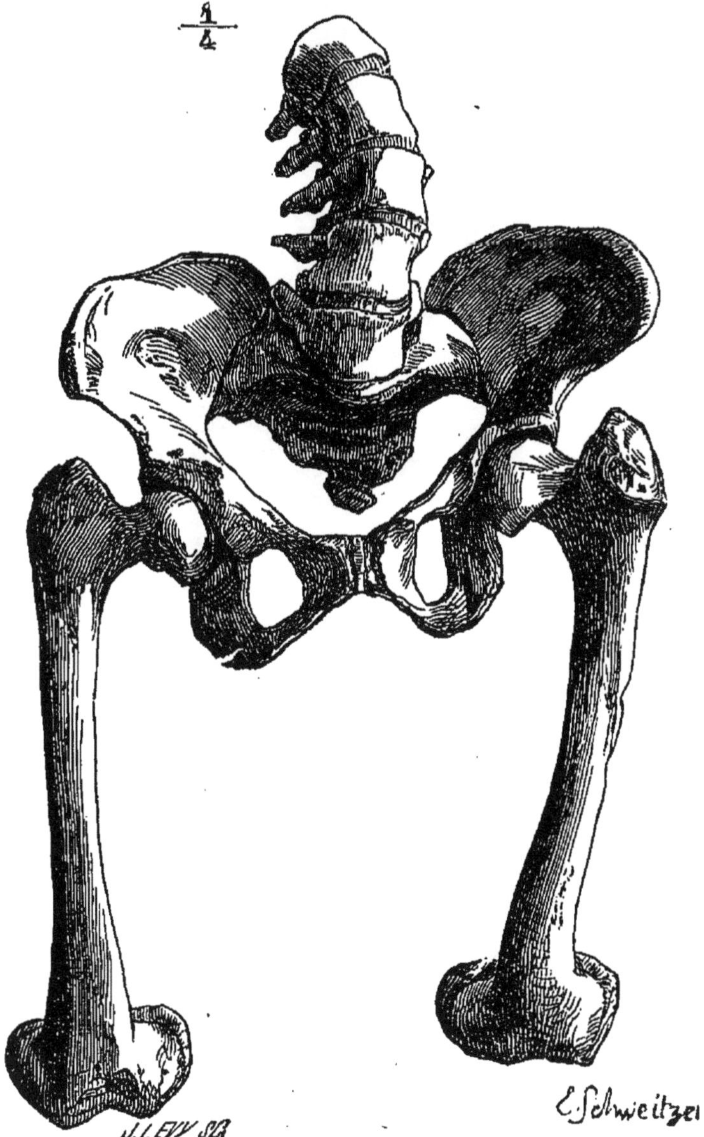

Fig. 124. — Bassin rachitique scoliotique, ayant nécessité l'opération césarienne (Stoltz).

bassin est *annelé* (Pinard) ; si, au contraire, la face antérieure du sacrum est plane ou même legèrement convexe, comme cela arrive dans quelques cas, le bassin est dit *canaliculé* (fig. 123, page 385).

Il n'est pas extrêmement rare de rencontrer sur les bassins rachitiques des crêtes saillantes, tranchantes,

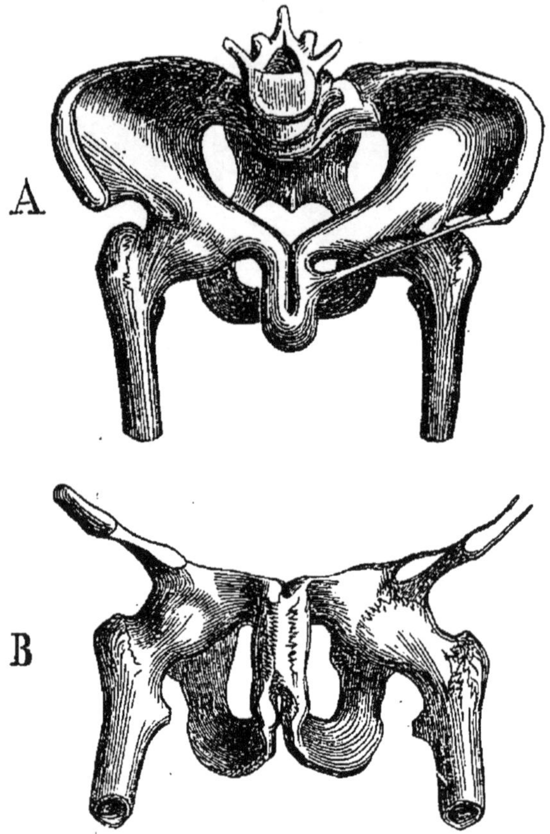

Fig. 125. — Bassin vicié par ostéomalacie, A, vu par sa base. B, même bassin, vu par sa face antérieure (Musée Dupuytren, n° 408).

et de véritables saillies épineuses qui siègent presque toujours sur la partie antérieure du bassin et peuvent déterminer des lésions utérines et fœtales.

Si le rachitisme est la cause la plus fréquente des vices de conformation du bassin, elle est loin d'être la seule, il faut y joindre l'*ostéomalacie*, les *lésions des articulations pelviennes*, les *déviations de la colonne vertébrale* d'origine rachitique ou non, les *lésions des membres inférieurs*, les *tumeurs* procédant du périoste ou des os du bassin.

L'ostéomalacie est une maladie de l'adulte, plus fréquente chez la femme que chez l'homme ; elle frappe

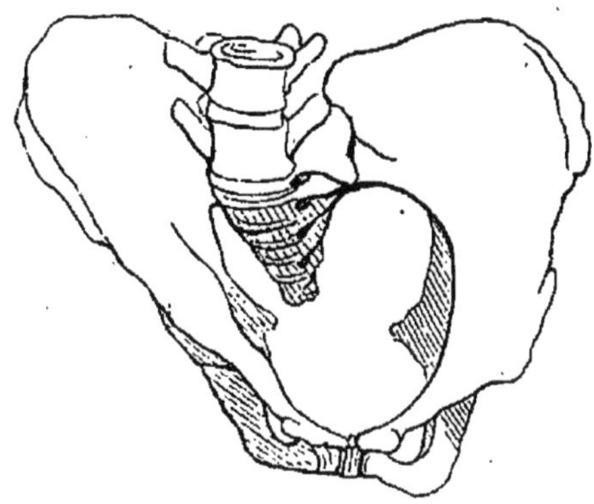

Fig. 126. — Bassin oblique ovalaire. Atrophie de l'aile droite du sacrum.

surtout les femmes pauvres et affaiblies, habitant des logements malsains et ayant eu des grossesses répétées. D'après les recherches de Virchow, Rokitansky et Ranvier, l'ostéomalacie doit être considérée comme une *ostéomyélite* et une *ostéite progressive*, sous l'influence de laquelle l'os est dépouillé de ses sels calcaires, en même temps que la prolifération des éléments de la moelle comprime tous les autres tissus ramollis de l'os.

Ramollis par la maladie, les os cèdent aux pressions qu'ils supportent, le bassin se déforme à un degré extrême et affecte les formes les plus bizarres. — On a comparé à un tricorne la forme du bassin ostéomalacique (fig. 125).

Bassins viciés par les lésions des articulations du bassin.

Les deux types de bassins viciés appartenant à cette catégorie sont le *bassin oblique ovalaire* ou bassin de *Nægelé*, et le bassin *aplati transversalement* ou *bassin de Robert.*

Le bassin oblique ovalaire (fig. 126) bien décrit pour la première fois par Nægelé en 1829, est un bassin ré-

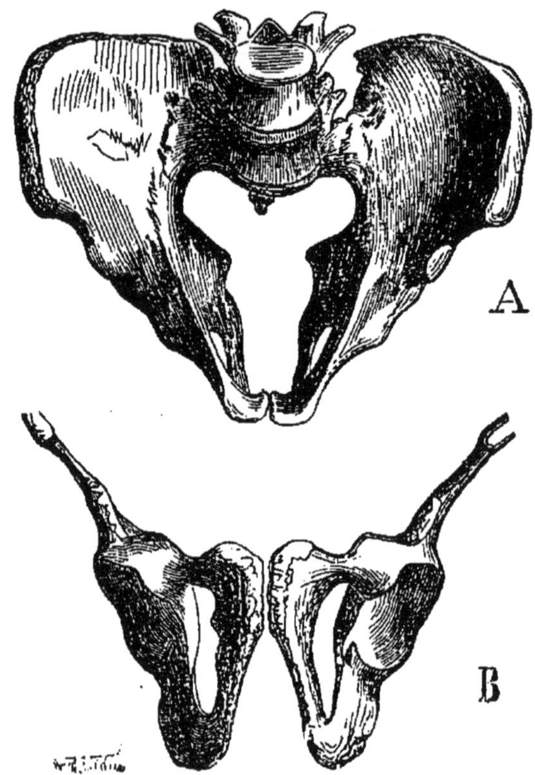

Fig. 127. — Bassin aplati transversalement.

tréci surtout dans l'un de ses diamètres obliques par suite de l'ankylose d'une de ses symphyses sacro-iliaques et du développement imparfait de la moitié correspondante du sacrum et de l'os iliaque du même côté. Le diamètre transverse est également rétréci; le diamètre antéro-postérieur, qui ne correspond plus au promontoire, mais bien à l'aileron du sacrum du côté sain, a la longueur normale ; il peut être même agrandi ; les ischions sont plus rapprochés qu'à l'état normal et l'arcade pubienne plus étroite. — Le diamètre

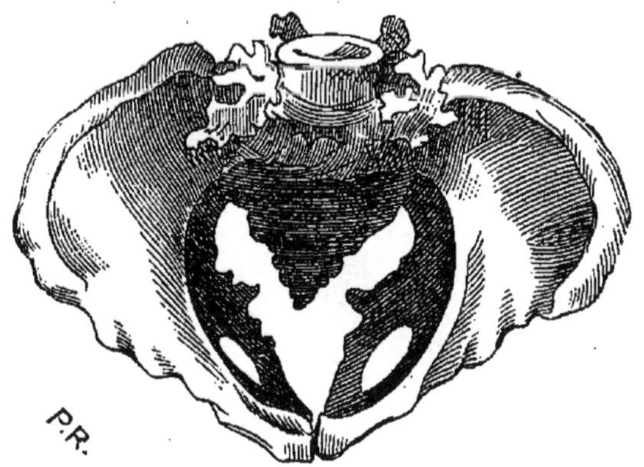

Fig. 128. — Bassin avec cyphose lombo-sacrée très prononcée, presque angulaire, décrit par Hœnig. Il n'y a pour ainsi dire pas de promontoire, la face antérieure du sacrum ayant la forme d'un S ; de sorte qu'au niveau du détroit supérieur les diamètres antéro-postérieur et obliques sont augmentés; tandis que le diamètre transverse est un peu diminué ; et qu'au niveau du détroit inférieur, par contre, tous les diamètres sont rétrécis.

oblique rétréci est celui qui va de la symphyse sacro-iliaque saine à l'éminence ilio-pectinée du côté malade.

Le *bassin aplati transversalement* ou *bassin de Robert* présente une atrophie des deux ailerons du sacrum et une soudure des deux symphyses sacro-iliaques ; il peut être rapproché du précédent, au point de vue de la genèse des déformations ; mais ici les lésions sont bilatérales ; c'est une forme de viciation rare (fig. 127).

Bassins viciés par déviations de la colonne vertébrale.

Les déviations de la colonne vertébrale sont à peu près sans influence par elles-mêmes sur le bassin lors-

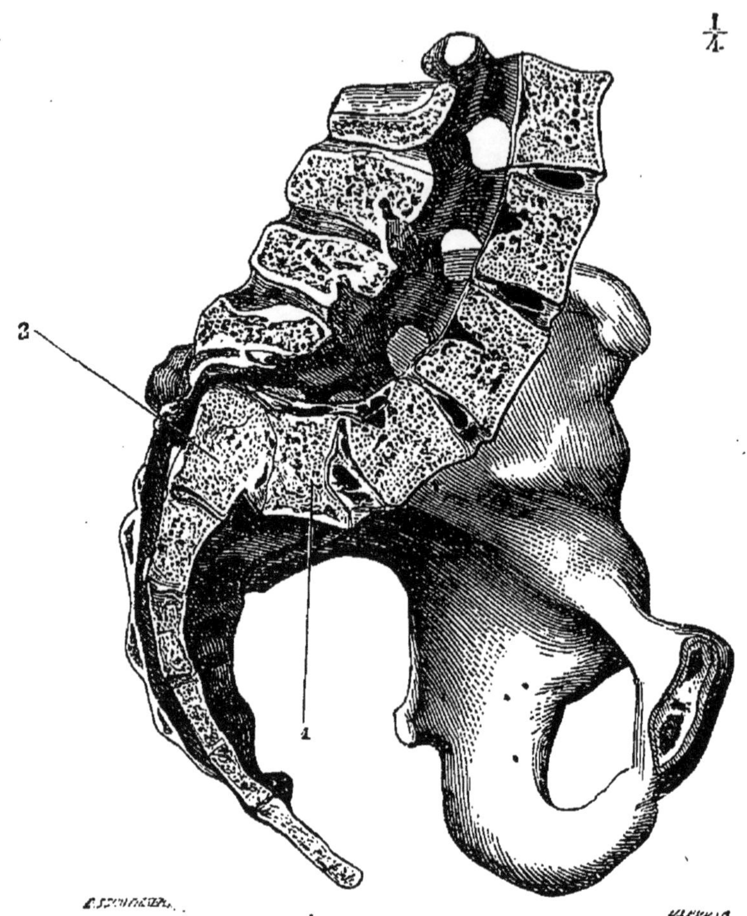

Fig. 129. — Spondylolysthesis. Bassin dit de Paderborn. — 1. Cinquième vertèbre lombaire. — 2. Première vertèbre sacrée.

qu'elles siègent à la région cervicale ou dorsale, mais il n'en est pas de même lorsqu'elles affectent la région lombo-sacrée.

La *lordose lombo-sacrée* augmente l'inclinaison du bassin, en le faisant basculer sur la tête des fémurs. Une saillie plus ou moins considérable du promontoire peut être la conséquence de cette déformation.

Dans la *scoliose*, la *scoliose rachitique* surtout, le côté du bassin correspondant à la déviation est rétréci

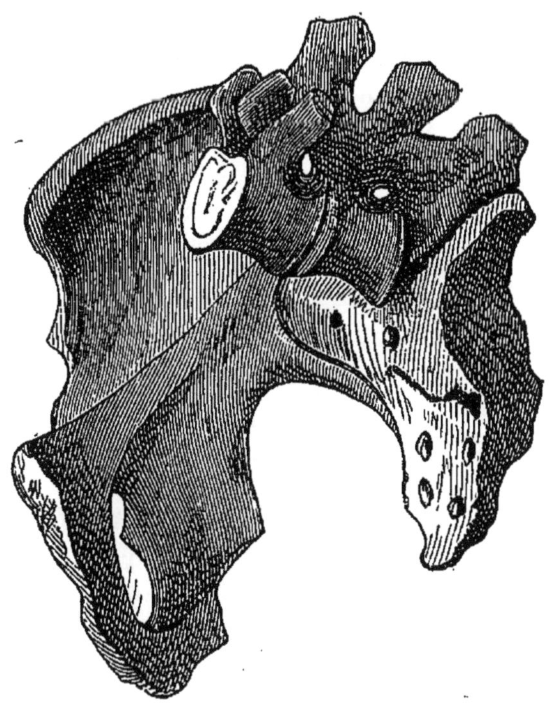

Fig. 130. — Bassin spondylizémateux (Herrgott).

au détroit supérieur, le côté opposé peut au contraire être élargi ; les déformations sont inverses au détroit inférieur. Les variétés de bassins *scolio-rachitiques* sont très nombreuses (fig. 124, p. 386).

Dans la *cyphose lombo-sacrée*, la forme du bassin peut être très altérée. Il peut arriver que les dimensions des diamètres du détroit supérieur soient respectées, sinon augmentées, moins toutefois celles du diamètre transverse qui sont en général diminuées ; au détroit inférieur au contraire, tous les diamètres se trouvent considérablement rétrécis (fig. 128, p. 390). L'ensemble du bassin a une forme comparable à celle d'un *entonnoir* ; le détroit supérieur est évasé, le détroit inférieur est rétréci.

Spondylolysthésis. — On désigne sous ce nom une sorte de glissement de la colonne vertébrale, mais surtout de la 5e vertèbre lombaire qui vient faire saillie à la partie supérieure de l'excavation. — Cette altération

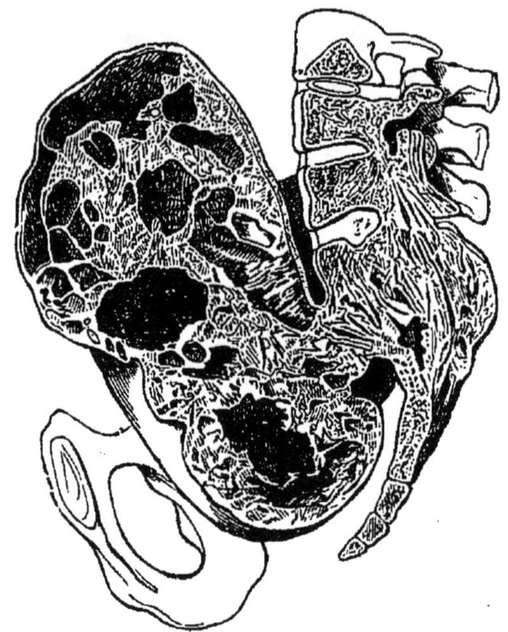

Fig. 131. — Ostéosarcome du bassin.

a été décrite pour la première fois par Kilian en 1854 (fig. 129, p. 391). Il existe alors dans l'aire du détroit supérieur une saillie qui rétrécit d'une façon plus ou moins considérable l'espace nécessaire au passage du fœtus.

Spondylizème. — Une ou plusieurs vertèbres lombaires peuvent avoir été minées autrefois, dans leur corps, par la maladie de Pott ; il en est résulté un affaissement de la colonne lombaire qui, tombant en avant, peut recouvrir le détroit supérieur à un point tel que le fœtus ne saurait s'y engager. — M. le Pr Herrgott, de Nancy, a, le premier, fort bien étudié cette lésion en 1876 et lui a donné le nom de spondylizème (de σπονδυλος, vertèbre, et ἵσημα, affaissement (fig. 130, p. 392).

Bassins viciés par lésions des membres inférieurs.

Le *raccourcissement des membres inférieurs* peut avoir sur la conformation du bassin une influence considérable.

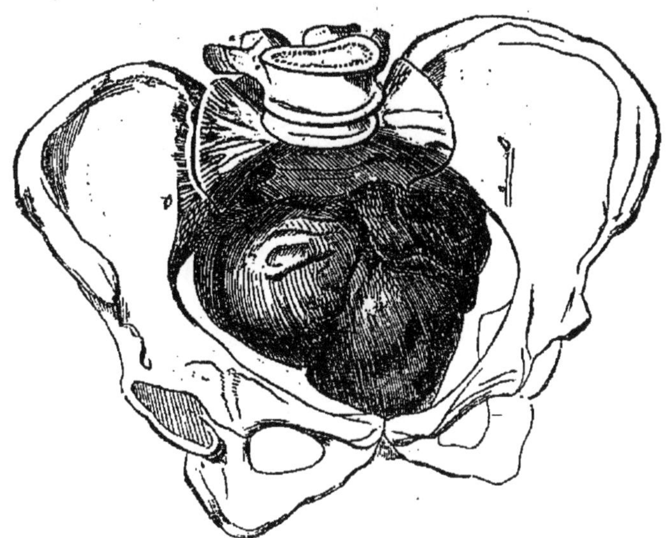

Fig. 132. — Ostéosarcome du bassin.

Trélat rattache à deux types principaux les raccourcissements des membres inférieurs :

1° Ceux dans lesquels la tête du fémur a perdu ses rapports normaux avec la cavité cotyloïde (luxations coxo-fémorales, congénitales surtout) ;

2o Ceux dans lesquels la tête des fémurs conserve ses rapports normaux avec la cavité cotyloïde.

Dans le premier cas, le bassin est vicié du côté de la luxation, des deux côtés si elle est double ; dans le second, les déformations du bassin sont beaucoup moins fréquentes et, quand elles existent, elles siègent du côté du membre sain, qui est celui qui supporte les plus fortes pressions. Dans les cas de *coxalgie* survenant avant le complet épanouissement du système osseux,

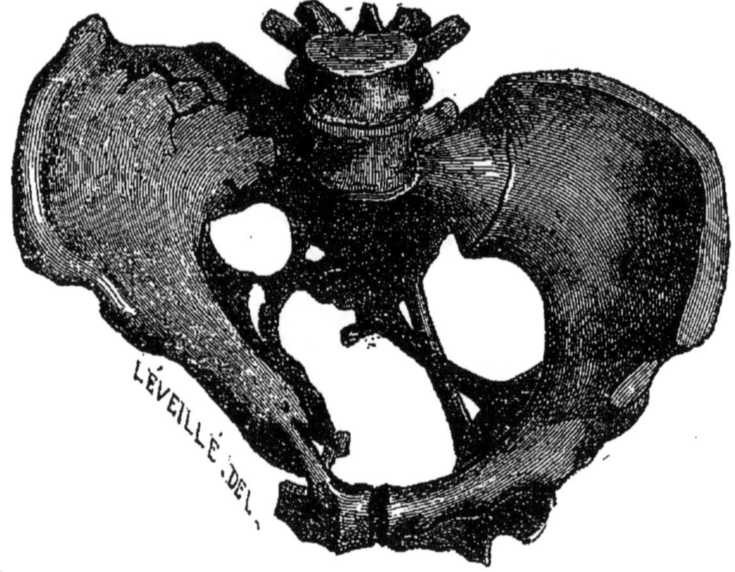

Fig. 133. — Bassin oblique ovalaire vicié par cal difforme (Papavoine).

le bassin est généralement altéré et sa déformation se manifeste le plus souvent en un aplatissement du côté sain avec une atrophie du côté malade.

Bassins viciés par obstruction.

Des tumeurs de diverses natures, développées dans le périoste ou le tissu osseux lui-même, peuvent obstruer le détroit supérieur, l'excavation, et s'opposer au passage du fœtus. Nægelé cite deux cas d'exostoses si volumineuses qu'elles rendirent nécessaire l'opération césarienne (fig. 131 et 132, p. 393 et 394). Mayer (Valentin) rapporte une observation d'ostéosarcome ayant nécessité également la laparotomie[1]. Enfin, Burns, Lever, Barlow, Moreau, etc., ont signalé des exemples de cals difformes, après fracture des os iliaques, ayant entravé l'accouchement.

DIAGNOSTIC DES VICES DE CONFORMATION DU BASSIN

L'interrogatoire de la femme, son aspect extérieur, sa taille, sa démarche fourniront des indices précieux, sortes de signes de probabilité d'un vice de conformation du bassin. La pelvimétrie ou mensuration du bassin confirmera le diagnostic en fournissant les signes de certitude.

On interrogera la femme sur les maladies de sa première enfance, on s'informera de l'âge auquel elle a commencé à marcher; si ayant commencé à marcher, elle n'a pas été brusquement arrêtée et obligée de garder le lit pendant une période plus ou moins longue. On examinera sa taille, sa démarche, la rectitude de sa colonne vertébrale, la forme de ses membres inférieurs et la conformation extérieure de son bassin.

Le rachitisme étant de beaucoup la cause la plus fréquente des déformations du bassin, il importera d'en rechercher avec soin les stigmates dont les principaux sont : cette conformation particulière du crâne et de la face, qui donne à tous les rachitiques, suivant l'expression de Pajot, « un air de famille », le renflement

1. L'opération faite par Stoltz, de Strasbourg, eut un succès complet pour la mère et l'enfant.

des extrémités épiphysaires, la saillie en avant du sternum, les nodosités au niveau des articulations chondro-costales (chapelet rachitique), les incurvations de la colonne vertébrale, le plus souvent d'origine rachitique et, surtout, les incurvations des fémurs et des tibias qui peuvent être les seules traces apparentes du rachitisme, et si importantes au point de vue du diagnostic que P. Dubois a pu dire : « qu'il n'est, pour « ainsi dire, pas de femmes présentant une déforma- « tion rachitique tant soit peu évidente des membres « inférieurs, qui n'aient en même temps le bassin plus « ou moins rétréci. »

Chez les multipares, les premiers accouchements fournissent ordinairement des renseignements utiles, pas toujours cependant, car dans beaucoup de cas de bassins rétrécis, les premiers accouchements se passent souvent sans incidents par suite du moindre volume du fœtus.

Tous ces renseignements mettront sur la voie du diagnostic d'une viciation pelvienne, mais ne permettront d'être fixé ni sur sa nature, ni sur son étendue et, pour obtenir ce dernier résultat, il faudrait procéder à l'examen minutieux du bassin, à sa mensuration externe et interne.

Mensuration du bassin.

On peut mesurer le bassin et par l'extérieur et par l'intérieur ; de là deux sortes de pelvimétrie ; la *pelvimétrie externe* et la *pelvimétrie interne*.

On a imaginé une foule d'instruments pour la mensuration du bassin ; les uns s'appliquent à l'extérieur, on les désigne sous le nom de pelvimètres externes ; les autres à l'intérieur, pelvimètres internes.

Le seul pelvimètre externe qui soit resté dans la pratique est le *compas de Baudelocque* (fig. 134), c'est un véritable compas d'épaisseur assez analogue à celui employé dans l'industrie. On se sert souvent aussi de cet instrument pour mesurer les diamètres de la tête du fœtus, c'était du reste sa destination primitive.

Pour se servir du compas de Baudelocque, on fait coucher la femme sur le côté ; puis on cherche avec les doigts l'apophyse épineuse de la première vertèbre sacrée, et l'on fait tenir en place sur elle un des boutons du compas. On cherche ensuite le sommet de la symphyse pubienne ; on applique sur lui l'autre bouton de

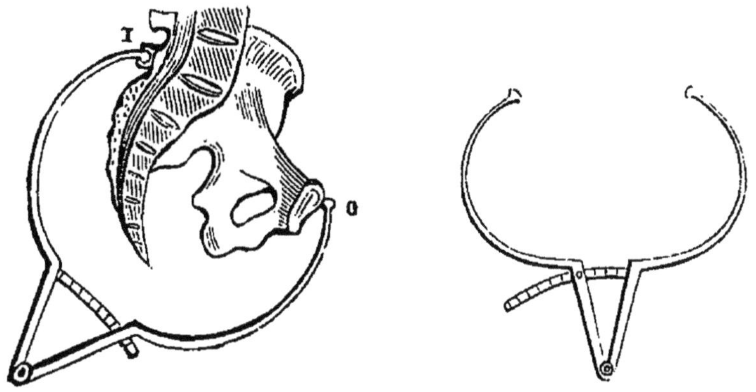

Fig. 134. — Application du compas de Baudelocque à la mensuration du diamètre sacro-pubien.

l'instrument, en serrant un peu, et l'on n'a plus qu'à jeter les yeux sur la règle graduée, pour connaître, en centimètres, le degré d'écartement d'un bouton à l'autre. Sur un bassin régulièrement conformé, on trouve environ 19 cm. ; en retranchant 8 cm. pour l'épaisseur du sacrum, du pubis et des parties molles, on obtient 11 cm., dimension du diamètre antéro-postérieur normal.

S'il s'agissait de mesurer l'écartement des deux crêtes iliaques ou celui des deux trochanters, on ferait coucher la femme sur le dos, à plat, et l'on appliquerait les boutons du compas sur les points opposés dont on veut connaître la distance ; on comparerait ensuite les chiffres obtenus et les chiffres normaux. Normalement le diamètre qui va d'une épine iliaque antérieure et supérieure d'un côté à celle du côté opposé est de 24 cm. ; celui qui sépare les deux crêtes iliaques est de 27 cm. Quand le bassin est tordu par le rachitisme, ces deux diamètres peuvent être diminués, mais ce qu'il y a surtout de caractéristique, c'est qu'ils tendent à s'égaliser l'un l'autre par suite d'une sorte d'évasement des deux ailes iliaques : on trouve assez souvent dans ces cas 27 cm. pour le diamètre bi-épine et 27 cm. pour le diamètre bi-crête.

Les résultats obtenus par ces mensurations externes ne seront jamais qu'approximatifs, car outre que l'on ne tient pas compte de l'épaisseur des parties molles, les points de repère sont parfois si difficiles à déterminer que P. Dubois, dont l'habileté n'était pourtant pas discutable en pareille matière, a souvent dû y renoncer. Pour déterminer le point de la première apophyse épineuse sacrée, lorsque sa saillie n'est pas suffisamment appréciable, Nægelé recommande de tracer deux lignes parallèles rejoignant les deux crêtes iliaques et les deux épines iliaques postéro-supérieures : le point d'intersection des deux diagonales de ce rectangle correspond au tubercule épineux de la 5e lombaire.

Pour la mensuration des diamètres obliques, on appliquera l'un des boutons de l'instrument sur le grand trochanter d'un côté, l'autre bouton sur l'épine iliaque postéro-supérieure du côté opposé, cette distance sur les bassins normaux est d'environ 25 cm.

Les mensurations croisées, par exemple, de l'épine iliaque antérieure et supérieure d'un côté à l'épine iliaque postéro-supérieure du côté opposé, de la tubérosité ischiatique d'un côté à l'épine iliaque postéro-supérieure du côté opposé, et réciproquement, du milieu du bord inférieur de la symphyse du pubis à l'épine iliaque postéro-supérieure de l'un et de l'autre côté, distances égales dans le bassin normal, permettront de reconnaître un bassin asymétrique, mais nous le répétons, l'épaisseur plus ou moins grande des parties molles, la difficulté de déterminer rigoureusement les repères, la longueur et l'inclinaison plus ou moins grande du col du fémur, enlèveront beaucoup de précision à ces mensurations; aussi est-on loin d'y attacher aujourd'hui la même importance qu'autrefois.

Les pelvimètres internes sont très nombreux et l'étendue de cet ouvrage ne saurait en comporter la description détaillée, je me contenterai de citer les pelvimètres de Van Huevel, de Hubert (de Louvain), de Crouzat. Pour que ces instruments puissent donner des renseignements certains, il faut que le diamètre sacro-sous-pubien soit assez rétréci pour que le promontoire puisse être atteint par le doigt; dans ce cas on pourra être assuré de la bonne application de la branche interne du pelvimètre. Dans le cas contraire, la sensation de résistance indiquera bien que la branche interne du pelvimètre est arrivée sur un plan osseux, mais rien ne prouvera qu'elle est bien appliquée sur le promontoire.

Le pelvimètre de *Crouzat* se compose d'une tige directrice et d'un curseur (fig. 135).

La tige directrice est munie à son extrémité d'un doigtier, dans lequel s'engage l'index de l'une ou de l'autre main suivant la commodité de l'explorateur, l'extrémité du doigtier est munie d'une sorte d'anneau dans lequel s'engage l'ongle de sorte que la pulpe du doigt est libre dans une assez grande étendue. L'extrémité du doigt correspond au zéro de la tige directrice qui est graduée en millimètres.

Le curseur est muni à ses deux extrémités d'un arc

de cercle de même courbure, mais de hauteur différente que l'on emploiera suivant que le point *post-pubien* sera plus ou moins élevé, car cet arc est destiné, après avoir été introduit dans le vagin, l'instrument étant tenu verticalement, à être appliqué sur ce point post-pubien, ce que l'on obtiendra en abaissant l'instrument

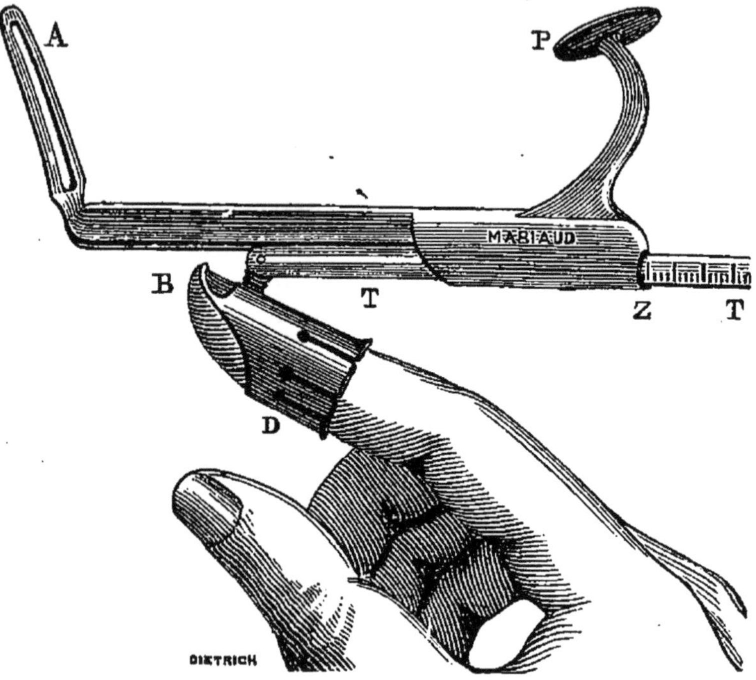

Fig. 135. — Mensuration du bassin à l'aide du pelvimètre de Crouzat.

et lui donnant une direction horizontale (la femme, bien entendu, se trouve en position obstétricale), l'index de la main gauche introduit dans le vagin guide l'instrument. L'indicateur étant ensuite engainé dans le doigtier ira à la recherche du promontoire pendant que la main libre maintiendra fixe l'instrument par l'axe extérieur : une fois le promontoire atteint et l'arc intérieur fortement appliqué à la face postérieure du pubis, il suffira de lire sur la tige directrice l'écartement du doigtier et de l'arc intérieur pour avoir le diamètre utile.

Avant de se servir du pelvimètre de Crouzat, il faudra que la vessie et le rectum aient été préalablement vidés. Quels que soient les avantages partiels de ces divers appareils, on se sert le plus souvent d'un moyen d'exploration beaucoup plus simple, la *pelvimétrie digitale* pratiquée à l'aide d'un ou de deux doigts suivant que le promontoire est plus ou moins difficile à atteindre.

Pour pratiquer le toucher mensurateur, on procédera de la façon suivante : la femme étant en position obstétricale, l'indicateur droit sera porté dans le vagin et dirigé en haut et en arrière vers le promontoire, que l'on reconnaît assez facilement à la saillie qu'il forme et que l'on caractérise en s'assurant de sa continuité sur les côtés avec les ailerons du sacrum : la recherche de cette continuité évite la confusion entre le promontoire vrai et d'autres saillies osseuses qui pourraient donner le change. Lorsque l'extrémité de l'index est bien appliquée sur la partie antérieure de la base du sacrum, on relève le poignet jusqu'à ce que le bord radial du doigt soit arrêté par la partie inférieure de la symphyse pubienne. L'indicateur de l'autre main vient alors, en prenant la précaution de bien écarter en haut les grandes et les petites lèvres, marquer avec l'ongle le point du doigt introduit qui correspond à la partie inférieure de la symphyse, et l'on n'a plus qu'à retirer ce dernier doigt et à le placer sur un mètre, pour apprécier très bien la distance qui sépare le promontoire du sommet de l'arcade pubienne. Mais cette ligne oblique est évidemment plus longue que le diamètre sacro-pubien minimum qui aboutit à la partie postérieure de la symphyse ; il faudra donc retrancher de la mesure ainsi obtenue une quantité qui variera nécessairement suivant la hauteur ou l'inclinaison de la symphyse, mais qui est en moyenne 1 cm. 1/2. C'est ainsi qu'on obtient le diamètre promonto-pubien minimum dit aussi *diamètre utile*.

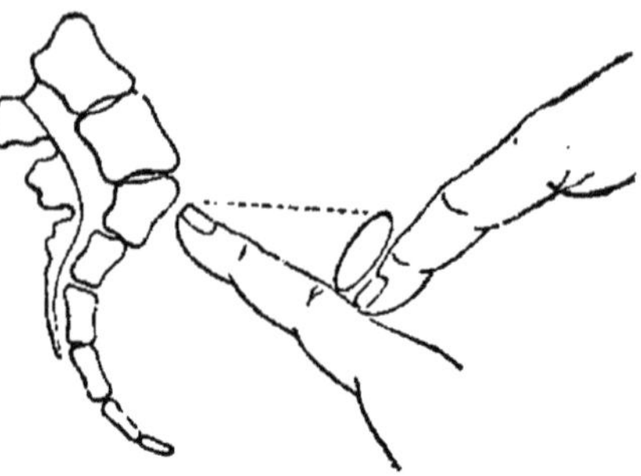

Fig. 136. — Application du doigt à la mensuration du diamètre promonto-pubien minimum (D. Utile).

Pour mesurer le diamètre coccy-pubien, on applique la pulpe de l'index sur la pointe du coccyx, on relève le poignet jusqu'à ce que le bord radial de ce doigt soit arrêté par la partie inférieure de la symphyse des pubis; on marque ce point avec l'autre index; on retire le doigt qui avait été introduit, on le porte sur un mètre et l'on connaît ainsi exactement le diamètre antéro-postérieur du détroit inférieur. Il n'y a plus ici d'erreur par obliquité; par conséquent, on n'a rien à déduire du chiffre obtenu.

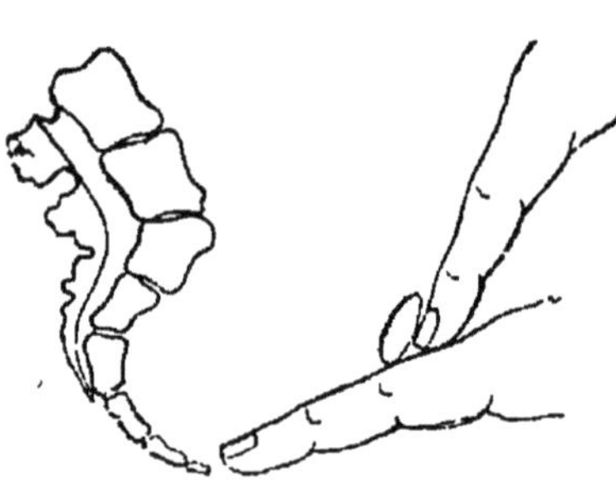

Fig. 137. — Application du doigt à la mensuration du diamètre coccy-pubien.

Les recherches de Farabeuf ont démontré que dans un bassin *juste*, « c'est la bosse pariétale postérieure qui passe la première, la bosse antérieure ne franchit le pubis qu'après et, point capital, la tête passe en basculant comme un battant de cloche qui s'en irait battre la concavité du sacrum ».

Pour que ce mécanisme se produise, il faut que le sacrum ait conservé sa courbure, qu'il soit divergent par rapport à la symphyse; il est donc de la plus haute importance de ne pas se contenter de la mensuration des diamètres sacro et coccy-pubiens, mais il faut encore mesurer avec soin la distance qui sépare le pubis de la face antérieure du sacrum concave ou non. Farabeuf a donné à ce diamètre le nom de *mi-sacro-pubien*.

Les résultats obtenus par la pelvimétrie digitale sont loin d'être mathématiques, cependant, lorsque les parties molles n'étant pas très épaisses et avec un doigt de longueur normale on ne parvient pas à atteindre le promontoire, il y á de grandes probabilités pour que l'accouchement puisse se faire à terme.

On fera cependant une exception pour les bassins obliques dans lesquels le promontoire ne saurait toujours être atteint, le bassin étant pourtant loin d'être bien conformé.

Dans certains cas de viciations pelviennes, il sera nécessaire, pour se rendre bien compte des particularités du bassin, de recourir à l'exploration manuelle sous le chloroforme : on la pratiquera alternativement avec chaque main, la main droite explorant la moitié droite, la main gauche, la moitié gauche du bassin.

La pelvimétrie digitale peut, on le voit, ne fournir aucun renseignement dans certaines formes de rétrécissements, surtout lorsque la viciation est peu prononcée ; cette lacune peut être pratiquement comblée grâce au *palper-mensurateur*, mis en lumière par les travaux de Müller, mais surtout du professeur Pinard, en permettant d'évaluer les rapports entre la tête fœtale et le bassin.

Pour pratiquer le *palper mensurateur*, le rectum et la vessie préalablement vidés, on place la femme dans la position du palper ordinaire, on se rend compte de l'attitude du fœtus et, si la tête est bien appliquée sur le détroit supérieur, on l'y maintient en l'appuyant avec une main aussi fortement que possible contre l'angle sacro-vertébral, tandis que les doigts de l'autre

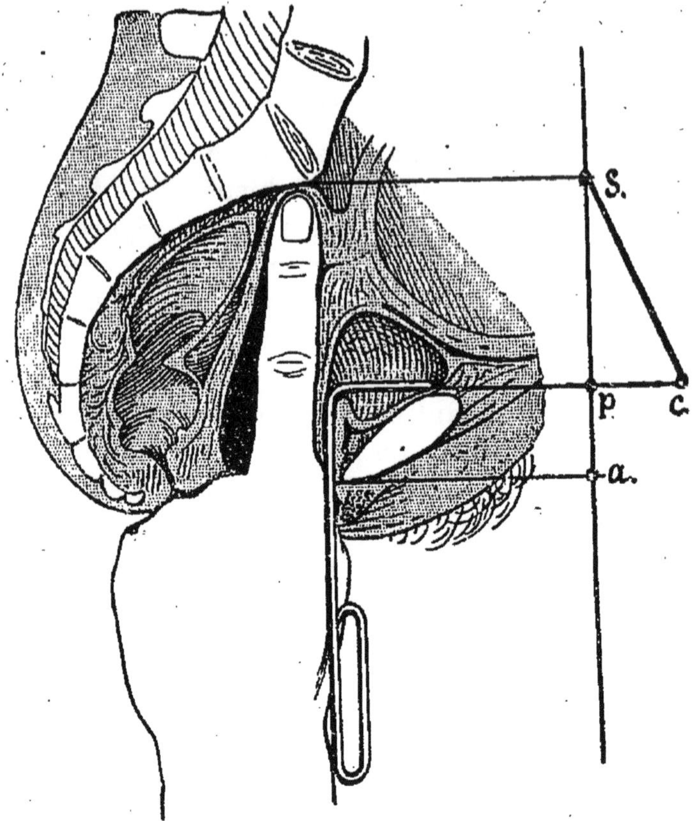

Fig. 138. — Pelvimétrie mixte.

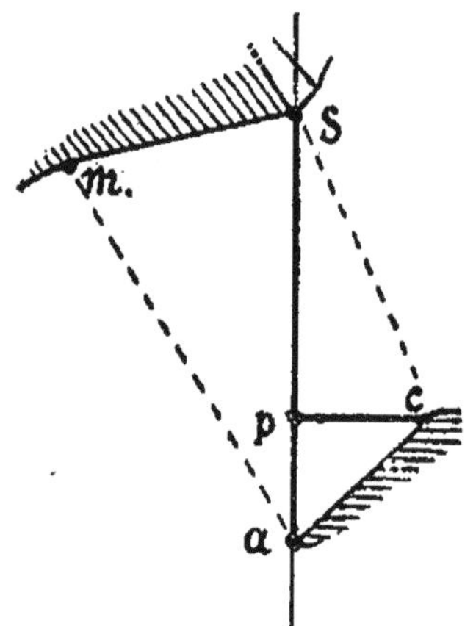

Sur le doigt, l'on mesure la distance de l'arcuatum *a*, à la base de sacrum *s*, distance que l'on reporte sur une verticale quelconque de papier quadrillé. Sur la sonde-équerre vésicale, qui doit être absolument bien dans la direction du promontoire et tirée au contact du pubis, l'on prend, en mettant l'ongle sur la sonde au ras du sous-pubis, la distance *a p* de l'arcuatum au pied de la perpendiculaire de la sonde. Cette distance donne, sur la ligne déjà tracée, le point *p* et le point *c* à 3 cent. Le point *c* est celui du contact de la sonde avec le culmen pubien. Il a été fixé arbitrairement, mais après étude et réflexion, à la distance de 3 centim. Une fois le point *c* marqué sur le papier, il n'y a plus qu'à y mesurer la distance *e s*. Enfin; comme il est indispensable de mesurer au doigt le diamètre de l'excavation, le misacro-pubien *a m*, rien n'est plus facile que de représenter la coupe du bassin comme ici à droite : *m*, on le sait, est à 6 centimètres de *s*. (Farabeuf.)

main recherchent si elle ne déborde pas la face postérieure de la symphyse.

Si la tête est élevée, il faut l'abaisser, ce qui constitue parfois une manœuvre assez difficile.

Le palper mensurateur a ainsi le grand avantage pratique de permettre de se rendre compte quelles sont les proportions relatives d'une tête de fœtus donnée avec un bassin donné. On pourra rendre plus précises encore ses indications si, tandis qu'un aide immobilise le fœtus, au droit du promontoire, l'accoucheur explore par le toucher et le palper hypogastrique combinés, l'accommodation respective de la tête et du bassin.

Nous avons dit qu'après avoir obtenu le diamètre *promonto-sous-pubien* par la mensuration digitale, il fallait, pour obtenir le *promonto-pubien* minimum, en déduire en moyenne un centimètre et demi. Le professeur Farabeuf insiste, à juste titre, pour démontrer combien cette déduction est arbitraire, la quantité à déduire pouvant varier de *trois* centimètres, suivant l'inclinaison de la symphyse par rapport au sacrum ; il fait, en outre, remarquer qu'aucun instrument introduit dans le vagin ne peut prendre contact simultanément avec le pubis et avec le promontoire : « Quand on a refoulé le cul-de-sac vaginal jusqu'au sacrum et qu'on l'y maintient, la paroi vaginale antérieure où se trouve l'épaisse colonne antérieure, l'urètre et la vessie, est si tendue, qu'on ne peut essayer de l'appliquer au culmen pubien, sans déterminer de la douleur. » Pour obtenir une mensuration rigoureuse du bassin, Farabeuf a recours au procédé suivant, qu'il décrit ainsi : « Je mesure, comme tout le monde, le diamètre promonto-sous-pubien avec mon doigt nu ou armé d'une tige rectiligne. J'introduis en même temps, dans la vessie, une petite sonde large et mince, coudée à angle droit et que j'appelle *sonde-équerre-vésicale*. La partie coudée, plate, haute de 3 centimètres et demi, prend facilement le contact tangentiel cherché, en s'appliquant à la face postérieure du pubis. Je tiens mon index, qui touche le promontoire, étendu en ligne droite sur son métacarpien et la partie longue antérieure de la sonde appliquée, de manière à se confondre avec cette ligne (fig. 138). Je mesure les distances : 1° du sous-pubis au promontoire, et 2° du sous-pubis au pied de la perpendiculaire formée par la partie intra-vésicale de la sonde. Je puis ainsi construire au tableau, avec la plus grande facilité, le diamètre sacro-pubien (fig. 138).

« Au lieu des erreurs considérables données par l'ancienne méthode, nous n'avons jamais constaté sur le cadavre une erreur de plus de 3 millim., c'est donc l'exactitude idéale.

« Il n'y a pas de danger que j'oublie jamais de mesurer le mi-sacro-pubien avec mon doigt. Mon dessin est donc facile à terminer, puisque nous savons que les premières vertèbres sacrées ont chacune 3 cm. d'épaisseur.

« Je puis donc, par cette pelvigraphie à la portée de tous, déterminer et figurer la divergence ou la convergence du sacrum, c'est-à-dire établir un des deux facteurs du pronostic, le bassin.» Le procédé est joli mais il est peu pratique et est resté inutilisé.

Pour établir le second facteur, c'est-à-dire les dimensions de la tête du fœtus, Farabeuf a imaginé, sous le nom de *mensurateur-levier-préhenseur*, un instrument sur lequel nous aurons à revenir et qui permet, après la dilatation complète, les membranes rompues, d'apprécier les dimensions de la tête, et suivant les rapports de ses diamètres avec ceux du détroit supérieur et de l'excavation, de décider s'il y a lieu de recourir à l'agrandissement momentané du bassin par la symphyséotomie, ou si l'écart n'est pas trop considérable, de faire franchir à la tête le détroit supérieur, à l'aide de ce même instrument, en utilisant la concavité sacrée, ce qu'on ne saurait faire avec le forceps (voir page 530).

Le diagnostic du *bassin oblique ovalaire* est en général assez difficile, surtout si la déformation est peu accentuée ; une hanche moins saillante, un pli fessier plus élevé d'un côté que de l'autre, une vulve déviée, pourront donner l'éveil et mettre sur la voie du diagnostic ; pour le compléter, on prendra des mensurations croisées : de la tubérosité ischiatique, d'un côté, à l'épine iliaque postéro-supérieure, de l'autre côté et réciproquement ; du trochanter, d'un côté, à l'épine iliaque postéro-supérieure du côté opposé et réciproquement, etc., etc.

Ces mensurations croisées, égales dans un bassin normal, présenteront des différences plus ou moins considérables dans un bassin oblique ovalaire. On contrôlera les résultats obtenus, en ayant recours au moyen ingénieux signalé par Danyau et qui consiste :

1° A placer la femme debout et le dos appuyé bien à plat le long d'une cloison ; 2° à faire tenir en place, par un aide, deux fils à plomb, partant, l'un de la première apophyse épineuse du sacrum, l'autre du bord inférieur de la symphyse pubienne ; 3° à se mettre soi-même juste en face de la femme, mais un peu éloigné d'elle, pour bien voir si les deux fils à plomb se trouvent ou non sur le même plan antéro-postérieur. Or, s'ils sont loin d'être sur le même plan, on peut être sûr d'avoir affaire à un bassin *oblique ovalaire*. Au degré de déjettement par côté du fil antérieur (et ce fil s'en va toujours du côté opposé à la symphyse sacro-iliaque ankylosée), on peut même juger assez nettement de l'étendue du vice de conformation. Dans les cas extrêmes, dit Nægelé, il arrive que le fil à plomb antérieur se trouve sur le même plan vertical que la sym-

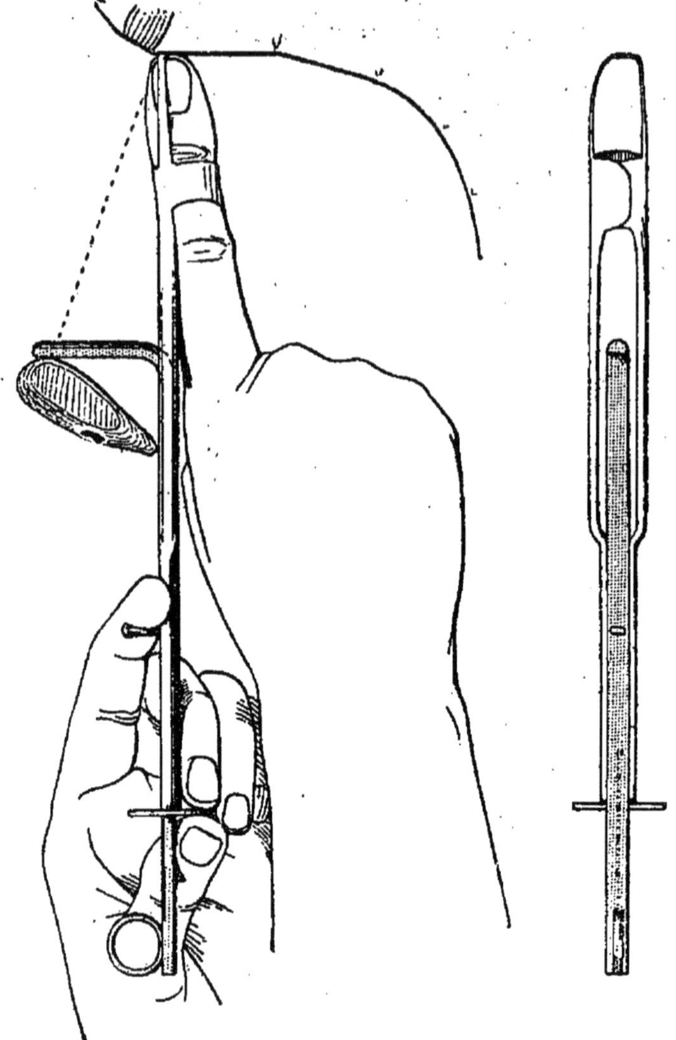

Fig. 139. — Pelvimétrie instrumentale.

Il arrive que dans un bassin peu rétréci, l'accoucheur a l'index trop court pour atteindre le promontoire, or pour se contenter de la sonde-équerre vésicale, il faut être certain de marquer dessus le sous-pubis, pendant qu'elle y est appliquée et absolument bien dirigée vers le promontoire.

Toute difficulté et toute cause d'erreur disparaissent avec l'emploi simultané à celui de la sonde, d'une gouttière directrice dont un doigt quelconque, le médius ou l'index, porte l'extrémité au contact du sacrum.

L'autre main applique les deux pièces l'une sur l'autre, établit le contact pubien et laisse lire le diamètre cherché sur la sonde, juste au bout de la gouttière (Farabeuf).

physe sacro-iliaque non ankylosée. Enfin dans ces cas le toucher manuel sous le chloroforme pourra rendre des services.

Le *pronostic* des vices de conformation du bassin sera d'autant plus grave pour la mère et l'enfant que le rétrécissement sera plus considérable; cette gravité, cependant, a été très atténuée pour la mère, depuis l'application des règles antiseptiques, et considérablement diminuée pour le fœtus, depuis la renaissance de la symphyséotomie.

Traitement obstétrical des rétrécissements du bassin. — Depuis l'ère antiseptique et les succès opératoires de plus en plus nombreux qui en sont la conséquence, depuis surtout que le Pr Pinard a fait renaître en France la symphyséotomie, le traitement obstétrical des viciations pelviennes a subi de profondes modifications.

La mortalité presque constante des mères à la suite d'une opération césarienne non aseptique, le discrédit absolu dans lequel était tombée l'opération de Sigault, avait conduit les accoucheurs, jusqu'en 1891, à faire bon marché de la vie du fœtus, pour sauvegarder celle de la mère: voici du reste brièvement résumée la conduite conseillée, jusqu'à cette époque, par la grande majorité des accoucheurs français.

1o *Bassin de 9 cm. et au-dessus*: expectation; l'accouchement a beaucoup de chances de se terminer à terme, soit spontanément, soit par une application de forceps. Cependant, s'il y a eu des difficultés et mort de l'enfant dans des accouchements antérieurs, il y a lieu de provoquer l'accouchement à 8 mois ou 8 mois 1/2.

2° *Bassin de 8 à 9 cm.*: accouchement prématuré à 8 mois, 8 mois et demi. Si la femme est à terme, expectation pendant quelques heures après la dilatation complète, puis application de forceps avec tractions modérées, répétées une ou deux fois à deux ou trois heures d'intervalle, si le fœtus est vivant et si l'état de la mère le permet. — Si le forceps est insuffisant, perforation du crâne et céphalotripsie ou basiotripsie. Dans le cas de fœtus mort, une seule application de forceps ; si elle ne réussit pas, perforation du crâne entre les cuillers de l'instrument, et si cette intervention n'est pas suffisante, basiotripsie, opération à laquelle on peut, du reste, recourir d'emblée.

On a beaucoup discuté pour savoir si la présentation du siège était plus favorable que celle du sommet dans un bassin ainsi rétréci. D'une façon générale, l'extraction de la tête dernière dans un bassin modérément rétréci, aidée par des pressions à travers la paroi abdominale sur la région frontale du fœtus, est plus facile et exige beaucoup moins d'efforts que l'extraction de la tête première par le forceps ; mais on ne saurait oublier non plus que, s'il est possible de soutenir pendant un certain temps, dix, quinze minutes et même davantage, des tractions modérées sur la tête *première* saisie par le forceps, sans porter à l'enfant un très grand préjudice, il est au contraire absolument nécessaire que la tête *dernière* soit extraite rapidement sous peine de mort pour l'enfant.

Il résulte des recherches de Milne, de Budin, de Champetier de Ribes, que l'extraction de la tête dernière donne surtout de bons résultats, lorsque l'enfant n'est pas à terme et qu'il y a lieu, dans ces cas, de recourir à la version, de préférence au forceps. A terme, dans certaines variétés de bassins rétrécis (Bassins simplement aplatis), alors que le forceps s'est montré impuissant, et l'enfant étant vivant, Budin recommande de pratiquer la version pour tenter l'extraction de la tête dernière, avant de recourir à la mesure extrême de l'embryotomie [1].

1. Budin, *Leçons de clinique obstétricale*. Paris, 1889.

3° *Bassins de 6 cm. 5 mm. à 8 cm.* — Si on est *prévenu à temps*, provocation de l'accouchement prématuré en temps opportun, dès que le palper mensurateur indique que la tête commence à déborder très légèrement le pubis, à sept mois, sept mois et demi, huit mois suivant les dimensions du bassin. *Prévenu trop tard*, provocation immédiate de l'accouchement prématuré pour ne pas laisser s'augmenter la disproportion et pouvoir obtenir, soit spontanément, soit par le forceps ou la version, un enfant vivant. *A terme*, la règle était encore d'attendre tout ce qu'on pouvait espérer des efforts de l'utérus, sans compromettre la vie de la mère, puis de tenter une application de forceps, en évitant toutefois d'employer une force extrême comme le faisait Depaul (*tractions à deux*), au grand préjudice des mères et sans grand bénéfice pour le fœtus qui, lorsqu'il naissait vivant, ne tardait pas d'ordinaire à succomber par suite de fractures du crâne, conséquence de l'emploi d'une force exagérée.

Après avoir constaté l'inefficacité du forceps, on avait recours à la céphalotripsie ou à la basiotripsie.

Les perfectionnements apportés dans l'hygiène du nouveau-né, couveuse, gavage, ont même permis à Tarnier d'abaisser la limite des rétrécissements, dans lesquels on peut recourir à l'accouchement prématuré, jusqu'à 5 cm. 5 mm., et très exceptionnellement, on a pu obtenir à 6 mois 1/2 un enfant vivant dans un bassin mesurant moins de 6 cm.

Il n'est pas besoin d'insister pour démontrer combien l'existence d'un nouveau-né est précaire à cet âge.

Bassin au-dessous de 6 cm. — L'avortement provoqué, l'embryotomie, l'opération césarienne, constituaient les seules ressources, et encore cette dernière n'était-elle guère pratiquée en France, que dans le cas où la mère la réclamait formellement, ou dans les rétrécissements extrêmes ne permettant pas l'application du céphalotribe ou du basiotribe.

C'est dans les cas de rétrécissement de 6 à 5 cent. et même au-dessous, pourvu qu'ils fussent suffisants pour laisser passer les branches de l'instrument, que le Pr Pajot recommandait la *céphalotripsie répétée sans tractions* ; opération qui permit à son auteur d'abaisser la mortalité maternelle jusqu'à 25 0/0, alors que, dans ces cas extrêmes, les femmes étaient presque condamnées d'avance si on laissait la grossesse évoluer jusqu'à terme ; mais bien que la gravité du pronostic de cette intervention dût être aujourd'hui vraisemblablement diminuée par l'emploi des mesures antiseptiques, cette méthode ne nous paraît pas actuellement pouvoir subir la comparaison avec l'opération césarienne dont la mortalité n'est que de 6 à 7 0/0 et qui, sauvegardant au moins autant les intérêts de la mère, respecte en même temps ceux de l'enfant autrefois impitoyablement sacrifié.

Les succès actuels de l'opération césarienne, ceux surtout de la symphyséotomie renaissante grâce aux efforts des professeurs Morisani à Naples, Pinard à Paris ont, comme nous l'avons dit plus haut, profondément modifié les indications opératoires résultant des rétrécissements du bassin. Les règles que nous venons de résumer, considérées presque comme classiques jusqu'en 1891, peuvent être regardées aujourd'hui comme plus ou moins frappées de caducité, et les indications du forceps, de la version, de la basiotripsie, de l'accouchement prématuré sont devenues beaucoup moins fréquentes.

L'accord, cependant, est loin d'être parfait entre les maîtres de l'obstétrique : les uns avec Pinard, Farabeuf et Varnier font table rase du forceps, de la version, de l'accouchement provoqué, et regardent, comme opération de choix, la symphyséotomie et la césarienne quand la première n'est pas praticable.

Les autres, avec Tarnier, Budin, Bar, font plutôt de la symphyséotomie une opération de nécessité et conservent le forceps, la version et l'accouchement provoqué, dans les cas où ils sont applicables, sans porter un trop grand préjudice aux intérêts de l'enfant.

Il ne nous appartient pas de prendre parti entre de tels maîtres et nous nous contenterons ici de résumer leur opinion.

Budin adopte la conduite suivante quand l'enfant est vivant :

Si le diamètre utile est plus grand que 9 cm. il espère l'accouchement spontané et il attend le terme normal de la grossesse sauf indications spéciales pouvant résulter d'un volume exagéré du fœtus.

Si le diamètre utile est compris entre 9 cm. et 7 cm. 5 il distingue suivant qu'on a à intervenir pour l'accouchement à terme ou qu'on est consulté à temps durant la grossesse.

Si on est consulté à terme, dans le cas de bassin *simplement aplati*, l'accouchement spontané est possible ; si on est appelé à intervenir on le fera par une application de forceps si la tête est bloquée au niveau du détroit supérieur ; si elle est encore mobile c'est la version qui deviendra l'opération de choix. Si l'une de ces interventions ne s'impose pas franchement plutôt que l'autre, on aura avantage à tenter d'abord l'application de forceps qui, en cas d'échec, laisserait la ressource de la version. Si aucune de ces interventions ne réussit, le fœtus est trop compromis pour qu'on puisse songer à la symphyséotomie ou à l'opération césarienne. On recourra à la basiotripsie.

Si le bassin au lieu d'être simplement aplati est aussi généralement rétréci, dans les mêmes limites (de 9 cm. à 7 cm. 5), on n'aura guère que la ressource du forceps ; la version dans ces cas ne donne pas en effet les bons résultats qu'elle donnait dans les bassins simplement aplatis; en cas d'échec du forceps, on recourra à la basiotripsie. Dans ces cas, si on arrive dès le début du travail, si le fœtus, ni la mère ne sont compromis, on pourra déjà songer à l'opération césarienne et la pratiquer si la femme est consentante.

Entre 7 cm. 5 et 6 cm. l'intervention la plus recommandable est l'opération césarienne ; la basiotripsie reste possible mais est dangereuse.

En dessous de 6 cm. l'opération césarienne s'impose.

Si on est consulté à temps au cours de la grossesse, nous avons vu la conduite à tenir pour des bassins au-dessus de 9 cm. Entre 9 cm. et 7 cm. 5 (7 cm. 5 étant pris parce que c'est un diamètre qui laissera généralement passer une tête fœtale de 8 mois de vie intra-utérine ; or un enfant venu au monde à 8 mois pèse 2500 et peut s'élever dans des conditions relativement bonnes), si le bassin est simplement aplati, le mieux est d'interrompre la grossesse dans le cours du 9e mois, plus ou moins près du terme ; au contraire si le bassin est généralement rétréci on serait quelquefois, surtout pour des bassins au-dessous de 8 cm., amené à faire un accouchement prématuré dans la deuxième moitié du 8e mois ; dans ces conditions, la prématuration de l'enfant devant être considérable et susceptible de compromettre sa bonne vitalité, on pourra proposer à l'acceptation de la femme une opération chirurgicale à terme.

Au-dessous de 7 cm. 5 l'opération césarienne est l'opération de choix.

D'après Morisani la limite inférieure du rétrécissement justiciable de la symphyséotomie serait 67 mm., mais l'opération peut être difficile ; à 70 mm., elle devient relativement facile.

La limite supérieure est 85 ou 90 mm., cependant si la tête ne s'engage pas sous l'influence des manœuvres opportunes, il faut recourir à la symphyséotomie. Tout en repoussant les tractions exagérées avec le forceps dans les bassins au-dessus de 81 mm., il juge utile, avant de sectionner l'articulation, de faire une tentative prudente d'extraction avec le forceps, mais sans insister beaucoup, dans l'intérêt du fœtus.

Il ne croit la version favorable que dans certains cas spéciaux de viciation pelvienne, bassins asymétriques ou très légèrement rétrécis.

Le Dr Morisani, et ici l'accord est complet entre les accoucheurs, considère la symphyséotomie comme une opération injustifiable, lorsque le fœtus est mort, sauf, cependant, quelques cas exceptionnels. Mais quelle conduite tenir lorsque la vitalité du fœtus est seulement très compromise, que les battements du cœur très précipités, faibles, irréguliers, font prévoir sa mort à bref délai, peut-être avant la fin de l'intervention ?

La réponse est fort difficile ; l'accoucheur devra s'en rapporter à son tact et à son expérience et, s'il juge le fœtus trop compromis pour pouvoir être extrait vivant par la symphyséotomie, c'est à l'embryotomie qu'il faudra recourir.

On a conseillé la combinaison de la symphyséotomie avec l'accouchement provoqué prématurément, pour obtenir un enfant vivant dans des bassins très rétrécis jusqu'à 5 cm. ; cette intervention pratiquée un petit nombre de fois, tant en Italie qu'en France, n'a pas jusqu'à présent donné les résultats qu'on semblerait être en droit d'en attendre. Dans un bassin très rétréci, il est en effet souvent difficile d'apprécier très exactement l'altération réelle de la viciation pelvienne et le volume du fœtus, et l'on peut être conduit à provoquer l'accouchement ou trop tôt ou trop tard : trop tôt le fœtus n'est pas viable ; trop tard l'agrandissement est insuffisant et il faut recourir à l'embryotomie. Tenant compte d'un côté, du danger des deux opérations réunies, de la mortalité chez les fœtus à la limite de la viabilité, et de l'autre, des succès croissants de l'opération césarienne, Morisani conseille, avec raison il nous semble, de recourir de préférence à cette dernière opération. Il fait, en effet, remarquer qu'à une époque plus ou moins lointaine du terme de la grossessse, on ne saurait compter sur la souplesse des articulations sacro-iliaques, souplesse qui est à son maximum au terme de la gestation, et qu'il est possible qu'on ne puisse obtenir qu'un écartement insuffisant, sans courir le risque de graves lésions du côté des articulations.

Par contre, il admet la symphyséotomie dans les cas d'accouchements prématurés spontanés, lorsque le diamètre promonto-pubien est de très peu inférieur aux limites fixées pour la symphyséotomie.

Dans le cas d'enfant mort, la symphyséotomie peut-elle être combinée avec l'embryotomie ?

Toutes les fois que les instruments réducteurs peuvent passer, basiotribe, cranioclastes, etc., la symphyséotomie est à rejeter; mais dans le cas contraire, on peut recourir à cette opération si elle doit donner une place suffisante pour pratiquer l'embryotomie sans trop de désordres pour les parties maternelles. — Dans ces cas, en effet, le pronostic de l'opération césarienne est considérablement aggravé par la longueur du travail, l'épuisement de la femme, les tentatives répétées d'extraction.

Dans le cas de mort du fœtus et de présentation du tronc dans un bassin très rétréci, l'opinion du professeur italien est qu'il est logique de penser à pratiquer la symphyséotomie lorsqu'il est nécessaire de gagner quelques centimètres pour rendre inoffensives les manœuvres que nécessite la section du cou et du tronc du fœtus.

L'opinion du professeur Morisani sur l'accouchement provoqué peut être résumée de la façon suivante : les enfants, qui naissent avant huit mois révolus, meurent presque tous ; ceux qui naissent à la fin du huitième ou au commencement du neuvième ont les plus grandes chances de survivre. Dans les bassins de 70 à 80 millimètres, il y aura donc lieu d'attendre le terme de la grossesse et de pratiquer la symphyséotomie. Chez les femmes, dont le bassin peut permettre l'expulsion du fœtus dans la première ou la deuxième semaine du 9e mois, il est permis et utile de provoquer l'accouchement.

Comme nous l'avons dit plus haut, le professeur Pinard et avec lui le professeur agrégé Varnier, se montrent plus absolus que Morisani et rejettent, pour le traitement obstétrical des viciations pelviennes, toute autre intervention que la symphyséotomie ou l'opération césarienne. Ils répudient absolument la version qui, lorsque l'extraction de la tête dernière est impossible, ne permet pas de recourir à la symphyséotomie, l'enfant devant succomber avant la fin de l'intervention, et ne laisse d'autre ressource que l'embryotomie.

Le professeur Pinard formule de la façon suivante les règles de l'intervention dans les viciations pelviennes :

« 1° Abandon de l'accouchement provoqué dans tous les cas où la symphyséotomie peut permettre le passage d'une tête de fœtus à terme.

« 2° Abandon de toute application de forceps pour résistance osseuse (que cette résistance siège au détroit supérieur, dans l'excavation ou au détroit inférieur).

« 3° Abandon absolu de l'embryotomie sur l'enfant vivant ;

« 4° Agrandissement momentané du bassin (par symphyséotomie, pubiotomie, ischio-pubiotomie), dans tous les cas où il y a résistance osseuse non vaincue par les contractions, la tête étant bien orientée, et où le calcul démontre que la section du bassin permettra le passage de la tête. On ne devra jamais employer la symphyséotomie que pour des bassins ayant plus de 8 cm. de diamètre promonto-*sous*-pubien et on ne devra jamais, la symphyséotomie étant faite, provoquer un écartement des pubis de plus de 7 cm.

« En dessous de ces limites fixées à la symphyséotomie on fera l'opération césarienne. »

Nous devons faire connaître enfin la ligne de conduite éclectique adoptée par Bar[1]. Pour les bassins de plus de 9 cm. 1/2 il attend le terme; pour ceux de 9 cm. 1/2 à 8 cm. 1/2 il est franchement partisan de l'accouchement prématuré; il admet encore *à la rigueur* l'accouchement provoqué pour les bassins de 8 cm. 1/2 à 8 cm., à condition que le rétrécissement soit exclusivement antéro-postérieur et limité au détroit supérieur. En-dessous de ces limites il devient partisan des interventions sanglantes à terme, de la césarienne surtout s'il a le choix, réservant plutôt la symphyséotomie aux cas où il est appelé à intervenir tardivement, où le travail est déjà avancé, la poche des eaux rompue depuis un certain temps, alors qu'on ne prévoit pas d'obstacle sérieux à l'extraction du côté des parties molles (multipares).

Les règles que nous venons d'énoncer peuvent s'appliquer à la grande majorité des cas de viciation pelvienne; mais il est, cependant, quelques formes de rétrécissement qui présentent des indications particulières.

Jusqu'à la fin de 1892, dans le cas de bassin oblique ovalaire, on n'avait d'autres ressources que l'accouchement provoqué à temps, lorsque les circonstances le permettaient; et à terme, le forceps ou la version, suivant la position de la tête, la grande préoccupation des accoucheurs étant de mettre en rapport la grosse

1. Bar, *Éléments de pathologie obstétricale*, Paris, 1900.

extrémité de l'ovoïde céphalique avec la partie large du bassin, pour en faciliter l'extraction. Ces manœuvres, parfois suivies de succès, étaient malheureusement trop souvent insuffisantes et il fallait recourir à l'embryotomie. D'un autre côté, la symphyséotomie, l'un des os iliaques étant immobilisé par l'ankylose sacro-iliaque, ne pouvait agrandir que le côté du bassin qui en avait le moins besoin et n'était guère appelée à rendre des services qu'en la combinant avec l'accouchement prématuré.

C'est vers la fin de 1892, que le professeur Pinard, se trouvant en présence d'un bassin oblique ovalaire à diamètre promonto-pubien minimum de 8 cm. 5, demanda l'avis du professeur Farabeuf. Celui-ci imagina une opération nouvelle, l'*Ischio-pubiotomie*, connue de tous aujourd'hui sous le nom de son auteur.

Pinard pratiqua l'opération de Farabeuf, le 9 novembre 1892, avec un plein succès pour la mère et l'enfant ; nous décrirons plus loin cette intervention chirurgicale.

Le bassin de Robert, caractérisé par l'atrophie des deux ailerons du sacrum et l'ankylose des deux symphyses sacro-iliaques, est très rare ; il n'est guère justiciable que de l'accouchement prématuré lorsque ses dimensions le permettent, ou de l'opération césarienne dans le cas contraire.

Les indications du bassin ostéomalacique varieront suivant le degré de la déformation ; elles sont les mêmes que celles du bassin rachitique ; cependant, étant donnée l'influence de la grossesse sur la marche de l'ostéomalacie, pour peu que les lésions soient très manifestes, il y aura lieu de recourir à l'accouchement prématuré et même à l'avortement ; l'hystérectomie peut rendre service en amenant la guérison de l'ostéomalacie.

Dans le *spondylolisthésis*, le spondylizème, les bassins viciés par obstruction, l'intervention variera suivant le degré du rétrécissement, et c'est à l'accouchement provoqué, à l'opération césarienne qu'il faudra recourir, suivant les circonstances.

Causes de dystocie dépendant du fœtus.

L'*excès de volume physiologique* du fœtus peut être une cause de dystocie ; cet excès de volume peut être partiel et ne porter par exemple que sur la tête, le fait est bien rare, et il s'agit le plus souvent d'une ossification avancée des os de la voûte qui en empêche le chevauchement. Dans un bassin bien conformé, le forceps aura facilement raison de cette anomalie.

L'excès de volume total du fœtus est plus fréquent, les observations d'enfant pesant plus de 5 kilos ne sont pas très rares (Cazeaux et Reimbault citent le cas d'un enfant de 9 kilos). Cette anomalie est plus fréquente chez les multipares, et c'est surtout le volume exagéré des épaules qui constitue la difficulté.

Dans le cas où la tête serait retenue dans l'excavation on emploierait le forceps ; si la tête est sortie, on exercera des tractions, de préférence à l'aide des doigts introduits en crochets sous les aisselles, en tirant d'abord en bas, de façon à engager l'épaule antérieure sous l'arcade du pubis, tirant ensuite par en haut pour dégager l'épaule postérieure. Si ces moyens ne réussissent pas, on dégagera successivement les deux bras, avec beaucoup de douceur et de précaution, de façon à éviter la fracture de l'humérus ; on commencera par dégager le bras postérieur, plus facile à abaisser, et si ce n'est pas suffisant on abaissera le bras antérieur ; celui-ci est quelquefois pénible à amener ; on le transformerait en ce cas préalablement en bras postérieur.

Excès de volume par développement pathologique.

Hydrocéphalie. — Le col est dilaté, les membranes sont rompues, l'utérus se contracte franchement, la femme a le bassin bien conformé, elle est forte et pousse bien, et néanmoins la tête, que l'on sent sous le doigt, ne franchit pas le détroit supérieur. Qui la retient donc? On pratique le toucher avec plus d'attention, on promène le doigt sur toute la surface qui se présente, et l'on reconnaît que ce n'est pas une tête ordinaire ; car, outre qu'elle n'est pas acuminée et qu'elle est, au contraire, presque plate, elle offre des espaces membraneux très larges, sutures et fontanelles qui se tendent pendant les douleurs pour se relâcher après et qui laissent même percevoir quelquefois une sorte de fluctuation. En raison de ces derniers caractères, on pourrait croire, au premier abord, à la persistance de la poche des eaux, qui se comporte absolument de la même façon pendant et après les douleurs ; mais on sait qu'elle est rompue et, du reste, ce que l'on touche est plus solide qu'elle ; à côté des espaces membraneux, on sent très bien les surfaces osseuses qui y aboutissent ; et, ne les sentirait-on pas, qu'il y aurait encore un moyen de s'assurer que c'est bien le cuir chevelu à nu que l'on a sous le doigt et non une poche des eaux *plate*. Il suffirait de râcler légèrement avec l'ongle la surface que l'on touche ; si les membranes étaient intactes, l'ongle glisserait et ne soulèverait rien ; si elles étaient rompues, au contraire, l'ongle soulèverait quelque chose comme de petits cheveux (Depaul) ; — et, d'ailleurs, s'il restait encore quelque doute, le mieux serait de pratiquer le toucher profond avec la main introduite tout entière. Mais enfin, le diagnostic une fois établi, l'hydrocéphalie bien constatée, quelle conduite devra tenir l'accoucheur ? Ne pas attendre et sitôt qu'il le pourra, ponctionner le crâne au niveau de l'espace membraneux le plus facile à atteindre ; l'eau évacuée, en général l'accouchement se termine spontanément ; s'il tarde, basiotripsie. On a cité des cas d'hydrocéphalie légère dans lesquels le fœtus aurait pu être extrait vivant, après ponction du crâne à l'aide d'un trocart fin ; il ne faut pas compter avec ces cas.

Mais que devrait-on faire, si le fœtus hydrocéphale, au lieu de se présenter par la tête, se présentait par les pieds ? Quand le tronc est tout entier hors de la vulve, après avoir reconnu la nature de l'accident qui arrête l'extraction, il faut perforer le crâne, soit par la voûte palatine, soit par les fontanelles postéro-latérales, ou bien, ce qui vaut mieux encore, ouvrir le canal vertébral au niveau des premières vertèbres dorsales, — enlever un segment de sa paroi postérieure, — introduire par cette ouverture jusque dans le crâne une sonde de gomme élastique munie de son mandrin, et provoquer par elle l'écoulement de la plus grande quantité de liquide possible, puis la tête réduite d'autant, l'entraîner par des tractions convenablement dirigées sur le tronc et le maxillaire inférieur, comme dans l'extraction par le siège dans les bassins rétrécis ; l'idée de ce moyen ingénieux revient à Van Huevel.

L'**encéphalocèle**, hernie du cerveau à travers les parois du crâne, ne constitue pas en général une tumeur d'un volume suffisant pour apporter un obstacle sérieux à l'accouchement, aussi ne nous y arrêterons-nous pas, il en est de même de l'**hydrothorax**.

Ascite. — C'est certainement là une affection très rare chez le fœtus, au point de devenir dystocique. Les auteurs en citent pourtant quelques exemples. Si on la rencontrait comme obstacle à l'accouchement, il n'y aurait évidemment, pour toute indication, qu'à ponctionner l'abdomen, dès qu'il serait possible de l'atteindre, après quoi l'expulsion ou l'extraction de l'enfant deviendraient faciles.

Rétention d'urine. — Depaul en a publié trois observations intéressantes, et il y en a bien d'autres dans les auteurs (voy. fig. 140). Il n'y aurait encore, évidemment, en présence d'un fait de ce genre, qu'à ponctionner le bas-ventre du fœtus et à extraire celui-ci par des tractions bien dirigées.

Le développement anormal des reins par maladie kystique est encore une cause de dystocie fœtale. Dans les cas cités, on a eu recours à l'embryotomie, au mor-

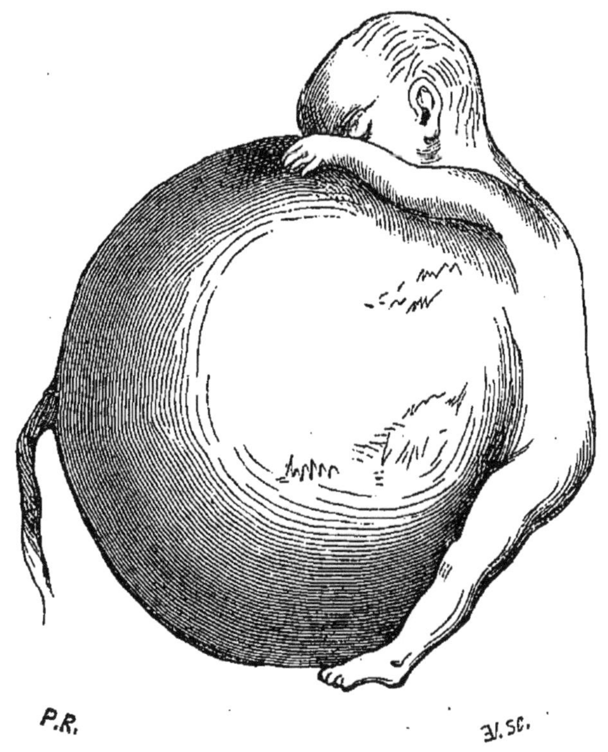

Fig. 140. — Distension énorme de la vessie du fœtus (Portal).

cellement, ce sera la ligne de conduite à suivre dans ces cas exceptionnels.

Spina bifida. — La tumeur constituée par le *spina bifida* ou *hydrorachis*, est rarement assez volumineuse pour opposer à l'accouchement un obstacle sérieux. Vinchon et Guibout rapportent chacun un cas d'obstacle à l'accouchement spontané par *spina bifida*. Dans l'observation de Vinchon, il est dit que le fœtus se présentait par la tête ; et dans celle de Guibout, par les pieds. Vinchon ponctionna la tumeur de son fœtus dès qu'il la reconnut sous le doigt, et l'accouchement se termina heureusement, pour la mère du moins, car

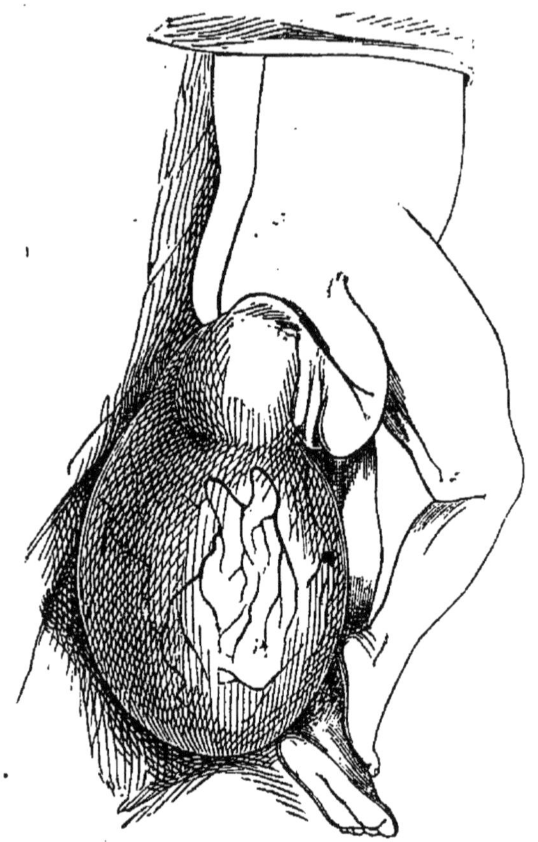

Fig. 141. — Tumeur kystique qui ne gêna en rien l'expulsion du fœtus (Stoltz).

l'enfant ne vécut que quinze heures. Quant à Guibout, il exerça de fortes tractions sur les pieds de son fœtus, et dès qu'il put reconnaître la nature de la tumeur qui arrêtait le tronc dans l'excavation, il eut l'idée, aidé de Michon, de passer un lacs par-dessus le pédicule, par des efforts combinés, en tirant tout à la fois sur les deux jambes et sur les deux extrémités du lacs, les deux opérateurs réussirent à terminer l'accouchement. L'enfant vint mort ; mais la femme se rétablit.

Le fœtus peut en outre présenter des tumeurs de diverses natures, *tumeurs à myeloplaxes*, *tumeurs fibreuses*, *lipômes*, *kystes*, etc. (fig. 141). Les difficultés de l'accouchement et le mode d'intervention varieront suivant leur siège, leur consistance et leur volume.

Les plus fréquentes de ces tumeurs sont des tumeurs *sacro-coccygiennes* ; elles n'apportent pas en général d'obstacle très sérieux à l'accouchement ; il sera toujours important de se rappeler que la plupart de ces tumeurs sont justiciables d'un traitement opératoire et compatibles avec la vie; on les ménagera en conséquence.

La figure 141 représente une tumeur kystique, qui ne gêna point l'expulsion du fœtus et qui fut, un peu plus tard, ponctionnée et extirpée avec succès (Stoltz, Sédillot et Rigaud).

L'emphysème du fœtus est la conséquence de sa putréfaction, il devient une cause de dystocie par suite de l'augmentation parfois considérable de volume qu'il occasionne.

Si l'on se trouvait en présence d'un fait semblable, il faudrait réduire par l'éviscération ou la basiotripsie le volume du fœtus, de façon à en faciliter l'extraction. Il est inutile d'ajouter que les précautions antiseptiques les plus rigoureuses devront être prises pendant l'accouchement et pendant les suites de couches.

Monstruosités fœtales. — Les monstruosités simples, *acéphalie, anencéphalie,* tout en pouvant être la cause de difficultés, soit par suite de l'engagement simultané de plusieurs parties du fœtus, soit par suite de l'excès de volume du tronc, permettent cependant presque toujours l'accouchement spontané, mais il n'en est pas de même des monstruosités doubles, qui réclameront souvent l'intervention de l'accoucheur (fig. 142-143).

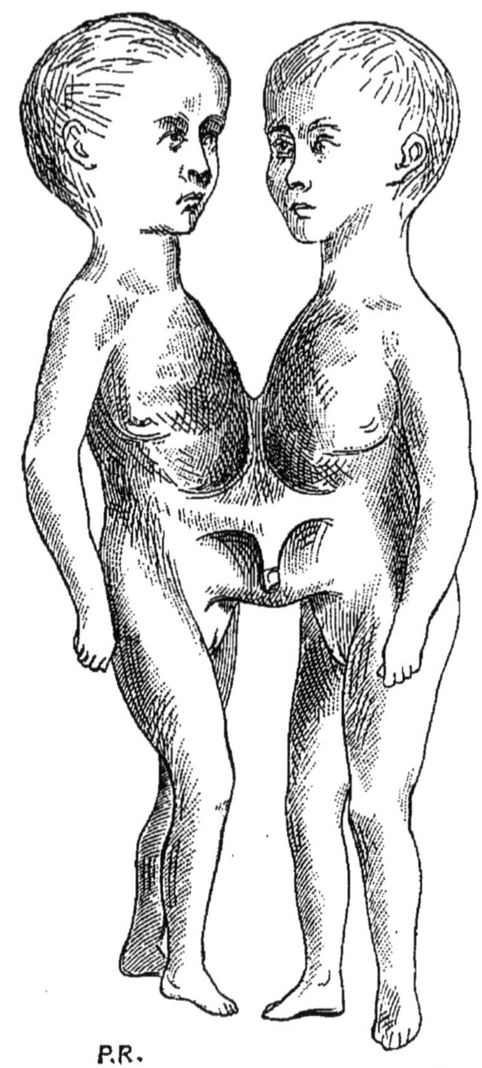

Fig. 142. — Monstruosité double (Krieger) ; les deux fœtus adhèrent ensemble par la peau du ventre.

Il résulte des faits observés que l'accouchement des monstres doubles sera d'autant plus facile, que le point d'union sera situé plus bas, celui des *pygopages* (réunis par la région fessière) plus facile que celui des *céphalo ou thoracopages* (réunis par la tête ou le thorax).

La présentation du siège paraît plus favorable que

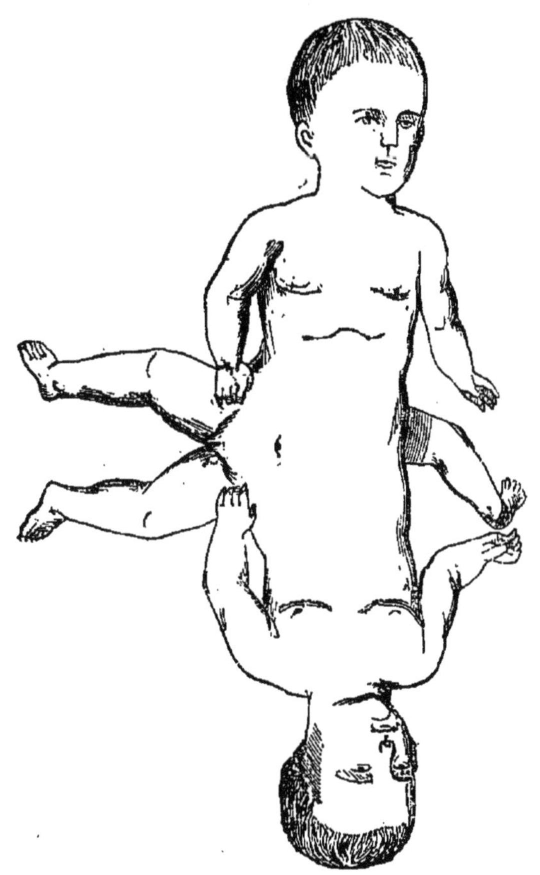

Fig. 143. — Monstre de la Châtre expulsé spontanément.

celle du tronc, parce que l'une des têtes se loge d'ordinaire dans la dépression formée par le cou de l'autre.

La ligne de conduite dans le cas de monstruosité fœtale est assez difficile à préciser, elle variera suivant le genre de malformation et suivant les circonstances.

L'accoucheur s'inspirera du moment, en voyant quelles sont les parties fœtales qui s'engagent. Seulement, il ne perdra pas de vue ce grand principe formulé par P. Dubois : « que, dans tous les cas de monstruosités « qui rendent l'accouchement naturel impossible, « l'homme de l'art, que l'enfant soit vivant ou mort, « doit diriger toutes ses manœuvres vers le salut de la « mère ». Il n'hésitera donc pas à pratiquer la céphalotripsie ou l'embryotomie, dès qu'elles lui paraîtront nécessaires pour le salut de la femme.

En résumé, dans le cas de fœtus adhérents, il faut attendre le plus longtemps possible, car la nature a d'immenses ressources (sur 150 cas, d'après Hohl et Playfair, 85 fois l'accouchement s'est fait seul, une tête se cachant dans le creux formé par le cou de l'autre) ; — puis essayer de simples manœuvres et du forceps, — et si l'on ne réussit pas, recourir à la basiotripsie ou à l'embryotomie suivant les cas.

Présentations et positions anormales du fœtus.

Les *présentations inclinées du sommet* se rectifient presque toujours d'elles-mêmes sous l'influence du travail, et l'on devra attendre tant que l'état de la mère ou de l'enfant ne réclamera pas une intervention active ; le plus souvent on parviendra à réduire ces présentations inclinées en faisant prendre à la parturiente des positions appropriées.

Position occipito-postérieure dans l'excavation. — Le temps de descente de la tête effectué, la rotation ne s'est pas faite ou s'est faite en sens inverse, et l'occiput, au lieu de s'engager sous l'arcade pubienne, s'est placé dans la concavité du sacrum. L'accouchement dans ces cas peut se terminer spontanément, l'occiput finissant par se dégager le premier en avant du périnée ; mais la fin de l'expulsion, en général très lente, surtout chez les primipares, fait courir des risques à l'enfant ; d'un autre côté, le périnée, s'il est tant soit peu rigide, est menacé d'une déchirure ; il est donc prudent, chez les primipares en particulier, de ne pas trop attendre pour intervenir et favoriser la terminaison de l'accouchement.

Il ne faut cependant pas se laisser trop impressionner par la vieille réputation, plutôt fâcheuse, des positions postérieures du sommet ; on saura que l'accouchement se termine le plus souvent spontanément, mais on saura aussi que normalement il dure en général plus longtemps que dans les cas de positions antérieures, on patientera donc davantage et on n'interviendra que sur une indication précise venant du fœtus ou de la mère.

Lorsque la rotation ne se fait pas dans les occipito-postérieures, plusieurs manœuvres ont été conseillées pour la produire artificiellement.

Pajot conseille de glisser la main entière, dont la paume s'adapte le mieux à l'occiput, sous la joue inférieure du fœtus, d'introduire l'index et le médius réunis dans sa bouche et, par un vigoureux mouvement de pronation de l'avant-bras, faire que l'occiput arrive sous l'arcade pubienne. Le procédé du Pr Tarnier est presque l'inverse du précédent. Lorsque la dilatation est complète, il introduit profondément le doigt indicateur, le gauche pour la position occipito-iliaque droite postérieure, il l'applique sur le côté de la tête, puis le fait glisser en avant et en haut jusqu'à ce qu'il rencontre le rebord postérieur de l'oreille antérieure, de l'oreille gauche par conséquent ; il attend alors une contraction utérine et, dès qu'elle se produit, il appuie fortement le doigt sur la tête en le portant en même temps et avec force, mais sans violence, du côté du pubis, puis derrière la symphyse et enfin presque sur le côté gauche du bassin. Si le résultat obtenu est incomplet, il faut attendre la contraction suivante, en maintenant le doigt en place pour ne pas perdre le terrain gagné.

Bien faite par ce procédé, la rotation artificielle ne doit produire aucune souffrance; mais si elle échoue après deux ou trois tentatives, il n'y a pas lieu d'insister.

Lorsque la tête est descendue dans l'excavation depuis un certain temps et qu'elle reste en position postérieure sans progresser, on pourra essayer la manœuvre de Tarnier; mais elle sera le plus souvent insuffisante et mieux vaudra introduire, en arrière de la tête, suivant la position, l'une ou l'autre main, à l'exception du pouce, et déloger pour ainsi dire l'occiput en le repoussant avec le bord radial de la main, jusqu'à l'amener en position transversale et même antérieure. Cette manœuvre peut, du reste, n'être que le premier temps d'une application de forceps, suivant le procédé de Loviot que nous décrirons plus loin.

Quelle conduite convient-il de tenir, lorsque la position postérieure est irréductible par les procédés précédents, ou lorsque la rotation s'est faite en sens inverse. c'est-à-dire en occipito-sacrée? Baudelocque, Gardien, Capuron, Velpeau, Moreau, Chailly, Hatin, ont dit qu'il fallait toujours dégager la tête en position occipito-postérieure, et ne jamais tenter de ramener l'occiput sous la symphyse pubienne; Mme Lachapelle, Ramsbotham, P. Dubois, Danyau, Cazeaux, Pajot, Verrier, Hyernaux, Villeneuve, qu'il fallait dégager, *en règle générale*, l'occiput sur la fourchette, et, *exceptionnellement*, réduire la tête en position occipito-pubienne; enfin, Smellie, Depaul, Blot, Jacquemier, Tarnier, Joulin, qu'il fallait tenter *toujours* la rotation artificielle de la tête, et ne dégager l'occiput en arrière, sur la fourchette, que dans les cas où cette rotation semblerait exiger des efforts trop énergiques.

Dans un mémoire lu à la Société de chirurgie en 1868, E. Bailly défend cette dernière opinion; voici les conclusions de son travail :

1° L'absence du mouvement de rotation interne de la tête gêne ou même suspend la progression de celle-ci, et le dégagement naturel ou artificiel en position occipito-postérieure expose le périnée à des solutions de continuité étendues ;

2° La rotation artificielle du crâne, opérée au moyen du forceps, est une manœuvre généralement possible et même facile ; et l'on doit y recourir toutes les fois que, dans une position occipito-postérieure non réduite, la prolongation exagérée du travail rend la terminaison artificielle nécessaire ;

3° La rotation artificielle de la tête doit être précédée de l'abaissement direct et aussi complet que possible de celle-ci, jusqu'à toucher le plancher périnéal. Ce n'est qu'à cette condition que la manœuvre réussira et sera inoffensive pour la mère ;

4° La rotation complète du crâne et son dégagement peuvent être opérés par *une seule et même application du forceps*. Une double application de l'instrument fatigue inutilement la mère, et on doit autant que possible s'en abstenir ;

5° La crainte de léser grièvement les centres nerveux et le rachis de l'enfant, en transformant une position occipito-postérieure en occipito-pubienne, n'est fondée ni en théorie ni en fait. La mobilité extrême de l'articulation atloïdo-axoïdienne et la flexibilité du reste de la colonne cervicale, chez le fœtus, permettent facilement à la tête de celui-ci une rotation de presque une demi-circonférence, sans qu'il y ait déchirure d'aucun ligament, ni même compression sensible de la moelle cervicale.

Ces conclusions ont été confirmées par les recherches expérimentales de Tarnier et de Ribemont sur des fœtus congelés.

Néanmoins, nous estimons que chez les primipares surtout, il y aura avantage à ne pas terminer l'accouchement par une seule application, avec la concavité des cuillers du forceps regardant la concavité du sacrum, c'est-à-dire la courbure de l'instrument disposée en sens inverse de la courbure du canal pelvi-génital ; soit que les contractions utérines et abdominales suffisent à elles seules à expulser la tête réduite en occipito-pubienne, soit qu'il faille, pour terminer l'accouchement, faire une seconde application, qui, directe cette fois, sera d'autant plus facile que la tête aura été plus fortement abaissée. Cependant il y a des cas où la rotation de la tête est difficile ou impossible à effectuer ; dans d'autres cas on ignore dans quel sens il faut la diriger car on ne sait pas si l'occipito-sacrée, en présence de laquelle on est, dérive d'une occipito-postérieure droite ou gauche et il faut autant que possible lui faire parcourir en sens inverse le chemin qu'elle avait préalablement parcouru. Dans ces différentes occurrences on acceptera résolument la position occipito-sacrée et on la dégagera telle que avec le forceps, sans la réduire.

Position mento-postérieure persistante. — La position mento-iliaque droite postérieure est la plus fréquente dans les présentations de la face ; dans cette présentation, du reste, quelle que soit sa position, il y a lieu, si l'on est appelé à une période peu avancée du travail, la tête étant mobile au-dessus du détroit supérieur, et le diagnostic bien assuré, de tenter la transformation de la face en sommet par les manœuvres que nous avons indiquées plus haut (voir page 311). Si ces tentatives ne sont pas suivies de succès, ou si le travail est trop avancé, il n'y a qu'à laisser faire la nature ; la tête descendra peu à peu sur le plancher périnéal, et là, si rien ne s'y oppose, exécutera un mouvement de rotation qui amènera le menton à s'engager sous l'arcade pubienne et l'accouchement se terminera spontanément. — Mais, que la rotation vienne à manquer, que le menton, au lieu de venir en avant, s'immobilise en arrière, l'accouchement spontané devient impossible, il faut intervenir dès que l'état de la mère ou de l'enfant l'exige : intervenir sans indication nette serait une faute grave.

En introduisant la main convenable en arrière de la présentation, dans la concavité sacrée, on essaiera de ramener le menton en avant et, ce résultat acquis, suivant l'état des contractions utérines, on laissera l'accouchement se faire spontanément, ou on le terminera par une application de forceps, la main introduite dans le vagin maintenant la rotation obtenue et servant à guider la première branche.

Dans le cas où la rotation ne pourrait être obtenue de cette façon, il faudrait recourir au forceps pour la produire ; dans ce cas encore, nous préférons deux applications à une seule. L'application étant faite on aura toujours bien soin d'engager la face à fond jusque sur le plancher périnéal avant d'esquisser le moindre mouvement de rotation ; d'autre part il sera bon, pendant les tractions, de s'opposer au moindre mouvement de flexion de la tête qui pourrait avoir pour effet l'enclavement de celle-ci et on y parviendra en mettant un doigt dans la bouche de l'enfant et en prenant appui sur la voûte palatine (*Lefour*).

Dans le cas où l'intervention serait réclamée par l'état de la mère ou du fœtus, la face étant encore au détroit supérieur, quelle que soit du reste la position, c'est à la version qu'il faudrait recourir de préférence au forceps.

Causes de dystocie dans les présentations du siège. — Nous avons déjà dit que les risques courus par le fœtus, dans cette présentation, justifiaient amplement la version par manœuvres externes faites vers la fin de la grossesse ; mais celle-ci ne réussit pas toujours et le diagnostic souvent ne peut être fait à temps. En outre, on se rappellera que les différents temps de l'accouchement par le siège se font en général avec une grande lenteur, et que s'il importe de surveiller attentivement les battements du cœur du fœtus et l'état de la mère, pour intervenir en temps opportun, il faut se garder d'intervenir trop tôt et sans nécessité.

Un siège complet et volumineux peut ne pas s'engager, soit par suite de contractions insuffisantes, après une période de dilatation d'une lenteur exagérée, soit par suite d'une inclinaison plus ou moins marquée de la présentation ; il suffit, dans ces cas, d'aller chercher le pied antérieur et de l'amener à la vulve, et si, ce qui arrive souvent après cette petite manœuvre, les contractions reprennent énergiques et régulières, si l'état du fœtus ou de la mère ne réclame pas une intervention immédiate, on laissera marcher le travail ; dans le cas contraire, on se servirait du pied abaissé pour terminer l'accouchement, comme il sera dit plus loin (voyez page 439). Si le siège complet était arrêté dans l'excavation, on procéderait de même.

Le mode de présentation du siège, qui force le plus souvent l'accoucheur à intervenir, est sans contredit celui des fesses, alors que les deux jambes sont complètement relevées sur le plan antérieur du fœtus.

Cette présentation peut exister avant le travail ou en être la conséquence ; elle est dite primitive ou secondaire suivant le cas.

On tentera toujours, avant le travail, la version par manœuvres externes dans la présentation primitive des fesses, diagnostiquée à temps, mais sans se dissimuler que cette opération est en général beaucoup plus difficile que dans le siège complet.

Les membres inférieurs relevés constituent deux attelles rigides qui empêchent le fœtus de s'incurver soit latéralement, soit d'avant en arrière, et il est facile de comprendre, en se rappelant le mécanisme de l'accouchement par le siège, que cette disposition, pour peu que le fœtus soit volumineux, gênera considérablement son accommodation, sa descente et son expulsion, pourra même y apporter un obstacle considérable (Tarnier).

Plusieurs moyens ont été préconisés pour remédier à cet état de choses, et, parmi eux, les tractions exercées sur l'aine du fœtus à l'aide d'un doigt, d'un crochet, d'un lacs ; l'application du forceps sur le siège, l'abaissement prophylactique ou curatif d'un pied.

Les tractions exercées à l'aide d'un doigt placé dans l'aine du fœtus, sont absolument insuffisantes, tant que le siège reste élevé : mais elles peuvent rendre de grands services lorsqu'il est arrivé à la partie inférieure de l'excavation ; pour qu'elles soient efficaces, suivant le conseil de Farabeuf et Varnier, on procédera de la façon suivante [1] : 1° En se servant de la main dont la paume regarde le dos du fœtus, la main droite pour la S. I. G. A. par exemple, contourner avec l'index la fesse antérieure et introduire l'extrémité du doigt dans le pli de l'aine assez profondément pour avoir une prise solide, tirer ensuite en bas pour abaisser le siège le plus possible ; remplacer alors l'index qui vient de servir par le similaire de l'autre main, qui fixera solidement la fesse antérieure et l'empêchera de remonter.

2° Glisser quatre doigts de la main libre en arrière de la fesse postérieure, jusqu'à ce que l'index et le médius puissent pénétrer et s'accrocher solidement l'un par dessus l'autre dans le pli inguinal postérieur, et tirer horizontalement d'abord, puis le détroit coccy-pubien franchi, relever la traction et, au moment du passage à la vulve, tirer presque directement en haut, sur les deux aines à la fois, jusqu'à ce que les genoux soient à la

1. Voir Farabeuf et Varnier, *Introduction à l'étude clinique et à la pratique des accouchements*, Paris, 1891.

vulve et que l'on puisse fléchir et dégager les jambes.

Le *crochet*, dont nous décrirons plus loin la manœuvre, est un instrument dangereux dont nous proscrivons absolument l'emploi sur le fœtus vivant : il pourra rendre des services pour l'extraction d'un fœtus mort. Bien que moins dangereux que le crochet, les *lacs* sont cependant loin d'être toujours inoffensifs et la fracture du fémur peut être la conséquence de leur emploi surtout si on y recourt sans discernement; on ne devra jamais recourir aux lacs que lorsque le dos se trouve en avant, car, dans ce cas, les tractions porteront bien sur le pli de l'aine ; mais si on appliquait le lacs sur des positions postérieures, les tractions porteraient facilement sur le fémur et risqueraient de le fracturer. Aussi s'en abstiendra-t-on dans ces cas et recourra-t-on plutôt à l'application de forceps faite sur les deux cuisses suivant le diamètre bitrochantérien (Olivier) ; l'application de l'instrument sur le siège n'est cependant pas non plus à l'abri de toute critique, et l'une des plus sérieuses est d'exposer, malgré les précautions prises, à la compression du cordon. Dans certains cas on pourra employer simultanément le forceps et le lacs (Tarnier et Demelin).

Jusqu'à Baudelocque, qui considère comme inutile cette intervention hâtive et Mme Lachapelle qui la jugeait mauvaise, c'est-à-dire jusqu'au début du dernier siècle, les accoucheurs avaient recours, dans la présentation du siège considérée par eux comme anormale, à l'*abaissement prophylactique des pieds* ; cette méthode, à peu près complètement abandonnée jusqu'à 1872, fut de nouveau, à cette époque, défendue par Ahlfeld qui conseilla d'aller chercher un pied, de le défléchir, puis d'abandonner l'expulsion à la nature, à moins d'indication maternelle ou fœtale. Elle tend à être aujourd'hui remise en honneur. —

Nous en résumons ici les règles, d'après le Dr Potocki.

L'abaissement du pied pourra être *prophylactique* ou *curatif* ; prophylactique, on pourrait y recourir toutes les fois qu'il y a présentation du siège décom-

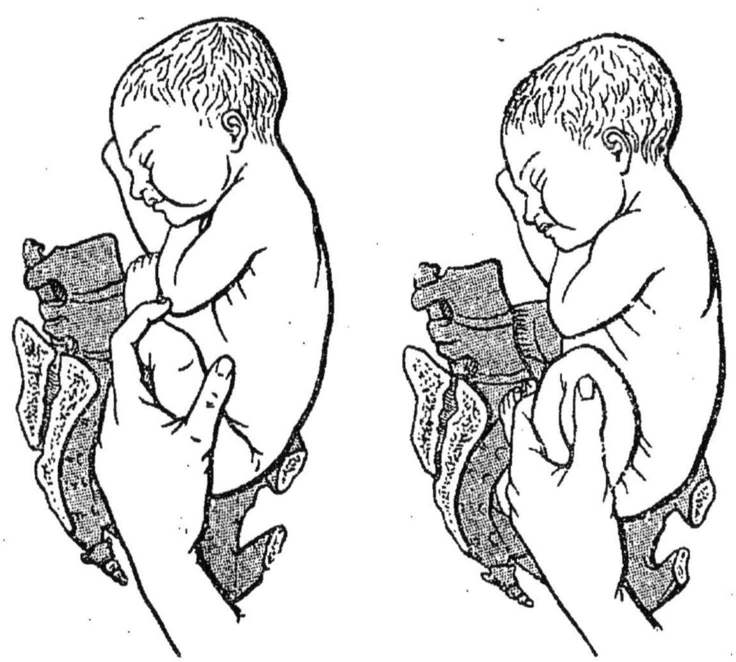

Fig. 144 et 145 (Varnier). — Abaissement de la jambe antérieure dans le siège.

144° Manœuvre de Pinard, 3e temps. Le pied antérieur étant abaissé par l'action de l'index sur le jarret est maintenant accessible à la prise. Il suffit de porter l'index en abduction pour qu'il rencontre et accroche le coup-de-pied.

145° Manœuvre de Pinard, fin du 3e temps. Le pied antérieur est amené dans l'excavation. Il va suffire de tirer sur le pied engagé pour étendre le membre inférieur qui servira de tracteur pour engager le siège (Voy. fig. 146).

plété — mode des fesses ; — on fera cependant bien de s'en abstenir lorsque le fœtus sera peu volumineux, que le travail marchera rapidement et qu'on aura lieu de penser que l'accouchement se terminera spontanément. Il y aura, au contraire, urgence d'intervenir, toutes les fois que la femme aura été épuisée par un long travail, que la rupture des membranes se sera produite prématurément, que le fœtus sera volumineux et que l'engagement tardera à se faire. — Le pied abaissé, le travail pourra être abandonné à lui-même ou l'accouchement immédiatement terminé suivant les circonstances.

La souffrance du fœtus, qu'elle soit la conséquence d'un arrêt dans la descente ou d'une anomalie dans la rotation, sera la cause la plus fréquente de l'intervention ; mais l'état général de la femme peut également diriger la main de l'accoucheur.

Les contre-indications de la méthode sont la dilatation incomplète du col et la mort du fœtus.

Qu'il soit prophylactique ou curatif, l'abaissement du pied par la manœuvre que préconise M. Pinard comprend quatre temps :

1° Introduction et placement de la main ;

2° Abduction artificielle de la cuisse ;

3° Recherche et saisie du pied (fig. 144, 145, 146) ;

4° Abaissement du pied et déflexion du membre inférieur.

Ces manœuvres doivent être exécutées, la dilatation étant complète, et dans l'intervalle des contractions utérines.

A moins de difficultés trop considérables, c'est toujours le pied antérieur qu'il faut abaisser.

1° La femme étant en position obstétricale, la main, dont la face palmaire regarde le plan fœtal antérieur, est glissée le long des cuisses du fœtus jusqu'à ce que l'extrémité de l'index et du médius atteigne le creux du jarret de la jambe antérieure.

2° On appuie avec ces deux doigts sur le creux poplité de façon à le repousser en arrière et en dehors par rapport au fœtus; cette exagération de la flexion de la cuisse et son abduction entraînent secondairement la flexion de la jambe.

3° La jambe s'abaisse et le talon vient buter contre la face dorsale des doigts de l'accoucheur ; il est dès lors facile d'accrocher le cou-de-pied avec l'index et le médius, de l'abaisser un peu et de le saisir solidement pour amener le pied à la vulve.

Lorsque le *siège n'est pas engagé,* on peut rencontrer des difficultés. Il peut exister chez la femme une sensibilité exagérée : l'anesthésie chloroformique en a facilement raison. Les parties génitales externes peuvent présenter une étroitesse et une rigidité particulières : la dilatation præ-fœtale à l'aide du ballon de Champetier de Ribes, introduit dans le vagin et distendu au maximum, réussira à vaincre ces résistances.

Bien que la manœuvre ne doive être tentée qu'à la dilatation complète, on peut être conduit exceptionnellement, par une complication menaçant la mère ou l'enfant, à intervenir plus tôt ; c'est encore à la dilatation préalable par le ballon de Champetier, introduit cette fois dans l'utérus, qu'il faudra recourir.

Si l'on ne pouvait réussir à abaisser le pied antérieur, on tenterait de saisir le pied postérieur que l'on ramènerait ensuite en avant en faisant évoluer le fœtus.

Dans le cas où la jambe ne se fléchirait pas suffisamment, sous l'influence de la manœuvre précédemment décrite, que ce soit la rétraction utérine ou une tension excessive des muscles extenseurs de la jambe qui en soit la cause, il faudrait enfoncer plus profondément la main dans l'utérus, essayer de contourner le genou avec l'index et le médius, et d'accrocher la jambe que l'on fléchirait peu à peu, en exerçant des pressions progressives. On pourrait encore, dans certains cas, par une manœuvre mixte, repousser la jambe et le pied avec la main libre à travers la paroi abdominale, de façon à les amener à la portée de la main utérine.

Lorsque *le siège est engagé,* les difficultés précédentes peuvent se présenter; mais de nouvelles difficultés dépendant de l'engagement lui-même et d'autant plus grandes qu'il sera plus prononcé, viennent s'y ajouter. Lorsque le siège est seulement engagé au détroit supérieur, il peut n'en résulter qu'une gène beaucoup plus considérable pour l'introduction de la main.

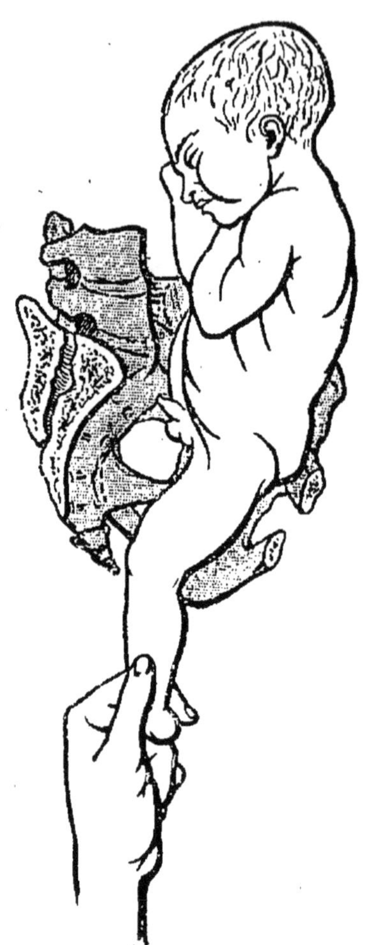

Fig. 146. (Varnier). — Abaissement de la jambe antérieure dans le siège.

Manœuvre de Pinard, 4e temps.

Lorsque l'engagement est fait jusqu'à la partie moyenne de l'excavation, la bascule du fémur devra se faire dans le petit bassin, ce qui, à première vue, paraît difficile, mais il résulte d'observations cliniques déjà assez nombreuses, que cette bascule est possible (Pinard), même avec un fœtus assez volumineux, à condition toutefois de faire glisser la cuisse sur le plan ventral du fœtus par une manœuvre analogue à celle que l'on emploie pour le dégagement des bras relevés le long de la tête dernière. Soit une S. I. G. A, le pied gauche a été abaissé et saisi, pour faire basculer le segment fémoral dans l'excavation, il faudra faire glisser le genou sur l'aileron gauche du sacrum ou sur la symphyse sacro-iliaque gauche, la cuisse occupant à peu près le diamètre oblique droit laissé libre par le tronc du fœtus.

Lorsque le siège est au détroit inférieur, les conditions sont beaucoup moins favorables et les insuccès doivent être fréquents, étant donnée la longueur du segment tibial, plus considérable que celle du segment fémoral.

Les succès obtenus avec ce degré d'engagement ne peuvent guère s'expliquer que par ce fait ; en introduisant la main on repousse forcément la présentation et le genou se trouve refoulé plus ou moins haut dans le grand bassin, ce qui rend possible l'engagement de la jambe. Même dans ces cas, la manœuvre pourra donc être tentée et, en cas d'insuccès, il restera la ressource de recourir aux procédés déjà indiqués surtout aux tractions digitales sur les aines.

Présentation du tronc. — Si cette présentation vicieuse est reconnue à temps, on pratiquera la version par manœuvres externes, et l'on maintiendra le résultat obtenu, soit à l'aide de la *ceinture eutocique* de Pinard, soit à l'aide d'un bandage de corps muni de deux coussins disposés de façon à comprimer les parties latérales de l'abdomen et à maintenir le grand axe de l'utérus dirigé verticalement. Si le travail est déclaré, les manœuvres externes seront le plus souvent inefficaces, et il faudra recourir en temps opportun à la version podalique par manœuvres internes. (Voy. *Version*, p. 464.)

Procidence des membres dans les présentations du sommet ou de la face. — Une main ou même un bras, en procidence à côté de la tête, n'apporte souvent aucune gêne à l'expulsion du fœtus dans un bassin normal, mais peuvent gravement compliquer la situation dans un bassin juste. Il y aura donc lieu de tenter de refouler le membre procident au-dessus du détroit supérieur et on y réussit souvent. En cas d'insuccès, on abandonnerait l'expulsion à la nature dont les forces suffisent d'ordinaire, en surveillant cependant la marche du travail et se tenant prêt à intervenir par le forceps, dès que cela paraîtrait nécessaire. L'application du forceps, dans ce cas, ne présente pas de règles particulières ; il faut seulement veiller avec soin à ne pas saisir la main ou le bras procident dans les cuillers de l'instrument.

Dans la présentation de la face et même dans celle du sommet avec une tête volumineuse ou un bassin un peu juste, la tête ne s'engageant pas au détroit supérieur et la procidence ne pouvant être réduite ou se reproduisant, il faudrait pratiquer la version dès la dilatation complète. C'est encore à la version qu'il faudra recourir, si l'on constatait une procidence des deux mains ou des deux bras.

La procidence d'un pied à côté de la tête est une complication plus grave que celle d'un bras, mais aussi beaucoup plus rare : elle est, le plus souvent, le résultat de tentatives de version : plus exceptionnelle encore est la procidence d'un pied et d'une main, qui n'a guère été constatée qu'avec des fœtus morts et macérés. Dans ces cas encore, il faut d'abord tenter la réduction, puis recourir à la version si elle est possible, sinon, au forceps quand le fœtus est vivant ; lorsque le fœtus est mort, basiotripsie.

Irrégularités de présentation de fœtus multiples non adhérents.

Voici ce qu'on a observé dans ce genre :

1° Deux têtes de fœtus, nécessairement peu volumineuses, engagées ensemble au détroit supérieur (Allan et Smellie) ;

2o Les membres pelviens de l'un des fœtus, engagés à côté de la tête de l'autre fœtus (Lachapelle, Hœdrich, Carrière) ;

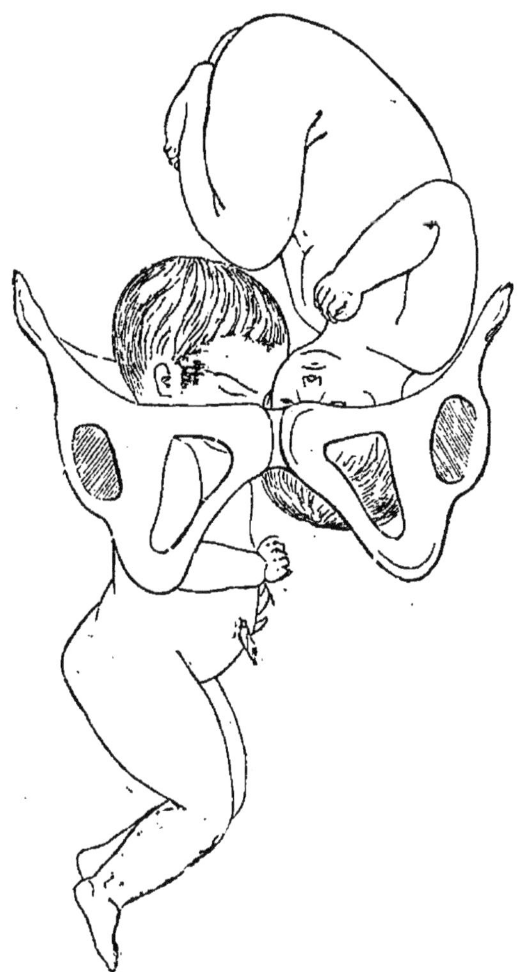

Fig. 147. — Cas observé par Carrière, médecin à Saint-Dié.

3o Un fœtus venu par les pieds et dégagé jusqu'au cou, mais arrêté là par la tête du second fœtus, qui est descendue trop tôt dans l'excavation, et s'est placée au-dessous de la tête du premier (Calisé, Carrière, Hœdrich) (fig. 147);

4° Une tête arrivée facilement dans l'excavation, mais arrêtée, alors, par le cou d'un second fœtus venant embrasser en travers le cou du premier (Jacquemier) (fig. 148);

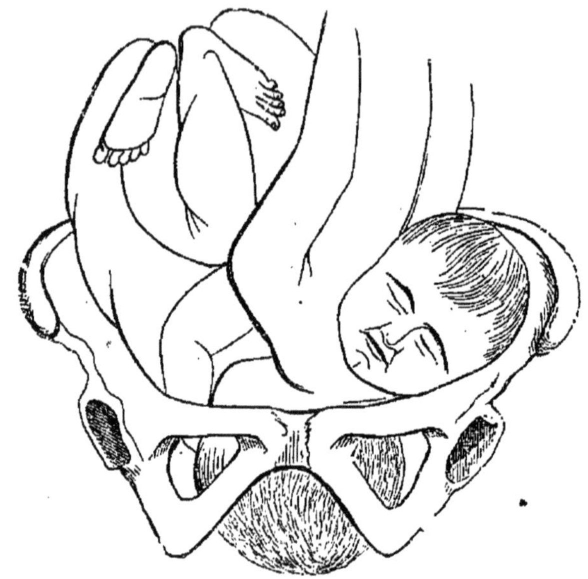

Fig. 148. — Cas observé par Jacquemier.

5° Un premier enfant se présente par le siège, sa tête est arrêtée par le cou du second qui est en présentation transversale (Baudelocque-Duval) (fig 149);

6° Plusieurs membres inférieurs, appartenant à des fœtus différents, engagés en paquet dans l'orifice utérin (Pleesman).

Tous ces cas sont en somme exceptionnels ; les moins rares sont ceux des catégories 1, 2 et 3.

Dans le premier cas, il faudrait essayer d'amener la tête la plus engagée par le forceps, et n'en venir à la crâniotomie que si les tractions restaient infructueuses.

Dans le deuxième et le troisième cas (le troisième n'est que le deuxième exagéré), on devrait s'attacher, dès que la double présentation est reconnue, à maintenir réduits le membre ou les membres qui s'engagent, pour favoriser la descente de l'enfant qui vient par la tête ; mais si les pieds tendaient toujours à faire

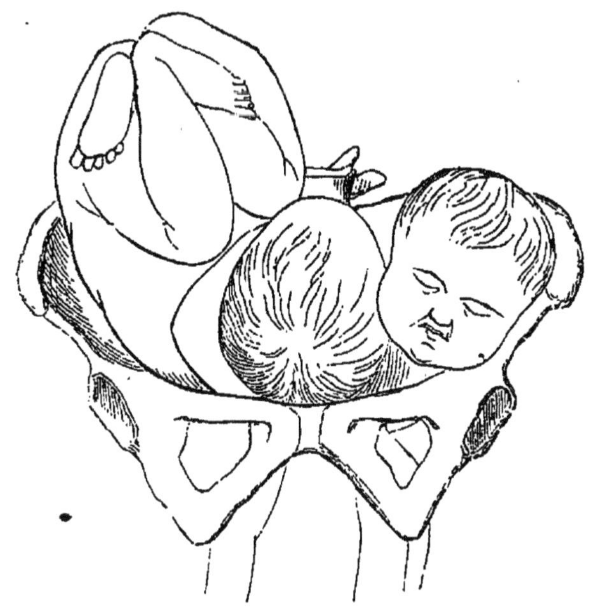

Fig. 149. — Un des fœtus se présente par le siège, l'autre par le tronc. (Baudelocque).

procidence, dès que la dilatation du col le permettrait, on appliquerait le forceps sur la tête qui se présente à côté d'eux.

Si l'engagement du premier fœtus était trop considérable pour permettre l'application du forceps sur la tête du second qui se présente par le sommet, il ne resterait guère d'autre ressource que de pratiquer la décollation du premier pour permettre d'aller chercher l'autre avec le forceps, en refoulant la tête détachée.

L'extraction de l'enfant terminée, on irait à la recherche de la tête restée seule dans l'utérus.

Des deux fœtus engagés, c'est, on le voit, celui qui vient par les pieds qu'on sacrifie, et avec raison, puisque c'est celui sur la vie duquel on peut le moins compter.

Dans le quatrième cas (Jacquemier) (fig. 148), il faudrait tenter d'amener la tête qui est dans l'excavation au moyen du forceps, en faisant, au besoin, d'assez fortes tractions, et si le second fœtus, qui est en travers, ne s'effaçait pas et mettait un obstacle invincible à l'extraction du premier, il y aurait lieu d'appliquer le céphalotribe, de broyer complètement la tête, de façon à pouvoir la refouler, et aller chercher les pieds du second fœtus que l'on extrairait par la version.

Dans le cas que nous avons représenté (fig. 149) comme possible, si de fortes tractions sur l'enfant dont le tronc est dehors restaient infructueuses, il n'y aurait qu'à pratiquer sur lui la décollation, et à pénétrer ensuite dans la matrice pour aller chercher l'autre par la version.

Enfin dans le sixième cas (plusieurs membres appartenant à des fœtus différents), il faudrait réduire les diverses parties qui se présentent, de façon à ne laisser s'engager qu'un seul enfant, et dans tous les cas, n'exercer de tractions que sur un seul membre. Pour faciliter la réduction, on fera prendre à la femme la position génu-pectorale, ou même à l'exemple de Pleesman, on pourrait la faire suspendre par les jarrets, la tête et les épaules restant seules appuyées sur le lit : « il essaie alors de repousser, avec les doigts, dans la matrice, une ou plusieurs des extrémités sorties : mais déjà deux étaient rentrées par le fait seul de la position donnée à la mère, et les trois autres, sous l'action de la main qui les pousse, ne tardent pas à rentrer aussi. Aussitôt, il peut introduire la main dans l'utérus, et en retirer successivement trois enfants par la version podalique » (Cazeaux).

Mais, malheureusement, on est souvent appelé trop tard et, quand on arrive, on trouve les deux fœtus déjà profondément engagés. Or, s'ils le sont seulement jusqu'aux fesses, il n'y a plus lieu, évidemment, d'espérer la réduction, même de l'un d'eux ; et, d'un autre côté, leur expulsion spontanée est tout à fait impossible. Cependant, les deux enfants et la mère elle-même courent de grands dangers. Il faut donc intervenir promptement ; mais de quelle façon ? — On relève fortement le tronc du fœtus antérieur sur le ventre de la mère, et, avec la main, on cherche à entraîner la tête du fœtus postérieur ; et si, après quelques tentatives, on n'a obtenu aucun résultat avantageux, on a recours au forceps. On fait maintenir le fœtus antérieur relevé, et on essaie de saisir avec l'instrument la tête de l'autre fœtus que l'on peut quelquefois extraire ainsi sans trop de difficulté Mais il peut se faire que le forceps lui-même reste sans résultat ; et il n'y a plus qu'un moyen extrême à employer, la décollation du fœtus *antérieur* et, après cela, le broiement de sa tête, si c'est nécessaire. Nous supposons le fœtus postérieur plein de vie ; s'il était mort, quand l'antérieur est vivant, il va sans dire que ce serait le postérieur qu'on soumettrait à la décollation et à la crâniotomie. Mais rarement, il faut bien le dire, on sera obligé d'en venir à cette mutilation d'un des enfants.

Causes de dystocie dépendant des annexes du fœtus.

Nous ne rappellerons que pour mémoire la *rupture précoce* ou *retardée* des membranes qui peut être le point de départ de difficultés pendant l'accouchement et dont il a été déjà question (soins à donner à la mère et à l'enfant pendant le travail). Il en sera de même de l'excès de volume du placenta, de ses adhérences anormales (complications et difficultés de la délivrance), du décollement prématuré, et des insertions vicieuses placentaires, questions précédemment traitées (*Pathologie de la grossesse*).

Brièveté du cordon. — Cette brièveté peut être naturelle ou accidentelle, le cordon présentant des nœuds, ou, ce qui est plus fréquent, faisant des circulaires autour du cou, des membres ou du tronc du fœtus. Dans les deux cas, du reste, la conduite de l'accoucheur sera la même.

L'accouchement marche bien d'abord, le col se dilate complètement, la poche des eaux se rompt et la tête du fœtus descend dans l'excavation ; mais là, elle s'arrête : au moment des douleurs, surtout si la femme *pousse*, elle vient se montrer à la vulve qu'elle commence à entr'ouvrir, mais, la contraction passée, elle remonte où elle était Or, si ce phénomène se répète à plusieurs reprises, sans que la tête fasse de progrès, et si l'on voit clairement que l'obstacle n'est pas dans la résistance du périnée, il est très probable que l'on se trouve en présence d'une brièveté du cordon. Le diagnostic sera confirmé si la femme accuse une douleur au fond de l'utérus pendant les contractions, si le fond de l'organe se déprime en forme de cupule, et surtout si la femme perd du sang (placenta tiraillé).

La brièveté naturelle ou accidentelle du cordon, en dehors de l'obstacle qu'elle apporte à l'expulsion du fœtus a pu, dans quelques cas, déterminer le décollement du placenta, la rupture partielle ou totale du cordon ; l'inversion utérine aurait été observée une fois par Smith.

L'intervention consistera à appliquer le forceps dès que l'état de la mère ou de l'enfant le réclamera ; une fois la tête extraite, si la brièveté est le résultat de circulaires, on les dégage ou on coupe le cordon entre deux pinces à forci-pressure et on termine l'accouchement ; s'il s'agit d'une brièveté naturelle, on attire le fœtus jusqu'à ce qu'on puisse toucher le cordon à son attache à l'ombilic et le trancher là d'un coup de ciseaux après avoir saisi le bout fœtal entre les doigts.

Si l'enfant se présente par le siège, dès que le cordon est accessible, il faut chercher à l'atteindre et à attirer une anse au dehors ; si l'on ne pouvait y réussir, soit parce que le cordon est naturellement trop court, ou bien parce qu'il fait plusieurs tours autour du cou ou du tronc du fœtus, on couperait ce cordon d'un coup de ciseaux le plus loin possible de l'ombilic, après avoir placé une pince à long mors sur le bout fœtal, et on terminerait l'accouchement le plus rapidement possible, pour ne pas laisser le fœtus succomber à l'asphyxie.

Les *nœuds* du cordon ne deviennent guère cause de dystocie ; il est absolument exceptionnel que ces nœuds soient assez serrés pour amener l'interruption de la circulation fœto-placentaire.

Procidence du cordon.

Rare dans la présentation du sommet, la procidence du cordon s'observe plus souvent dans les présentations de la face, du tronc ou du siège. Parmi les causes prédisposantes principales, on peut ranger l'excès de longueur du cordon, l'exagération de la quantité du liquide amniotique, la petitesse du fœtus, les rétrécissements du bassin, les présentations vicieuses, l'insertion du placenta sur le segment inférieur, les manœuvres de la version ou celles destinées à produire l'abaissement d'un pied, etc. D'une façon générale, on peut dire que toutes les causes qui sont susceptibles de contrarier l'accommodation fœtale sont des causes de procidences. Le diagnostic de la procidence du cordon est, en général, assez facile lorsque le col est dilaté, alors même que les membranes ne sont pas rompues, et le doigt permet de constater, en avant de la présentation, la présence d'un cordon mou, mobile, présentant des pulsations plus fréquentes que celles de la

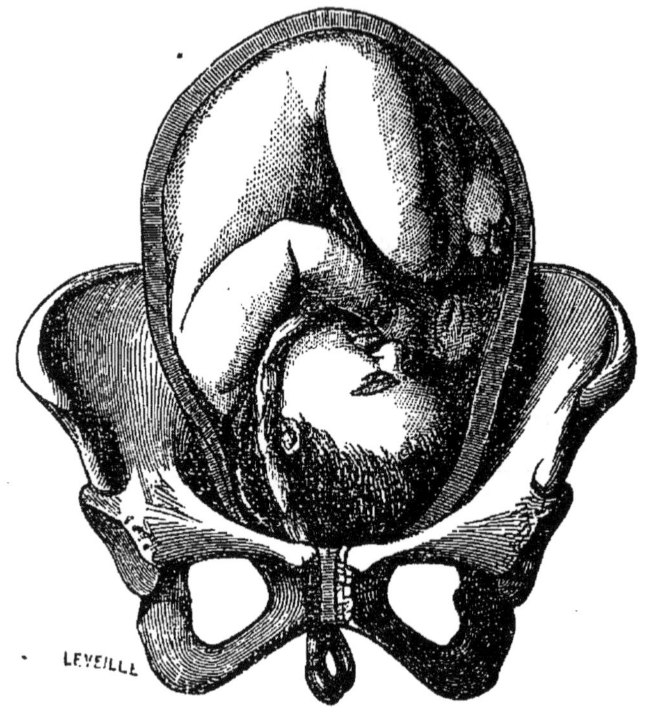

Fig. 150. — Procidence du cordon ombilical [1].

mère. — Le diagnostic deviendrait plus difficile, si le fœtus était mort; mais alors, peu importe. — Lorsque les membranes sont rompues, le diagnostic de la pro-

1. Il est à noter que cette figure représente un cas exceptionnel de procidence (cordon entre la tête fœtale et l'arc antérieur du bassin) ; en règle générale, le cordon coule en arrière, le plus souvent dans une des gouttières sacro-iliaques.

cidence du cordon n'offre plus la moindre difficulté, puisqu'on tient l'organe à nu sous le doigt et qu'il est impossible, rien qu'au toucher, de le confondre avec une autre partie du fœtus.

On distingue plusieurs variétés de procidence du cordon, suivant que la poche des eaux est intacte (*procubitus*) ou non (*procidence vraie*) ; dans certains cas le cordon peut être descendu plus bas qu'il ne doit sans cependant être accessible au doigt qui touche ; lorsqu'il a ainsi glissé entre la tête fœtale d'une part et les parois utérines ou pelviennes d'autre part, sans dépasser la grande circonférence de la présentation on dit qu'il y a *latérocidence* (Budin) ; le danger de cette variété est d'être facilement méconnue et d'être insidieusement fœticide. La latérocidence est quelquefois réalisée par un circulaire du cou mal serré, lâche, et qui va se prolaber, se faire pincer entre la nuque fœtale et l'arcade pubienne surtout au moment du dégagement de la tête.

Le *pronostic* est grave, mais seulement pour l'enfant; celui-ci, en effet, peut en quelques instants mourir asphyxié, s'il y a compression du cordon. L'expérience est là pour prouver que les deux tiers des enfants qui se présentent précédés d'une anse de cordon, succombent par asphyxie. Du reste, le danger dépend beaucoup de la place qu'occupe cette anse dans l'excavation ; si, dans le cas de première position du sommet ou même de la face, le cordon procident se trouve être couché sur la symphyse sacro-iliaque *gauche*, il est évident qu'il y courra bien moins risque d'être comprimé que s'il se trouvait en rapport avec tout autre point de l'excavation.

Les indications qui résultent de la procidence du cordon sont les suivantes : si le fœtus se présente par l'épaule, version par manœuvres externes si elle est encore possible, sinon version par manœuvres internes dès la dilatation complète. Dans les présentations longitudinales, lorsque les membranes ne sont pas rompues, la femme sera maintenue couchée, et on tentera d'obtenir la réduction du cordon en élevant le siège de telle sorte que le fond de l'utérus devienne le point déclive. On a conseillé, dans ce but, la position genu-pectorale. La compression du cordon, paraissant peu à redouter tant que la poche des eaux est intacte, on ménagera avec soin les membranes jusqu'à la dilatation complète ; mais lorsque le travail en sera arrivé à ce point, on pourra tenter, mais alors seulement, à travers les membranes, la réduction de l'anse prolabée, en agissant, en dehors des contractions, avec deux doigts ou même la main tout entière, suivant le conseil de Tarnier.

Si, pendant cette manœuvre, les membranes venaient à se rompre, sans retirer la main, on porterait le cordon dans l'utérus, au-dessus de la tête fœtale et, en cas d'échec, on ferait la version immédiate.

La réduction une fois obtenue, que les membranes soient intactes ou rompues, il faudra surveiller avec soin les battements du cœur du fœtus, et pratiquer souvent le toucher pour voir si le prolapsus ne se reproduit pas.

Lorsque les membranes sont rompues, quand on constate la procidence, on se hâtera d'intervenir si le fœtus est vivant (s'il était mort, la procidence n'a pas la moindre importance et il n'y a qu'à laisser marcher le travail), et l'intervention consiste à réduire le prolapsus, c'est-à-dire à porter et à maintenir le cordon au-dessus du détroit supérieur jusqu'à l'engagement de la tête.

Si la dilatation du col n'est pas complète, cette réduction manuelle du cordon sera difficile et pour être tentée avec succès devra généralement se faire sous anesthésie, la main tout entière étant introduite dans le vagin. Si la dilatation est complète on aura avantage à terminer rapidement l'accouchement par le forceps (tête engagée, primipares) ou par la version (tête mobile, multipares) après avoir au préalable, si possible, refoulé le cordon.

Quand la tête est mobile au détroit supérieur, il faut

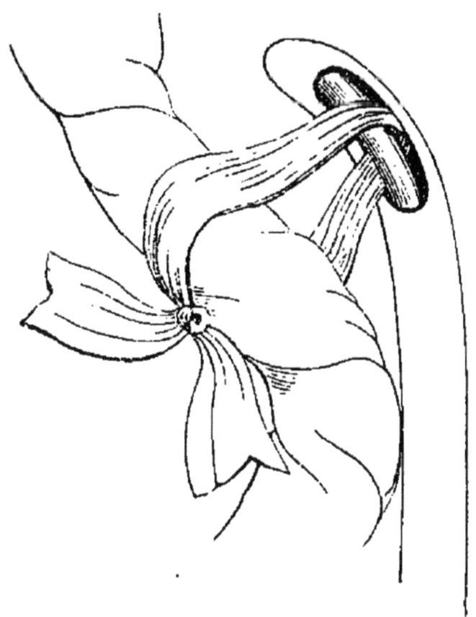

Fig. 151. — Manière de saisir le cordon pour l'entrainer avec la sonde dans l'utérus. Procédé Dudan pour la réduction du cordon ombilical.

profiter de l'absence d'une contraction pour porter le cordon dans l'utérus au-dessus de la tête, et l'y maintenir jusqu'à ce qu'il se produise une contraction nouvelle qui, engageant la tête, empêchera le cordon de redescendre.

En général le meilleur mode de refoulement du cordon est le refoulement manuel ; cependant il est bon de connaître certains dispositifs de fortune faciles à improviser avec des instruments courants et qui pourront faciliter la reposition du cordon. *Dudan* par exemple se sert d'une sonde en gomme, munie de son mandrin (fig. 151 et 152); on engage le milieu d'un ruban dans l'œil de la sonde, et on pousse le mandrin jusqu'au bout à travers l'anse ainsi formée. Le cordon est ensuite fixé à la sonde par les deux chefs du ruban, puis, guidant l'instrument sur deux doigts, on le pousse aussi loin que possible dans l'utérus pendant l'absence

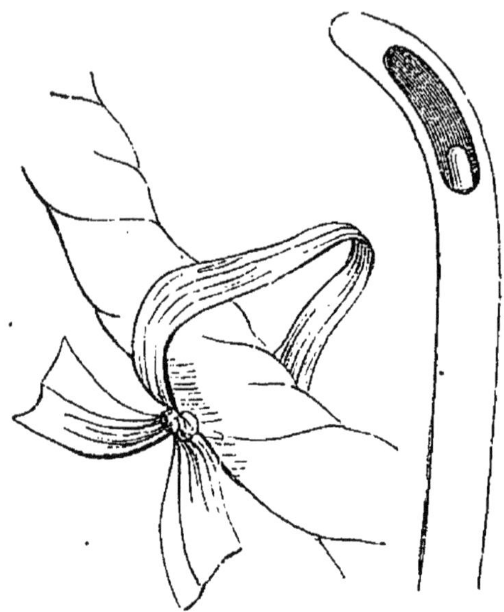

Fig. 152. — Retrait du mandrin de la sonde pour abandonner l'anse du cordon une fois réduite.

d'une contraction. Quand la tête est engagée au détroit supérieur, en retirant le mandrin, l'anse de ruban devient libre et on l'abandonne dans l'utérus ainsi que le cordon, on retire ensuite la sonde.

Le Dr Charpentier a modifié ce procédé de la façon suivante : à une bougie flexible à bout olivaire, il attache sans compression le cordon par un fil de soie mouillé, porte le tout dans l'utérus et l'y laisse. Ce procédé, outre l'avantage de sa simplicité, possède encore celui d'exciter les contractions de la matrice et de provoquer la terminaison rapide de l'accouchement. On ne se servira bien entendu que de matières *aseptiques*.

Si ces manœuvres ne réussissaient pas, ce qu'il y aurait de mieux à faire, c'est pendant que la tête est encore mobile, d'aller chercher les pieds du fœtus et de terminer l'accouchement par la version.

Quand la tête a déjà perdu toute mobilité au moment où l'on constate la procidence, si les manœuvres de réduction échouent, il faut appliquer le forceps, en se conformant aux règles formulées par le professeur Pinard, et qui consistent à introduire profondément la main directrice jusqu'à l'oreille du fœtus, et à n'appliquer la cuiller de l'instrument que sur une région complètement explorée au préalable, pour être bien sûr de ne pas saisir le cordon en même temps que la tête.

Enfin si les membranes sont rompues, si la dilatation du col *est incomplète*, si les tentatives de réduction ont échoué, il reste deux ressources : si la tête n'est pas engagée, on peut introduire dans l'utérus un ballon qui aura pour double effet de ménager le cordon et de hâter la dilatation c'est-à-dire le moment où on pourra terminer l'accouchement. Si la tête est engagée on tentera pendant les contractions utérines de protéger le cordon contre la compression par un ou deux doigts formant attelles ; dans l'intervalle des contractions on hâtera la dilatation du col par un des procédés manuels, la méthode bimanuelle de Bonnaire par exemple.

CINQUIÈME PARTIE

Opérations obstétricales

Avant d'entrer en matière sur ce sujet si important, nous croyons devoir rappeler aux jeunes praticiens ce principe qui doit dominer toute l'obstétrique :

« Tant que les phénomènes d'un accouchement (contractions, dilatation, mouvements mécaniques du fœtus, etc.), se succèdent régulièrement *quelle que soit leur lenteur*, et qu'il n'y a d'accidents reconnaissables ni du côté de la mère, ni du côté de l'enfant, le devoir de l'accoucheur, *c'est la patience.*

« *On ne doit jamais intervenir sans une indication formelle.*

« *Mais dès que cette indication se présente, il faut la remplir sans temporisation,* n'oubliant pas que dans les accouchements, tel mode d'intervention, pouvant sauver deux êtres, est facile actuellement, et deviendra, dans quelques heures, inefficace, dangereux ou impossible (Pajot).

VERSION

La version est une opération par laquelle on se propose de ramener au détroit supérieur l'une ou l'autre des extrémités du fœtus : de là, deux sortes de versions, la *version céphalique* et la *version podalique ou pel-*

vienne. Ce résultat peut être obtenu, soit par des *manœuvres externes*, soit par des *manœuvres internes*.

Il se trouve que la version par manœuvres externes est le plus souvent une version céphalique c'est-à-dire ramenant en bas la tête du fœtus, et que la version par manœuvres internes est presque exclusivement une version podalique c'est-à-dire amenant au détroit supérieur le siège du fœtus.

Version céphalique par manœuvres externes. — Depuis Hippocrate jusqu'au XVIIe siècle, il n'est pas question de ce genre de version, et l'on ne saurait s'en étonner, puisque le palper abdominal, qui seul peut fournir des renseignements exacts sur la situation des extrémités de l'ovoïde fœtal, n'était alors pratiqué que pour apprécier le volume, la forme, la consistance et la direction de l'organe gestateur.

Il nous faut arriver au XIXe siècle, à Wigand d'abord (1812), puis à Mattéi (1856) et enfin à Tarnier et à ses élèves, Pinard surtout (de 1868 à 1878) pour voir la palpation du ventre, intelligemment employée au diagnostic de l'attitude du fœtus et par suite la version par manœuvres externes prendre définitivement rang dans la pratique obstétricale.

L'*indication* principale de la version par manœuvres externes est la *présentation du tronc* dans les derniers mois de la grossesse; elle est également indiquée pour la majorité des accoucheurs et pour nous, dans la *présentation du siège*.

On y aura donc recours toutes les fois, qu'après le huitième mois, la tête occupera l'une ou l'autre des fosses iliaques (Pinard) ; on pourra la tenter encore au début du travail, avant la rupture des membranes, mais les chances de réussite seront dans ce cas beaucoup moins considérables.

Pour que les manœuvres réussissent, il faut que l'utérus soit peu irritable et ne réagisse pas trop contre la main qui opère, et que le fœtus soit assez mobile pour être déplacé, ce qui se présente d'ordinaire à la fin du huitième mois ou au début du neuvième ; mais il est à remarquer que la mobilité du fœtus diminue en général à mesure que l'on approche du terme de la grossesse.

Manuel opératoire. — Le rectum et la vessie doivent être préalablement vidés, puis on fait mettre la femme dans la position du palper, c'est-à-dire dans le décubitus dorsal, sur le bord droit du lit, couchée aussi horizontalement que possible, la tête reposant sur un seul oreiller, les bras le long du tronc, et les jambes étendues sans efforts, seulement un peu écartées l'une de l'autre. La flexion des cuisses sur le bassin est plus nuisible qu'utile.

S'il s'agit d'une *présentation du tronc,* l'opérateur placera ses mains comme l'indique la figure 153, l'une sur l'extrémité céphalique et l'autre sur l'extrémité pelvienne, puis par une pression lente et soutenue exercée en sens inverse sur l'une et l'autre extrémité, il ramènera les deux pôles fœtaux sur la ligne médiane le pelvis en haut et la tête en regard du détroit supérieur.

S'il s'agit d'une présentation du *siège,* les mains seront placées comme l'indique la fig. 154, et par une manœuvre semblable, c'est-à-dire en exerçant des pressions en sens inverse, l'opérateur cherchera à ramener la tête en bas, en même temps qu'il repoussera le siège en haut vers le fond de l'utérus. Dans la présentation du siège, il sera parfois nécessaire de mobiliser le fœtus en déplaçant soit la tête engagée sous les côtes, soit le siège, en le soulevant à l'aide d'un doigt introduit dans le vagin, pendant que l'on exerce des pressions sur la tête avec l'autre main; ou mieux encore, lorsque la chose est possible, en faisant soulever le siège par un aide qui, après avoir introduit deux doigts dans le vagin, exerce avec douceur une pression de bas en

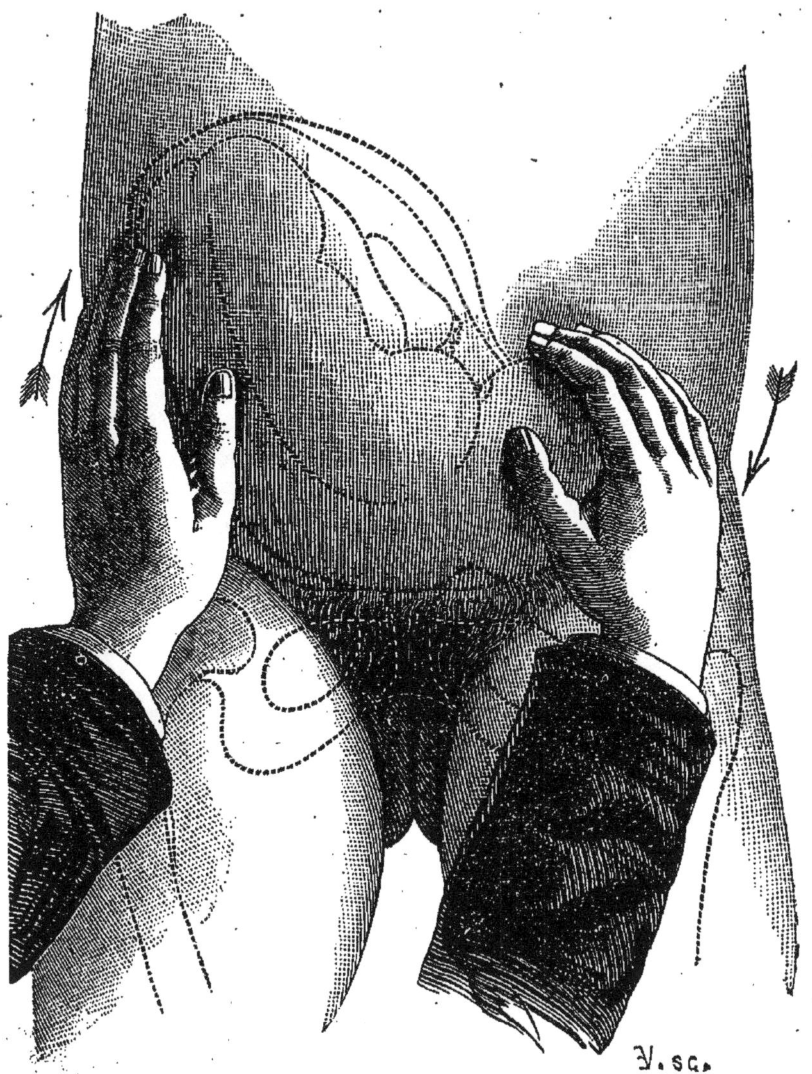

Fig. 153. — Position des mains et direction des pressions, pour ramener la tête sur le détroit supérieur, à la place de l'épaule droite (professeur Pinard).

haut sur la présentation, ce qui conserve à l'opérateur l'usage de ses deux mains.

Lorsque la tête aura été ramenée au détroit supé-

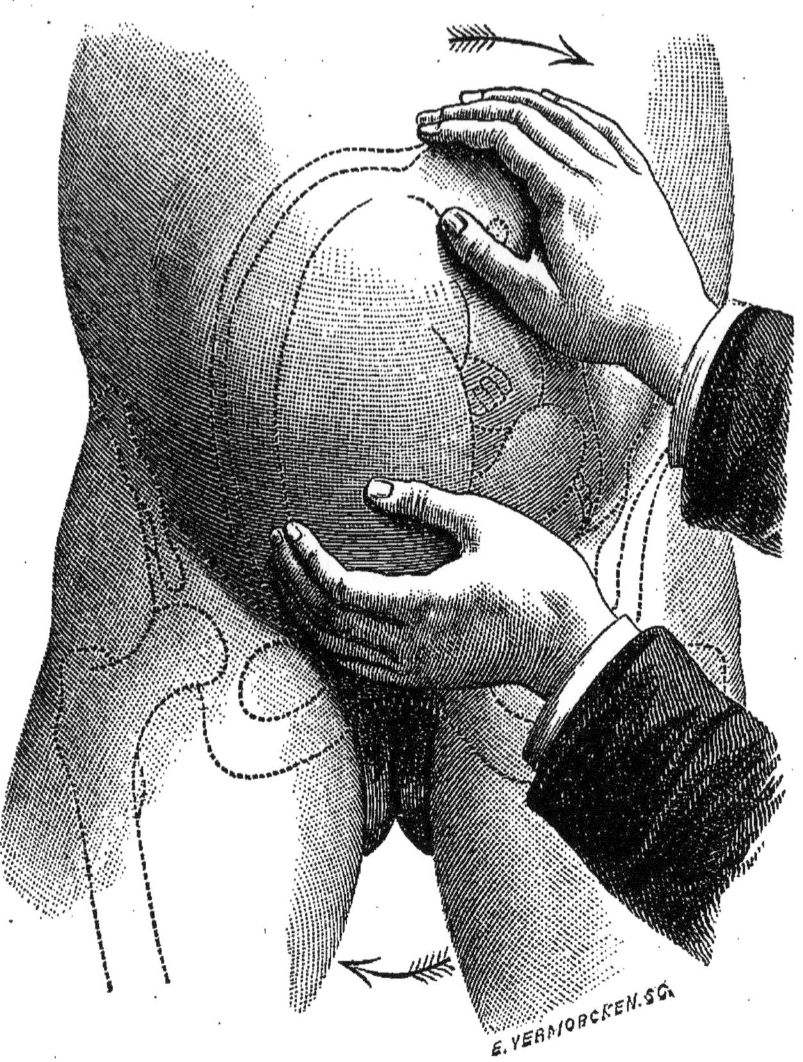

Fig. 154. — Position des mains et direction des pressions pour ramener la tête en bas à la place du siège (Pinard).

rieur, il faudra l'y fixer et ce n'est pas la moindre difficulté de la version par manœuvres externes. En général plus la version par manœuvres externes aura été facile à réaliser, plus aussi elle sera difficile à maintenir.

Pour maintenir la réduction de la tête, le meilleur

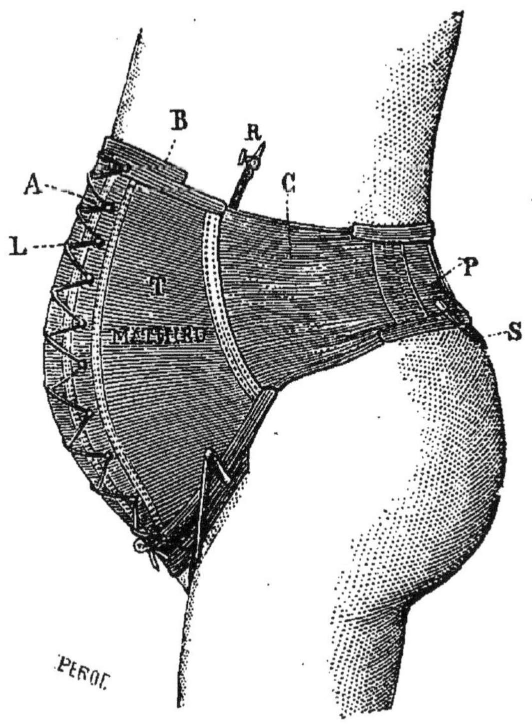

Fig. 155. — Ceinture *eutocique* de M. Pinard mise en place.

P, Pièce postérieure qui porte les boucles des courroies. — S, Point de départ du sous-cuisse gauche en arrière. — A, Crochets. — L, Lacets. — S, Point d'attache antérieur du sous-cuisse gauche. — T, Pièce en coutil. — C, Pièce en tissu élastique. — B, Coussinet en flanelle, antérieur. — R, Tube à robinet du coussinet à air gauche.

moyen, sans contredit, est l'application de la ceinture spéciale imaginée par le professeur Pinard (fig. 155-156) ; malheureusement cette ceinture n'est pas toujours bien supportée et, dans certains cas, on devra se contenter de l'application d'un bandage muni de cous-

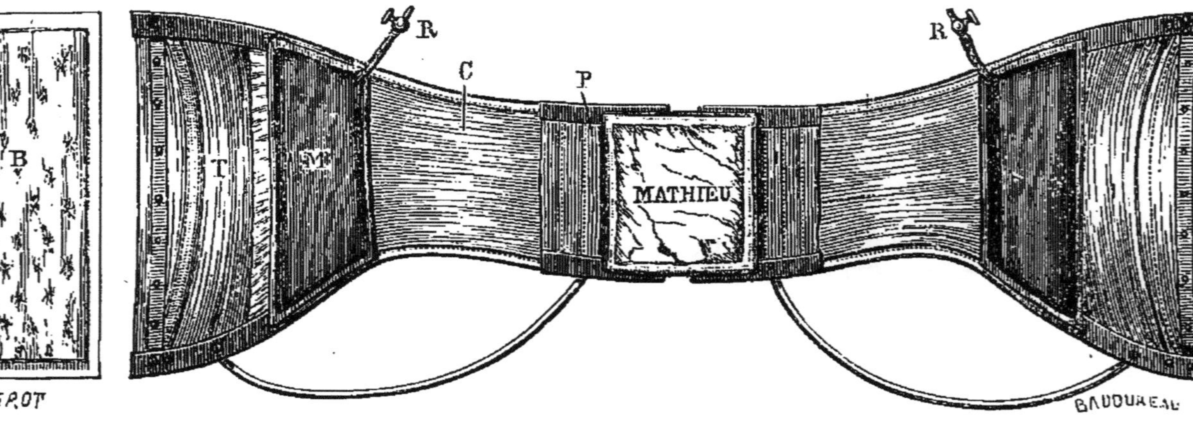

Fig. 156. — Ceinture *eutocique* de M. Pinard, étalée et montrant sa face interne.

P, Pièces postérieures. — T, Pièces antérieures, toutes quatre en coutil et renforcées par de légères baleines. — C, Côtés en tissu élastique, réunis aux pièces en coutil. — B, Coussinets en flanelle pour protéger la peau contre l'action des boucles en arrière et des lacets en avant. — M, Coussinets à air pour soutenir mieux les parois latérales du ventre, au besoin. — R, Tubes à robinets pour les insuffler. — S, Sous-cuisses.

sins latéraux destinés à s'appliquer sur les parties latérales de l'abdomen, et à maintenir vertical l'axe de l'ovoïde fœtal.

Dans tous les cas, il y aura lieu d'examiner fréquemment la femme jusqu'à son accouchement et de constater le maintien de la réduction.

Dans le cas où la version céphalique tentée au début du travail aurait réussi, il faudrait s'empresser également de mettre une ceinture pour permettre l'engagement de la tête et en assurer la fixité.

Version par manœuvres internes. — La version *céphalique* par manœuvres internes a surtout été pratiquée par les anciens accoucheurs qui n'en connaissaient pas d'autres ; elle est aujourd'hui abandonnée. Elle consistait à aller chercher la tête à l'aide de la main introduite dans l'utérus et à l'attirer jusqu'au détroit supérieur. La manœuvre en était difficile et elle devait échouer souvent.

Version podalique ou pelvienne. — Ce n'est guère que depuis Mauriceau, en 1668, que la version pelvienne remplaça la version céphalique. Cette opération consiste à aller chercher les pieds de l'enfant avec la main introduite tout entière dans la matrice et à ramener au détroit supérieur l'extrémité pelvienne du fœtus.

Indications. — La présentation du tronc est l'indication la plus fréquente de la version, mais elle est également indiquée toutes les fois qu'un accident grave (hémorragie, éclampsie, rupture utérine, procidence du cordon, etc.) menace la vie de la mère ou de l'enfant, et alors même qu'il y a présentation du sommet, pourvu que celui-ci soit mobile au détroit supérieur, à plus forte raison s'il s'agit d'une présentation de la face.

Lorsque, dans un bassin normal, le sommet se présente franchement au détroit supérieur, on peut hésiter entre le forceps et la version. Lorsque les membranes ne sont pas rompues depuis longtemps, quand l'utérus contient encore du liquide, la version est d'ordinaire plus facile et plus rapide que le forceps au détroit supérieur ; mais d'une façon générale, elle sauvegarde moins les intérêts de l'enfant ; il appartient, dans ce cas, à l'accoucheur de régler sa conduite suivant les circonstances et la nature des accidents.

D'une façon générale, on préfèrera la version chez les multipares, on en sera plus avare chez les primipares en raison du défaut de souplesse des parties molles, susceptibles de retarder le passage de la tête dernière.

La version, comme nous l'avons dit, peut être également indiquée dans les rétrécissements du bassin, surtout quand le fœtus n'est pas à terme et, dans certaines formes de viciations pelviennes, le bassin oblique ovalaire, par exemple, lorsque l'occiput ne se trouve pas en rapport avec la partie large du bassin.

Conditions nécessaires. — Il est *quatre* conditions sans lesquelles la version podalique ne peut être entreprise avec espoir de succès.

1. Il ne faut pas qu'il y ait de disproportion trop sensible entre le volume du fœtus et les diamètres du bassin, soit que cette disproportion vienne du fœtus seul, comme dans le cas d'hydrocéphalie, soit qu'elle vienne de la mère seule, comme dans le cas d'étroitesse du bassin.

2. Il faut que le col soit totalement dilaté ou, pour le moins, dilatable. On reconnaît, dit le professeur Pinard, que le col utérin est doué de *dilatabilité,* quand on en sent les lèvres épaisses, mais molles et extrêmement souples, et quand en pressant sur leur circonférence, avec la pulpe du doigt, on les dilate avec une grande facilité, comme on le ferait pour un ruban de caoutchouc, au point de les amener en contact simultané avec les différents points des parois de l'ex-

cavation. Or, cette dilatabilité se rencontre surtout quand l'orifice a été préalablement dilaté par la poche des eaux ; — celle-ci rompue, si la partie fœtale ne descend pas pour maintenir l'orifice ouvert, il se resserre, mais en restant *dilatable*.

3. Il ne faut pas que la tête soit engagée dans l'excavation ; la version est cependant possible lorsque la présentation n'est que peu engagée et peut être refoulée avec facilité ; employer la force pour repousser la tête, c'est s'exposer à une rupture utérine.

4. La rétraction de l'utérus par suite de l'écoulement total, et produit depuis longtemps, du liquide amniotique, ou bien par suite de l'administration intempestive de seigle ergoté, est encore une contre-indication de la version. On sent dans ce cas qu'il serait impossible d'introduire la main dans la matrice ou de faire évoluer le fœtus sans violence. Une rupture utérine pouvant être la conséquence de manœuvres semblables, il faudra s'en abstenir avec soin.

Du reste, il ne faut pas perdre de vue que, plus il y aura d'eau dans l'utérus, au moment où l'on entreprendra la version, plus on aura de facilité à aller à la rencontre des pieds du fœtus et à faire faire à celui-ci sa culbute.

Soins préliminaires.

L'opération décidée, et après en avoir fait comprendre à la femme la nécessité urgente ainsi qu'à son entourage, on s'occupe des soins préliminaires indispensables.

On prépare ce qu'il faut : 1° pour ranimer l'enfant s'il naît asphyxié (eau chaude, eau froide, eau-de-vie, plume avec ses barbes et tube laryngien) ; 2° pour couper, lier et panser le cordon ; 3° pour l'opération elle-même (vaseline antiseptique, lacs, plusieurs serviettes de linge fin et à demi usé).

Cela fait, la femme, dont le rectum et la vessie auront dû être préalablement vidés, sera placée en position obstétricale, la tête légèrement soulevée par un oreiller, pendant que le siège, qui doit dépasser le bord du lit, est lui-même relevé par un drap replié plusieurs fois sur lui-même. On glissera en outre, entre les deux matelas, une rallonge de table, une planche, ou tout simplement un gros registre, de façon à former un plan résistant. Il *faut*, en effet, pour que l'opérateur ait toute liberté de manœuvre, *que la vulve soit complètement en dehors du lit et que le sacrum soit tenu un peu relevé.* Les membres inférieurs recouverts chacun d'un drap, pour ménager autant que possible la pudeur de la femme, et surtout éviter son refroidissement, sont modérément fléchis, les pieds appuyés sur les genoux de deux aides assis en dehors vis-à-vis l'un de l'autre.

De la main qui regarde la tête de la femme, ils tiennent la cuisse en abduction, et, de l'autre, le pied solidement appuyé sur leur genou. Le drap qui recouvre chaque membre et qui pend jusqu'à terre, par devant les jambes de ces deux aides, préserve ceux-ci suffisamment de toute souillure. En outre, pour que les liquides, qui vont s'échapper de la vulve, ne salissent pas le lit et n'éclaboussent pas l'accoucheur, on a eu soin de garnir le plan latéral du lit avec une toile cirée recouverte d'une alèze dont l'extrémité inférieure forme sur le sol une masse de plis irréguliers. On peut également disposer au-dessous de la vulve un réservoir, mais il est important que les dimensions n'en soient pas telles qu'elles puissent gêner l'accoucheur.

On procédera ensuite à une toilette minutieuse de la région vulvaire et du vagin : brossage au savon, abrasion des poils, lavage à l'alcool et au sublimé de la vulve et des régions voisines, asepsie minutieuse du vagin dont on frottera toute la surface avec deux doigts, pendant qu'on fera une abondante irrigation vaginale antiseptique.

La femme sera ensuite soumise à l'anesthésie chloroformique sous la surveillance d'un confrère, et maintenue dans le sommeil pendant toute la durée de l'opération. Dans le cas assez fréquent où l'on se trouverait dans l'impossibilité de recourir à l'assistance d'un confrère, l'accoucheur pourrait administrer le chloroforme lui-même, jusqu'à production de l'anesthésie chirurgicale, puis en suspendre l'administration, pour procéder à l'opération tout en surveillant attentivement la femme.

La parturiente, il est vrai, reviendra bientôt peu à peu à la sensibilité, mais souvent l'opération aura pu être achevée sans qu'elle s'en doute, ou tout au moins les sensations douloureuses sont beaucoup moins vives.

La femme et les aides étant ainsi disposés, l'accoucheur, protégé par un grand tablier, une chemise de nuit, ou à défaut par une nappe fixée autour du cou et tombant jusqu'à terre, les manches de sa chemise relevées au-dessus du coude, le plus haut possible, procédera à une antisepsie rigoureuse de ses mains et de ses avant-bras. Il conservera à sa portée une cuvette contenant du sublimé, pour pouvoir y passer ses mains toutes les fois que cela sera nécessaire, puis après avoir de nouveau vérifié la présentation et la position, il graissera le dos de la main qui va opérer, le poignet et l'avant-bras de vaseline aseptique.

Choix de la main. — Mais de quelle main va-t-on se servir? S'il s'agit d'une présentation du sommet — ou de la face, et que le diagnostic de la position soit bien fixé, la règle classique est la suivante :

Occiput à gauche, main gauche; occiput à droite, main droite. — Il y a en effet tout avantage, *dans le cas de présentation du sommet ou de la face, à introduire dans l'utérus,* pour faire la version, *la main dont* *la paume regarde naturellement le plan antérieur du fœtus.* — Mais s'il s'agit d'une présentation de l'épaule on peut, au contraire, hésiter Car, bien que la règle générale ait été ainsi formulée : *Epaule droite, main droite ; épaule gauche, main gauche*, il sera souvent avantageux de se servir de la main droite dans certaine position de l'épaule gauche, et *vice versa.*

Nous dirons plus, il faudra se servir de préférence de la main *gauche* dans la position acromio-iliaque droite de l'épaule droite, et de la main droite dans la position acromio-iliaque gauche de l'épaule gauche, et cela pour éviter les mouvements de pronation ou de supination exagérés de la main qui va saisir les pieds. En résumé : dans les présentations de l'épaule, il conviendra de *choisir la main dont la face palmaire regarde les pieds du fœtus.*

Dans les cas où la position n'aurait pu être sûrement déterminée, on se servirait de la main la plus forte et la plus exercée ; on agirait de même, du reste, dans le cas où l'une des mains serait beaucoup plus faible ou plus malhabile que l'autre.

Règles de la version.

Il y a trois temps distincts dans la version : 1° l'introduction de la main dans l'utérus et la saisie des pieds ; 2° l'évolution du fœtus ; 3° l'extraction.

Premier temps. Introduction de la main. — La main que l'on doit introduire dans les parties génitales et qui a été graissée, comme nous l'avons dit, est disposée en cône avant d'être présentée à la vulve, et engagée dans celle-ci par pression combinée à de petits mouvements de rotation. Si la femme est primipare, la main peut trouver, à franchir l'orifice vaginal, une certaine difficulté, tenant à une réaction spasmodique du constricteur de la vulve ; dans ce cas, il faut savoir attendre quelques secondes et bientôt on sentira que la résistance est vaincue et que l'on peut continuer de faire cheminer la main vers l'orifice utérin, ce que l'on aura soin de faire en faisant suivre à la main la courbure de l'excavation. Mais dès qu'on a franchi l'orifice vul-

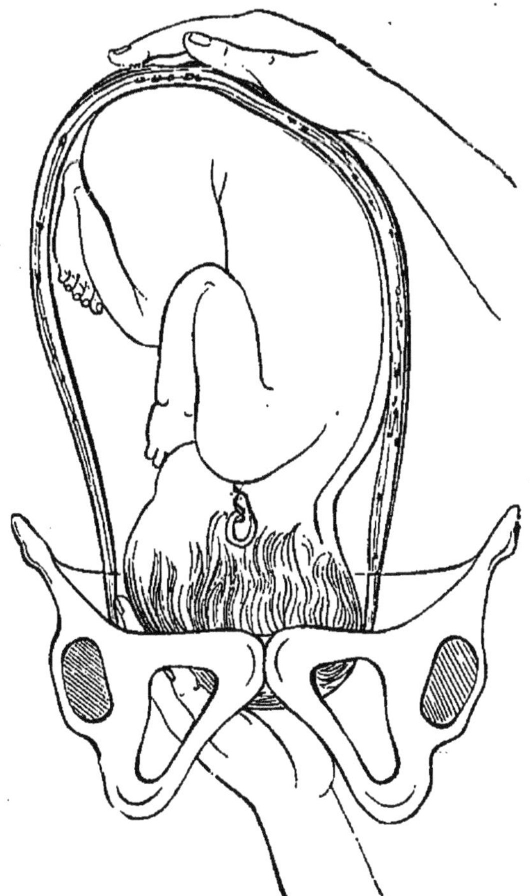

Fig. 157. — Premier temps de la version pelvienne. Introduction de la main.

vaire, il faut, avant d'aller plus avant, *porter l'autre main sur le fond de l'utérus,* pour bien soutenir cet organe, l'empêcher de fuir et rapprocher un peu, en même temps, les pieds du fœtus de la main qui va à leur recherche. Ce placement d'une main sur le fond de la matrice, pendant la durée, non seulement du premier temps de l'opération, mais encore du second, est, remarquons-le bien, un précepte de la plus haute importance et qu'il ne faut jamais oublier de mettre en pratique, sous peine d'exposer le vagin et l'utérus à une déchirure grave.

Arrivée au niveau de l'orifice utérin, la main pénètre doucement dans l'utérus, après avoir rompu les membranes, si elles ne le sont pas encore.

On profite d'un repos de l'organe, c'est-à-dire de l'intervalle de deux contractions pour faire franchir successivement à la main, la vulve, le vagin et le col ; on agit lentement, avec douceur, mais aussi sans hésitation et sans tâtonnement, en ayant soin d'abaisser de plus en plus le coude à mesure que l'on pénètre plus profondément dans l'utérus, surtout dans les positions dorso-postérieures, où il faut aller chercher les pieds tout à fait en avant.

Le col franchi, après avoir refoulé doucement la partie fœtale qui se présente pour se frayer un chemin soit en avant, soit en arrière du tronc du fœtus, suivant que la position est *dorso-antérieure* ou *dorso-postérieure*, la main doit progresser franchement dans la direction connue des pieds ; s'il survient une contraction, l'opérateur s'arrête et tient la main immobile et à plat ; dès que la contraction est passée, il poursuit ses recherches pendant le relâchement de l'utérus.

On a dit que si les membranes étaient encore intactes quand on se décide à faire la version pelvienne, il fallait glisser la main entre elles et l'utérus, pour ne les perforer que plus haut, au moment où l'on sentirait les pieds sous ses doigts (Peu).

Sans doute, en agissant ainsi on empêche une trop grande déperdition de liquide, on conserve à la main qui opère une grande liberté de mouvements et on peut faciliter l'évolution du fœtus, mais on peut aussi décoller le placenta, exercer sur les membranes et le placenta des tiraillements, en même temps que la saisie

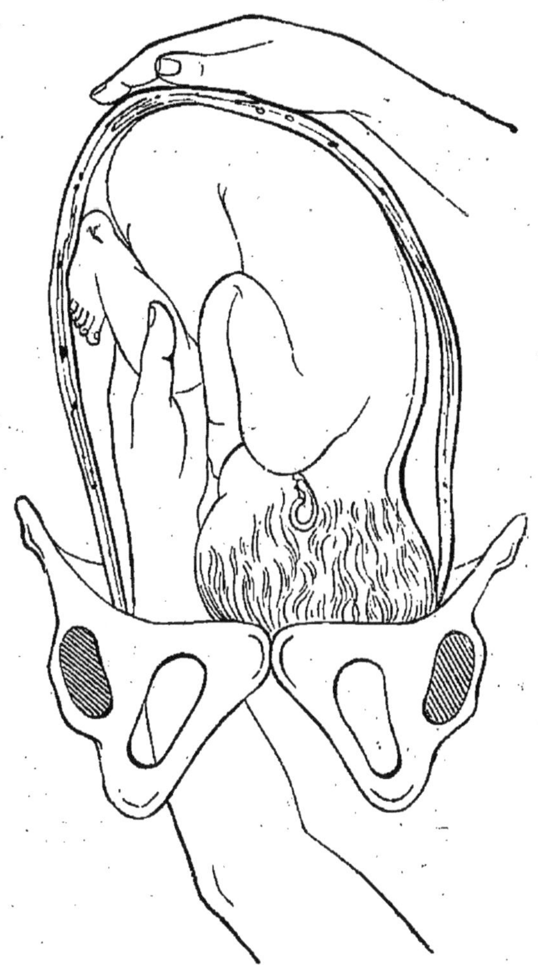

Fig. 158. — Main cherchant à saisir les pieds au fond de l'utérus.

du pied est rendue plus difficile. Les avantages hypothétiques de cette méthode ne compensent pas ses inconvénients et ses dangers, d'autant plus que, si après avoir rompu tout simplement la poche des eaux au centre même de l'orifice, on prend la précaution de pousser de suite la main vers les pieds du fœtus, l'avant-bras, grâce à sa conicité, vient obstruer l'orifice utérin et le vagin, et s'opposer à l'écoulement trop abondant du liquide amniotique.

Lorsque la main est arrivée au fond de l'utérus (fig. 158), les doigts doivent se promener doucement et chercher les pieds que l'on rencontre facilement d'ordinaire, lorsqu'on s'est bien orienté dès le début.

Les anciens accoucheurs conseillaient de saisir, autant que possible, les deux pieds à la fois, mais à défaut, de se contenter d'un seul ou même d'un genou, sans attacher grande importance à ce que le membre ainsi saisi se trouvât antérieur ou postérieur après sa sortie. De même pour la saisie du membre pelvien, ils tenaient peu de compte des règles précises formulées par quelques-uns : « *On saisit ce qu'on peut, on le saisit comme on peut, pourvu qu'on le saisisse solidement* », disait le professeur Pajot dans son langage synthétique.

« Il n'y a pas, disait P. Dubois, à se préoccuper de passer par tous les temps indiqués dans les auteurs classiques ; il faut seulement, même quand un bras du fœtus est dans le vagin, engager sa main en rasant la face concave du sacrum, la glisser avec douceur, dans un moment de calme, dans le col et de là dans la cavité utérine, jusqu'au fond même de cette cavité, et, là, chercher *de suite* du bout des doigts une extrémité inférieure quelconque du fœtus, les deux à la fois, si c'est possible, pour les attirer au dehors ; car, il *est important de ne pas trop frotter de la main la face interne de la matrice* de peur de pousser celle-ci à des contractions exagérées qui gêneraient énormément l'opérateur. »

La majorité des accoucheurs actuels se contentent d'un seul pied, ce qui présente l'avantage, ainsi que le fait remarquer Kilian, de permettre au siège, en lui laissant un volume plus considérable, de mieux dilater le canal utéro-vagino-vulvaire et de faciliter ainsi l'extraction du tronc et de la tête.

Il n'est pas indifférent non plus de saisir l'un ou l'autre pied ; le pied qu'il faut s'efforcer de saisir est celui qui se trouvera en avant une fois l'évolution faite ; celui-là permettra des tractions efficaces et l'on ne risquera pas de voir la fesse et la région trochantérienne du fœtus s'arc-bouter sur la branche horizontale du pubis, comme cela pourrait se produire en exerçant des tractions sur le pied postérieur.

Le pied qu'il faudra saisir, *le bon pied*, sera donc[1] :

1° Dans les présentations de l'extrémité céphalique, le pied du nom opposé au côté vers lequel est tourné l'occiput ; occiput à gauche, pied *droit* ; occiput à droite, pied *gauche*.

2° *a*. Dans les présentations du tronc *dorso-antérieures*, le pied de *même nom* que l'épaule ;

Epaule droite en A. I. G. — pied droit ;

Epaule gauche en A. I. D. — pied gauche.

b. Dans les présentations du tronc *dorso-postérieures*, le pied de *nom contraire* à l'épaule ;

Epaule droite en A. I. D. — pied gauche ;

Epaule gauche en A. I. G. — pied droit.

Pour différencier le pied droit du pied gauche, il suffira, comme nous l'avons dit, de reconnaître la situation du talon et des orteils, et de suivre le bord interne du pied, facilement reconnaissable à sa plus grande épaisseur et à la présence du gros orteil.

On évitera de confondre une main avec un pied, celui-ci forme avec le membre un angle droit ; la main, au contraire, est dans l'axe du membre et ne présente pas de saillie qui puisse être comparée au talon.

1. Voir pour plus de détails le texte de M. H. Varnier et les remarquables figures du professeur L.-H. Farabeuf, dans l'*Introduction à l'étude clinique et pratique des accouchements*, Paris.

On saisira, autant que possible, le pied entre deux doigts ; l'un embrassant le cou de pied, l'autre le talon; si on ne pouvait y réussir, on le prendrait comme on pourrait, mais le plus solidement possible, et, après l'avoir abaissé, on rectifierait la prise.

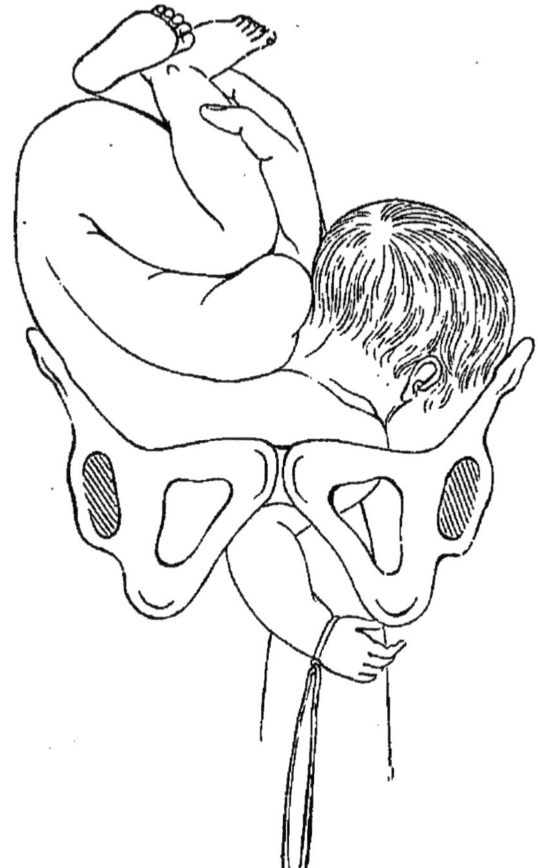

Fig. 159. — Lacs appliqués sur le bras procident.

Difficultés du premier temps. — La résistance de la vulve sera d'ordinaire facilement vaincue en procédant avec douceur et patience et surtout sous l'influence de la résolution chloroformique.

Si le cordon est procident, on le remonte dans l'utérus, en même temps que l'on introduit la main, et on l'y abandonne le plus haut possible.

Lorsqu'il y a issue d'une main dans le vagin, il faut se garder de vouloir la repousser dans la cavité utérine; non seulement cela n'offre aucun avantage, mais il peut y avoir même, dans certains cas, intérêt à défléchir un bras non procident, autant pour fixer d'une manière absolue le diagnostic de la position, que pour être certain que ce bras ne se relèvera pas pendant l'extraction. Il faut donc placer sur le poignet un lacs qui servira à le maintenir et à l'empêcher de remonter sur le côté de la tête; ce lacs sera confié à un aide qui le tiendra, mais modérément, de façon que le bras puisse suivre le mouvement de l'épaule, qui remonte vers le fond de l'utérus pendant le temps d'évolution; par ce moyen, le bras reste sûrement accolé au tronc. S'il y avait procidence des deux bras, on placerait un lacs sur chaque poignet. On aura avantage à se servir comme lacs d'une mèche de lampe, plate, soigneusement stérilisée ou encore d'une mèche cylindrique à briquet.

L'issue de la main dans le vagin n'est donc qu'un épiphénomène insignifiant dans la présentation de l'épaule, mais il n'en est plus de même quand tout le bras pend au dehors de la vulve; car il faut évidemment, pour qu'il y ait une telle procidence du bras, que l'épaule soit très fortement enclavée dans l'excavation et que l'utérus, tout à fait vide d'eau, soit complètement rétracté. Or, dans de telles conditions, la version est une opération presque impossible. Le fœtus, du reste, a presque toujours succombé. Dans le cas, très exceptionnel, où il serait encore vivant et la mère non menacée, on pourrait tenter de vaincre la rétraction utérine par l'administration du chloroforme.

Si ces moyens restent inefficaces, ou si la mère court quelques dangers du fait de la prolongation du travail, il faut recourir à l'embryotomie. Vouloir effectuer la version dans de pareilles conditions, en y employant la violence, ce serait exposer la femme à une rupture utérine presque certaine.

Les résistances rencontrées au niveau du col peuvent tenir à une dilatation incomplète. La dilatation incomplète est, nous l'avons dit, une contre-indication de la version ; il peut, cependant, se présenter des cas où, la dilatation étant insuffisante pour laisser passer le fœtus, mais cependant assez considérable pour laisser passer la main, il y a urgence de changer la présentation du fœtus ; on pourra, dans ces cas, introduire la main, faire évoluer le fœtus, mais on ne procédera à l'extraction que lorsque la dilatation sera complète.

Dans certains cas la main ayant facilement cheminé à travers le vagin, à travers le col, à travers le segment inférieur même, est arrêtée au moment où elle va pénétrer dans le corps utérin proprement dit, par un rebord épais, annulaire (anneau dit de Bandl) qui est l'indice d'une rétraction utérine totale très marquée; dans certains cas cette rétraction est telle que toute progression de la main est impossible ; elle constitue dans ces conditions une contre-indication à continuer; dans d'autres cas elle rend simplement l'accès de la cavité utérine difficile; il faudra alors faire une dilatation progressive de l'anneau de rétraction, avancer prudemment dans la cavité utérine également rétractée et aller au pied le plus proche, quel qu'il soit [1].

Dans le cas d'insertion vicieuse du placenta, on décollera le placenta du côté où il paraîtra le moins épais ; on atteindra les membranes et on pénétrera dans l'œuf.

Dans la recherche des pieds, on ne réussit pas tou-

1. Pour tout ce qui concerne les difficultés de la version, cf. Guérin-Valmab, Thèse, Montpellier, 1897 et Chéron, Thèse, Paris, 1899, sur les difficultés causées par l'anneau de Bandl.

jours à saisir le *bon* et, dans ce cas, il faut se contenter du mauvais, que l'on transformera ultérieurement, au moment de l'extraction, en pied antérieur, en imprimant au fœtus un mouvement de rotation comme nous aurons occasion de le dire à propos du troisième temps.

Dans les positions dorso-postérieures, il peut être, parfois, difficile d'atteindre les pieds qui se trouvent très en avant; il faut avoir soin, dans ces cas, d'aller jusqu'au fond de l'utérus, en enfonçant, si cela est nécessaire, le bras jusqu'au pli du coude dans les organes génitaux et surtout de recourber fortement l'avant-bras et le poignet en avant.

Dans ces circonstances, il peut être également favorable, au lieu d'aller directement chercher les pieds en suivant le plan antérieur du fœtus, de suivre son plan latéral et postérieur, de remonter ainsi jusqu'à la fesse, auprès de laquelle on trouvera les extrémités cherchées. Enfin dans ces cas où les pieds du fœtus sont fortement en avant il pourra être avantageux de faire coucher la femme sur un côté et d'accéder dans le vagin par derrière.

Si les pieds étaient trop difficiles à atteindre, on peut fort bien se contenter d'un genou.

Deuxième temps. — Évolution du fœtus. — Le pied, une fois bien saisi, on doit déplier lentement le membre en l'attirant vers l'orifice utérin et, à mesure qu'il descendra dans le vagin, les tractions seront dirigées en bas et en arrière, de façon à pelotonner le fœtus sur son plan antérieur. Pendant que le pied descend, la tête remonte vers le fond de l'utérus; la main, toujours appuyée sur le fond de l'organe, doit suivre l'évolution du fœtus. Ce temps, comme le précédent, doit être pratiqué dans l'intervalle des contractions.

Difficultés du deuxième temps. — Elles proviennent de l'absence du liquide amniotique et de la rétraction utérine, qui empêche le fœtus d'évoluer; ces difficultés étaient souvent la conséquence de l'administration du seigle. Elles s'observent plus rarement aujourd'hui, l'emploi de ce médicament étant sévèrement proscrit pendant le travail.

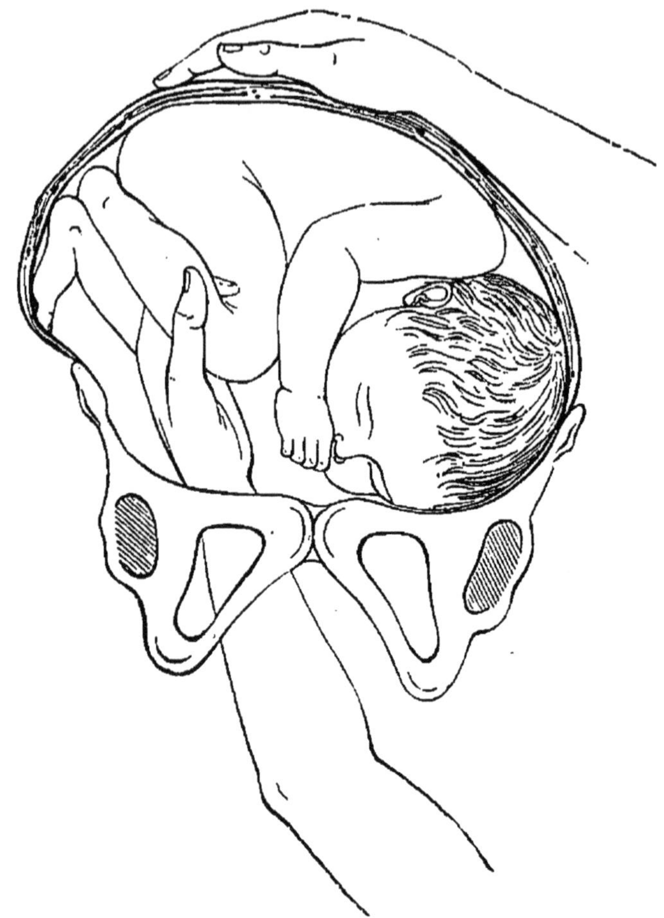

Fig. 160. — Deuxième temps de la version. Culbute forcée du fœtus.

Dans les cas ordinaires, on réussira souvent à produire l'évolution par des tractions lentes et soutenues; mais si l'utérus est fortement rétracté sur le fœtus, il faut se garder de tractions fortes qui pourraient amener la rupture de l'organe.

Il y a lieu, au point de vue des difficultés qu'on peut rencontrer dans l'évolution du fœtus du fait de la rétraction utérine, de bien distinguer entre les cas où tout le fœtus se trouve emprisonné au-dessus de l'anneau de rétraction et les cas où le segment inférieur est partiellement occupé par une partie fœtale, généralement la tête. Ces derniers cas sont les plus difficiles car si on réussit souvent à abaisser les pieds il arrive quelquefois que l'évolution ne s'ensuit pas, la tête fœtale étant empêchée de remonter par le rebord inférieur saillant et rétracté du corps utérin proprement dit qui agit comme un taquet. Pour obtenir facilement et sans danger l'évolution on recourra à la manœuvre imaginée par Budin et dite du *plan incliné*. On commence par appliquer un lacs sur le pied abaissé et on le confie à un aide en le priant de ne tirer qu'au commandement. Puis une main de l'opérateur va se glisser entre l'anneau et la tête de façon à ménager à celle-ci un plan incliné, grâce auquel elle évitera de buter contre le taquet ci-dessus décrit ; le plan incliné étant assuré par une main, l'autre main poussera directement la tête de bas en haut dans la direction convenable cependant que l'aide exercera par l'intermédiaire du lacs des tractions soutenues.

Troisième temps. – Extraction du fœtus. — Lorsque le pied, qu'on est allé chercher au fond de l'utérus, est hors de la vulve, pour en assurer la prise, on l'entoure d'un linge trempé dans un liquide antiseptique tiède, et on le saisit franchement, à pleine main, et non du bout des doigts ; puis, profitant maintenant des contractions utérines, on exerce des tractions modérées, dirigées en bas et en arrière, jusqu'à ce que le siège soit arrivé au bas de l'excavation et que la hanche antérieure apparaisse sous la symphyse ; à mesure que le membre inférieur apparaîtra, on remontera les mains peu à peu vers sa racine. Lorsque la hanche antérieure apparaît sous la symphyse, il faut changer la direction des tractions et tirer à peu près horizontalement, pour faire franchir le détroit inférieur à la hanche posté-

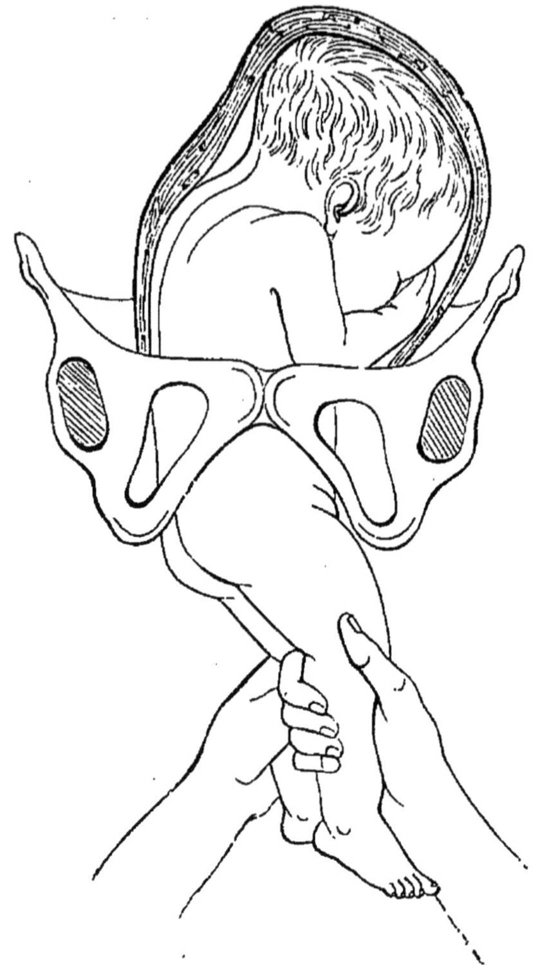

Fig. 161. — Troisième temps de la version. Extraction du fœtus.

rieure, puis progressivement en haut pour lui faire parcourir la gouttière périnéale ; à ce moment, le dégagement du membre postérieur se fait souvent spontanément, mais il peut arriver aussi que la cuisse reste relevée ; on pourra alors aider au dégagement en mettant le doigt dans l'aine postérieure.

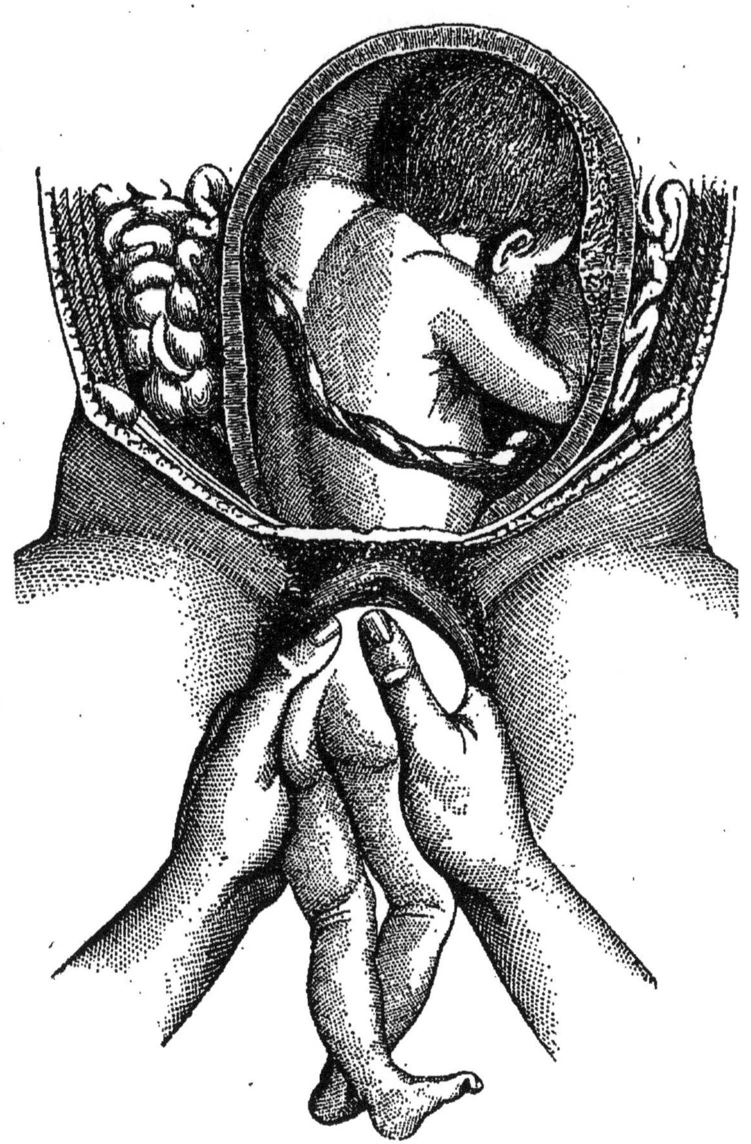

Fig. 162. — Dégagement des hanches.

Les deux membres inférieurs dégagés, on les enveloppe d'un linge et on les saisit ensemble au niveau de leur racine, et, dans aucun cas, les mains de l'accoucheur ne doivent dépasser le bassin du fœtus sous peine de léser quelqu'un des viscères abdominaux et en par-

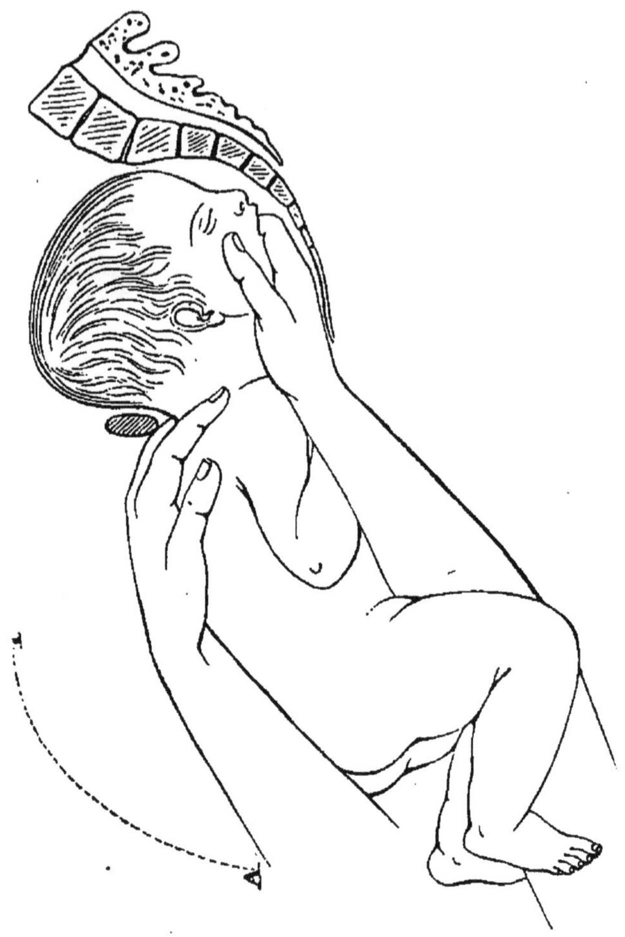

Fig. 163. — Dégagement de la tête par la manœuvre de Mauriceau.

ticulier le foie, qui, chez le nouveau-né, descend presque jusqu'à la crête iliaque.

Lorsque le siège a dépassé la vulve, il faut avec un ou deux doigts aller à la recherche du cordon, en attirer une anse au dehors, ce qui présentera le double avantage de pouvoir constater l'état de la circulation fœtale, et d'empêcher les tiraillements de la tige funiculaire, pendant la fin de l'extraction. — Si les battements du cordon sont forts et réguliers, les contractions utérines énergiques, et qu'il n'y ait pas d'indications pressantes du côté de la mère, on peut, à partir de ce moment, abandonner l'expulsion du tronc aux seules forces naturelles; dans tous les cas, on n'exercera de tractions que pendant les contractions, ce qui permettra d'éviter la déflexion des bras et de la tête.

Au contraire, si les battements du cordon sont ralentis, s'il y a quelque indication urgente du côté de la mère, il faudra terminer l'accouchement en faisant appuyer par les mains d'un aide sur le fond de l'utérus, pour suppléer en partie à la contraction absente. — Il faut tirer d'abord en bas, jusqu'à ce que l'épaule antérieure s'engage sous la symphyse, puis relever le tronc pour permettre à l'épaule postérieure de franchir le détroit inférieur, parcourir le périnée et sortir enfin à la commissure de la vulve ; dès que l'épaule postérieure est dégagée, on abaisse le tronc pour achever le dégagement de l'épaule antérieure ; les bras fléchis sur la poitrine se dégagent en même temps.

En décrivant ce temps de l'extraction du tronc, nous avons supposé que le bon pied avait été saisi, et que le dos du fœtus était descendu comme il convient, obliquement dirigé en avant, regardant l'une ou l'autre des cavités cotyloïdes; nous verrons tout à l'heure ce qu'il y aurait lieu de faire si, par suite de la prise du mauvais pied, le dos se trouvait tourné en arrière.

Lorsqu'il ne reste plus que la tête dans l'excavation, on procède à son extraction par la manœuvre suivante, dite *manœuvre de Mauriceau* (fig. 164).

Après avoir mis le fœtus à cheval sur l'avant bras dont la main embrasse mieux sa face, on glisse deux doigts de cette main jusque dans la bouche, en même temps que l'index et le médius de l'autre main, dis-

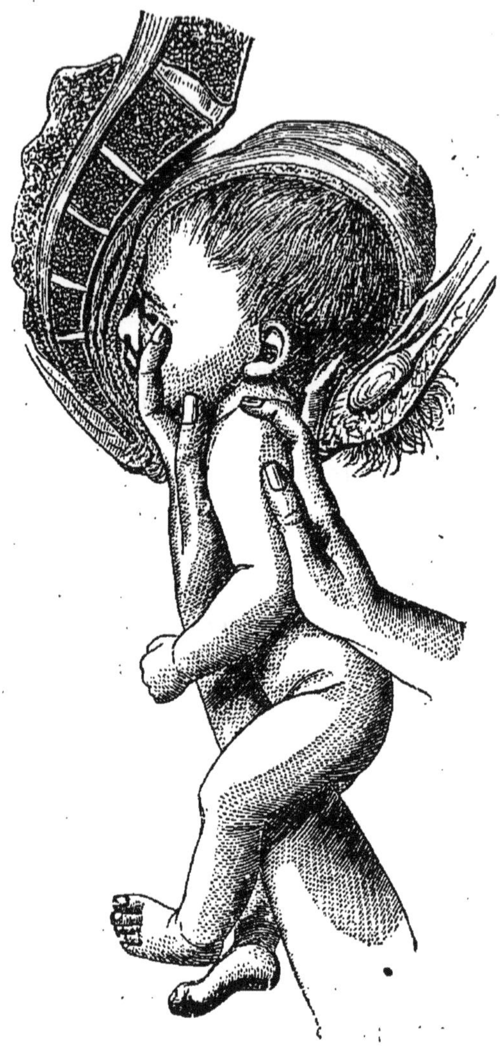

Fig. 164. — Dégagement de la tête par la manœuvre des deux doigts sur les côtés du nez (van Horn).

posés en fourche, embrassent par derrière le cou du fœtus. Prenant un point d'appui sur la mâchoire inférieure avec les deux doigts portés sur elle, on force la tête à se fléchir davantage ; on ramène l'occiput sous l'arcade pubienne en poussant le menton directement en arrière ; puis, tirant en même temps sur le menton et les épaules, on fait franchir à la tête le détroit inférieur ; continuant ensuite les tractions, combinées des deux mains, en même temps qu'on relève lentement le dos du fœtus vers le ventre de la mère, on fait parcourir à l'extrémité céphalique le bassin mou, en le faisant passer par les diamètres sous-occipitaux, et le front ne tarde pas à se dégager. *Pinard* recommande bien, lorsqu'on va à la recherche de la bouche du fœtus, pour la trouver plus sûrement et plus rapidement, de la chercher non pas directement en arrière mais toujours un peu à droite ou à gauche de la ligne médiane (tête dans un diamètre oblique du bassin). Quant au moment où on doit cesser les tractions en bas et en arrière pour les relever et amener la sortie des diamètres sous-occipitaux, il le précise en disant qu'on ne doit commencer à relever les tractions qu'au moment où par un engagement profond on est arrivé à faire sortir les 2/3 de l'écaille de l'occipital hors de l'orifice vulvaire.

Au lieu d'engager l'index et le médius dans la bouche du fœtus, van Horn se contente de les fixer sur le maxillaire supérieur, un de chaque côté du nez, et il manœuvre ensuite pour le reste, comme nous venons de le dire ; la prise est ici moins solide, mais plus inoffensive.

Difficultés du 3e *temps.* — On n'a pu atteindre que le mauvais pied, le *gauche* par exemple, dans une présentation de l'épaule gauche en A. I. G. ou dorso-postérieure ; après l'évolution, la présentation transversale se trouve transformée en présentation du siège en S. I. D. postérieure. Les tractions exercées sur le membre saisi qui, l'évolution faite, se trouve être le membre postérieur, peuvent être, nous le savons, inefficaces si le fœtus est un peu volumineux, et la fesse correspondant au membre antérieur resté fléchi peut venir s'arcbouter sur le pubis et rendre l'engagement impossible; pour terminer l'accouchement, il faudra en outre ramener le dos du fœtus en avant. Il y aura donc lieu d'imprimer au siège un mouvement de rotation, mais dans quel sens?

Deux voies sont ouvertes : l'une plus courte, de la symphyse sacro-iliaque droite, dans l'exemple que nous avons choisi, à l'éminence ilio-pectinée droite ; l'autre plus longue, de la symphyse sacro-iliaque droite à l'éminence ilio-pectinée gauche.

Lorsque cette rotation se fait spontanément, l'observation démontre que c'est habituellement par la voie la plus longue, et les recherches de Farabeuf et Varnier ont expérimentalement démontré ce mécauisme ; c'est donc en suivant cette dernière voie qu'on doit faire tourner le siège et, pour cela, on saisit le membre défléchi près de la vulve et, tout en tirant, on lui imprime un mouvement de manivelle (Varnier), de façon à entraîner le tronc dans la direction voulue.

La présentation que nous avons prise comme exemple et qui, après l'évolution, était devenue une sacro-iliaque droite postérieure, deviendra successivement sacro-iliaque gauche postérieure, sacro-iliaque gauche antérieure.

Si les contractions utérines indiquaient la rotation dans un sens ou dans l'autre, il est évident que, loin de contrarier ce mouvement, il faudrait venir en aide aux efforts naturels.

Dans le cas où la rotation ne pourrait être exécutée, il faudrait aller chercher l'autre pied dans l'utérus.

Cordon trop court. — Par suite de brièveté naturelle ou accidentelle consécutive à des circulaires, non seulement le cordon ne peut être attiré au dehors, mais encore il est tellement tendu qu'il menace soit de se rompre, soit d'entraver la sortie du fœtus ; il n'y a pas à hésiter dans ces cas, du reste exceptionnels, et il faut placer sur le cordon une pince hémostatique, le plus loin possible de l'ombilic, le sectionner au delà de la pince et terminer l'extraction le plus rapidement possible.

Déflexion des bras. — Lorsque l'on est obligé d'agir vite, en dehors des contractions, et parfois même sans cela, il arrive que les bras du fœtus, au lieu de rester croisés et fléchis sur la poitrine, se sont défléchis à mesure que le tronc descendait et se sont relevés sur les côtés de la tête ; cette situation des bras arrête la descente, et la continuation des tractions, en défléchissant la tête, augmenterait la difficulté du dégagement des bras auquel il faut immédiatement procéder.

Si, comme c'est le cas ordinaire dans la version, un lacs a été placé sur l'un des bras, celui-ci n'a pu se défléchir et est spontanément sorti, laissant dans le bassin une place suffisante pour aller défléchir l'autre avec assez de facilité ; mais il n'en est pas toujours ainsi et les deux bras peuvent être relevés ; pour en opérer le dégagement, on procède de la façon suivante :

Le bras postérieur est le plus accessible, et c'est également en arrière, dans la concavité sacrée, que l'on trouve le plus de place : c'est donc toujours par lui qu'il faut commencer. Le tronc du fœtus fortement relevé par la main libre, on choisit la main dont la face palmaire regarde naturellement le dos du fœtus, on la glisse doucement sur le plan postérieur et externe, jusqu'au delà de l'articulation huméro-cubitale, l'index et le médius allongés sur la face externe du bras, le pouce sur la face interne et disposés comme trois attelles pour protéger l'humérus ; on agit avec l'extrémité de ces doigts, sur le pli du coude d'une part, et sur la racine de l'avant-bras de l'autre, pour le fléchir en le ramenant, d'abord sur le devant de la face, puis sur le devant du thorax et enfin l'allongeant

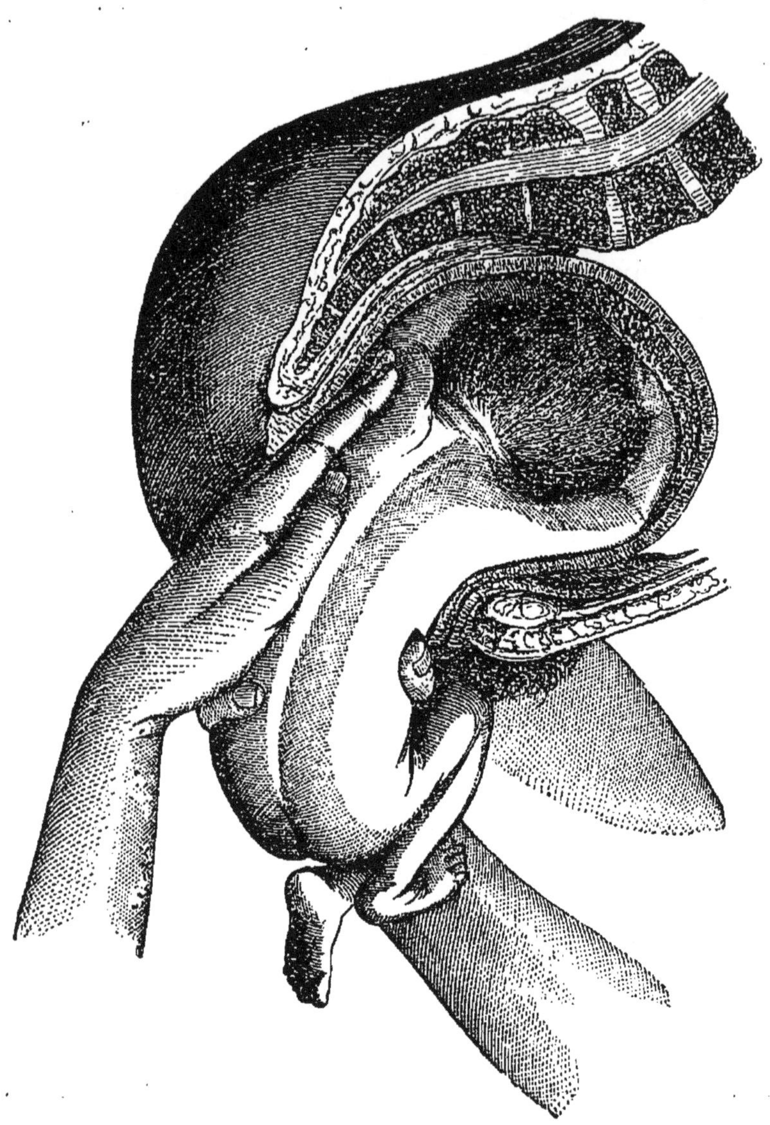

Fig. 165. — Dégagement du bras postérieur relevé sur le côté de la tête.

sur le côté du tronc (fig. 165), on fait ainsi « moucher le fœtus » (Pajot). Le bras postérieur dégagé, on procède de la même façon pour le bras antérieur et en se servant de la même main; seulement, pendant cette manœuvre, on aura soin d'abaisser vers le périnée le tronc du fœtus.

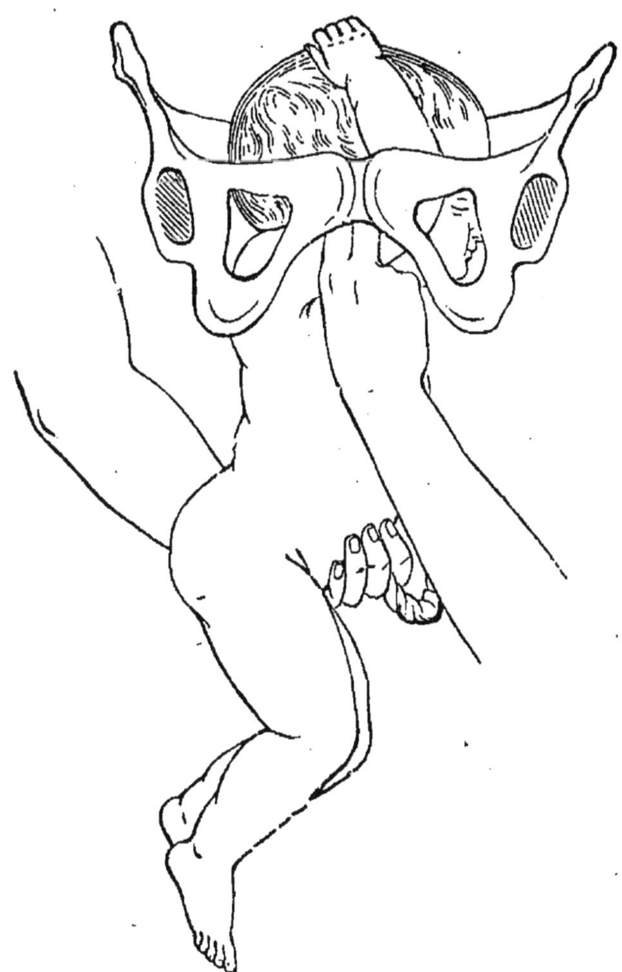

Fig. 166. — Dégagement du bras antérieur relevé sur le côté de la tête.

Le dégagement du bras antérieur offre parfois de la difficulté; s'il est trop pénible on pourra tenter par un mouvement de rotation imprimé à tout le fœtus, de transformer le bras antérieur en bras postérieur; la transformation effectuée on agira comme il a été dit plus haut.

L'élévation du tronc pendant le dégagement du bras postérieur et son abaissement pendant le dégagement du bras antérieur, constituent deux mouvements très importants, en ce qu'ils facilitent énormément l'opération. En résumé : si le dos de l'enfant regarde à gauche du bassin, c'est la main droite qu'il faudra employer ; la main gauche, au contraire, si le dos regarde à droite. Certains auteurs, cependant, recommandent de toujours se servir de la main homonyme au bras qu'il s'agit de dégager (Voyez fig. 166). Avant de procéder à cette manœuvre, il faudra, bien entendu, reconnaître dans quel sens s'est faite la déflexion, car, au lieu de se faire en avant, ce qui est le cas ordinaire, elle pourrait s'être faite (le cas est bien rare) en arrière, les bras se renversant sur la nuque, et pour les dégager, il faudrait leur faire parcourir, en sens inverse, le chemin qu'ils ont déjà parcouru. Si le bras s'est défléchi d'arrière en avant (cas ordinaire), l'angle de l'omoplate sera très éloigné de la colonne vertébrale, il sera au contraire très rapproché dans le cas de déflexion d'avant en arrière (cas exceptionnel).

Difficultés dans l'extraction de la tête. — La tête peut être retenue au détroit supérieur par un rétrécissement plus ou moins prononcé du bassin ; or, nous avons vu que, dans ce cas, il était souvent plus facile, par des tractions bien dirigées, de faire franchir l'obstacle à la tête *dernière*, qu'à la tête *première*, par une application de forceps.

On obtient ce résultat, en employant le *procédé dit de Champetier de Ribes*, qui consiste à :

1° Introduire dans les organes génitaux la main dont la paume regarde le plan antérieur du fœtus et accrocher le maxillaire inférieur avec l'index et le médius introduits dans la bouche tandis que l'autre main est portée sur les épaules du fœtus qu'elle enfourche comme dans la manœuvre de Mauriceau.

2o Ayant ainsi bien saisi la tête, on la fléchit le plus possible et on refoule la nuque d'un côté du bassin jusqu'à ce qu'elle heurte la ligne innominée (Budin). Cette flexion et ce recul de la tête ont pour effet d'amener dans le diamètre antéro-postérieur médian du bassin (diamètre rétréci) un diamètre de la tête voisin du bi-temporal, plus petit en tout cas que le diamètre bi-pariétal qui se trouve reporté vers les parties latérales, plus larges, de l'aire pelvienne.

3o Si la tête ne descend pas par suite de la simple flexion combinée avec le recul on tâche de lui faire doubler le promontoire en l'inclinant d'abord sur son pariétal postérieur puis sur son pariétal antérieur; grâce à ce mouvement de balancier les deux bosses pariétales franchissent successivement et non pas simultanément l'obstacle (Budin).

4o Pendant toutes ces manœuvres internes, un aide doit faire de l'expression à travers la paroi abdominale; il appuie sur la région frontale et contribue ainsi à la flexion, au recul et finalement à l'engagement (Champetier de Ribes).

Si ces manœuvres étaient infructueuses, il ne resterait guère d'autres ressources que l'embryotomie.

Sous le nom de *manœuvre de Prague*, on a décrit un procédé pour dégager la tête dernière en cas de difficulté, qui consiste : 1o à porter le tronc en bas et en arrière vers le périnée, puis les doigts appliqués en crochets sur les épaules à exercer des tractions en bas et en arrière ; 2° la tête étant descendue dans l'excavation, les doigts en crochets restant en place sur les épaules et continuant leurs tractions, on saisit avec l'autre main les jambes du fœtus et on relève rapidement le tronc.

Cette manœuvre, qui compte des succès, est brutale et très inférieure à la précédente.

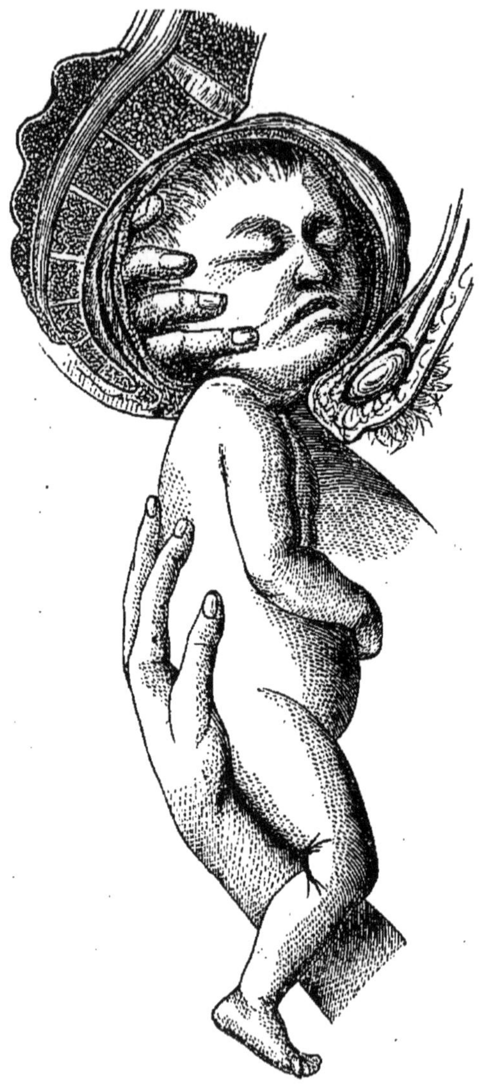

Fig. 167. — Rotation manuelle de la tête.

Lorsque la tête a franchi le détroit supérieur, il est tout à fait exceptionnel que la manœuvre de Mauriceau, bien faite, ne réussisse pas à lui faire franchir le détroit inférieur et le bassin mou ; il faudrait, dans ces cas rares, se hâter de recourir au forceps.

Cet instrument est capable de rendre des services pour l'extraction de la tête dernière, et Budin recommande bien de toujours le tenir prêt dans ces circonstances.

Il se peut que le dos de l'enfant soit resté tourné en arrière (version mal faite, traction et rotation mal dirigées) ; le dégagement de la tête pourra néanmoins se faire, mais par un mécanisme différent, suivant que la tête sera *fléchie* ou *défléchie*.

Si la tête est fléchie, il suffira, deux doigts étant introduits dans la bouche du fœtus pour maintenir la flexion, de porter en arrière le tronc du fœtus (*Mouvement de dos sur dos*, Pajot) (voy. fig. 91).

Si, au contraire, la tête est *défléchie*, le menton remonté en derrière la symphyse pubienne, c'est en portant le tronc du fœtus fortement en avant, vers le ventre de la mère, que l'on pourra obtenir le dégagement de la tête (mouvement de ventre sur ventre, Pajot) (voy. fig. 92).

La manœuvre est ici bien plus longue et plus difficile que dans le cas précédent, et le fœtus court de grands risques. — Dans des circonstances semblables, Mme Lachapelle, Nægelé et Grenser conseillaient de tenter la rotation manuelle de la tête (fig. 167) ; pour Charpentier, la seule manière d'avoir un enfant vivant est d'appliquer le forceps, de faire exécuter artificiellement à la tête son mouvement de rotation et de dégager aussi rapidement que possible.

FORCEPS

Le *forceps* est une grande pince destinée spécialement à aller chercher la tête du fœtus dans le bassin.

Il n'est, généralement, qu'un moyen de traction, très rarement un instrument de réduction.

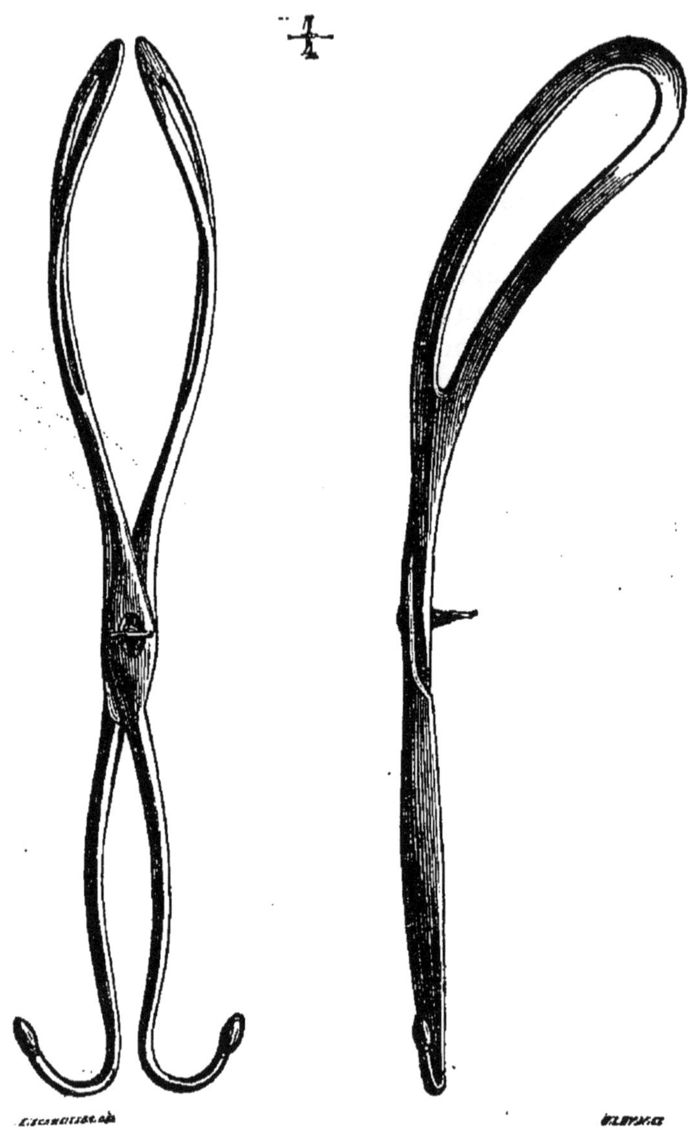

Fig. 168. — Forceps français vu par sa face antérieure (Levret).

Fig. 169. — Forceps français vu de côté (Levret).

Le cadre de cet ouvrage ne comportant ni l'historique, ni la description des nombreuses variétés de forceps, nous nous contenterons de signaler seulement les plus fréquemment employés en France.

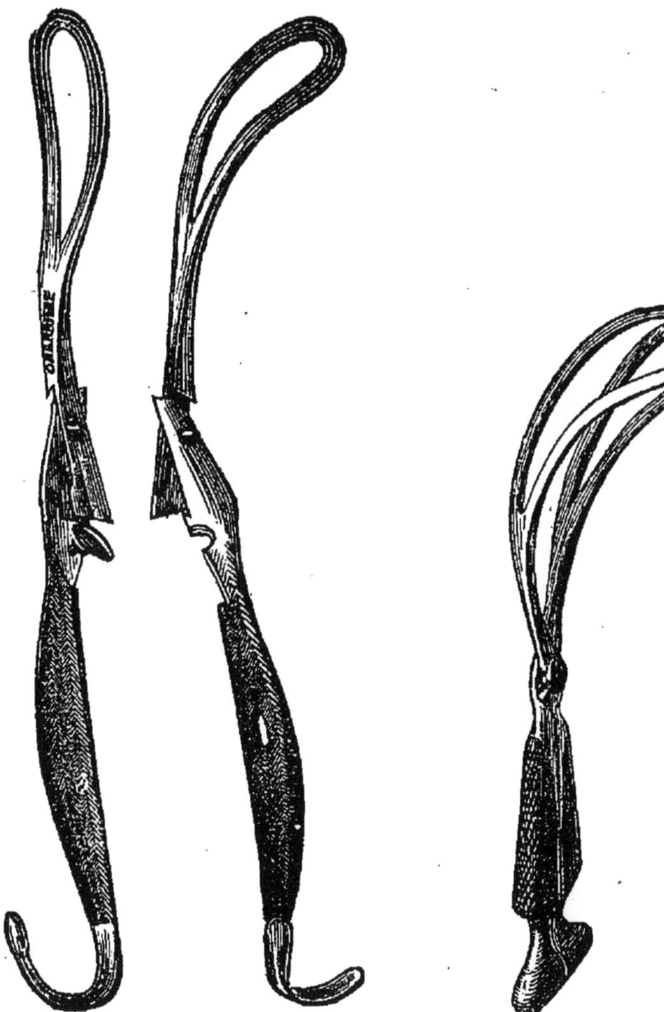

Fig. 170. — Forceps brisé de Pajot.

Fig. 171. — Petit forceps de Pajot.

Le forceps français (fig. 168-169), que l'on pourrait encore appeler forceps classique, n'est autre que celui de Levret plus ou moins modifié. Sa longueur totale est de 45 *cm.* dont 24 *cm.* de l'articulation à l'extrémité

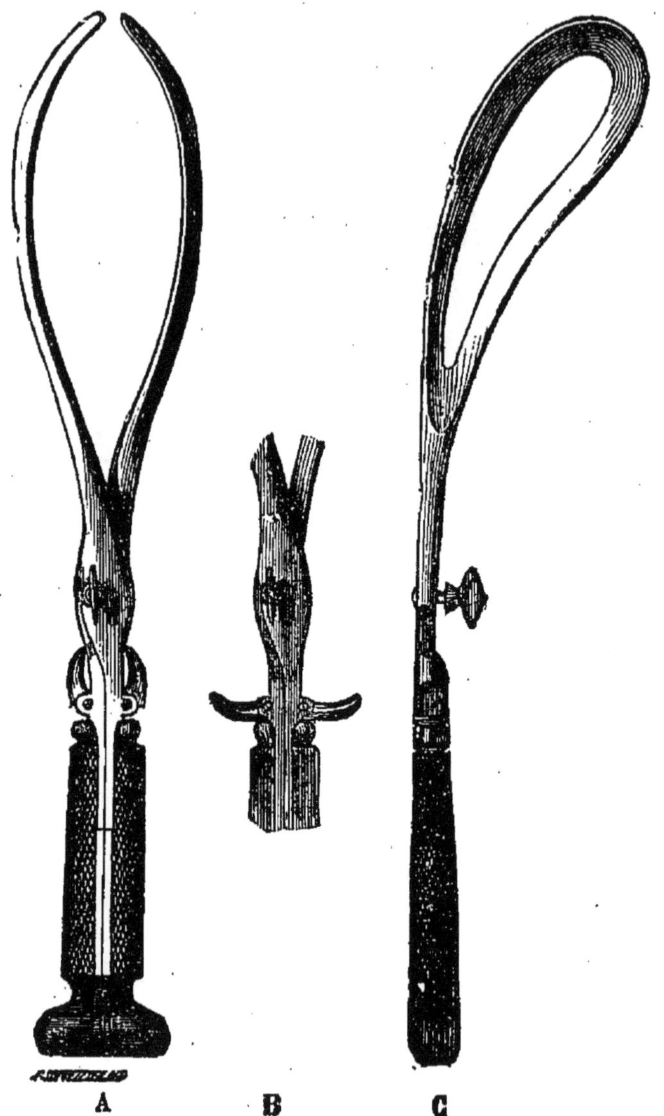

Fig. 172. — Forceps de Stoltz.
A, Forceps articulé. — B, Articulation de ce forceps, crochets mobiles abaissés. — C, Branche mâle vue de profil.

des cuillers. La largeur des cuillers est de 5 *cm.*, elles

sont largement fenêtrées (3 *cm.*), elles ont une double courbure, l'une suivant leurs faces, l'autre suivant leurs bords.

Le point le plus élevé des cuillers, l'instrument reposant sur un plan horizontal est à 8 *cm.*

Le *sinus* des cuillers au point d'écartement maximum est de 7 *cm.*

Les *manches* sont recourbés à leur extrémité en forme de crochets mousses, l'un de ces crochets est muni d'une olive qui, en se dévissant, met à nu un crochet aigu. L'autre crochet peut aussi se dévisser et découvrir une pointe aïguë qui, à la rigueur, peut servir de perforateur.

L'*articulation* se compose d'un pivot à vis fixé à demeure sur la branche mâle et d'une mortaise à fraisure pratiquée sur la branche femelle dans laquelle pénètre et se fixe le pivot.

Pajot a rendu les cuillers mobiles, en brisant les branches du forceps de Levret (fig. 169), tout en les rendant un peu moins longues et un peu plus minces, sans rendre néanmoins l'instrument moins solide ; car le tenon autour duquel on fait tourner une moitié des branches sur l'autre, et les queues d'aronde qui, avec le petit ressort, relient finalement le manche à la cuiller, ne laissent rien à désirer au point de vue de la solidité. L'instrument ainsi modifié présente encore l'avantage de pouvoir recevoir, sur les mêmes manches, des cuillers de différentes dimensions.

Pajot a en outre fait percer d'un trou l'extrémité de l'olive qui termine une des branches, de façon à faire passer au travers une ficelle de fouet terminée par une balle de plomb, transformant ainsi cette branche en une sorte de crochet embryotome.

Le même accoucheur a fait aussi fabriquer un petit forceps (voy. fig. 171) pour les cas où la tête fœtale, profondément engagée dans l'excavation, n'y est retenue que par un léger obstacle. Il n'a que 32 cm. de longueur, et son articulation est à clou latéral.

Le forceps de *Stoltz* (fig. 172) est un peu plus court que le forceps ordinaire (42 *cm.*). Ses cuillers sont plus larges, plus courbées sur le plat. L'articulation est à encochure et pivot mobile. Les manches sont garnis de bois quadrillé et présentent une profonde rainure à leur partie inférieure, tandis qu'ils sont garnis, à la partie supérieure, d'ailettes en métal qui, relevées, ne gênent en rien pendant l'introduction des cuillers, et abaissées peuvent servir de point d'appui aux doigts indicateur et médius quand il faut tirer avec force. L'avantage de ces ailettes est de permettre d'effectuer des tractions énergiques sans rapprocher violemment les deux poignées de l'instrument et traumatiser ainsi secondairement la tête fœtale.

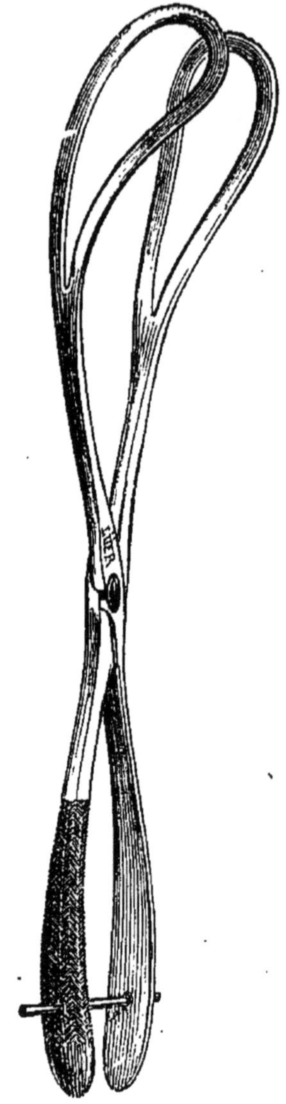

Fig. 173. — Forceps de Trélat.

Le *forceps de Trélat* (fig. 173) est moins lourd que le forceps ordinaire, ses branches présentent une grande élasticité, qui permet aux cuillers de se mouler en quelque sorte sur la forme de la tête ; les manches, assez semblables à ceux d'un gros davier, n'ont pas de crochets, mais sont percés d'un trou dans lequel on peut introduire une tige d'acier pour servir de point d'appui aux mains pendant l'extraction (fig. 173).

Le *forceps de Thénance*, celui de *Valette* ou *forceps lyonnais* (fig. 174), sont des forceps à branches parallèles, et l'articulation se fait à la partie inférieure des branches à l'aide d'une charnière avec goupille. Au milieu des branches se trouve une ouverture destinée à recevoir un lacs.

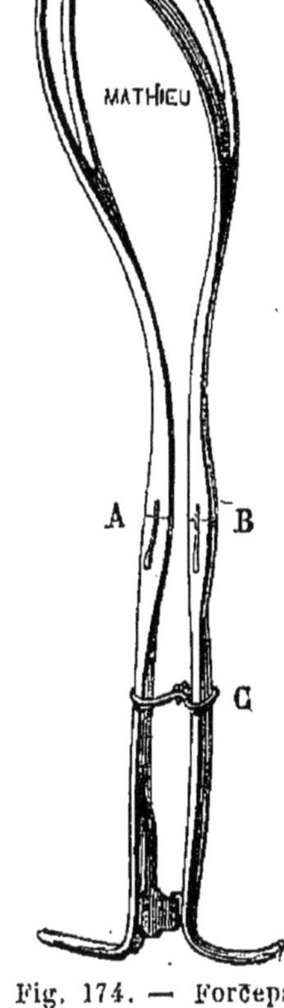

Fig. 174. — Forceps de Valette.

Le *forceps de Tarnier* (fig. 175) mesure 42 cm. de longueur, il se compose de deux *branches de préhension* et de *deux branches de traction*. La forme et les courbures des *cuillers* sont les mêmes que dans le forceps classique, les fenêtres cependant sont un peu moins longues. L'articulation des branches de préhension se fait comme dans le forceps ordinaire, mais la saisie de la tête est en outre assurée par une *vis de pression* qui va de l'une à l'autre des branches (V). Les *manches*, primitivement recouverts de plaques de corne, sont actuellement en métal et nickelés, comme le reste de l'instrument.

Les *branches de tractions* se composent de deux parties : les *tiges de tractions* et la *poignée transversale* ou *palonnier*.

Les tiges de tractions sont fixées aux branches de préhension par un mode d'articulation qui permet de les démonter avec la plus grande facilité ; elles font ressort latéralement, et viennent buter contre une petite goupille qui les maintient ; elles font alors corps avec la branche de préhension correspondante, dont

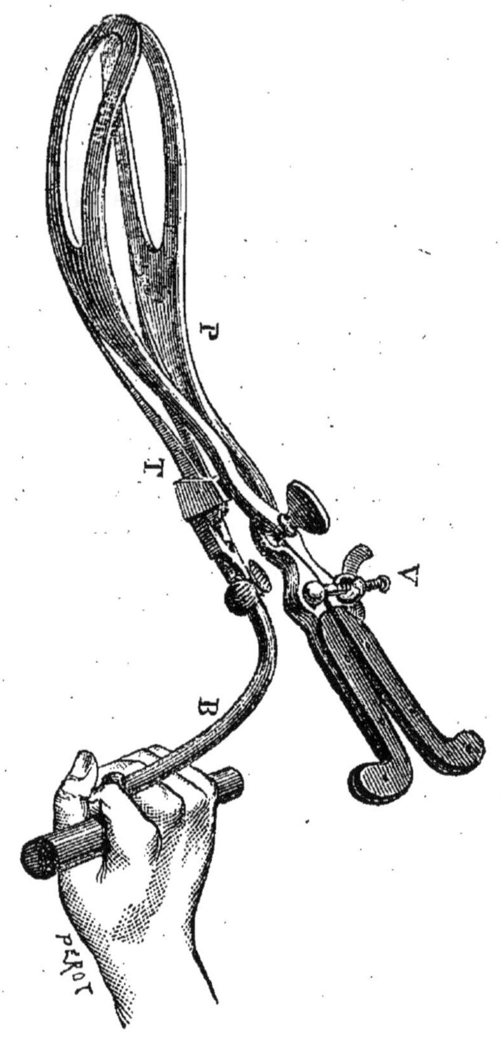

Fig. 175. — Forceps de Tarnier.

l'accoucheur peut les séparer à volonté. La *poignée transversale* s'articule aux tiges de traction au moyen d'un verrou.

Nous reviendrons plus loin, d'une façon spéciale, sur la manœuvre de cet instrument, adopté aujourd'hui par la grande majorité des accoucheurs français et dont les avantages ne sont plus à discuter.

Nous laisserons volontairement de côté les divers appareils à tractions mécaniques de Chassagny, de Joulin, de Poulet (de Lyon) dont l'emploi est tout à fait exceptionnel.

Quel que soit l'instrument auquel on ait recours, on n'oubliera pas que le forceps doit rester en général un instrument de traction, et ne devenir un instrument de réduction que dans des cas très rares. Sa construction du reste ne permettrait pas de produire une réduction bien considérable de la tête fœtale, et quand dans les rétrécissements du bassin, cette réduction s'obtient, c'est bien plus sous l'influence des tractions, le détroit supérieur rétréci agissant sur les cuillers à la façon d'un anneau, que par suite de la pression exercée sur les manches de l'instrument par les mains de l'opérateur.

Indications. — D'une manière générale, le forceps est indiqué toutes les fois que la tête, étant engagée au détroit supérieur, descendue dans l'excavation ou sur le plancher périnéal, il survient un accident pouvant compromettre la mère ou l'enfant, si l'accouchement n'est pas rapidement terminé.

Il est encore indiqué dans les cas d'extraction urgente : 1° quand, bien que la tête ne soit pas engagée dans le détroit supérieur et conserve une certaine mobilité, on reconnaît que le bassin est un peu étroit ou la tête du fœtus un peu grosse ; 2° quand, sans qu'il y ait disproportion entre la grosseur de la tête et l'ampleur du bassin, on diagnostique une présentation irrégulière du sommet ou de la face, avec un utérus vide d'eau et fortement rétracté, circonstances qui contre-indiquent la version.

D'une façon exceptionnelle, le forceps peut être appliqué sur le siège, en particulier dans la présentation décomplétée (mode des fesses) ; alors que l'engagement étant considérable, l'un des membres inférieurs n'aura pu être défléchi (voy. p. 437) et que le dos sera en arrière.

Après l'expulsion du tronc, dans certains cas rares où la manœuvre de Mauriceau ne réussit pas à vaincre soit une rétraction de l'orifice utérin, soit surtout une rigidité exceptionnelle du plancher périnéal (résistance par la tonicité exagérée du releveur de l'anus (Budin). — Résistance du coccyx à se laisser rétropulser (Varnier), il y a également lieu de recourir au forceps pour obtenir un enfant vivant.

En résumé, les indications du forceps peuvent être groupées sous les cinq chefs suivants :

1° Insuffisance des forces expulsives ; 2° disproportion légère du volume du fœtus et du bassin ; 3° accidents compromettant la vie de la mère ou de l'enfant éclampsie, hémorragie, rupture utérine, prolapsus, brièveté ou rupture du cordon, etc.) ; 4° Présentation du siège, mode des fesses, avec engagement profond de la présentation et impossibilité de défléchir un membre inférieur ; 5° Impossibilité d'extraire la tête dernière par la manœuvre de Mauriceau.

Mais ces indications ne se présentent pas toutes avec la même fréquence, il en est trois surtout qui priment toutes les autres, ce sont :

1° La résistance du périnée et l'inertie utérine ; 2° l'absence du mouvement de rotation dans les positions postérieures ; 3° l'arrêt de la tête au détroit supérieur par un rétrécissement.

Au moment d'intervenir, on peut hésiter parfois entre la version et le forceps. Ces deux opérations sont un peu en raison inverse, sous le rapport de l'opportunité et on pourrait établir assez bien le parallèle entre elles, en disant que la première prend mieux, en général, les intérêts de la mère, et le second mieux, en général, les intérêts de l'enfant.

Si la tête est mobile au détroit supérieur et qu'un accident force à hâter l'accouchement, c'est à la version qu'il faut d'abord songer, parce que, bien faite, elle demande moins de temps qu'une application de forceps, — et ce n'est que lorsqu'elle est impraticable, qu'on en vient au forceps. Au contraire, c'est de prime abord au forceps qu'on aura recours, si la tête est déjà engagée et fixée dans le détroit supérieur et, à plus forte raison, descendue dans l'excavation.

Dans le cas de fœtus mort, le bassin étant normal et l'accouchement ne pouvant se terminer spontanément, on pourra recourir au forceps; mais s'il existait la moindre disproportion entre le volume du fœtus et les dimensions du bassin, c'est la basiotripsie qu'il faudrait employer d'emblée.

Conditions nécessaires. — Il est indispensable, pour appliquer le forceps : 1° que le diagnostic précis de la présentation et de la position soit bien établi ; 2° que l'orifice utérin soit complètement dilaté ou dilatable ; 3° que les membranes soient rompues ; 4° qu'il n'y ait pas de disproportion notable entre les dimensions du bassin et le volume de la tête fœtale, sinon, c'est à la symphyséotomie qu'il faudrait recourir.

Il est favorable, mais non indispensable, que la tête du fœtus soit engagée au détroit supérieur.

Soins préliminaires.

La nécessité de l'intervention bien établie, la femme accepte d'autant plus volontiers l'opération qu'elle est d'ordinaire fatiguée par un long travail et qu'elle a hâte d'en finir, on lui affirme du reste qu'elle ne sentira rien, grâce à l'anesthésie.

On s'assure de la vacuité du rectum et de la vessie; on prépare tout ce qui peut être nécessaire, soit pour l'opération elle-même, soit pour ranimer l'enfant: forceps, ciseaux, vaseline sublimée, fil aseptique, tube laryngien, eau bouillie chaude et froide, etc.

Le forceps, préalablement flambé avec soin, sera déposé désarticulé dans un bassin contenant une solution d'acide phénique à 5 0/0 et placé à portée de l'opérateur. Antisepsie rigoureuse des mains, de la vulve et du vagin.

On fera débarrasser le sol des tapis qui pourraient le recouvrir, on l'arrosera, au besoin, s'il était trop glissant.

La position à donner à la patiente est absolument la même que pour la version ; seulement, on ne doit pas tenir à ce que le lit soit aussi élevé ; à hauteur de ceinture, c'est bien ; plus haut, c'est gênant, plus bas, c'est plus gênant encore.

Les aides sont les mêmes que pour la version.

Pour le chloroforme on se comportera, comme nous l'avons dit pour la version, et dans le cas où l'on n'aurait pu se procurer l'assistance d'un confrère, on se contentera de soumettre soi-même la patiente à l'anesthésie chloroformique, et l'on suspendra ensuite complètement les inhalations. Si l'application est facile, l'insensibilité ainsi obtenue sera souvent suffisante pour que la femme ne s'aperçoive pas du tout de l'opération.

Les cuillers du forceps seront graissées avec un corps gras aseptique, mais sur leur convexité seulement, leur concavité devant saisir une partie du fœtus qui n'est déjà que trop lubrifiée.

Règles générales de l'application du forceps.

On dit qu'une application de forceps est *directe par rapport au bassin* lorsque les deux branches regardent directement l'une à droite l'autre à gauche ; *oblique par rapport au bassin* lorsque des deux branches l'une est au droit d'une des symphyses sacro-iliaques alors que l'autre est au droit de l'éminence iléo-pectinée du côté opposé ; *antéro-postérieure par rapport au bassin* lorsqu'une branche est directement en arrière en face du promontoire et l'autre directement en avant en contact avec les pubis.

On définit encore le mode d'application du forceps suivant les rapports que l'instrument est susceptible de contracter avec la tête fœtale : *application directe par rapport à la tête* lorsque l'instrument saisit celle-ci suivant les deux bosses pariétales, *application oblique* lorsqu'une cuiller s'applique sur une apophyse mastoïde et l'autre sur la région frontale du côté opposé, *application antéro-postérieure* lorsque la tête est saisie du front à l'occiput.

En général, on s'occupera surtout d'adapter les cuillers du forceps à la tête fœtale ; il y aura peu à considérer la situation des cuillers par rapport au bassin (prises directe, oblique ou antéro-postérieure) ; on veillera plutôt à ce que la tête soit correctement saisie : la prise idéale sera la prise bipariétale ; la prise oblique, quoique moins correcte, sera cependant très acceptable, devra même être choisie dans certains cas particuliers que nous signalerons plus loin ; la prise occipito-faciale, la plus mauvaise de toutes, ne sera jamais qu'une prise de nécessité à accepter à la rigueur lorsque les autres auront échoué.

Règles de l'application du forceps.

Il y a trois temps distincts dans cette opération : l'introduction des branches de l'instrument ; l'articulation de ces branches et l'extraction de la partie fœtale saisie.

Premier temps. — Introduction des branches du forceps. — Ce temps comporte lui-même quatre temps secondaires[1] : *a*) introduction de la main et recherche de l'oreille postérieure ; *b*) introduction et placement de la première cuiller ; *c*) introduction de la seconde main ; *d*) placement de la deuxième cuiller.

Pour éviter tout embarras au début de l'opération et pour ne pas avoir de décroisement à opérer, Pajot avait formulé la règle suivante : « *Branche gauche, tenue de la main gauche, appliquée à gauche, toujours la première, et branche droite, tenue de la main droite, appliquée à droite, toujours la seconde.* » Avec la très grande majorité des accoucheurs actuels, nous estimons que lorsque la tête est engagée suivant le diamètre oblique droit, il y a grand avantage à placer la branche droite la première, le décroisement fait avec précaution étant absolument inoffensif pour les parties maternelles ; et, à la règle précédente, nous préférons de beaucoup celle qui suit :

1o *La branche gauche tenue de la main gauche sera toujours appliquée à gauche du bassin. Règle inverse pour la branche droite*; 2o *la branche postérieure doit être appliquée la première.* La raison pour laquelle il y a avantage à appliquer toujours en premier lieu la branche qui doit être postérieure c'est que c'est en arrière qu'on a le plus de place et de facilité pour introduire la main guide et qu'on sera sûr ainsi de donner à la cuiller du forceps la place que la main guide lui aura choisie ; nous verrons au contraire que l'application de la cuiller antérieure ne peut être surveillée jusqu'au bout par la main guide.

Ce sera la branche gauche, lorsque la tête se sera engagée suivant le diamètre oblique gauche ; la branche

1. Voir Farabeuf et Varnier, *Introduction à l'étude clinique et à la pratique des accouchements.*

droite, au contraire, lorsque l'engagement se sera fait suivant le diamètre oblique droit. — Dans les applications directes, on commencera toujours par la branche gauche. — Etudions maintenant les différentes phases de ce premier temps.

a. Introduction de la main guide. — Ce sera la main droite dans les applications directes ou les applications obliques, dans lesquelles la branche gauche est postérieure; la main gauche dans le cas contraire; en d'autres termes, on devra introduire dans les organes génitaux, pour servir de guide, la *main de nom opposé* à la branche qui doit être placée la première. — Cette main, soigneusement aseptisée et vaselinée sur ses deux faces, sera introduite soit directement en arrière dans l'espace inter-sciatique, mais le plus souvent en arrière et sur le côté, entre le coccyx et l'ischion, à gauche ou à droite, suivant la main. Cette introduction doit être faite lentement, avec douceur, dans l'intervalle des contractions. La vulve des primipares peut présenter une certaine résistance, mais on en vient facilement à bout avec un peu de patience. — Dès que les doigts sentent le cuir chevelu du fœtus, ils doivent s'appliquer dessus, et le suivre sans l'abandonner; chemin faisant, ils reconnaîtront le bord de l'orifice utérin.

La main doit être suffisamment enfoncée, pour que l'on puisse reconnaître l'oreille du fœtus avec l'index; c'est là une indication à peu près indispensable pour être certain de bien appliquer la première branche du forceps qui, nous le savons, doit saisir la tête, suivant une ligne allant de la bosse pariétale au delà de la pommette.

b. Introduction et placement de la première branche. — Saisie de la main gauche, si c'est la branche gauche; de la main droite, si c'est la branche droite, en un mot, de la main de même nom qu'elle, puisque la main de nom opposé est introduite dans les parties génitales;

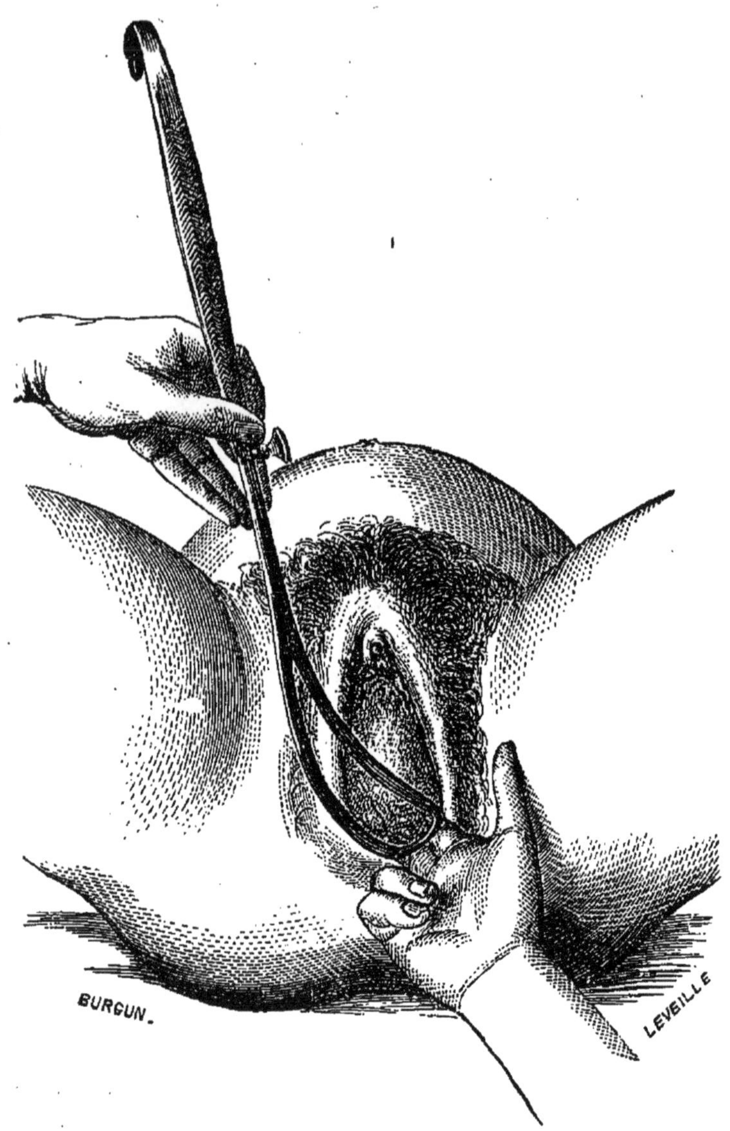

Fig. 176. — Application du forceps, la tête étant à la vulve. L'opérateur vient d'engager l'index et le médius de la main droite entre la tête et le conduit vulvo-utérin, et s'apprête à introduire la branche *gauche* de l'instrument; *même dans ce cas il est préférable d'introduire la main entière sauf le pouce.*

cette branche sera tenue sans raideur, soit comme une plume à écrire près de l'entablure, soit à pleine main près de l'extrémité du manche (fig. 176) ; elle sera présentée à l'orifice vulvaire, le crochet en haut, le manche légèrement incliné vers l'aine opposée au côté du bassin dans lequel la cuiller doit être introduite, le dos de la cuiller au contact de la main guide. On fera pénétrer la cuiller entre la main et la tête du fœtus, en abaissant peu à peu le manche entre les cuisses de la femme, de telle sorte que le bec pénètre en rasant la face palmaire des doigts conducteurs, parallèlement à l'axe de l'excavation et sans jamais déborder la main. Lorsque le bec de la cuiller aura dépassé l'extrémité des doigts, on la conduira sur la région qu'elle doit exactement embrasser, à l'aide d'un mouvement spiroïde imprimé au manche (mouvement de Mme La Chapelle), sur lequel nous aurons à revenir en étudiant les règles particulières.

La branche postérieure étant bien placée, on la maintient solidement pendant qu'on retire la main guide, puis on la confie à un aide attentif en lui recommandant de ne lui imprimer aucun mouvement.

c. La seconde main, vaselinée à son tour, est introduite *par-dessus* la branche précédemment placée, dans la moitié correspondante de la cavité sacro-sciatique : après avoir pris contact avec la tête du fœtus, elle ne doit plus l'abandonner ; elle est introduite le plus profondément possible, sauf le pouce ; mais il n'est plus nécessaire d'aller ici chercher l'oreille du fœtus, que l'on ne pourrait, du reste, atteindre que très difficilement, même dans les positions antéro-postérieures.

d. La seconde branche sera introduite sur la main guide et la cuiller mise en place sur la région diagonalement opposée à la première, par une manœuvre analogue à celle que nous avons précédemment indi-

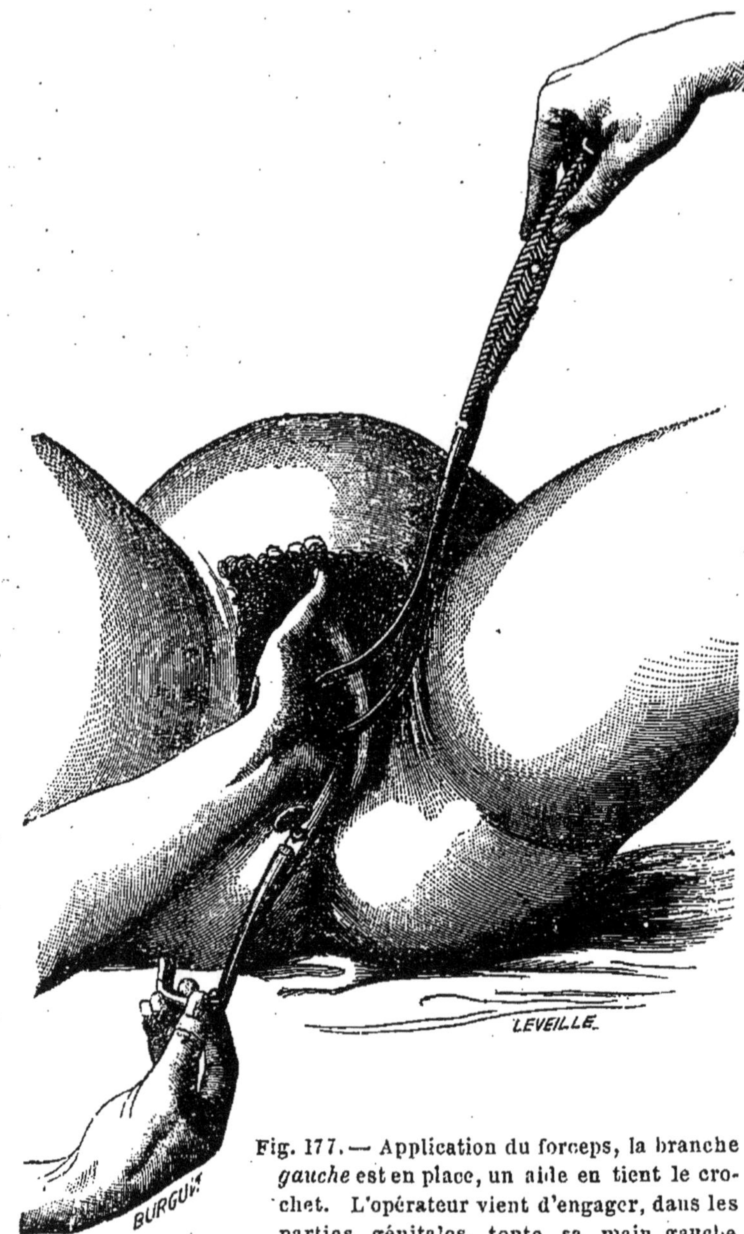

Fig. 177. — Application du forceps, la branche *gauche* est en place, un aide en tient le crochet. L'opérateur vient d'engager, dans les parties génitales, toute sa main gauche moins le pouce, et s'apprête à introduire la branche *droite* de l'instrument.

quée, et dont le résultat extérieur est le croisement de la seconde branche sur la première, les deux surfaces articulaires se trouvant au même niveau (Tour de spire de Mme La Chapelle).

Les difficultés que l'on éprouvera dans le premier temps proviendront, surtout, de la mauvaise direction imprimée aux manches du forceps, mais la main est prévenue de la plus petite fausse route et indique les modifications qu'il faut apporter dans les manœuvres d'introduction. Si l'on abaisse trop tôt le manche on sent que la cuiller échappe aux doigts conducteurs par devant; si on le relève trop, c'est par derrière; si on le porte trop peu vers la ligne médiane, elle s'arrête sur les plis articulaires des doigts; si enfin, on le porte au delà de la ligne médiane, elle ride le cuir chevelu du fœtus et ne va pas plus loin. *Il faut être très attentif aux avertissements de la main conductrice*, pour rectifier rapidement les mauvaises directions communiquées à la cuiller par de fausses inclinaisons du crochet.

Il est très important que l'aide auquel on a confié la première branche après sa mise en place, la maintienne absolument immobile, sous peine de gêner considérablement, sinon de rendre impossible le placement de la seconde; en ramenant, par exemple, ce manche vers la ligne médiane, il agit sur la tète comme un levier du premier genre et l'applique étroitement sur la paroi opposée du bassin, fermant ainsi tout passage à la seconde cuiller, qu'on ne saurait alors faire pénétrer qu'à l'aide d'efforts plus ou moins considérables et toujours dangereux.

Il ne faut jamais pousser les branches avec force, elles doivent aller se placer, pour ainsi dire d'elles-mêmes, où il convient; aussi est-il établi en principe que, dès qu'on rencontre de la résistance, on doit s'arrêter, retirer un peu la branche et la repousser doucement, en lui donnant une meilleure direction. *C'est une grande faute que de vouloir forcer une résistance.*

Deuxième temps. Articulation des branches. — Les

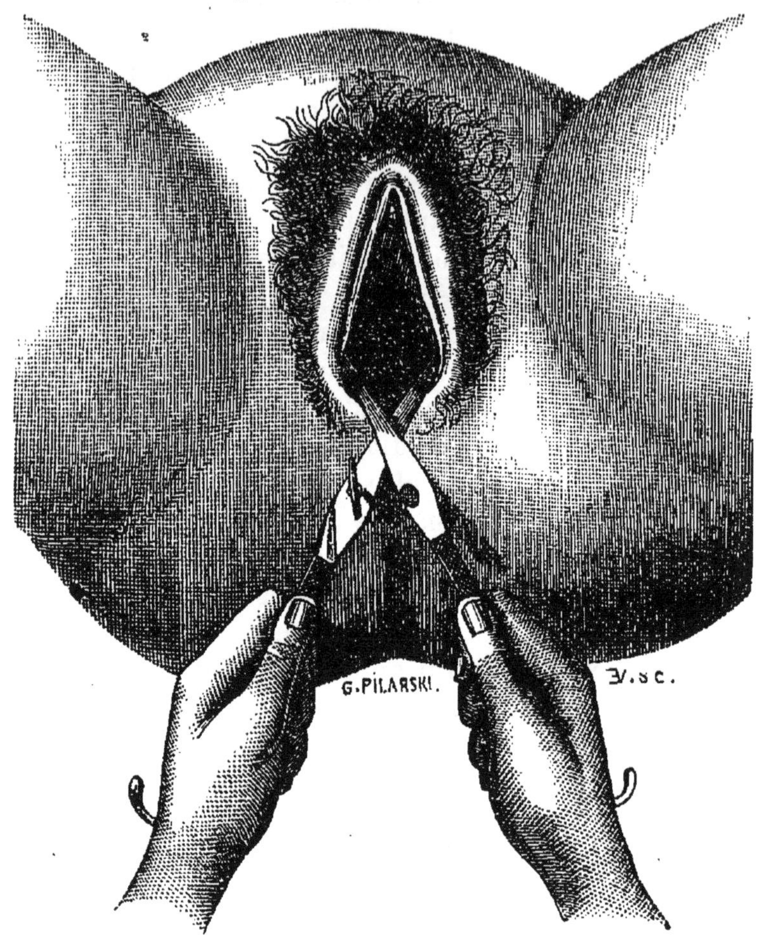

Fig. 178. — Articulation des branches.

deux branches étant introduites à la même profondeur, si elles sont régulièrement appliquées, il suffira pour les articuler de les rapprocher doucement l'une de l'autre, d'engager le pivot dans la mortaise, et, saisissant les deux branches d'une seule main, de serrer le pivot à l'aide de la main devenue libre.

Ce temps peut présenter quelques difficultés ; il peut arriver que l'une des branches soit plus enfoncée que l'autre et que la mortaise ne corresponde pas au pivot ; on retirera, de la quantité nécessaire, la branche trop enfoncée ; quand l'application est bien faite, l'enfoncement inégal des branches dans l'utérus ne crée jamais une difficulté sérieuse pour leur articulation.

Il peut également se faire que l'une des branches ne soit pas tout à fait régulièrement placée, que les deux cuillers ne se regardent pas exactement, et que les deux entablures soient un peu obliques l'une par rapport à l'autre, et dans ce cas le pivot ne pourra s'engager dans la mortaise. Il suffira, souvent alors, de saisir un crochet de chaque main et de chercher à rétablir le parallélisme en tâtonnant un peu, mais sans y mettre de force, quoi qu'on en ait dit : si cette petite manœuvre ne réussit pas, il ne faut pas hésiter à retirer la seconde branche pour la placer d'une façon plus régulière.

Nous avons dit qu'on devait dans certaines circonstances introduire la branche *droite* la première. Mais, alors, la mortaise est par-dessous le pivot, au lieu d'être par-dessus, et les branches ne peuvent s'articuler qu'après avoir *été décroisées.*

Or, pour faire ce *décroisement,* on n'a qu'à saisir un crochet de chaque main et à écarter les branches *doucement* et *de juste ce qu'il faut,* en les faisant glisser pour ainsi dire l'une sur l'autre, de façon à ce que la gauche passe en dessous de la droite.

Troisième temps. Extraction du fœtus. — Les branches du forceps étant articulées, on doit, avant de tirer, s'assurer, en portant le doigt dans le vagin entre les cuillers, que la tête de l'enfant est *bien saisie* et *seule saisie* ; cette vérification faite, il faudra d'abord compléter la descente et pour cela, tirer le mieux possible dans l'axe de l'excavation ; aussi, si l'on se sert du forceps de Levret, la position des mains n'est-elle pas indifférente. — Les tractions, exercées sur l'extrémité des manches, ne pouvant se faire dans une bonne direc-

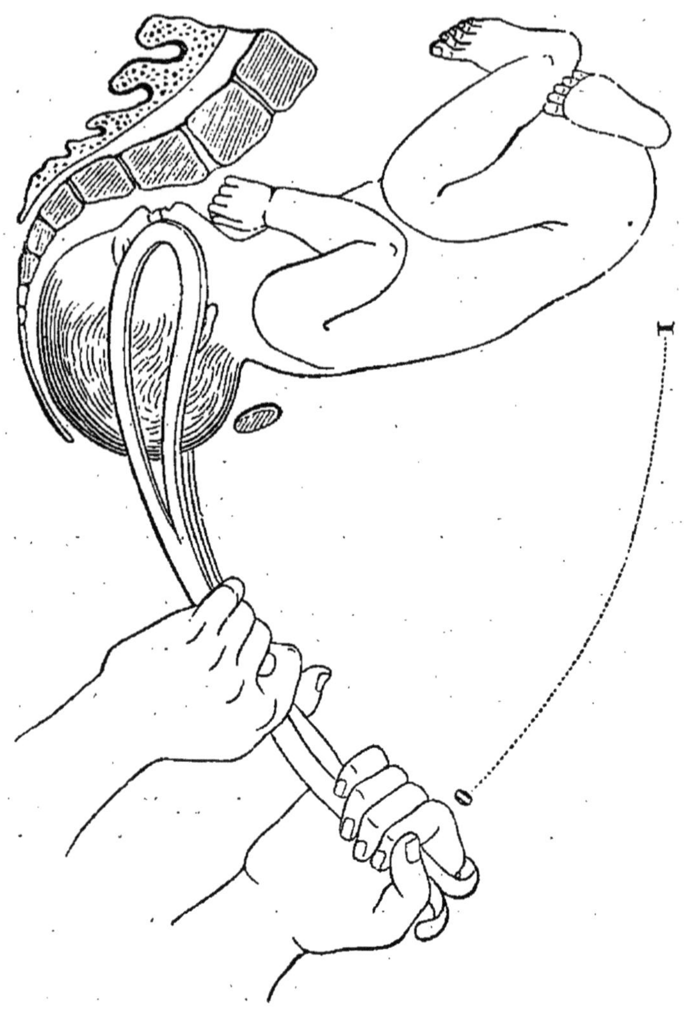

Fig. 179. — Manière de saisir les branches du forceps de Levret au moment de tirer.

tion, on saisira le forceps à pleine main, le plus près possible de la vulve, de la main gauche par exemple, *les ongles en dessous*, tandis que la main droite sera appliquée près des crochets, *les ongles en dessus* ; c'est surtout la main gauche qui doit exercer les tractions, la main droite maintenant surtout les crochets, suffisamment rapprochés, pour assurer la prise. — Ces tractions de la main gauche seront dirigées de façon à faire suivre, aussi exactement que possible, aux cuillers du forceps, la direction connue des axes du bassin (fig. 179), et nous disons le plus exactement possible, parce que la tête étant saisie au détroit supérieur par exemple, il est évident qu'avec le forceps de Levret, les tractions ne pourront pas être faites suivant l'axe même de ce détroit, mais seulement à peu près dans la direction de cet axe. Pourtant, si la main gauche qui tient l'instrument au niveau de l'articulation des branches, au ras de la vulve, remplit bien son office, *tire bien par en bas, en même temps qu'un peu en arrière,* pendant que la main droite, placée à l'extrémité des manches, tire sur cette extrémité en la portant d'abord en bas *et un peu en avant*, puis, à mesure que la tête descend, *de plus en plus haut*, — la main gauche seule tendant à abaisser les cuillers, — jusqu'au moment où les deux mains pourront se reporter près des manches et tirer alors en relevant peu à peu l'instrument jusqu'à placer les crochets en l'air, — il faudra bien convenir qu'on ne sera pas bien loin de tirer suivant l'axe du détroit supérieur (Pajot).

Quant à la possibilité de suivre assez exactement, dans les tractions avec le forceps, les axes de la partie moyenne de l'excavation, du détroit inférieur et de la vulve, elle ne fait l'objet d'aucun doute.

Si on se sert, au lieu du forceps de Levret, du forceps de Tarnier armé de son tracteur pour extraire la tête fœtale, la conduite sera simplifiée ; tirant par l'intermédiaire de la barre transversale du tracteur, on sera toujours sûr de tirer exactement suivant l'axe de l'excavation si on a soin que la douille carrée du tracteur se maintienne constamment à 1 cm. en dessous de l'appareil de préhension.

L'opération de la symphyséotomie doit aujourd'hui faire disparaître de la pratique obstétricale les cas où

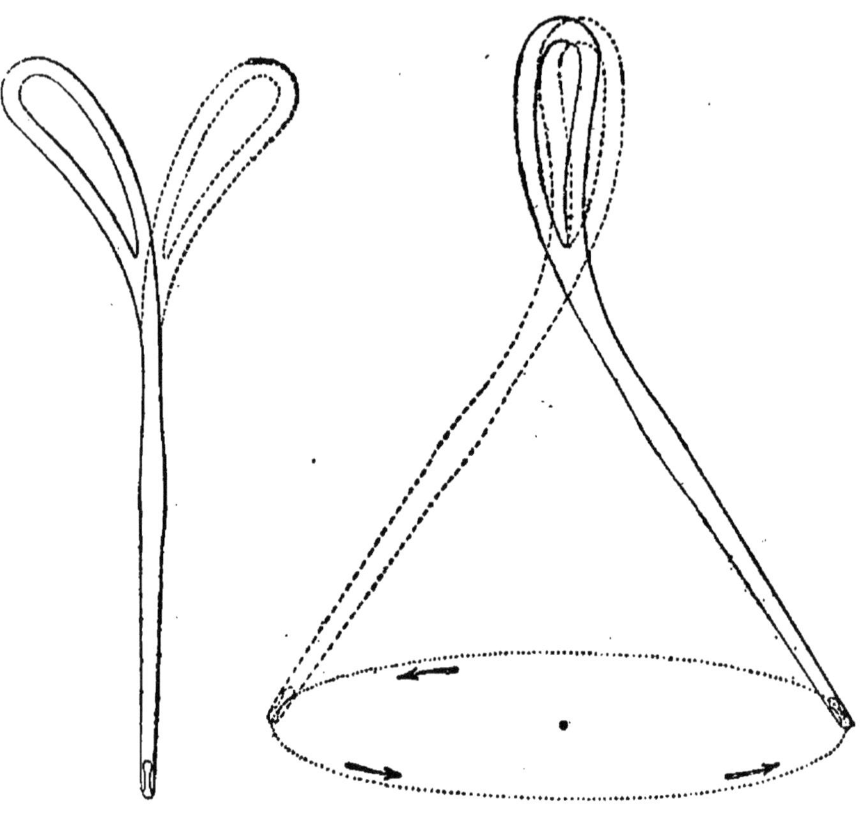

Fig. 180. — Inconvénient qu'il y a à faire tourner le forceps selon l'axe des manches.

Fig. 181. — Comment il faut faire décrire une courbe aux manches.

l'emploi d'une force considérable pouvait être excusable pour faire descendre la tête à travers un bassin notablement rétréci. On n'emploiera jamais qu'une force très modérée, en tirant des bras seulement, sans faire effort des reins, les pieds seulement fixés au sol, l'un en avant de l'autre et l'un d'eux ne prenant pas un point d'appui sur les parties inférieures du lit, comme on pourrait avoir de la tendance à le faire.

On exercera les tractions d'une manière lente et continue, en profitant des contractions et en engageant la femme à pousser pendant leur intervalle, jusqu'à ce que la tête soit arrivée à la vulve.

La tête descendue sur le plancher périnéal, mais seulement alors, on lui imprimera le mouvement de rotation qui doit ramener l'occiput derrière le pubis. Si, sous l'influence des contractions utérines, la rotation s'amorce spontanément, loin de la contrarier, il faudra avec le forceps obéir à cette indication ; mais lorsque la tête n'a aucune tendance à tourner spontanément, il faut, avec l'instrument, provoquer son évolution dans le sens favorable. Avec un forceps droit, rien de plus facile que de faire tourner la tête ; il suffit d'imprimer au forceps un mouvement de rotation suivant son axe ; mais il n'en est pas du tout de même avec un forceps courbe et, pour bien fixer les idées à cet égard, nous empruntons à Farabeuf et à Varnier la comparaison suivante :

« Permettez-nous de vous rappeler la pipe d'un tir « tournant sur son tuyau vertical ; le fourneau, com- « parable comme direction aux cuillers du forceps, « décrit un entonnoir. Eh bien ! si l'on manœuvrait les « branches du forceps en les faisant tourner sur leur « axe, on imposerait aux cuillers un mouvement sem- « blable à celui du fourneau de pipe, leurs becs rabo- « teraient l'intérieur du bassin. »

Il faut donc bien se garder de cette manœuvre, et c'est, au contraire, en prenant du bout des doigts les crochets, en leur faisant décrire dans le sens convenable un grand mouvement de circumduction, comme s'il voulait évaser la vulve, que l'opérateur provoquera la rotation, d'ordinaire avec facilité et, dans tous les cas, sans danger pour les parties maternelles. Ce mouvement de circumduction devra être accompli par une

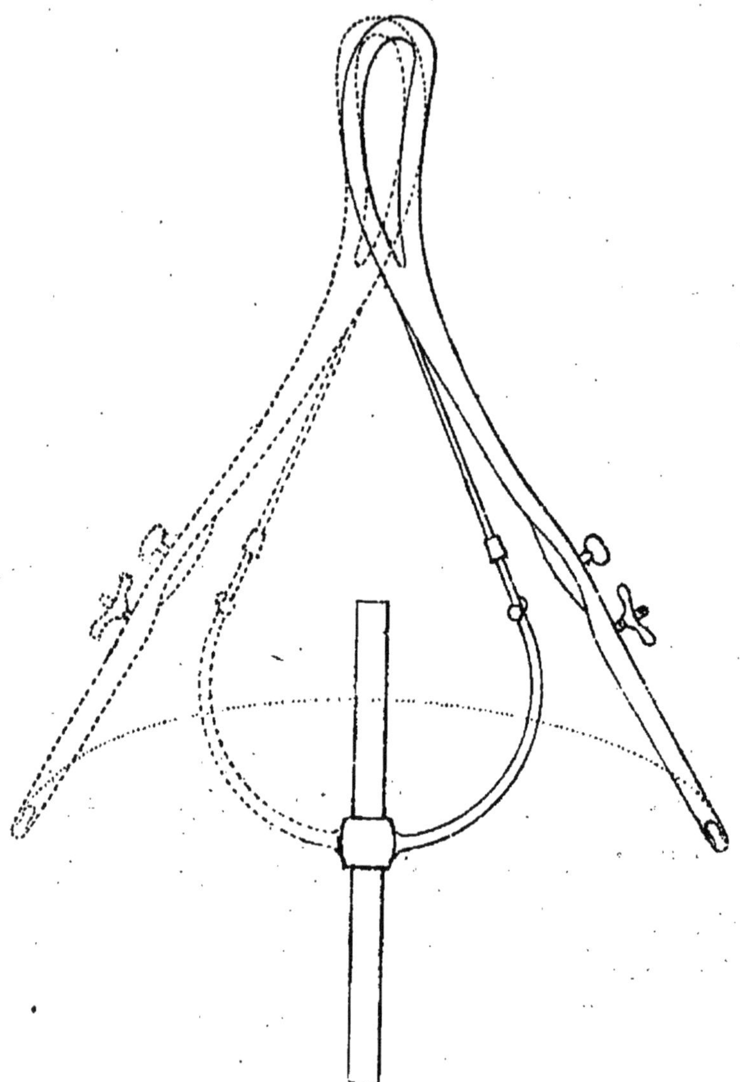

Fig. 182. — Comment on fait la rotation avec le forceps de Tarnier.

main tenant les manches pendant que l'autre soutient les tractions (fig. 182) sur le palonnier dans le cas de forceps de Tarnier.

Après la rotation, les tractions seront dirigées de façon à engager le plus possible l'occiput sous l'arcade pubienne, puis on saisit le forceps d'une seule main, de la droite ordinairement, vers le milieu des branches, la face palmaire tournée en bas. Si les contractions sont énergiques et que le danger ne soit pas très pressant, loin de hâter la déflexion et l'extraction de la tête, on doit plutôt la retenir, ne laissant s'opérer l'expulsion qu'avec lenteur, de façon à donner aux tissus vulvaires le temps de bien s'assouplir et de se dilater. Dans le cas où les contractions seraient insuffisantes, on produirait la déflexion avec le forceps, relevant peu à peu les manches de l'instrument vers le ventre de la femme, mais toujours avec beaucoup de lenteur et de douceur et surveillant avec soin le périnée.

Lorsque la tête est à la vulve, il est donc d'une *importance capitale* de modérer les tractions autant que possible, de se servir même souvent du forceps, plutôt pour contenir que pour tirer, la grande lenteur du dégagement qui donne à la région vulvo-périnéale le temps de s'assouplir et de se dilater étant, avec l'engagement complet de l'occiput sous l'arcade pubienne, le meilleur moyen de sauvegarder l'intégrité du périnée (fig. 183).

Pour faciliter la sortie de la tête sans effractions du périnée, Varnier recommande de balancer légèrement le forceps à droite et à gauche, afin de préparer et d'amener la sortie successive des bosses pariétales, en même temps qu'avec le pouce de la main libre, on pressera ferme sur la région bregmatique du fœtus pour modérer la déflexion ; les bosses pariétales dégagées, on voit le périnée se retirer de lui-même en arrière, laissant à découvert le front et la face, sans qu'il soit besoin d'augmenter notablement la déflexion.

La tête dégagée, si l'extrémité des cuillers est encore

dans la vulve, on doit désarticuler les branches du forceps et les retirer l'une après l'autre, par un mouvement qui ramène chacune vers l'aine du côté opposé,

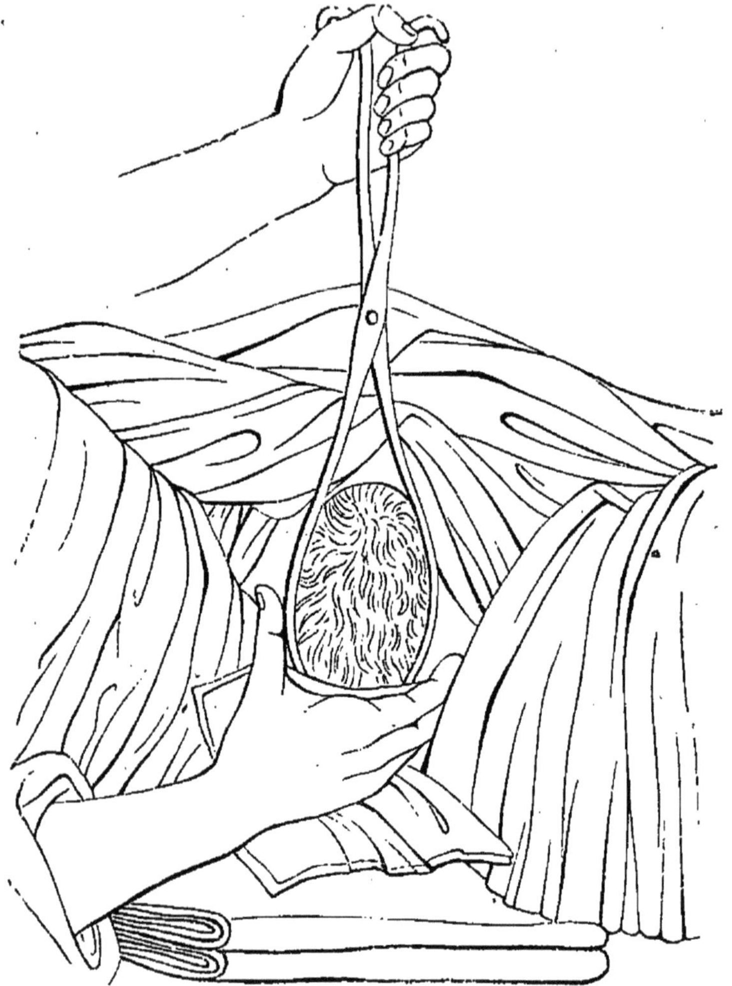

Fig. 183. — Application du forceps. Déflexion de la tête.

et non pas enlever l'instrument tout articulé; on n'agit ainsi que lorsqu'on voit clairement les becs des cuillers tout à fait en dehors des parties génitales.

Certains auteurs conseillent de désarticuler le forceps et de retirer les branches avant que les bosses pariétales n'aient franchi l'orifice vulvaire, et cela, dans le but de ménager le périnée, en diminuant la présentation de l'épaisseur des cuillers ; cette manière de faire peut conduire à une seconde application, si les contractions sont insuffisantes, et nous estimons, pour notre part, que la légère augmentation de volume résultant de la présence des cuillers est largement compensée par la possibilité de pouvoir régler et modérer la sortie de la tête.

Enfin, quand la tête est dégagée et le forceps enlevé, si l'utérus n'a pas de contractions suffisantes, et si l'on craint pour l'enfant qui a déjà trop souffert, on invite la femme à *pousser*, et saisissant la tête entre les deux mains, l'une embrassant la nuque, l'autre la face, on exerce des tractions lentes et progressives, par en bas, d'abord pour engager l'épaule antérieure sous l'arcade du pubis, puis par en haut pour dégager l'épaule postérieure. Le périnée court presque autant de risques pendant ce temps de l'opération que pendant le dégagement de la tête, aussi devra-t-il être accompli avec beaucoup de douceur.

Si la rotation ou le dégagement étaient difficiles, on pourrait encore engager les indicateurs sous les aisselles en sens inverse, produire ainsi, par un léger effort en sens contraire, la rotation qui fait défaut et terminer l'accouchement.

Telles sont les règles générales, qui doivent présider à l'application du forceps, il nous reste à en indiquer les règles particulières.

Nous avons eu surtout en vue, dans les lignes qui précèdent, les applications du forceps de Levret.

Presque toutes les règles que nous avons énoncées sont applicables au forceps de Tarnier ; nous reviendrons, du reste, plus loin sur les manœuvres spéciales que comporte cet instrument.

RÈGLES PARTICULIÈRES

Application du forceps au détroit inférieur.

1° La rotation est faite ; 2° elle ne s'est pas encore produite.

1° *La rotation est faite.* — Deux cas peuvent se présenter : *a*) la tête a tourné d'une façon normale et se présente en occipito-pubienne; *b*) la rotation s'est faite exceptionnellement, d'une façon anormale, la tête est en occipito-sacrée.

a. — Position occipito-pubienne

1er *temps.* — La main guide, la droite, sauf le pouce, sera introduite en arrière et à gauche du bassin, l'index allant reconnaître l'oreille gauche du fœtus. Lorsque la tête était à la vulve, on conseillait autrefois de n'introduire que deux doigts, mais ce procédé ne saurait donner aucune sécurité. La branche gauche, tenue de la main gauche, sera introduite en arrière et à gauche du bassin, sous le contrôle de la main guide, en abaissant le manche peu à peu à mesure que la cuiller pénètre et, dès que le bec a dépassé l'extrémité des doigts, on imprimera au manche, à mesure qu'on l'enfoncera davantage, ce mouvement spiroïde de gauche à droite qui doit placer la cuiller sur la ligne pariéto-malaire, à l'extrémité gauche du diamètre transverse. — La branche droite, tenue de la droite et guidée par la main gauche, sera appliquée de la même façon à l'autre extrémité du diamètre transverse, sur la ligne pariéto-malaire du côté opposé.

2e *temps.* — L'articulation ne présente rien de particulier que nous n'ayons déjà dit.

3e *temps.* — Il faut surtout avoir soin de bien engager le sous-occiput sous le pubis, avant de commencer la déflexion et, pour cela, au moment où la tête est sur le point de franchir la vulve, tirer un peu par en bas avant de relever peu à peu les manches du forceps.

b. — Position occipito-sacrée

1er *et* 2e *temps.* — Comme dans la position précédente; seulement ici, la concavité des cuillers, qui doit toujours regarder en avant pour s'accommoder à l'axe de l'excavation, regardera la face du fœtus, au lieu de regarder l'occiput; d'autre part la ligne pariéto-malaire, qui est la ligne suivant laquelle on doit appliquer les branches du forceps, pouvant, dans le cas particulier, être directement empaumée par la main guide, il n'est pas nécessaire de recourir au petit mouvement de spire. — 3e *temps.* — La tête peut être dégagée de deux façons, soit en *occipito-sacrée,* soit en *occipito-pubienne.*

Dégagement en occipito-sacrée. — Lorsque la tête est peu volumineuse, les parties molles, souples et très extensibles, en particulier chez les multipares, ce mode de dégagement pourra être employé, mais chez les primipares, nous préférons tenter la rotation et dégager en occipito-pubienne si possible.

Il faudra, pour le dégagement en occipito-sacrée, avant la sortie des bosses pariétales, tirer d'abord un peu par en haut pour augmenter la flexion de la tête et bien dégager l'occiput au niveau de la commissure postérieure, tandis que l'encoche naso-frontale s'immobilise sous la symphyse; on abaissera ensuite doucement les branches du forceps pour opérer la déflexion. Il sera prudent de désarticuler et d'enlever les branches avant le dégagement complet de la tête, pour ne pas léser les parties molles antérieures, dans le cas où l'extrémité des cuillers déborderait en avant.

2o *La rotation ne s'est pas encore produite.* — Si le diagnostic de la position primitive a pu être fait, on cherchera, en même temps que l'on continuera les tractions, à faire tourner la tête en imprimant aux

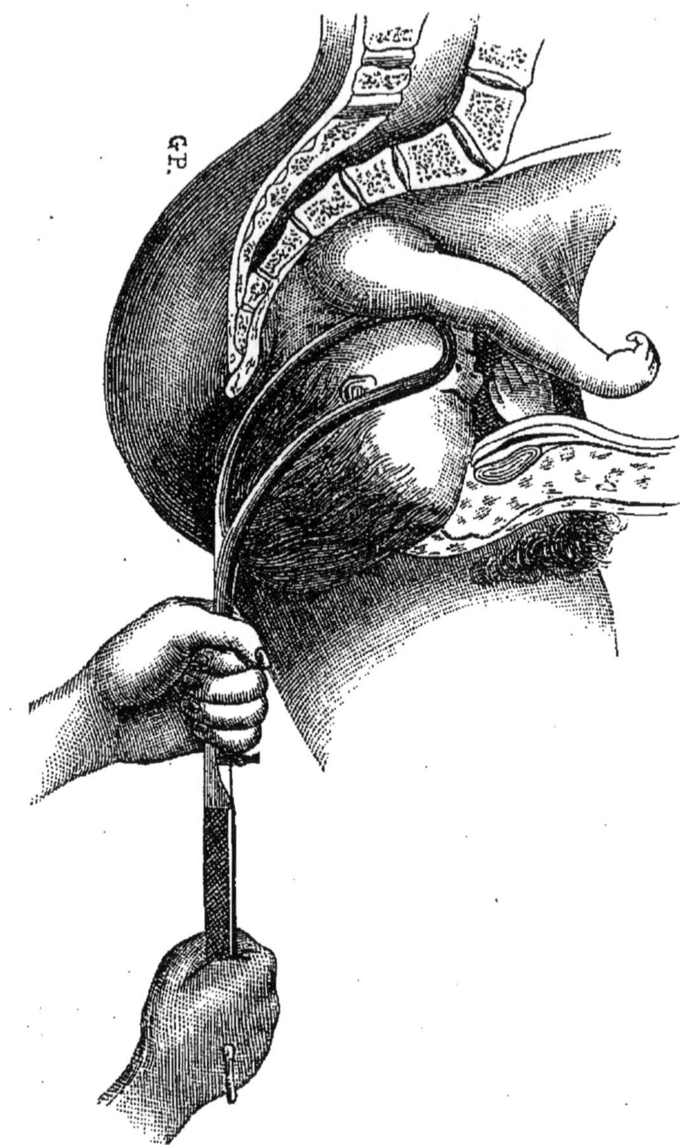

Fig. 184. — Dégagement de l'occiput en arrière.
Temps de flexion exagérée.

manches de l'instrument le grand mouvement de circumduction que nous avons indiqué plus haut, dirigé suivant le sens dans lequel la rotation aurait dû se faire normalement ; dans le cas contraire, on reconnaîtra par tâtonnement la direction suivant laquelle la tête tourne avec plus de facilité. Certains accoucheurs font cette rotation en un seul temps et terminent même l'extraction, la concavité des cuillers du forceps regardant en bas. Cette manœuvre exige des mains particulièrement expérimentées et nous estimons, pour notre part, que ce n'est pas sans un certain danger pour les parties molles maternelles, que la concavité des cuillers se trouvera dirigée vers la concavité du sacrum : aussi préférons-nous, après avoir amené la tête en position antérieure, désarticuler l'instrument et recourir à une nouvelle application régulière cette fois.

Quant au danger résultant de la torsion du cou de l'enfant, dans les cas où la rotation du tronc ne suit pas la rotation de la tête, il a été beaucoup exagéré et les expériences de Tarnier, reprises par Ribemont sur des fœtus congelés, ont prouvé :

1° Que la torsion du cou se répartit sur toute l'étendue de la colonne cervicale, et les six à sept premières vertèbres dorsales ;

2° Loin de passer exclusivement ou principalement au niveau de l'articulation atloïdo-axoïdienne, la torsion n'est pas plus accusée pour les premières vertèbres cervicales que pour les dernières ;

3° En aucun point il n'y a de déformation ni d'aplatissement du canal rachidien ; il n'y a pas d'élévation de la pression intra-rachidienne ;

4° La moelle occupe le centre de ce canal, elle n'est donc exposée à aucune compression ; mais elle subit une torsion sur son axe, parallèle à celle que subissent les vertèbres.

Application du forceps dans l'excavation.

Position occipito-iliaque gauche antérieure

1er *temps.* — La branche gauche est appliquée la première en arrière et à gauche du bassin, sur la région pariéto-malaire du fœtus ; la branche droite appliquée par dessus la première, en arrière et à droite, doit décrire le grand mouvement de spire de Mme Lachapelle, pour venir s'appliquer sur la région symétrique de la tête.

2e *temps.* — L'articulation faite, le forceps se trouve diagonalement placé par rapport au bassin et le bord concave des cuillers regarde en avant et à gauche.

3e *temps.* — La rotation et l'extraction de la tête se font d'après les règles générales précédemment indiquées.

Position occipito-iliaque droite antérieure

1er *temps.* — La main guide sera la main gauche et on l'introduira, en arrière et à droite du bassin. La *branche droite,* tenue de la main droite, sera introduite la première à droite du bassin. La *branche gauche,* introduite la seconde par-dessus la première, décrira le mouvement de spirale nécessaire pour son placement régulier.

2e *temps.* — La branche gauche, branche à pivot, ayant été placée la seconde et par-dessus la branche à mortaise, il faudra opérer le décroisement pour pouvoir articuler ; le bord concave des cuillers regardera en avant et à droite.

3e *temps.* — Abaissement — rotation — extraction. — Voir règles générales.

Position occipito-iliaque gauche postérieure

1er *temps.* — La branche droite sera appliquée la première, la branche gauche appliquée la seconde devra décrire le mouvement de spirale.

2e *temps*. — Pour articuler, il faudra opérer le décroisement ; le forceps en place, le bord concave des cuillers regardera à droite et en avant et sera tourné vers la face du fœtus.

3e *temps*. — Amener la tête sur le plancher du bassin, puis provoquer la rotation ; mais ici, on peut hésiter entre deux lignes de conduite : 1° ramener l'occiput en arrière par une petite rotation ; 2° le ramener sous le pubis par une grande rotation et, dans ce cas, lorsque la rotation est faite, les cuillers du forceps se trouvent mal placées pour l'extraction, leur bord concave regardant en arrière.

Si la rotation s'amorce en arrière, on pourra obéir ; on pourra également dégager en occipito-sacrée chez certaines multipares, à parties molles, très souples et très dilatables, mais chez les primipares, à moins de difficultés trop grandes, nous sommes partisans, comme nous l'avons dit plus haut, de la rotation en avant et d'une seconde application régulière pour l'extraction de la tête.

Position occipito-iliaque droite postérieure

1er *temps*. — La main *droite* sera la main guide, la main *gauche* introduira la première, à gauche et en arrière, la branche gauche : la branche droite sera introduite à droite et en arrière par-dessus la branche gauche et décrira le grand mouvement de spire de Mme Lachapelle.

2e *temps*. — L'articulation faite, le bord concave des cuillers regardera à gauche et en avant, et sera tourné vers la face du fœtus.

3e *temps*. — Abaissement, petite ou grande rotation comme dans le cas précédent, et dégagement en occipito-pubienne ou occipito-sacrée suivant la rotation. Il y a encore une autre méthode d'extraction applicable aux cas où la tête est en occipito-postérieure oblique, droite ou gauche ; cette méthode, décrite plus loin à propos de l'application du forceps sur la face (cf. procédé de Loviot) consiste à transformer au préalable une position occipito-postérieure oblique en position occipito-transversale ou même occipito-antérieure, par la simple application de la main ; on applique ensuite le forceps sur la tête ainsi mobilisée et on peut faire soit une application directe par rapport à la tête, c'est-à-dire bi-pariéto-malaire (Farabeuf et Varnier) soit une application oblique par rapport à la tête, c'est-à-dire fronto-mastoïdienne.

Positions transversales

Pour prendre la tête d'une façon régulière dans les positions transversales, l'une des cuillers devra être

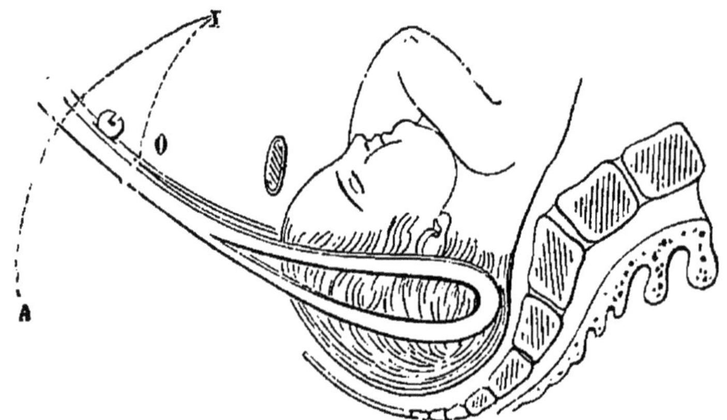

Fig. 185. — Manière de tirer dans le cas de position occipito-sacrée secondaire ; commencer par élever le manche du forceps de O en I, tout en faisant des tractions directes, et, quand l'occiput a franchi le bord antérieur du périnée, abaisser l'instrument de I en A.

placée directement en arrière, l'autre directement en avant ; l'application ainsi faite est dite antéro-postérieure.

Le bord concave devant toujours, dans ces cas, être dirigé vers l'occiput qui doit être ramené en avant, comme nous avons dit qu'il fallait toujours commencer

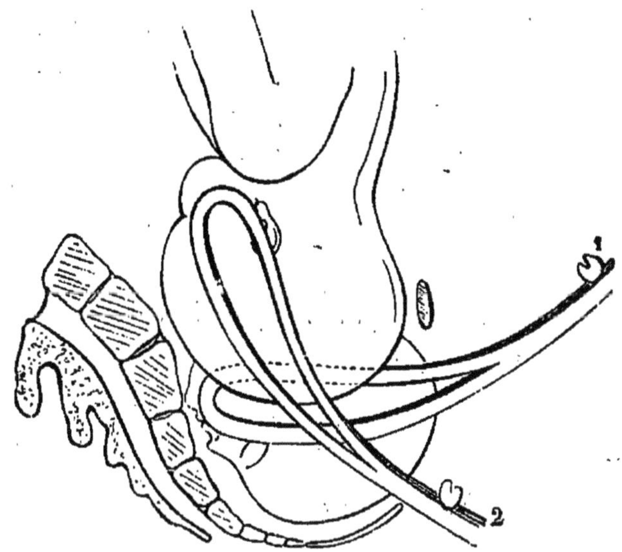

Fig. 186. — Sens dans lequel on doit tirer, suivant que la tête est en haut ou en bas de l'excavation.

par la branche postérieure, on appliquera la branche gauche la première dans les positions gauches trans-

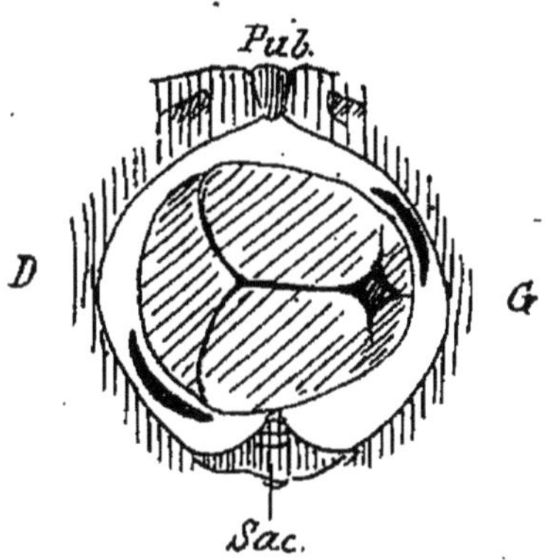

Fig. 187. — Tête située en position transversale. Application du forceps oblique par rapport à la tête et au bassin.

versales, et la branche droite dans les positions droites; il faudra décroiser dans ce dernier cas pour pouvoir articuler. Très souvent encore, dans les cas de position transversale de la tête on peut, au lieu de faire une application de forceps directe par rapport à la tête, la faire oblique. On s'arrangera toujours dans ces cas de telle façon que le bord concave des cuillers une fois placées regarde vers l'occiput et on obéira à la règle générale qui veut qu'on place en premier lieu la cuiller postérieure. Par exemple,

Au cas de OIDT : on placera premièrement la cuiller droite en arrière et à droite sur l'apophyse mastoïde droite du fœtus. On placera en second lieu la cuiller gauche d'abord en arrière et à gauche puis on l'amènera par un mouvement de spire sur la région frontale gauche du fœtus (Cf. fig. 187).

Application de forceps sur la face.

Les règles sont les mêmes que pour le sommet, le menton remplace l'occiput comme point de repère et c'est vers lui que doivent être tournés les bords concaves des cuillers dans les positions mento-antérieures et mento-transversales. Nous savons que le dégagement en mento-sacrée est impossible ; dans les mento-postérieures, il faudra donc de toute nécessité ramener le menton en avant par une grande rotation, mais mieux encore par une double application ; soit par exemple, une *mento-iliaque droite postérieure* ; le méridien sagittal de la face passe par le menton, et, par conséquent, est dirigé suivant le diamètre oblique gauche. C'est donc la branche gauche qu'il faudra appliquer la première. L'articulation faite et la tête abaissée, on lui imprimera un mouvement de rotation suffisant pour lui faire dépasser au moins le diamètre transverse, transformant ainsi la variété droite postérieure en variété droite antérieure ; l'instrument désarticulé, on retirera les branches dans l'ordre de leur introduction, puis on procédera à une nouvelle application. Mais comme le méridien sagittal est alors dirigé suivant le diamètre oblique droit, c'est la cuiller droite qu'il faudra introduire la première, et, pour l'articulation, il y aura lieu de décroiser. — On procéderait d'une façon inverse dans la mento-iliaque gauche postérieure; le méridien sagittal de la face occupant d'abord le diamètre oblique droit, la branche droite sera appliquée la première et il sera nécessaire de décroiser. Lorsque la variété postérieure aura été transformée en antérieure, c'est la branche gauche qui aura été introduite la première dans la seconde application.

On se rappellera toujours dans les applications de forceps sur la face qu'il est essentiel de bien engager la face à fond dans le bassin avant de commencer toute rotation; d'autre part pendant les tractions sur la tête on se gardera bien de la fléchir même légèrement, ce qui pourrait l'enclaver irrémédiablement et pour cela il sera utile avec un doigt mis dans la bouche de l'enfant et faisant effort sur sa voûte palatine, de bien maintenir, d'accentuer même la déflexion de la tête.

Le Dr F. Loviot[1] recommande, dans les occipito et mento-postérieures, un procédé qui devra toujours être tenté, et nous paraît bien supérieur à la rotation en un seul temps avec le forceps ordinaire.

La méthode que cet accoucheur préconise consiste à transformer manuellement les variétés postérieures en variétés antérieures et se comporter ensuite d'après la règle classique.

Soit une O. I. D. P. dont la rotation ne peut se faire. La main gauche préalablement graissée sur ses deux faces sera introduite à l'exception du pouce dans les parties génitales, postérieurement, en suivant la cour-

1. F. Loviot, Des applications de forceps dans les variétés postérieures du sommet et de la face (*Annales de Gynécologie*, octobre 1884).

bure du sacrum, le coude de plus en plus abaissé à mesure que la main pénètre plus profondément dans le canal pelvien. On contourne ainsi la tête fœtale d'avant en arrière jusqu'à ce que la paume de la main embrasse dans sa concavité le pariétal postérieur, la main droite maintenant le fond de l'utérus comme dans le premier temps de la version (fig. 188). « La main

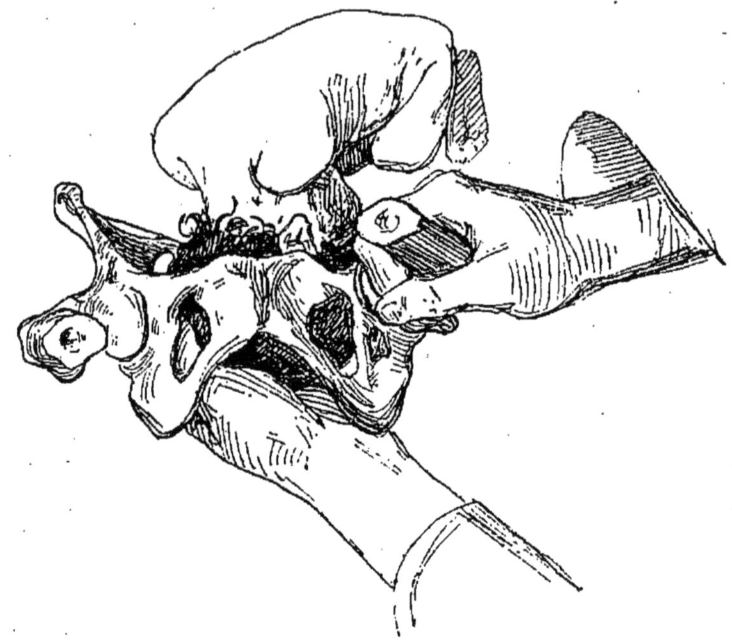

Fig. 188. — La main tout entière est dans le bassin, pour la clarté de la figure, dans la plupart des cas, le pouce ne doit pas être introduit (Loviot).

ainsi placée, le bord radial de l'index se frayera un chemin entre la paroi postérieure de l'excavation et la tête, dont elle repoussera en avant de droite à gauche l'extrémité occipitale, jusqu'à ce qu'elle puisse prendre au niveau de la symphyse sacro-iliaque la place abandonnée par l'occiput.

« L'accoucheur a pour ainsi dire creusé une loge que doit occuper la cuiller du forceps. »

Il est rare que l'occiput ne dépasse pas le diamètre transverse à la suite de cette manœuvre, l'O. I. D. P. se trouve transformée en O. I. D. A. et il n'y aura plus à faire qu'une application oblique droite de forceps, en introduisant, comme nous l'avons déjà dit, la branche droite la première en regard de la symphyse sacro-iliaque droite et se servant comme conducteur de la main gauche introduite déjà dans les parties génitales.

Le mécanisme sera le même pour la position M. I. D. P. Dans les positions O. I. G. P. et M. I. G. P. ce sera la main droite qui sera introduite dans les parties génitales, et la branche gauche sera appliquée la première, en regard de la symphyse sacro-iliaque gauche.

Par cette méthode comme le fait observer le Dr F. Loviot, « la concavité des cuillers est toujours tournée du côté que l'on veut ramener sous la symphyse ; les tractions se font dans un sens qui favorise le complément de flexion pour le sommet, de déflexion pour la face et par conséquent la rotation ; en outre, le chemin parcouru par les cuillers dans l'intérieur du bassin est beaucoup moindre, un huitième de circonférence par chaque cuiller au lieu de trois huitièmes ».

Ces différentes manœuvres, bien entendu, ne seront indiquées que lorsque l'on aura constaté l'impuissance des efforts naturels, ou que l'état de la mère ou de l'enfant réclameront l'intervention.

Application du forceps au détroit supérieur.

Lorsque la tête ne s'engage pas au détroit supérieur par suite d'un rétrécissement plus ou moins prononcé du bassin, elle se présente en général en position transversale, assez peu fléchie et inclinée sur son pariétal postérieur.

La symphyséotomie a considérablement limité les indications du forceps au détroit supérieur et dès qu'il existe une disproportion notable entre les dimensions du bassin et le volume de la tête, mieux vaut recourir d'emblée à la symphyséotomie que de compromettre l'enfant par une application de forceps avec tractions un peu énergiques. Mais si la disproportion est peu considérable, on peut hésiter entre le forceps et la version ; nous pencherions, pour notre part, en faveur du forceps qui, en cas d'insuccès, laisserait la ressource de la symphyséotomie et de la version.

Au détroit supérieur, l'application du forceps peut être directe, oblique ou antéro-postérieure par rapport au bassin.

Application directe. — Chacun de ces modes d'application a ses défenseurs et ses adversaires, et aucun d'eux n'est à l'abri de critiques justifiées. Disons, cependant, que l'application directe est à peu près abandonnée en France par la majorité des accoucheurs. En effet, si elle est plus facile que les autres à exécuter, elle offre une prise peu solide, expose au dérapement, empêche la flexion de se compléter et, en comprimant les diamètres antéro-postérieurs, elle tend à augmenter les diamètres transverses, en rapport avec le diamètre rétréci du bassin.

Les règles de cette application diffèrent peu de celles du forceps dans l'excavation.

Nous répéterons que cette application occipito-faciale ne doit être qu'une application de nécessité à n'employer qu'en tout dernier lieu, faute d'autres ressources et lorsque le fœtus est mort.

Application oblique. — La main guide doit être introduite tout entière et les doigts dépasser le plus possible l'orifice utérin ; lorsque l'occiput sera à gauche, la branche gauche sera appliquée la première, en regard de l'articulation sacro-iliaque correspondante ; dans le cas contraire, ce sera la branche droite. La seconde branche sera conduite en regard de la région ilio-pectinée, du côté opposé. Le placement de cette deuxième branche est souvent difficile et on ne peut articuler; c'est dans ces cas que l'on a conseillé de retirer les branches, et de tenter une nouvelle application en commençant par la branche antérieure.

Dans l'application oblique au détroit supérieur, la prise est plus solide que dans la précédente ; on court moins le risque de défléchir la tête et l'extraction peut être terminée sans nouvelle application.

Cette application oblique, préconisée par Budin, est encore avantageuse en ce sens que les cuillers viennent se placer en des points où il y a de la place libre entre la tête fœtale et les parois du bassin ; d'autre part grâce à cette application la tête ne perd pas le bénéfice du modelage accommodateur qu'elle a pu déjà subir; elle est saisie telle que.

Application antéro-postérieure. — Ce mode d'application qui a pour but de saisir la tête d'une façon régulière, regardé autrefois comme d'exécution très difficile sinon impossible, est aujourd'hui surtout conseillé par le Pr Pinard et ses élèves. Nous en résumons les règles d'après Farabeuf et Varnier.

Nous supposerons, pour faciliter la description, qu'il s'agit d'une position transversale gauche.

Introduction de la main guide. — La main droite, pouce compris, sera introduite dans le vagin, le dos regardant directement en arrière ; elle franchira le col, explorera la tête et se glissera derrière, entre le pariétal postérieur et le sacrum, jusqu'à ce que l'extrémité des grands doigts atteigne l'oreille qu'ils devront recouvrir jusqu'au delà du lobule ; « la main embrassant alors de sa paume tout le côté de la tête tourné en arrière, pourra aisément, en recourbant l'index et le médius par-dessus le sous-occiput, compléter la flexion ; elle tâchera que le cordon ne coure pas risque d'être pincé ».

Placement de la cuiller gauche. — On introduira la branche gauche suivant les règles ordinaires, en abaissant la main lentement et le plus possible, un peu à gauche du plan médian, jusqu'à ce que le poignet touche l'avant-bras guide, de façon que la face convexe de la cuiller conserve toujours le contact de la paume de la main. On dépasse ainsi le promontoire, mais l'avant-bras gêne l'abaissement du pédicule de la cuiller; il faut donc alors retirer la main guide en continuant à abaisser la poignée et à la tenir sous la cuisse gauche. La cuiller n'est en place qu'au moment où le pivot se trouve à la fourchette vulvaire.

Cette branche, une fois placée, sera confiée à un aide attentif agenouillé à la gauche de l'opérateur et maintenue exactement dans la situation où elle a été placée, c'est-à-dire le crochet regardant directement en l'air, le manche déjeté sous la cuisse gauche et déprimant la commissure vulvaire.

Introduction de la 2e main guide. — On introduira, par-dessus la 2e branche, la 2e main avec ou sans le pouce, sa face dorsale au contact de la symphyse sacro-iliaque droite, en reconnaissant le col au passage et jusqu'à ce que la face palmaire des doigts atteigne le demi-frontal postérieur.

Placement de la 2e cuiller. — La branche droite, tenue d'abord dressée un peu à gauche du plan médian, sera introduite sur la main guide, en abaissant obliquement la main droite, comme pour venir tomber en dehors de l'avant-bras gauche. Il faut que le bec de la cuiller dépasse le frontal ; il y a donc lieu de la pousser très haut avant de la ramener de la position oblique postérieure qu'elle occupe, à la position directement antérieure qu'elle doit occuper.

Pour imprimer à la cuiller ce grand mouvement de spirale, qui doit la ramener en avant, on portera simultanément le manche qui se trouve alors à droite du plan médian maternel vers la cuisse gauche, en tordant le crochet jusqu'à ce qu'il se dirige directement à gauche, en même temps qu'on abaissera la main pour introduire la cuiller de plus en plus. Pendant ce temps, la cuiller abandonne peu à peu la main guide et celle-ci, du bord radial de son index, repousse en avant la cuiller en agissant sur son bord convexe. Pour achever le grand mouvement de spirale, il faut continuer à tordre le crochet à gauche et en bas, en abaissant de plus en plus le manche qui vient croiser la première branche placée et pendre obliquement à sa gauche en déprimant la fourchette. Mais ce n'est pas fini ; il faut encore continuer à abaisser le manche en poussant la cuiller qui doit pénétrer tout entière dans le ventre, et, pour l'amener directement en avant, tourner le crochet tout à fait en arrière.

Articulation. — Pour articuler, il faut agir sur la branche placée la seconde ; ici, c'est la droite, et comme elle est plus enfoncée que l'autre, on la retire pour amener l'encoche au droit du pivot, en même temps qu'on la relève pour la rapprocher de la première.

Si l'occiput était à droite, la branche droite, branche postérieure, ayant été placée la première, il faudrait décroiser.

Extraction. — Après avoir vérifié que la tête est bien saisie et seule saisie, on procède à l'extraction en tirant d'abord le plus en arrière possible et employant, pour refouler le périnée en arrière, toute la force compatible avec la conservation de son intégrité ; le détroit supérieur franchi, les tractions seront dirigées suivant les axes connus de l'excavation.

Dans l'application antéro-postérieure, lorsque sa flexion est suffisante, la tête se trouve saisie d'une façon régulière suivant la ligne temporo-malaire et la prise est aussi solide que possible ; mais si la tête est au contraire peu fléchie, on est obligé de la saisir plus en arrière, presque perpendiculairement à la base du crâne, et l'instrument aura de la tendance à déraper après les premières tractions ; il faudra donc le désarticuler, mais on aura néanmoins obtenu un résultat avantageux, une augmentation de la flexion qui permettra de faire une nouvelle application d'une façon régulière.

L'application antéro-postérieure au détroit supérieur pour rétrécissement du bassin, n'est pas admise sans conteste par tous les accoucheurs ; elle est, en effet, bien plus difficile que l'application oblique et, pour être bien faite, exige des mains très expérimentées. La présence de la branche postérieure gêne l'engagement, et, suivant l'expression de Varnier, *ponte* la concavité sacrée et empêche son utilisation ; de plus, le forceps ayant ses branches fortement appuyées sur le périnée et le coccyx, est fixé ; il n'y a ni pour la tête liberté de basculer en arrière, ni pour l'opérateur possibilité de tirer dans l'axe ; le forceps aggrave donc les rétrécissements d'au moins 10 millimètres ; il en produit lorsqu'il n'en existe pas (Farabeuf) ; aussi Farabeuf et Varnier (1891) conseillaient-ils de ne placer que la cuiller antérieure du forceps, armée d'un lacs et de s'en servir comme d'un levier.

Budin reproche à l'application antéro-postérieure d'entraîner la tête fortement fléchie et de mettre ainsi en rapport, avec le diamètre rétréci du bassin, le diamètre bipariétal, le plus grand et le moins réductible des diamètres transverses de la tête, tandis que l'application oblique, en permettant de saisir la tête sans la déplacer et plus ou moins défléchie, laisse un diamètre voisin du bitemporal, plus petit et plus dépressible, en rapport avec le diamètre antéro-postérieur du bassin [1].

D'autre part on est obligé, pour faire correctement

1. Budin, *Société obstétricale de France*, avril 1893.

l'application antéro-postérieure, de refouler préalable-

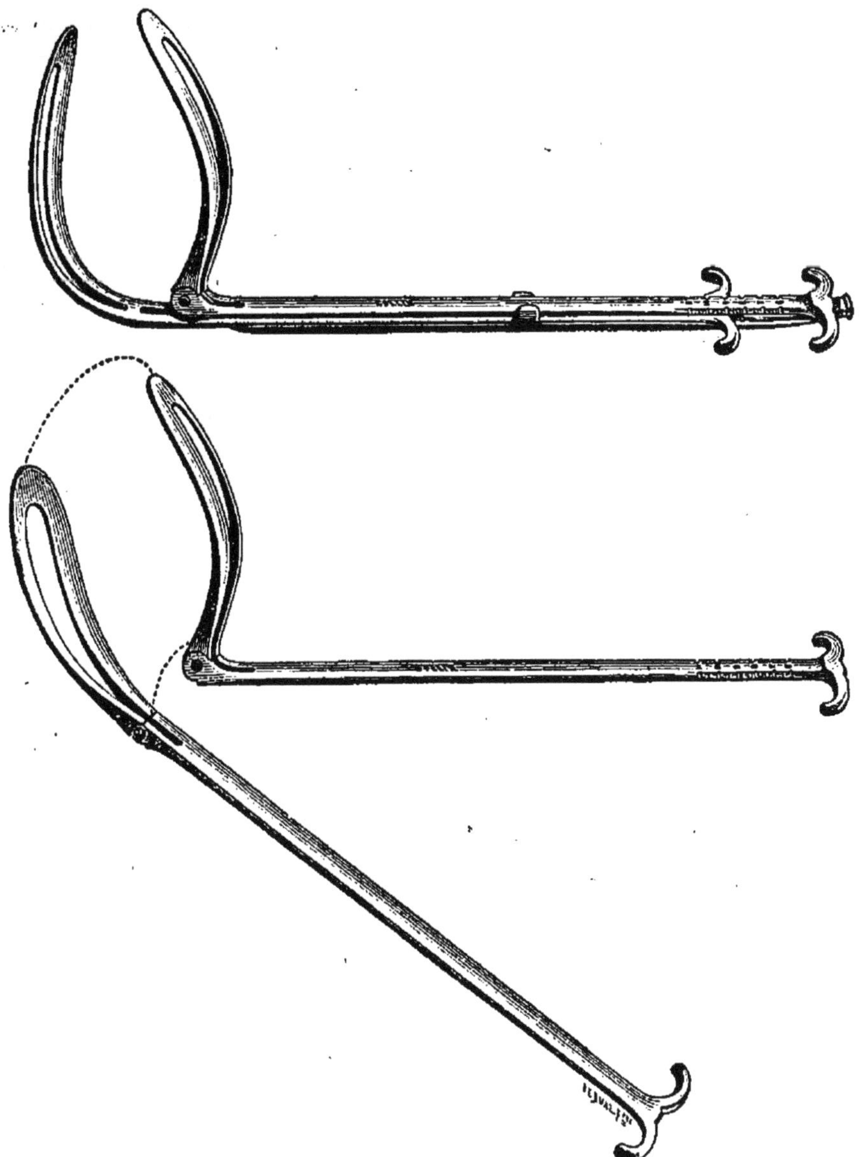

Fig. 189. — Mensurateur levier préhenseur (Farabeuf).

ment la tête déjà partiellement engagée ; elle perd ainsi

le bénéfice du modelage accommodateur effectué. Enfin la courbure pelvienne du forceps appliqué dans ces conditions ne correspond plus du tout à la courbure du bassin.

Farabeuf a fait ressortir l'énorme pression que subit la tête fœtale au détroit supérieur pendant les tractions, pression qui, d'après ses calculs, serait égale à la force déployée par l'opérateur multipliée par 10.

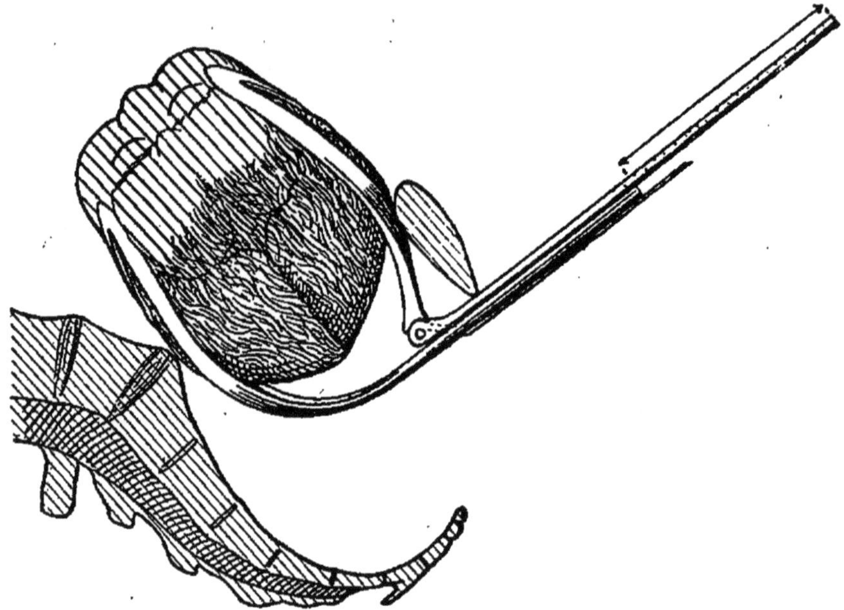

Fig. 190. — La tête prise au-dessus du détroit supérieur. On voit que la bosse pariétale antérieure proémine au-dessus du pubis (Farabeuf).

En présence des dangers des applications de forceps au détroit supérieur et avant de recourir à la symphyséotomie dans les bassins peu rétrécis, Farabeuf conseille, après avoir, par une attente raisonnable, constaté que la tête refuse de s'engager, de mesurer le diamètre céphalique bi-pariétal et, si la disproportion entre l'épaisseur de la tête et les diamètres pelviens n'est pas trop considérable, de lui faire franchir le détroit rétréci par un mécanisme analogue à celui qui se produit dans l'accouchement spontané, avec viciation pelvienne.

C'est pour obtenir ce double résultat qu'il a imaginé le *mensurateur-levier-préhenseur* (fig. 189, p. 540 et 190, p. 541). Malheureusement cet instrument fort ingénieux n'a pas donné en pratique les résultats que son auteur en avait espéré ; il est actuellement délaissé.

Application de forceps sur la tête dernière.

Dans quelques cas exceptionnels, la manœuvre de Mauriceau se montrant impuissante, on peut être obligé de recourir au forceps pour terminer rapidement l'accouchement.

Les cuillers seront introduites d'une façon générale devant le *plan sternal* de l'enfant, il n'y a d'exception que pour le cas où le menton se trouve en avant, la *tête étant défléchie*, dans lequel il y aura avantage à introduire les cuillers sur le plan dorsal (Grynfelt) (fig. 193). Fidèle à cette règle, si l'on veut faire relever plus facilement le tronc du fœtus sur les pubis de la mère, dans le cas où la face regarde en arrière, on a soin d'envelopper préalablement d'une serviette le tronc et les bras tout ensemble ; — quand au contraire, la face regarde en avant, cette précaution est inutile : on n'a presque qu'à abandonner le tronc à son propre poids pour qu'il s'abaisse suffisamment vers le périnée. — Une fois la tête saisie (et nous la supposons restée à l'état de flexion), si la face regarde le sacrum, on tire *en avant, puis en haut* de la main gauche, qui est au niveau des entablures, pendant qu'on relève peu à peu de la main droite le manche du forceps, jusqu'à ce que les crochets soient en l'air (fig. 191). Et, au contraire, si la face regarde les pubis, on tire *par en bas* et *un peu en arrière* de la main gauche, tout en abaissant le manche lui-même, de la main droite (fig. 191).

Il n'en serait pas de même si la tête était défléchie et le menton accroché derrière le pubis; ce ne serait plus *par en bas* et *en arrière* qu'il faudrait tirer, comme

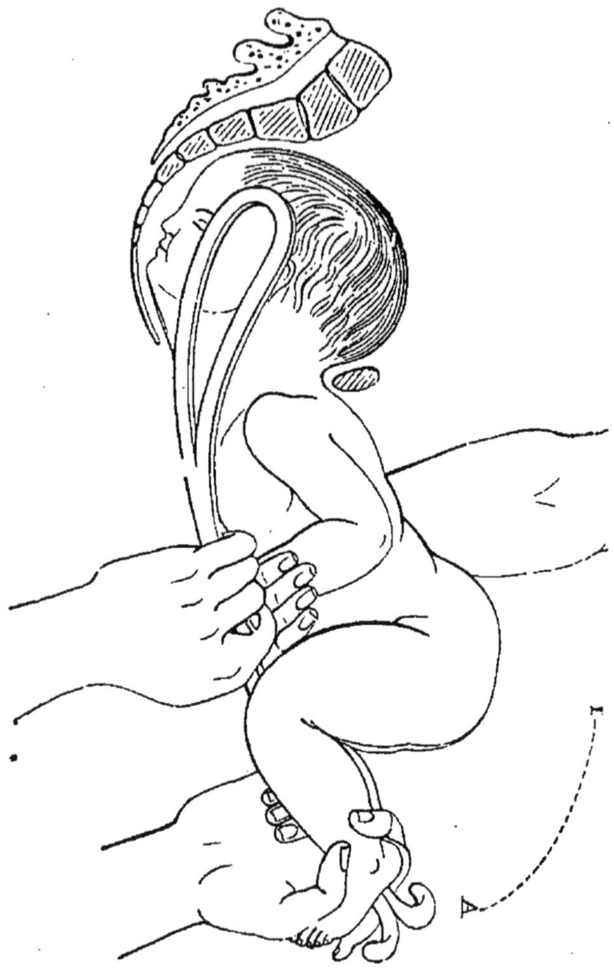

Fig. 191. — Manière de placer le forceps sur la tête se présentant par la base, l'occiput en avant. Sens dans lequel il faut tirer, de A en I.

tout à l'heure, mais *en avant, puis en haut*, exactement comme lorsque la face regardait en arrière, c'est-à-dire de A en I (fig. 191 et 193).

Dans ce dernier cas, s'il est nécessaire de recourir au forceps, ce ne sera pas, comme le fait observer M. Grynfelt, sur le plan sternal du fœtus qu'il faudra

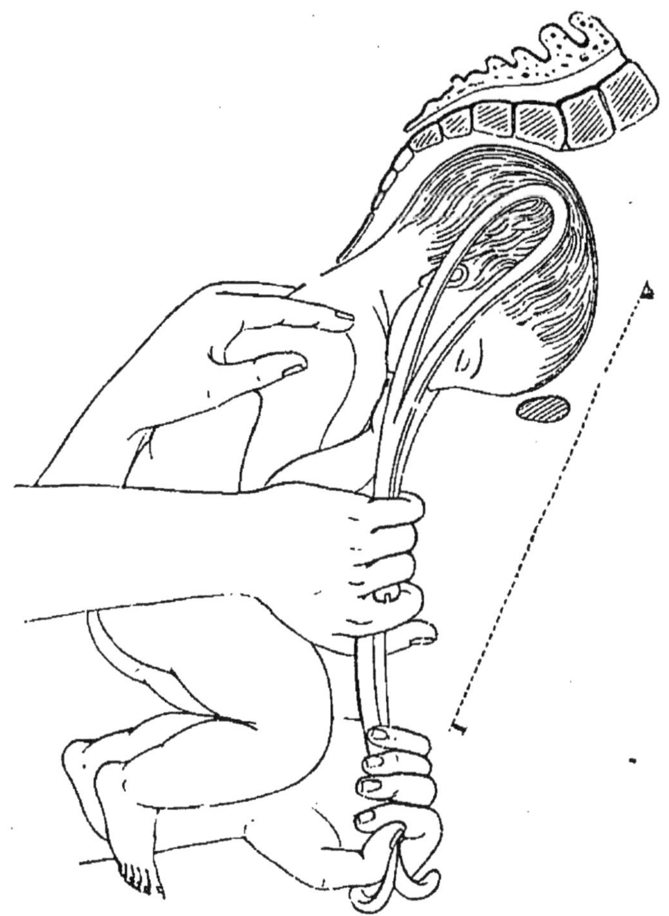

Fig. 192. — Manière de placer le forceps sur la tête se présentant par la base, l'occiput en arrière. Sens dans lequel il faut tirer, de A en I, c'est-à-dire vers soi et un peu de haut en bas.

introduire les branches de l'instrument, mais bien en passant sur le plan dorsal. Par cette dernière voie, les cuillers arriveront à leur place avec bien moins de difficultés qu'en suivant la première.

3° *Tête restée seule dans la matrice après détroncation.* — L'application du forceps peut ici présenter quelques difficultés par suite de l'élévation de la tête, mais surtout à cause de sa mobilité.

Pour conduire sûrement les cuillers sur les côtés de la tête, il faut d'abord faire fixer celle-ci le mieux possible par les mains d'un aide intelligent, comprimant la région hypogastrique, ou bien employer le procédé du professeur Pajot qui consiste à introduire dans le trou occipital un petit bâtonnet sur le milieu duquel est fixée une corde de fouet.

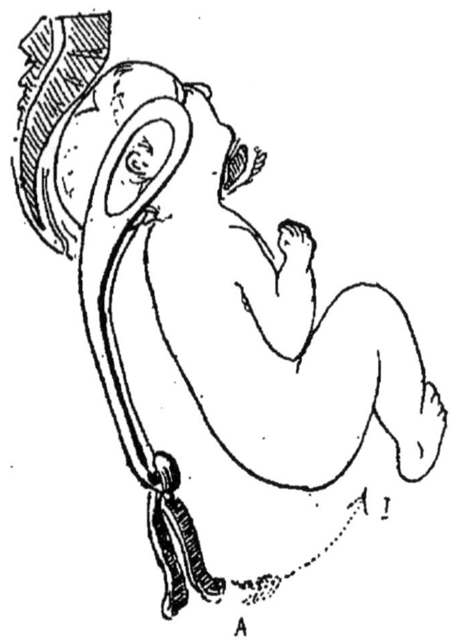

Fig. 193. — Sens dans lequel il faut tirer, de A en I, si le menton s'est arc-bouté sur les pubis [1].

En exerçant des tractions sur la ficelle, le bâtonnet se met en travers et la tête se trouve solidement main-

1. Grynfelt, *De l'emploi du forceps pour extraire la tête du fœtus, après la sortie du tronc* (*Annales de gynécologie*, t. II et t. III).

tenue. On introduit ensuite la main entière dans l'utérus pour servir de guide dans le placement des branches.

Application de forceps sur le siège.

On n'applique guère le forceps sur le siège que dans la présentation décomplétée (mode des fesses), sacrum en arrière, alors que la déflexion d'un membre est absolument impossible par suite de l'engagement trop considérable de la présentation. Il faut chercher à saisir exactement, entre les cuillers, le diamètre bitrochantérien et procéder avec douceur pour ménager le bassin du fœtus et éviter le dérapement.

Application du forceps du professeur Tarnier.

1° **Introduction des branches.** — La poignée transversale étant désarticulée et les tiges de traction étant fixées aux branches de préhension par la petite goupille sur laquelle elles font ressort, les deux branches sont introduites suivant les mêmes règles que celles du forceps ordinaire.

2° **Articulation.** — Elle se fait de la même façon que dans le forceps ordinaire, seulement une fois que les branches sont articulées, on assure la saisie de la tête à l'aide de la vis qui va d'une branche à l'autre et que l'on serre modérément, puis dégageant avec le doigt les branches de traction en les faisant passer par-dessus la goupille, on les engage dans la poignée de l'instrument et on les fixe à l'aide du verrou.

3° **Tractions.** — Les tractions s'exercent à l'aide des deux mains fixées de chaque côté de la poignée transversale. Les branches de préhension servent alors d'aiguille indicatrice et il faut avoir soin, pendant toute la durée de l'extraction, de maintenir les branches de traction à un centimètre des branches de préhension.

Une fois la tête arrivée à la vulve et l'*occiput bien*

engagé sous l'arcade pubienne, on saisit l'instrument à pleine main, près des cuillers, en embrassant à la fois les branches de traction et de préhension, et on défléchit la tête lentement, en la contretenant si c'est nécessaire pour en empêcher la sortie trop brusque (fig. 194).

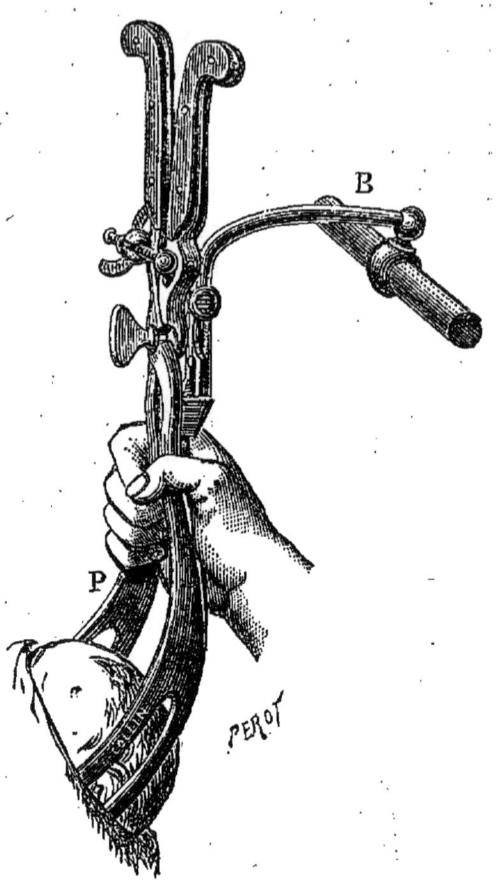

Fig. 194. — Forceps saisi à pleine main par dessous et près des cuillers.

La tête dégagée, si l'extrémité des cuillers est encore dans la vulve, on désarticule l'instrument en commençant par la poignée transversale, puis la vis de pression et enfin le pivot.

On retire ensuite les branches dans l'ordre de leur introduction.

LEVIER

Le levier, inventé par Roonhuysen, a joué un grand rôle en obstétrique jusqu'à la fin du XVIIIe siècle ; il est à peu près abandonné de nos jours. Il est cependant des circonstances où cet instrument peut rendre des services. Le levier actuel, qui est encore le levier de

Baudelocque, peut être assez exactement comparé à une branche de forceps droit (fig. 195).

On peut se servir du levier de deux manières différentes, soit comme levier du premier genre, soit comme levier du troisième genre. Dans le premier cas, le levier prend son point d'appui sur le pubis, dans le second la puissance est exercée au milieu soit par les mains de l'opérateur, soit par un lien sur lequel on tire (Levier de Hubert de Louvain; fig. 196).

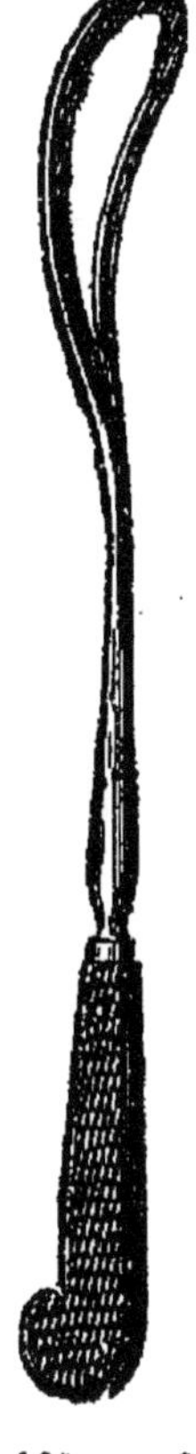

Fig. 195. — Levier de Baudelocque.

Les principales indications du levier sont les suivantes :

1° Présentations inclinées du sommet (abaisser la région) ;

2° Flexion insuffisante de la tête (abaisser l'occiput) ;

3° Présentation de l'extrémité céphalique, avec rétrécissement modéré du bassin (il comprime la tête dans le sens antéro-postérieur, réduit le diamètre bipariétal et favorise le mouvement de bascule).

Règles d'application. 1° La femme doit être mise en position obstétricale, la vessie et le rectum vidés comme avant toute opération ;

2° Le manche de l'instrument sera garni de linge ou de caoutchouc pour éviter des pressions dangereuses ;

3° Le levier sera introduit comme une cuiller de forceps ;

4° Il sera toujours appliqué en avant entre le pubis et la tête ;

5° On pourra prendre le point d'appui sur l'arcade pubienne (*levier du premier genre*) ou bien le saisir près de la vulve en le repoussant en arrière pour éviter les contusions de l'urètre (*levier du troisième genre*).

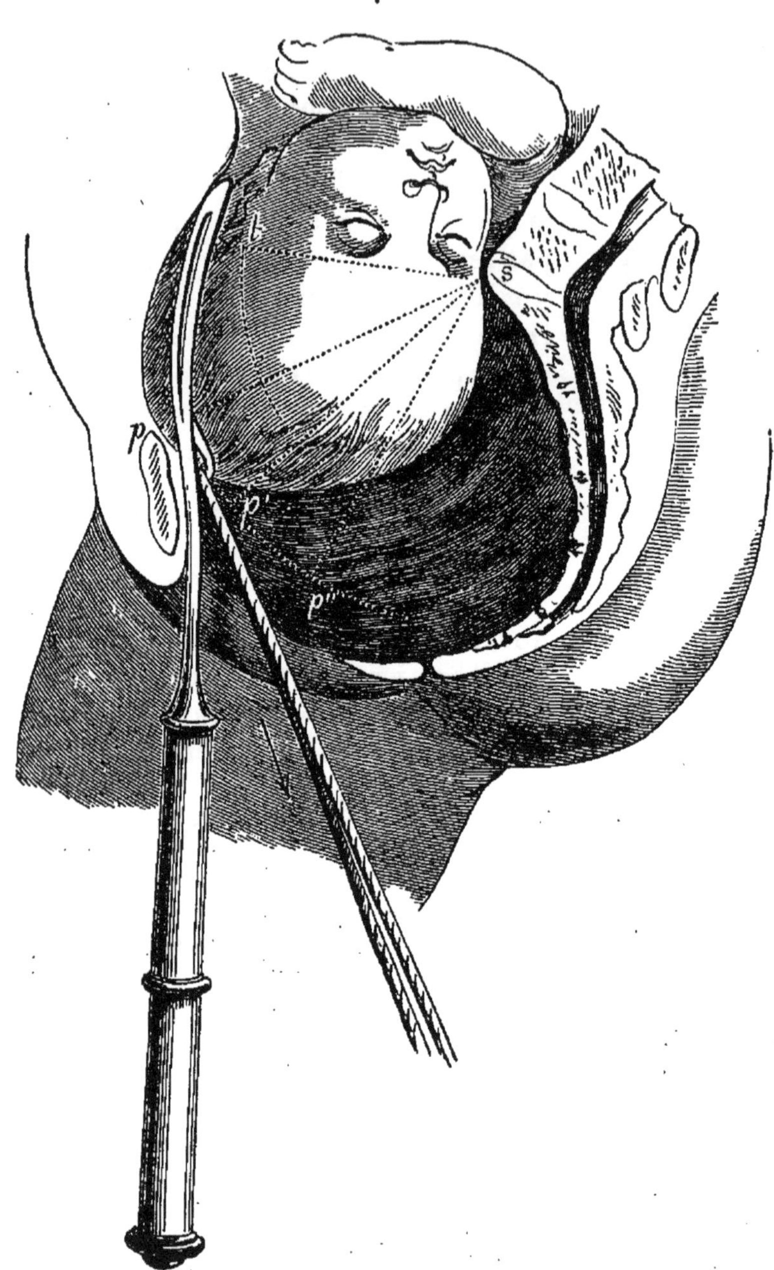

Fig. 196. — Levier de Hubert fils.

En résumé, le levier ne peut être comparé au forceps comme instrument de traction, mais à en juger par les expériences de Boddaert, de Tarnier, de Fabri, il présenterait des avantages comme instrument de réduction : Farabeuf et Varnier sont arrivés, à peu près, aux mêmes conclusions.

CROCHET MOUSSE

Le crochet mousse est un instrument destiné à exercer des tractions sur le fœtus vivant ou mort ; sur le fœtus vivant *c'est un instrument dangereux* et à répudier absolument à cause de la surface limitée sur laquelle porte son action ; dans le cas de mort du fœtus, lorsqu'il s'agira surtout de pratiquer l'embryotomie, le crochet mousse rendra les plus grands services en rendant accessible la partie fœtale.

Sur le fœtus mort, le crochet pourra être appliqué suivant les circonstances en des points divers, de façon à rapprocher la partie fœtale le plus près possible de l'opérateur.

Voici les règles formulées par Emile Bailly pour l'application du crochet mousse dans l'aine.

Le crochet doit toujours être appliqué sur le membre antérieur.

La parturiente sera placée en position obstétricale, le crochet étant tenu d'une main, l'autre sera introduite dans les parties génitales pour servir de guide à l'instrument. On fera ensuite pénétrer le crochet à plat contre la paroi antérieure du bassin et la hanche correspondante du fœtus ; lorsqu'il aura dépassé l'aine, on lui imprimera un mouvement de façon à placer l'anse perpendiculairement à la cuisse qui se trouvera saisie dès qu'on retirera un peu l'instrument.

A ce moment, il est de la plus haute importance de s'assurer, au moyen du doigt conduit entre les membres inférieurs de l'enfant, que le bouton du crochet a dépassé le bord interne de la cuisse et ne porte pas sur le sillon inguinal. En tirant on pourrait enfoncer le triangle de Scarpa.

La cuisse bien saisie, on tire lentement, sans brusquerie. Les tractions doivent être dirigées suivant l'axe de l'excavation, et lorsque le siège est amené à la vulve on enlève le crochet pour lui substituer les doigts.

EMBRYOTOMIE

Dans son sens le plus général, l'embryotomie est une opération par laquelle on diminue le volume du fœtus pour en faciliter l'extraction. Elle prend des noms différents suivant les procédés employés : crâniotomie, céphalotripsie, basiotripsie, crânioclasie, embryotomie céphalique, rachidienne, etc...

Depuis la renaissance de la symphyséotomie et les succès croissants de l'opération césarienne, l'embryotomie n'est plus guère pratiquée sur le fœtus vivant, si ce n'est, cependant, dans certains cas d'hydrocéphalie ou de monstruosités fœtales. On ne doit pas hésiter à y recourir toutes les fois que le fœtus étant mort, elle doit rendre l'accouchement plus facile et moins dangereux pour la mère.

Crâniotomie ou perforation du crâne. — C'est une opération qui a pour but l'ouverture artificielle du crâne, de façon à donner issue à la matière cérébrale ; elle s'exécute avec les ciseaux de Smellie (fig. 197), les ciseaux de Nægelé (fig. 199), le perce-crâne de Blot (fig. 198), le perforateur-alésoir de Tarnier (fig. 206, page 564), ou au besoin, avec n'importe quel instrument à la fois solide, piquant et un peu tranchant vers la pointe. Les meilleurs des perce-crânes sont celui de Blot et le perforateur de Tarnier, qui ne risquent pas de léser les parties molles maternelles.

La femme étant placée comme s'il s'agissait d'une

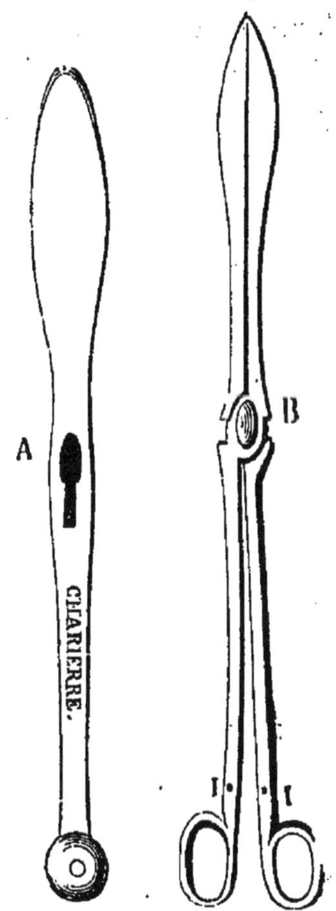

Fig. 197. — Ciseaux de Smellie à gaine protectrice.

Fig. 198

Cet instrument est composé de deux lames dont les tranchants fonctionnent en sens inverse des ciseaux ordinaires et qui, réunies à leur extrémité en forme de pointes, servent de perforateur ; une gaine en maillechort, échancrée au milieu A, se fixe sur l'articulation B des ciseaux, et se trouve maintenue dans deux petits trous I, I près des anneaux, et couvrant parfaitement les tranchants et la pointe, rend l'instrument complètement mousse ; cette gaine se retire facilement quand l'instrument est placé.

Fig. 198. — Perce-crâne de Blot.

Cet instrument se compose de deux lames A superposées glissant l'une sur l'autre, dont le tranchant de chacune est protégé par le dos de chaque lame ; les pointes sont en forme de poinçon ; on tient l'instrument par le manche B en protégeant la pointe avec son doigt, et les lames sont écartées au moyen de la bascule D. On démonte l'instrument comme les ciseaux en les détachant du tenon B.

application de forceps, c'est-à-dire sur le bord de son lit et le périnée tout à fait débordant, on engage la main gauche, moins le pouce, dans le vagin, les quatre doigts disposés en cône, et, dès qu'on sent à nu la tête de l'enfant, on relève, s'il le faut, la moitié antérieure du col et on glisse la lame du perce-crâne, quel qu'il soit, dans le vide résultant de l'arrangement des doigts et à raser exactement la face palmaire de ceux-ci. S'il se trouve sous la pointe de l'instrument une fontanelle ou une suture, tant mieux, la ponction sera des plus faciles ; un coup sec suffira pour entrer dans le crâne. Mais il n'y a pas à se laisser déconcerter, si c'est un os qu'on rencontre au centre de l'orifice utérin : on applique sur lui la pointe du perce-crâne *le plus perpendiculairement possible à sa surface, ayant soin, à cet effet, d'abaisser le manche de l'instrument jusqu'à déprimer le bord antérieur du périnée*, et, par une forte pression combinée de petits mouvements de rotation à droite et à gauche, on pénètre dans la cavité crânienne. La sensation d'une résistance vaincue et la sortie d'un mélange de sang noir et de pulpe cérébrale avertissent l'opérateur du succès de l'opération. Alors, il n'y a plus qu'à écarter les lames du céphalotome et à leur imprimer quelques mouvements de circumduction pour broyer le cerveau ; après quoi, on retire l'instrument, en protégeant toujours le vagin avec la main conductrice. S'il paraissait nécessaire d'agrandir l'ouverture,

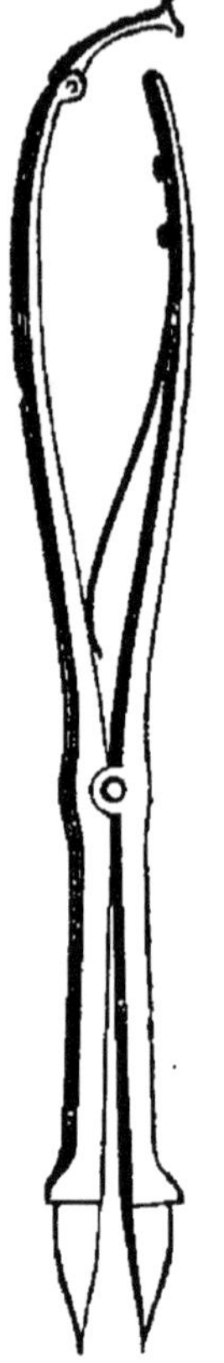

Fig. 199. — Ciseaux de Nægelé.

on retirerait le perce-crâne les lames ouvertes ; on le laisse ensuite se refermer et on l'extrait sans danger des parties génitales.

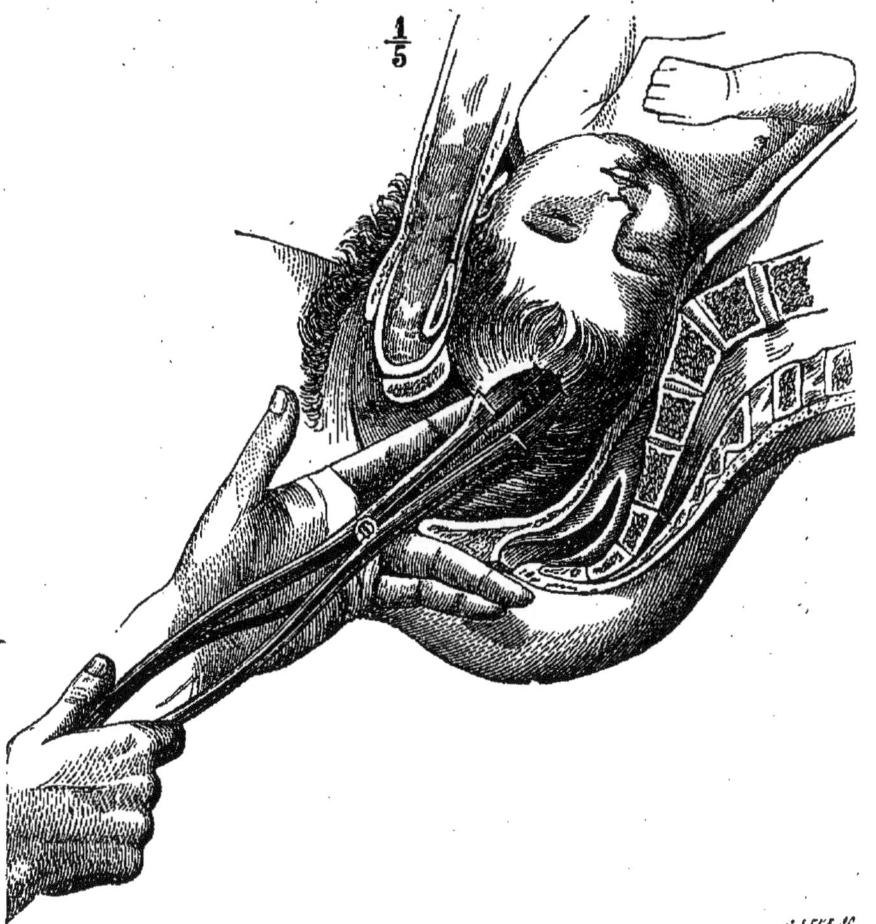

Fig. 200. — Perforation du crâne par le sommet.

Si le fœtus se présente par la face, on pénétrera dans le crâne soit par l'orbite, soit par le front.

Lorsqu'il y a lieu de pratiquer la crâniotomie, la tête venant derrière, la meilleure voie pour pénétrer dans le crâne est la voûte palatine et, pour cela, suivant le conseil de Chailly, à l'aide de deux doigts introduits dans la bouche, on abaisse fortement le maxillaire inférieur, puis on fait pénétrer le perce-crâne dans la masse cérébrale en perforant la voûte palatine (fig. 201). La perforation du crâne, si ce n'est dans l'hydrocéphalie, n'est plus guère employée seule ; elle constitue surtout

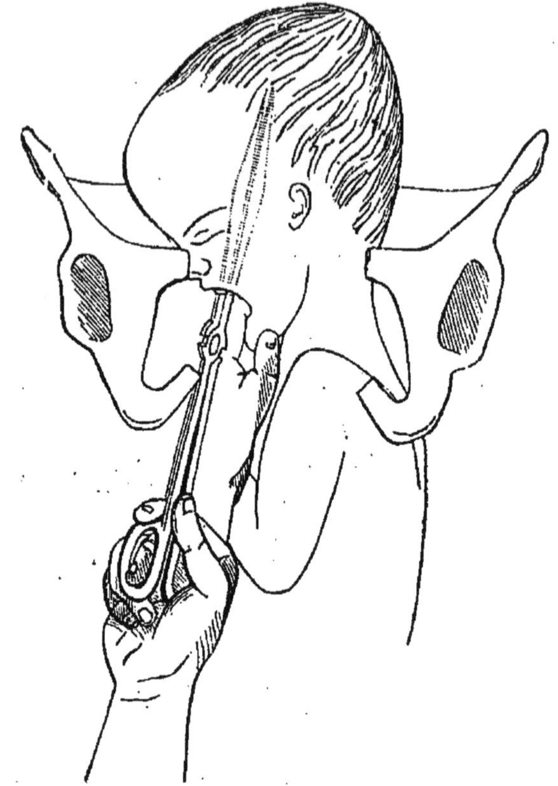

Fig. 201. — Perforation du crâne par la voûte palatine.

le premier temps d'une opération plus complète, la basiotripsie.

Céphalotripsie.

On désigne sous ce nom une opération qui consiste à broyer la tête du fœtus ; elle est aujourd'hui détrônée par une opération nouvelle qui en dérive, mais qui est d'une exécution plus facile et plus sûre, la *basiotripsie.*

Le céphalotribe est une espèce de forceps dont les branches sont très fortes, les cuillers longues, étroites, fenêtrées ou non, et les manches munis à leur extrémité pour le rapprochement des cuillers, d'un méca-

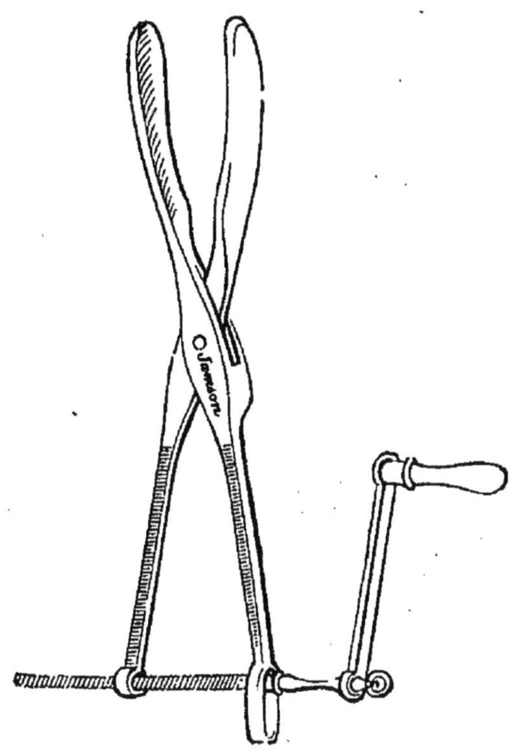

Fig. 202. — Céphalotribe à manivelle de A. Baudelocque.

Instrument volumineux, difficile à appliquer, exigeant un trop grand écartement des cuisses de la femme pour le jeu facile de son mécanisme, et aujourd'hui complètement abandonné.

nisme puissant, soit vis à manivelle (fig. 202), soit tige à pas de vis, munie d'un écrou à ailettes (fig. 204), soit lanière de cuir qui s'enroule (fig. 203), soit chaîne à crémaillère avec clef à pignon (fig. 205, page 558).

L'application du céphalotribe se fait suivant les

mêmes règles que l'application *directe* du forceps. Seulement, elle exige, si on peut ainsi dire, plus de pré-

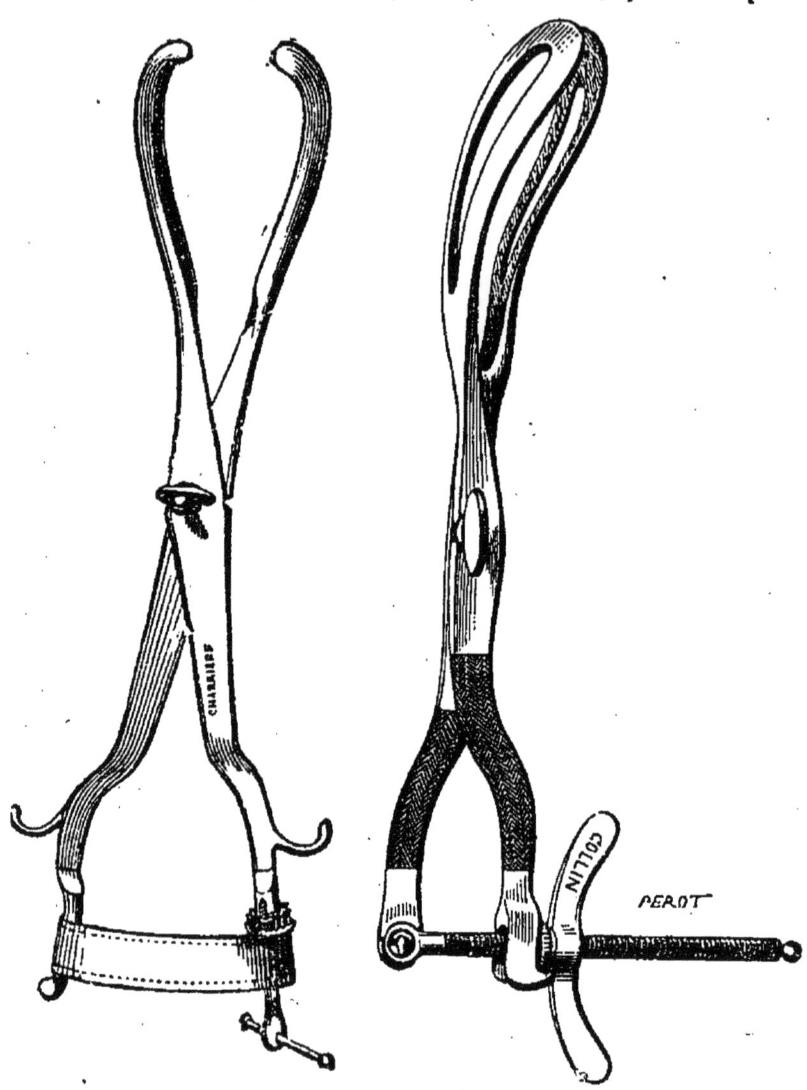

Fig. 203. — Céphalotribe de Chailly fonctionnant à l'aide d'une courroie en cuir qui s'enroule sur un treuil à crémaillère et à cliquet ; deux crochets pour faciliter la traction ont été ajoutés à l'extrémité des cuillers.

Fig. 204. — Céphalotribe de Bailly, à mors fenêtrés.

cautions encore, à cause de la longueur, du poids et de la force de l'instrument.

Soins préliminaires. — La femme sera placée en position obstétricale, deux aides maintiendront les jambes, un confrère, si cela est possible, sera préposé au chloroforme, et un aide expérimenté aura pour mission de maintenir la tête solidement fixée au détroit supérieur par des pressions exercées à travers la paroi abdominale.

La vessie et le rectum auront été préalablement vidés.

Antisepsie rigoureuse des mains, des instruments et du conduit vulvo-vaginal.

1o Introduction et placement des branches. — Les deux branches seront directement placées, l'une à gauche, l'autre à droite du bassin.

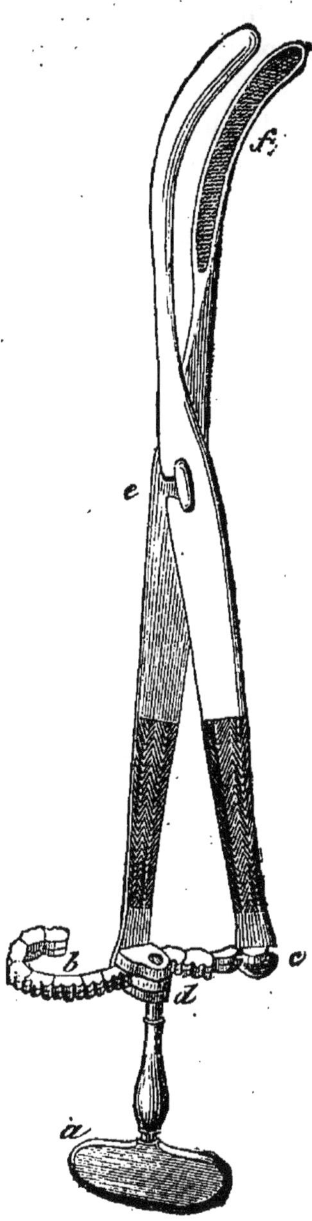

Fig. 205. — Céphalotribe de Depaul, modifié.

Le rapprochement des branches s'obtient au moyen d'une chaîne *b* articulée et dentée, fixée sur la branche droite à la partie *c*, qui vient se réunir à la branche gauche en passant sous un baril *d*, dans lequel on engage la clef à pignon *a*. — *e*, pivot de réunion des branches. — *f*, cuillers creusées en gouttière. Il y a, tenant au baril, un cliquet pour empêcher la chaîne de revenir sur elle-même sans qu'on le veuille.

On commencera par la branche gauche en obéissant aux mêmes règles que pour le forceps, agissant avec plus de douceur encore si c'est possible et dans l'intervalle des contractions ; la main opposée à celle qui tient la branche sera introduite tout entière dans les parties génitales. L'aide, pendant ce temps, maintiendra solidement la tête avec ses deux mains, pour qu'elle n'abandonne pas le détroit supérieur après le placement de la première branche ; c'est là une précaution tout à fait indispensable. On n'oubliera pas non plus que les branches devront être profondément introduites de façon à saisir la tête *jusqu'à sa base*, et qu'en outre, il faudra porter fortement par en bas, vers le périnée, les manches de l'instrument si l'on veut saisir la tête aussi haut que possible, et ne pas s'exposer à la voir fuir en avant des mors de l'instrument dès qu'on commencera le broiement. Les manches du céphalotribe seront portés d'autant plus par en bas que le rétrécissement sera plus considérable.

2° **Articulation**. — La tête étant saisie suivant l'un de ses diamètres, n'importe lequel (et l'écartement des branches de l'instrument suffit seul à indiquer si les mors sont bien placés ou non), on procède à l'articulation comme dans le forceps, et l'on établit le mécanisme de compression, *crémaillère* ou *vis de Blot*, suivant l'appareil dont on se sert.

3° **Broiement**. — Pendant ce temps de l'opération, l'aide qui maintient la tête l'empêchera de fuir sous la pression de l'instrument. Les branches du céphalotribe seront rapprochées avec lenteur, en s'arrêtant de temps en temps, jusqu'à ce que les manches arrivent en contact.

Si l'on a suivi le précepte de P. Dubois, qui veut qu'on fasse toujours précéder l'application du céphalotribe de la perforation du crâne, on voit, après quelques tours de clef ou de volant, la pulpe cérébrale s'échapper de la vulve et annoncer que le broiement de la tête se fait bien.

4° **Extraction.** — Lorsque les branches sont aussi rapprochées que possible, on attend quelques minutes, puis on imprime à l'instrument un mouvement de rotation à droite ou à gauche, pour placer le diamètre réduit de la tête dans le sens du diamètre rétréci du bassin, et l'on exerce alors d'assez fortes tractions, suivant l'axe général du canal vulvo-utérin.

Ces tractions doivent être lentes, soutenues, combinées avec de petits mouvements de latéralité; elles doivent être faites avec ménagement, car il serait possible que quelques pointes osseuses eussent transpercé les téguments du crâne et menaçassent les parties maternelles de dilacérations plus ou moins graves.

C'est pour éviter le danger de semblables dilacérations, soit du col de l'utérus, soit du vagin, par des esquilles crâniennes, que Pajot avait imaginé sa méthode de céphalotripsie répétée sans tractions, qu'il appliquait même dans les rétrécissements extrêmes du bassin, pourvu qu'ils fussent suffisants pour laisser passer les branches du céphalotribe.

Dans les rétrécissements considérables en particulier, il supprimait la perforation du crâne et les manœuvres d'extraction, mais multipliait les broiements pour réduire la tête le plus possible et en faciliter l'expulsion. Les différents temps du procédé de Pajot peuvent se résumer de la façon suivante : appliquer le céphalotribe suivant les règles ordinaires; — broyer la tête, puis sans y insister trop, mouvement de rotation pour ramener plus ou moins le diamètre broyé dans la direction du diamètre antéro-postérieur du bassin ; — désarticuler, — retirer, suivant les règles, les branches de l'instrument, — procéder immédiatement à un deuxième broiement puis, suivant les cas, à un troisième. — Répéter ces broiements multiples toutes les deux ou trois ou quatre heures, suivant l'état des contractions et l'état général de la malade. — Pajot n'a jamais dépassé quatre séances, une ou deux lui ont parfois suffi. — Nous avons dit plus haut (voy. p. 413) les raisons qui ont fait disparaître cette opération de la pratique obstétricale.

On conseillait autrefois, lorsque le tronc résistait, la tête étant dehors, ce qui arrive souvent lorsque l'angustie pelvienne est considérable, de faire une nouvelle application de céphalotribe sur le thorax du fœtus et même, s'il le fallait, sur le bassin.

Nous conseillerons aux opérateurs qui se serviraient encore du céphalotribe, de recourir, avant d'appliquer l'instrument sur le tronc, à la manœuvre de Ribemont-Dessaignes, qui consiste à aller à la recherche du bras postérieur, à le défléchir, en fracturant l'humérus au besoin, et si l'extraction d'un seul bras ne suffit pas, agir de même pour le bras antérieur ; il est bien rare qu'en exerçant des tractions en même temps sur la tête et les deux bras défléchis le tronc ne sorte pas ensuite facilement [1].

Nous reviendrons plus loin sur cette manœuvre beaucoup plus inoffensive qu'une nouvelle application de céphalotribe.

Il peut arriver qu'après la sortie du tronc (version, accouchement par le siège), la tête soit arrêtée par un détroit supérieur rétréci, que la manœuvre dite de Champetier de Ribes (voy. p. 492) soit insuffisante pour le lui faire franchir et qu'on soit obligé de recourir à la céphalotripsie ou la basiotripsie ; l'application des branches de l'instrument devient très difficile, aussi a-t-on conseillé, dans ces cas particuliers, de détronquer

1. Ribemont-Dessaignes, *Note sur une manœuvre destinée à favoriser l'extraction du tronc du fœtus dans la basiotripsie* (*Annales de gynécologie*, août 1886).

d'abord l'enfant pour débarrasser le conduit vulvo-utérin et d'appliquer le céphalotribe sur la tête restée seule dans l'utérus.

Mais le défaut de fixité de la tête, après la détroncation, rend difficile l'exacte application des mors du céphalotribe sur les extrémités d'un diamètre céphalique quelconque.

Fixer la tête restée seule au détroit supérieur d'un bassin très rétréci, de façon à pouvoir placer régulièrement les mors du céphalotribe, est, dit Pajot, l'une des grandes difficultés de la pratique obstétricale et on sait que les mains de l'aide le plus intelligent appliquées sur l'hypogastre n'arrivent pas toujours à l'immobiliser.

Pour faciliter l'application régulière de l'instrument, ce professeur conseillait d'introduire, à l'aide d'une longue pince, un petit bâtonnet armé d'une ficelle, soit dans le trou occipital s'il était accessible, soit dans une perforation faite à l'aide d'une tréphine. L'introduction faite, il suffisait de tirer doucement sur le lacs pour mettre le bâtonnet en travers de la perforation et l'y fixer ; le lacs était ensuite confié à un aide qui, par des tractions continues, immobilisait la tête et permettait l'application régulière des branches du céphalotribe.

Lucien Pénard, au lieu de pratiquer de prime abord la décollation, conseillait, dans les précédentes éditions de cet ouvrage, de commencer par l'ablation des deux bras, épaules comprises, ce procédé présentant le double avantage de dégager suffisamment l'entrée du conduit vulvo-utérin, pour rendre plus facile l'introduction des branches, et de laisser persister la charpente du tronc sur laquelle un aide peut exercer des tractions soutenues, fixant ainsi la tête, ce qui permet une application plus régulière de l'instrument.

Basiotripsie[1].

Frappé de la difficulté que l'on a de maintenir la tête solidement fixée au détroit supérieur, et surtout de l'empêcher de fuir pendant le rapprochement des branches du céphalotribe ordinaire, Tarnier a imaginé un nouvel instrument auquel il a donné le nom de *Basiotribe* et qu'il a présenté à l'Académie de médecine dans la séance du 11 décembre 1883 (fig. 206 et 207).

Le basiotribe (fig. 206 et 207) se compose de trois branches d'inégale longueur et d'une vis d'écrasement, sa longueur totale est de 41 cm. La largeur des cuillers est de 4 cm. 1/2 et l'épaisseur de l'instrument serré au niveau de la partie la plus saillante des cuillers de 4 cm. ; son poids total est de 1,200 gr.

La branche médiane, *perforateur alésoir*, est destinée à pénétrer dans le crâne par un mouvement de rotation. Cette branche est munie d'un pivot, c'est la plus courte des trois.

La branche gauche, plus longue que la précédente, mais plus courte que la branche droite, porte un pivot et une mortaise, elle s'articule par la mortaise avec le perforateur, par son pivot avec la branche droite ; elle présente, en outre, à sa partie inférieure, un petit crochet destiné à la fixer à la branche médiane après le premier broiement, et tout à fait à l'extrémité un tenon pour la vis de pression.

La branche droite, la plus longue, présente une mortaise latérale pour son articulation avec la branche gauche et se termine en fourche à son extrémité inférieure pour le passage de la vis de pression qui n'est autre que celle de Blot.

1. Pinard, *le Basiotribe de Tarnier* (*Annales de gynécologie et d'obstétrique*, novembre 1884 et janvier 1885).

Manuel opératoire. — Avec le Professeur Pinard nous décrirons six temps dans l'application du basiotribe.

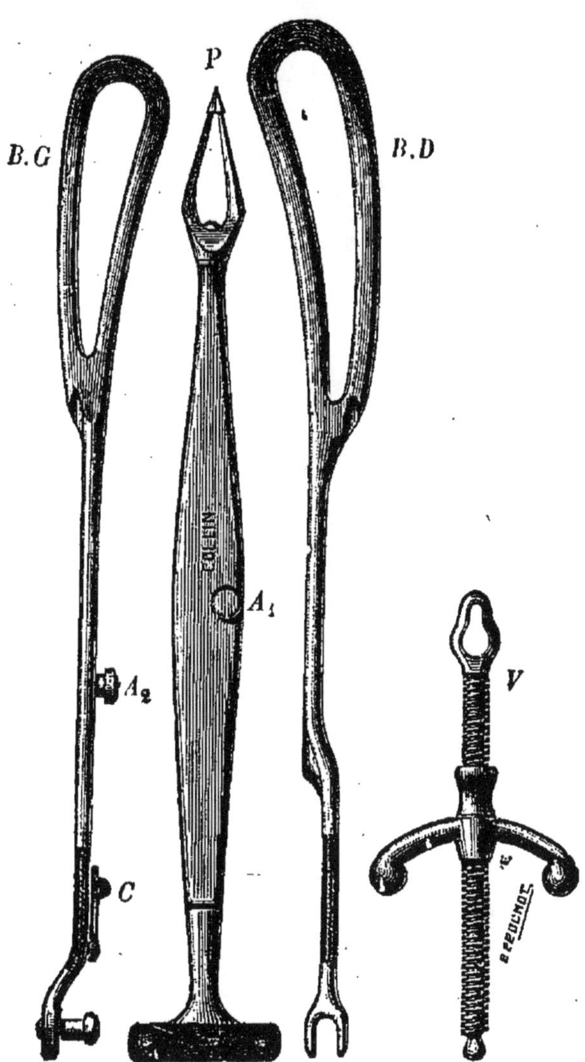

Fig. 206. — Basiotribe de Tarnier. — BM, branche médiane ; BG, branche gauche ; BD, branche droite ; A, articulation ; C, crochet ; P, perforateur alésoir ; V, vis de pression.

Précautions préliminaires et antisepsie rigoureuse comme avant toute opération obstétricale.

Premier temps. Perforation. — La tête sera immobilisée au détroit supérieur par les mains d'un aide; le perforateur tenu solidement de la main droite sera introduit dans les parties génitales, guidé par la main gauche, préalablement introduite dans le vagin, jusque sur le point où doit se faire la perforation, puis exerçant une pression sur l'instrument on lui imprimera des mouvements de vrille qui le feront pénétrer dans le crâne.

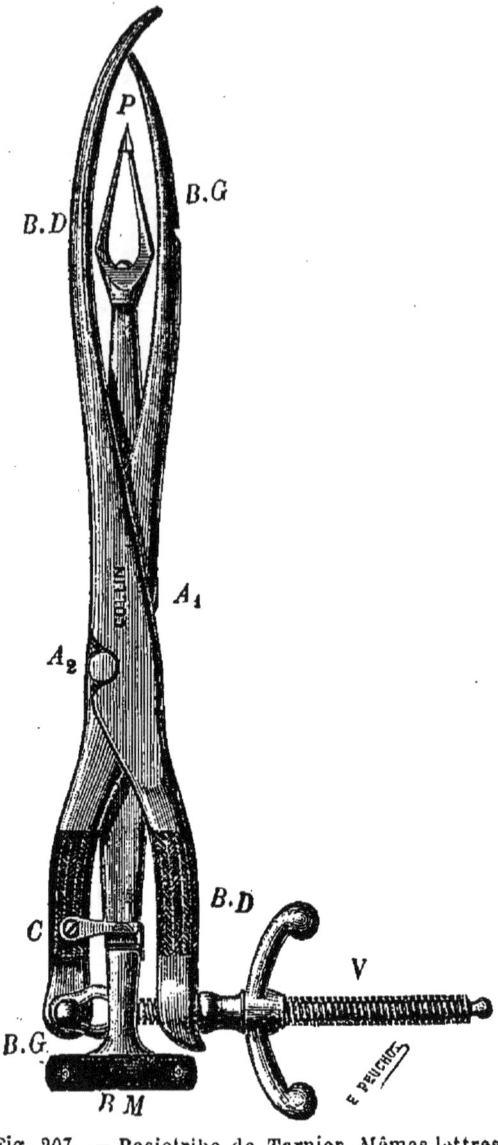

Fig. 207. — Basiotribe de Tarnier. Mêmes lettres que dans la fig. 206.

Dès qu'il a pénétré, on pousse le perforateur jusqu'à ce que sa pointe soit arrêtée par la base du crâne, mais sans y pénétrer. On le confie alors à un aide qui doit le maintenir dans cette position.

Deuxième temps. Introduction de la branche gauche. — Mêmes règles que pour l'indroduction de la branche gauche du forceps. Si le rétrécissement est modéré, on pourra l'appliquer directement à gauche; avec un rétrécissement considérable il y aura avantage à la laisser en rapport avec la symphyse sacro-iliaque gauche.

Troisième temps. Articulation de la jambe gauche avec le perforateur. — Il faut bien s'assurer d'abord que la pointe du perforateur est restée en contact avec la base du crâne, l'articulation s'effectuera facilement si les deux branches sont dans le même plan ; dans le cas où la branche gauche devrait rester en arrière, il faudra la maintenir immobile et tourner le manche du perforateur de manière à permettre l'articulation.

Quatrième temps. Petit broiement. — On met la vis en place, et, avec son aide, on rapproche les deux branches de l'instrument, on fixe la branche gauche au perforateur à l'aide du petit crochet, puis on retire la vis.

Il suffit parfois de presser sur les deux branches avec les mains seules pour en obtenir le rapprochement. On peut être tenté par la facilité de ce rapprochement ; il vaut mieux néanmoins, pour l'obtenir, recourir toujours à la vis.

Cinquième temps. Introduction et placement de la branche droite. — Cette branche, tenue de la main droite guidée par la main gauche, sera placée à droite, sur le côté ou en avant, suivant la position occupée par les deux autres branches.

Pour faciliter son introduction, on pourra faire soulever légèrement la tête, à l'aide du perforateur et de la branche gauche qui ne font plus qu'un avec elle.

Sixième temps. Articulation et grand broiement. — La mortaise doit être à la même hauteur que le pivot et la branche droite dans le même plan que les deux autres; si l'on n'a pu réussir à appliquer la dernière branche à l'extrémité du diamètre occupé par la branche gauche, il faudra mobiliser la tête et la faire tourner à l'aide des branches précédemment introduites.

L'articulation faite, on manœuvrera la vis avec une très grande lenteur. Le mouvement de rotation qui doit ramener le diamètre broyé en rapport avec le diamètre rétréci du bassin se produit parfois spontanément pendant le broiement; dans le cas où il ne se serait pas produit, il faudra l'exécuter artificiellement, avec une grande douceur, à droite ou à gauche suivant la tendance de l'instrument.

Pour éviter qu'un repli du vagin ne soit pincé entre le manche et le perforateur, on aura soin, pendant le broiement, de passer de temps en temps le doigt entre la face inférieure de l'instrument et la paroi vaginale.

Le broiement effectué et la rotation faite, on pourra tenter l'extraction par des tractions modérées et continues; si l'engagement ne se produit pas, on procédera à un *second broiement*, et pour cela on retirera successivement les deux branches, mais en laissant en place le perforateur. On réappliquera ensuite la branche gauche directement à gauche, et la branche droite directement à droite.

Après la sortie de la tête, il se peut que l'on rencontre les plus grandes difficultés pour l'extraction du tronc, et l'on devra dans ces cas recourir à la manœuvre du Dr Ribemont-Dessaignes [1], que nous avons déjà signalée et qui consiste à aller accrocher le bras le plus accessible, ordinairement le postérieur, à le défléchir, en fracturant l'humérus au besoin, et si des tractions sur la tête et ce bras ne suffisent pas pour entraîner le tronc, on procédera de la même façon pour l'autre bras et l'extraction du tronc se fera alors avec la plus grande facilité.

Lorsque le bassin n'est pas très rétréci, que la perforation a pu être faite près de la suture sagittale, on

1. Ribemont-Dessaignes, *Annales de gynécologie*, août 1886.

saisira la tête par le diamètre occipito-frontal ; mais si la tête était, au contraire, défléchie ou très inclinée, si la perforation n'avait pu être faite dans le voisinage de la suture sagittale, mieux vaudrait chercher à saisir la base du crâne par un de ses diamètres obliques (prise fronto-mastoïdienne).

Dans le cas de présentation de la face franche on introduirait le perforateur au niveau de la racine du nez ou mieux d'un des orbites, de préférence l'orbite antérieur.

Dans le cas de basiotripsie sur une tête dernière on introduirait le perforateur à travers une brèche faite au ciseau dans la région sus-hyoïdienne et on le dirigerait par là vers le sphénoïde ; on appliquerait les cuillers obliquement par rapport à la tête en les faisant passer derrière le tronc du fœtus fortement relevé par un aide.

En imaginant son basiotribe, Tarnier a doté l'obstétrique d'un instrument remarquable, et il n'y a pas lieu de s'étonner que son emploi ait remplacé celui du céphalotribe d'une façon à peu près générale.

1° Le basiotribe assure la fixité de la tête ;

2° En réduisant le volume de la présentation par le premier broiement, et en permettant de la mobiliser, il facilite considérablement le placement de la branche droite ;

3° Par le contact de la pointe du perforateur avec la base du crâne, il assure le broiement de celle-ci, ce que l'on est loin d'obtenir toujours avec le céphalotribe ordinaire.

Crânioclasie. — Les crânioclastes sont des pinces à os perfectionnées, à branches démontables comme celles du forceps, dont l'une des branches est pleine et s'emboîte dans l'autre qui est fenêtrée.

Les principaux crânioclastes sont ceux de Simpson, de Carl Braun, d'Auvard, etc. Ces instruments, dont l'une des branches s'introduit à l'intérieur du crâne, sont destinés à morceler la voûte du crâne et à l'extraire en attirant la base de champ au détroit supérieur. Le crânioclaste est surtout un bon instrument de traction.

Pour se servir du crânioclaste de Simpson (fig. 208), il faut d'abord pratiquer la crâniotomie, puis on place la branche mâle B dans le crâne; la branche femelle A est ensuite appliquée à la partie externe de la tête, et l'instrument étant articulé, on exerce sur les manches une forte pression de façon à broyer l'os saisi et à le disjoindre en lui imprimant des mouvements de torsion. Il faut agir ainsi sur différents points du crâne pour transformer celui-ci en une sorte de poche représentée par le cuir chevelu, dans lequel sont contenus les os broyés. Enfin on extrait la

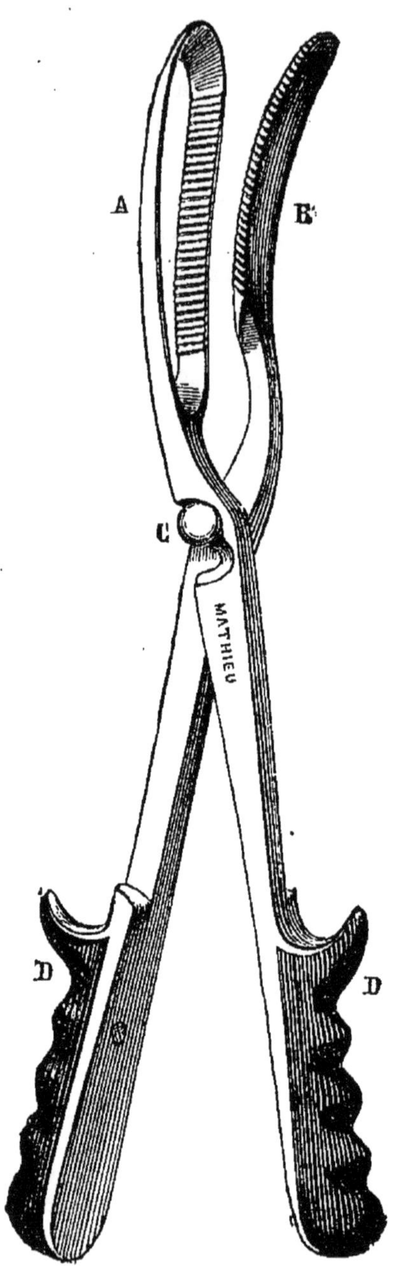

Fig. 208. — Crânioclaste de Simpson. A, branche femelle; B, branche mâle; C, articulation; D, manches.

tête, soit par des tractions directes, soit en l'enroulant

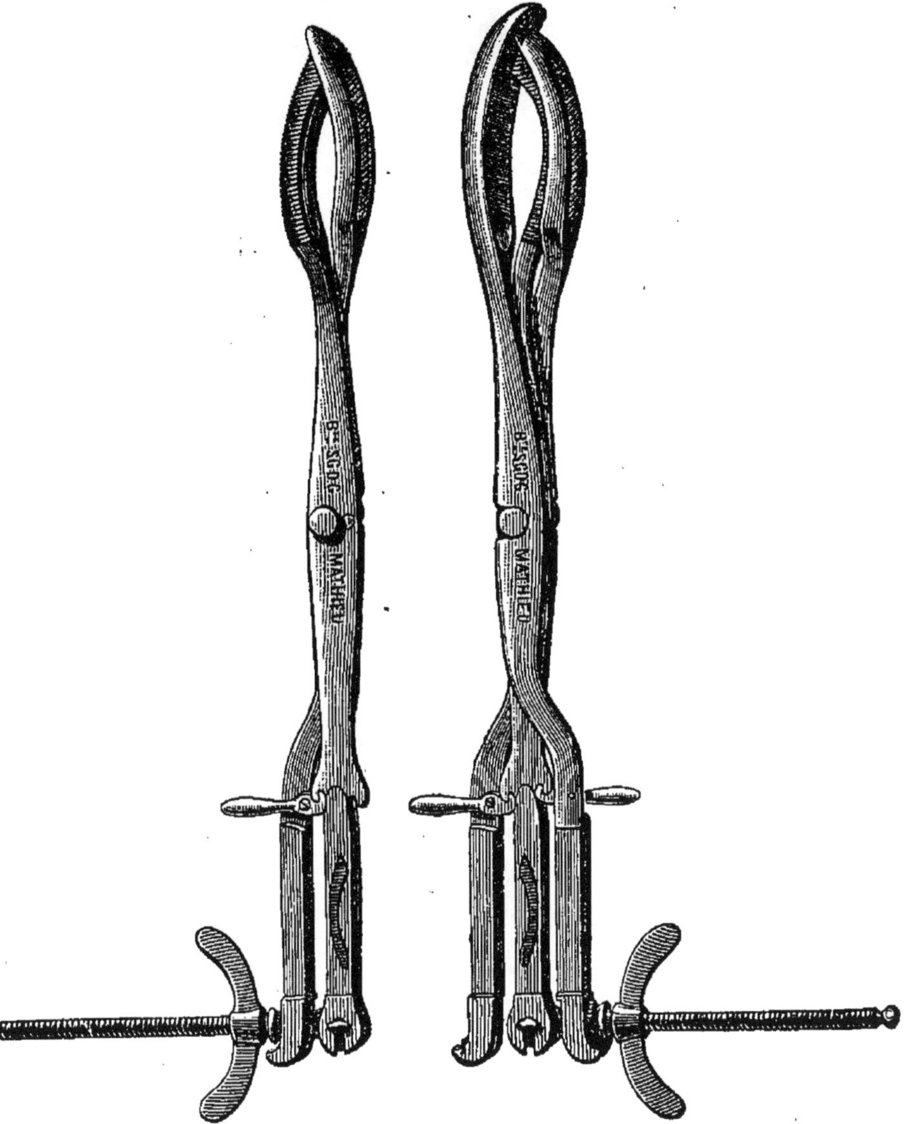

Fig. 209. — Embryotome céphalique combiné du Dr Auvard.

en forme de cornet autour des mors.

Par ce procédé, qu'il décrit lui même ainsi, Simpson

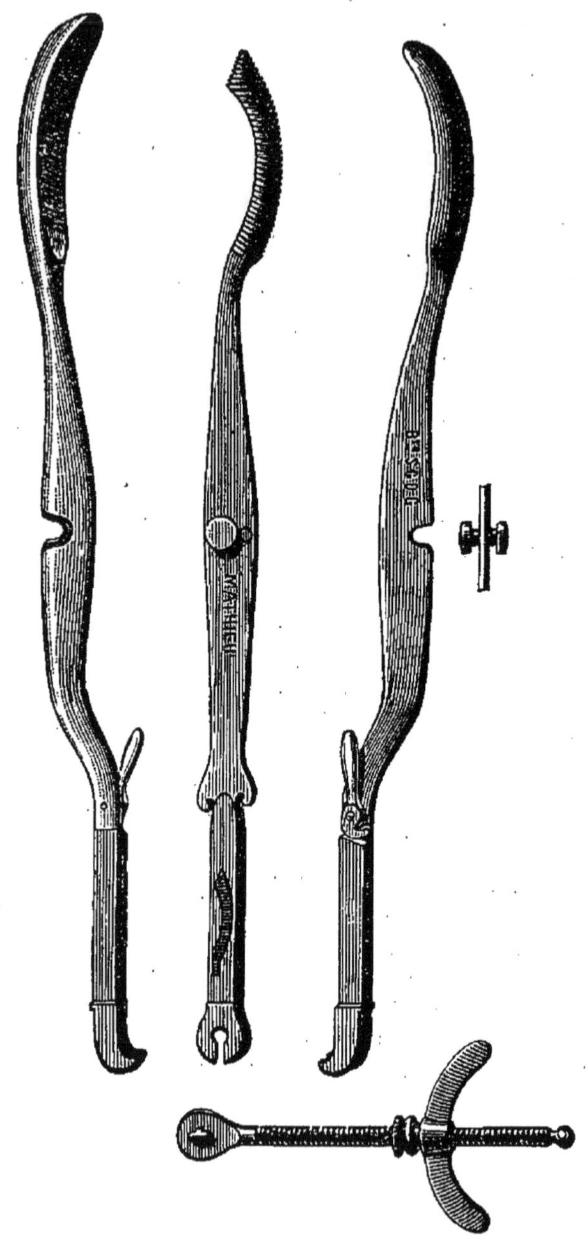

Fig. 210. — Embryotome céphalique combiné du Dr Auvard.

affirme réussir toujours à effectuer un broiement du crâne suffisant.

En ajoutant une troisième branche à son crânioclaste, le Dr Auvard en a fait un instrument qui peut être utilisé et comme crânioclaste et comme basiotribe, suivant les circonstances (fig. 209).

Le crânioclaste est peu employé en France, où le basiotribe lui est de beaucoup préféré ; il peut cependant rendre de grands services dans certains cas particuliers.

Pour la description de ce que Guéniot appelle la *sape sphénoïdienne*, c'est-à-dire la *transforation* de Hubert de Louvain (fig. 211), et la *trépanation du sphénoïde* de Félix Guyon, nous renvoyons le lecteur à la 2e éd. du *Traité d'accouchements* du Dr Charpentier.

Ces procédés sont basés sur ce fait qu'en brisant l'arc-boutant même des os du crâne, le *sphénoïde*, le volume de la tête est facilement réduit. Le sphénoïde brisé, les temporaux et les pariétaux, qui prennent leur point d'appui sur lui, s'affaissent avec une grande facilité et passeront par un rétrécissement de 6 et même de 5 cm. Quant à l'occipital et au frontal, il n'y aura pas à s'en inquiéter ; ils s'infléchiront, s'inclineront, s'engageront obliquement et passeront toujours.

Céphalotomie. — Sous ce nom on désigne une opération qui a pour but de diviser la tête au moyen d'une section régulière suivant son diamètre vertical. Parmi les appareils imaginés dans ce but, je signalerai les *forceps-scie* de Van Huevel et de Tarnier et le *serre-nœud* de Barnes. Les forceps-scie sont des instruments ingénieux, mais bien compliqués et d'un prix élevé ; leurs inconvénients ne sont pas compensés d'une façon suffisante par leurs avantages, aussi ne nous y arrêterons-nous pas.

Embryotomie proprement dite.

Perforer et, à plus forte raison, briser le crâne d'un fœtus, c'est faire déjà, sans aucun doute, de l'*embryo-*

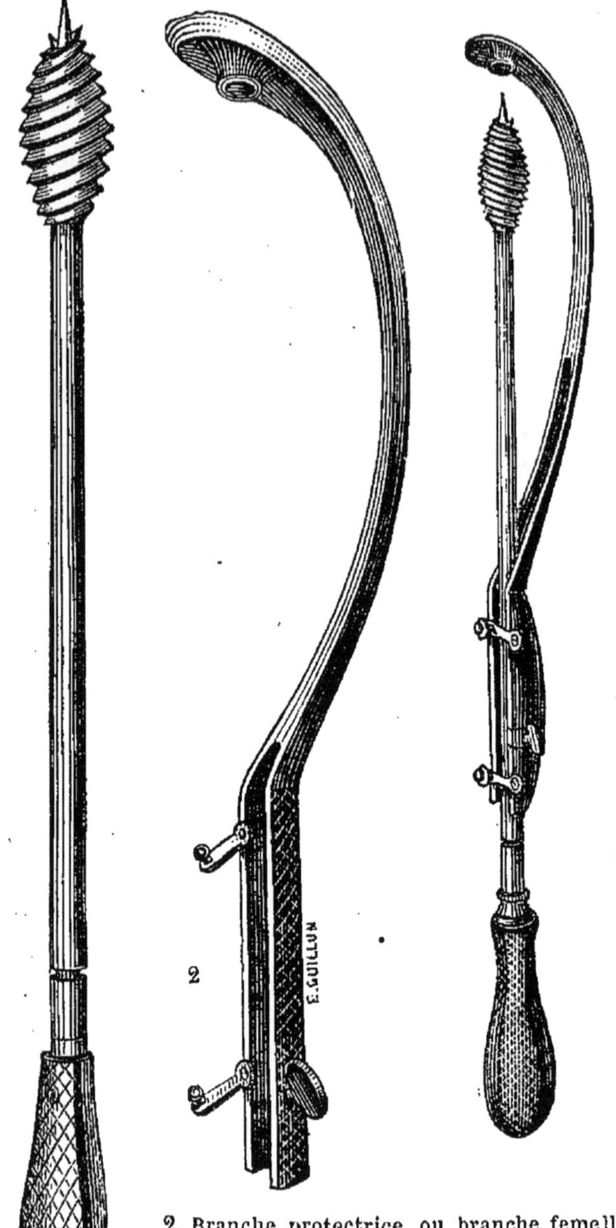

Fig. 211. — Transforateur d'Eug. Hubert.

1. Térébellum, perce-crâne, perforateur consistant en une tige d'acier très solide, montée sur une poignée et surmontée d'une poire qui est parcourue par un triple pas de vis et terminée par un poinçon semblable à celui des trocarts.

2. Branche protectrice, ou branche femelle assez semblable à une branche de forceps, mais n'offrant que 32 mm. de largeur. Elle représente une cuiller dont le bec un peu renflé est percé d'un trou évasé et assez large pour recevoir sûrement et masquer la pointe du térébellum. Son manche est creusé en gouttière pour recevoir la tige du perforateur. Sur un des bords de cette gouttière se trouvent deux clavettes sur pied.

tomie. Néanmoins on réserve, en général, d'une façon plus spéciale, ce nom pour l'opération qui consiste, dans le cas de présentation de l'épaule, avec un engagement profond de la partie et rétraction tétanique de l'utérus, à séparer le tronc de l'enfant en deux parties qu'on extraira ensuite séparément, l'inférieure d'abord, puis la supérieure, celle à laquelle tient la tête. Se borner à désarticuler le bras qui pend dans le vagin, serait une opération absurde, qui ne conduirait à rien et, qui plus est, priverait maladroitement l'accoucheur d'un des meilleurs moyens d'agir efficacement par traction sur l'une ou l'autre des moitiés du tronc, une fois la section de celui-ci achevée. C'est, suivant Davis et P. Dubois, le thorax qu'il faut couper en écharpe, soit du dessous de l'épaule engagée à aller joindre la base du cou du côté opposé, soit du dessus de l'épaule engagée à aller tomber sous l'aisselle opposée, et cela dans le but de faciliter l'extraction de la tête, qui pourra de la sorte être facilement maintenue par le bras resté adhérent. Les moyens d'extraction dont nous disposons aujourd'hui rendent cette méthode beaucoup moins nécessaire, aussi a-t-on recours de préférence à la décollation pure et simple.

Cela ne veut pas dire cependant que la méthode précédente doive être complètement abandonnée, car elle pourra rendre de grands services dans certains cas exceptionnels, où le cou trop élevé resterait inaccessible aux instruments.

Les procédés de décollation sont très nombreux et varient suivant les instruments employés, nous ne décrirons que les principaux.

Procédé de Dubois. — Le procédé le plus simple et le plus fréquemment employé encore aujourd'hui, consiste à pratiquer la décollation à l'aide des ciseaux de P. Dubois (fig. 212) ; ces ciseaux, à manches très longs et forts, ont les lames courtes courbées sur le plat, et les extrémités mousses. Pour pratiquer l'embryotomie avec cet instrument, voici comment il faudra procéder.

Antisepsie rigoureuse des mains, des instruments et de la région vulvo-vaginale comme avant toute opération.

La vessie et le rectum vidés, s'il en est besoin, la femme sera placée en position obstétricale, puis on introduira la main gauche dans les organes maternels, de façon à atteindre le cou du fœtus et à l'enserrer entre l'index et le pouce si cela est possible; guidant ensuite un crochet mousse sur la main introduite (et c'est là un des temps les plus délicats de l'opération), on le fixera sur le cou du fœtus suivant les règles précédemment décrites. Ce résultat une fois obtenu, on exercera des tractions assez énergiques sur le crochet, et en même temps sur le bras procident, si le cas se présente, de façon à abaisser le cou le plus possible.

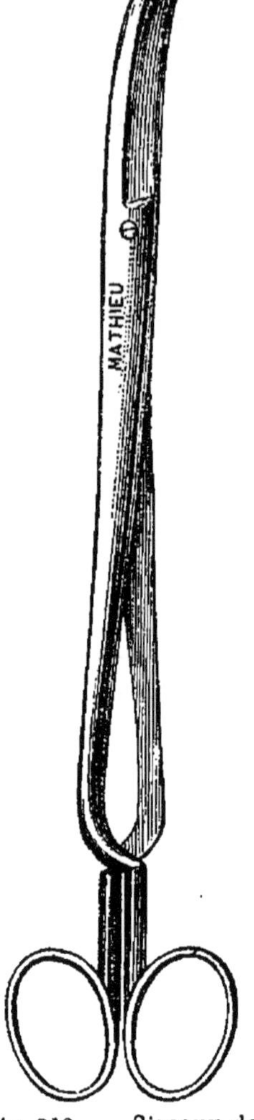

Fig. 212. — Ciseaux de décollation de P. Dubois.

Le cou devenu accessible, le crochet sera confié à un aide qui le maintiendra solidement. La main gauche introduite de nouveau dans les parties génitales, on circonscrira le cou du fœtus en plaçant l'index en arrière et le pouce en avant, ou inversement, si cela est plus commode, et on procédera à la décollation en manœuvrant les ciseaux de la main droite. Pour sauvegarder les parties molles maternelles, les ciseaux sont manœuvrés avec les plus grandes précautions, *à petits coups*, en ouvrant l'instrument le moins possible ; en outre, les lames des ciseaux ne devront jamais cesser d'être en contact avec les doigts de la main gauche qui leur serviront de guide et protégeront les organes de la mère.

La section du cou achevée, des tractions sur le bras procident entraîneront le plus souvent le tronc avec une grande facilité. La tête sera ensuite extraite, en introduisant un doigt dans la bouche et en exerçant des tractions sur le maxillaire inférieur, ou bien, si ce moyen ne suffit pas, la tête étant volumineuse ou le bassin rétréci, on aura recours au forceps ou au basiotribe.

Procédé de Pajot. — Ce procédé consiste à conduire autour du cou ou du tronc de l'enfant une petite corde solide, comme celle dite *ficelle à fouet*, et à scier les tissus embrassés par cette corde en imprimant à celle-ci des mouvements un peu forts de va-et-vient. Pour protéger l'orifice utérin, les parois vaginales et la vulve elle-même contre l'action de la corde, il faudra faire passer les bouts de celle-ci à travers un spéculum plein, dont on appliquera l'extrémité sur la partie fœtale qui se présente, avant de commencer les mouvements de scie. Mais comment arriver à passer cette corde autour du tronc de l'enfant ?

Pajot avait eu, d'abord, l'idée de se servir pour cela du crochet mousse du forceps ordinaire, sur la convexité duquel il avait fait creuser une rainure pouvant recevoir le *fil à fouet*, et dont il coiffait la pointe d'une grosse balle de plomb disposée en calotte et à laquelle était fixée une des extrémités de la corde, et c'est en tendant celle-ci sur sa poulie de réflexion qu'il maintenait la calotte de plomb à sa place. Il portait alors le crochet ainsi garni dans la matrice, *par devant* le fœtus, le recourbait par-dessus ce même fœtus, quand il le présumait être à la hauteur voulue, dégageait facilement la calotte de plomb de la pointe du crochet, rien qu'en abandonnant la corde à elle-même, allait à la recherche du plomb avec les doigts ou une longue pince à polype, en arrière de la partie fœtale engagée, et, le spéculum mis en place, il saisissait les deux chefs de la ficelle, les enroulait séparément autour de chacune de ses mains jusqu'à ce que celles-ci fussent à environ 25 cm. de la vulve, et commençait alors à imprimer au *fil à fouet* de vigoureux mouvements de va-et-vient, qui opéraient rapidement la section de la partie fœtale embrassée par lui.

Plus tard[1] Pajot a remplacé le mécanisme de la balle par une tige de baleine flexible terminée par une olive d'acier.

La ficelle est attachée à l'extrémité libre de la baleine. Pour se servir de ce nouvel instrument, on introduit le crochet muni de sa baleine et on le place sur le cou du fœtus suivant les règles ordinaires, on pousse ensuite la baleine qui continue à suivre la courbe naturelle du crochet et l'olive descend dans le bassin, où la main libre de l'opérateur la saisit et l'attire en même temps que la ficelle qui la continue. On retire ensuite le crochet, on sépare la baleine de la corde par un coup de ciseaux, et il ne reste plus qu'à procéder au sciage du cou ou du tronc comme il a été dit plus haut.

Cette modification empêche la balle d'être arrêtée en route par les parties molles, et la rend facilement accessible.

Malheureusement, la corde casse quelquefois, aussi Pajot recommande-t-il de se servir du fil de fouet de couleur *bise*, et non *blanche*, ce dernier ayant perdu de sa solidité par suite de son blanchissage à la chaux. Néanmoins le principe du procédé de Pajot est à rete-

1. Doléris, *Considérations sur les divers procédés d'embryotomie* (*Annales de gynécologie*, mars 1885).

nir : c'est un procédé qui pourra rendre service quand on sera dépourvu de toute instrumentation ; on trouve partout de la ficelle ; faute de speculum on pourra, pour éviter toute lésion des parois vaginales, se servir d'un verre de lampe stérilisé et vaseliné dans la lumière duquel on fera cheminer les deux chefs de la ficelle.

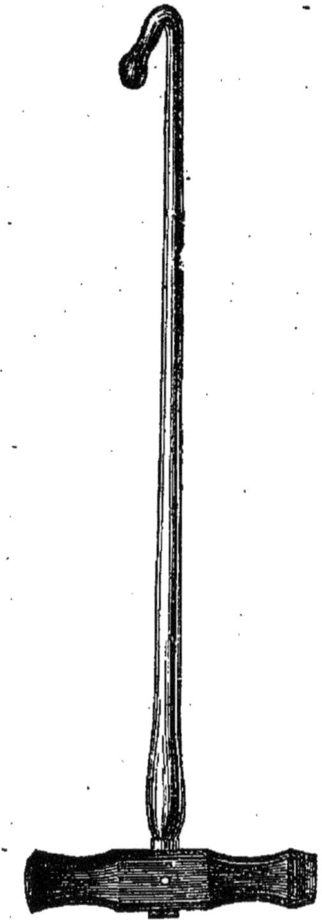

Fig. 213. — Crochet de Braun (de Vienne).

Procédé de Braun. — C. Braun (de Vienne) pratique la décollation par *dilacération.*

Il a imaginé à cet effet, un *crochet boutonné* très solide (V. fig. 213), dont la tige en acier, arrondie et épaisse de près d'un centimètre, se recourbe par un bout en crochet presque tranchant en dessous et boutonné à son extrémité, et, par sa base, est fixé sur un manche gros et fort.

Voici, maintenant, comment on doit se servir de cet instrument, suivant Braun lui-même :

La femme étant placée sur le bord de son lit, on engage la main *gauche* dans le vagin et l'on va embrasser le cou de l'enfant avec les doigts en arrière et le pouce en avant. Et, après avoir forcé cette partie à descendre le plus possible, on saisit à pleine poignée, de la main *droite,* le manche de l'instrument et on en glisse le crochet le long du pouce de la main gauche jusqu'au dessus du niveau du cou de l'enfant.

Alors, par un léger mouvement de rotation imprimé à la tige, on passe le crochet par-dessus cette partie du

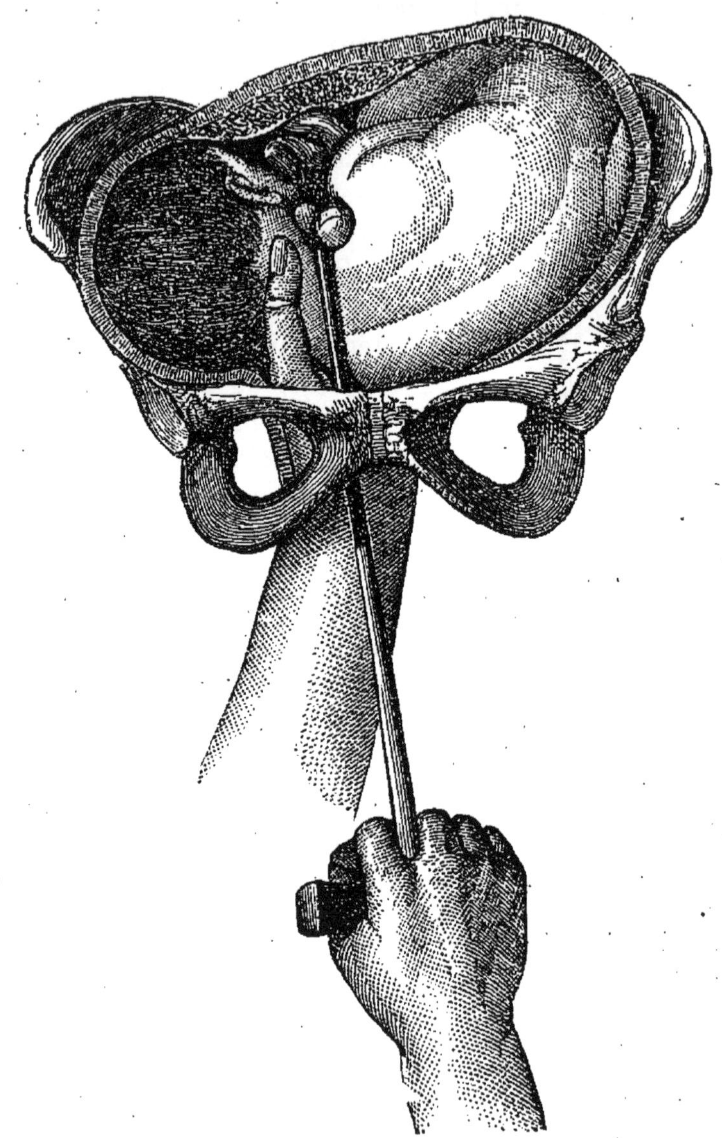

Fig. 214. — Décollation (Méthode de Braun).

fœtus déjà repliée, et, par une traction vigoureuse, on l'y fixe de suite.

Cela fait, il ne reste plus qu'à imprimer à l'instrument, autour de son axe, *quelques mouvements de rotation, pendant qu'on tire solidement par en bas,* pour disloquer les vertèbres cervicales et diviser même les parties molles. — Mais qu'on remarque bien que ces mouvements de va-et-vient ne doivent jamais être imprimés au crochet que dans le creux de la main conductrice, pour que le vagin ne puisse pas être lésé, si par hasard le crochet venait à glisser (fig. 214). La décollation, par ce procédé, ne demande pas plus de quelques minutes pour être achevée. Malheureusement ce procédé exige le déploiement d'une force qui peut ne pas être sans préjudice pour les parties molles maternelles.

L'embryotome de Ribemont-Dessaignes[1] est un des moins compliqués (fig. 215 et 216).

Ribemont-Dessaignes décrit en cinq temps le manuel opératoire.

Premier temps. Application du crochet. — On introduit d'abord le ressort dans la cavité du crochet, de façon à ce que la monture de l'anneau s'engage elle-même dans l'extrémité du tube, on serre la petite vis que nous avons signalée sur le manche, de façon à maintenir solidement le ressort dans cette position, puis on fixe, par un nœud simple, la ficelle-scie sur l'extrémité du ressort qui dépasse la poignée du crochet (fig. 217).

Ainsi préparé, le crochet sera introduit dans les parties génitales et enserrera le cou du fœtus suivant les règles précédemment indiquées. En cas de difficultés trop considérables pour l'introduction en avant du fœtus, le crochet pourrait à la rigueur être introduit en arrière.

1. Ribemont-Dessaignes, *Note sur un nouvel embryotome rachidien* (*Annales de gynécologie*, mai 1887).

Deuxième temps. Saisie de l'anneau et passage de la ficelle-scie. — L'index qui circonscrit le cou en arrière

Il se compose :

1° D'un crochet tube (fig. 215), muni d'une poignée et présentant une mortaise M à l'extrémité de cette poignée. Le tube est fenêtré dans son tiers supérieur, une petite vis V se trouve sur la partie saillante de la poignée et pénètre jusque dans l'intérieur du tube.

2° D'un tube protecteur analogue au précédent, mais présentant une légère courbure et fenêtré dans toute son étendue y compris la poignée (fig. 216). Cette poignée est munie d'un pivot P à sa partie inférieure. Les deux extrémités du crochet et du tube protecteur sont taillées en biseaux en sens inverse, de façon à pouvoir s'adapter exactement l'une à l'autre. La longueur totale de l'instrument est de 39 centimètres.

3° D'un ressort composé de deux lames d'acier accouplées de 63 centimètres de longueur, et présentant à l'une de ses extrémités un anneau métallique mobile en tout sens, et à l'autre, un *œil* destiné à fixer la ficelle-scie (fig. 217).

La *ficelle-scie* est la même que celle de Braun et, comme elle, elle est dépourvue de fil de fer dans une certaine étendue, à ses deux extrémités.

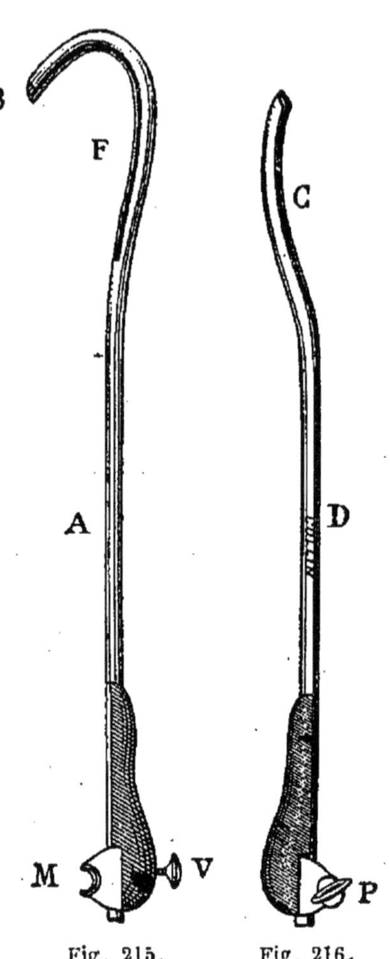

Fig. 215. Fig. 216.

sentira presque toujours l'anneau du ressort, dès que le crochet sera placé; dans tous les cas, une légère traction sur la poignée du crochet, de petits mouvements de rotation à droite et à gauche le rendront accessible. L'anneau sera accroché par le bout de l'index, et la petite vis étant desserrée, le ressort et la ficelle-scie qui lui fait suite seront aisément entraînés au dehors.

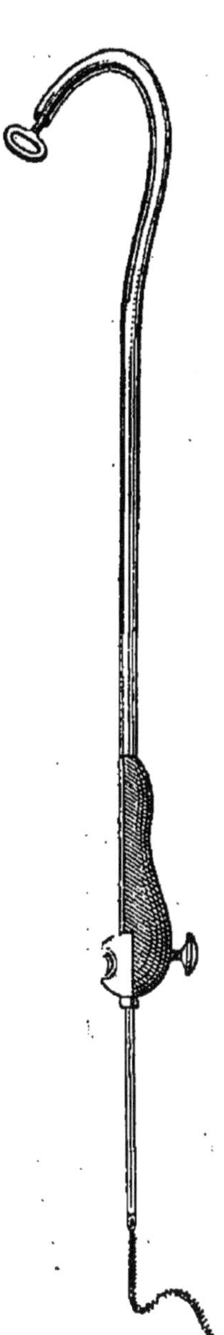

Fig. 217.

Troisième temps. Introduction du tube protecteur. — Le crochet sera confié à un aide, et l'opérateur engagera dans la gouttière du tube protecteur la partie étroite du ressort, il suffira de tirer sur l'anneau pour engager dans le tube la partie large de la lame métallique. On se contente ensuite de maintenir l'anneau d'une main pendant que l'on pousse doucement le tube dans l'intérieur des organes; guidé par le ressort, il arrive bientôt à toucher le bec du crochet (fig. 217).

Quatrième temps. Articulation. — On engage le pivot dans la mortaise et on le serre à fond. On achève ensuite de dégager le ressort et on le sépare de la ficelle scie d'un coup de ciseaux (fig. 219).

Cinquième temps. — L'instrument étant soutenu par un aide, on imprime un rapide mouvement de va-et-vient à la ficelle-scie et la section du cou est terminée en quelques secondes.

L'extraction successive des deux parties du fœtus ne présente rien de particulier à signaler.

Comme le fait remarquer le Dr Ribemont, cet appareil est facile à nettoyer et à rendre aseptique. Il pro-

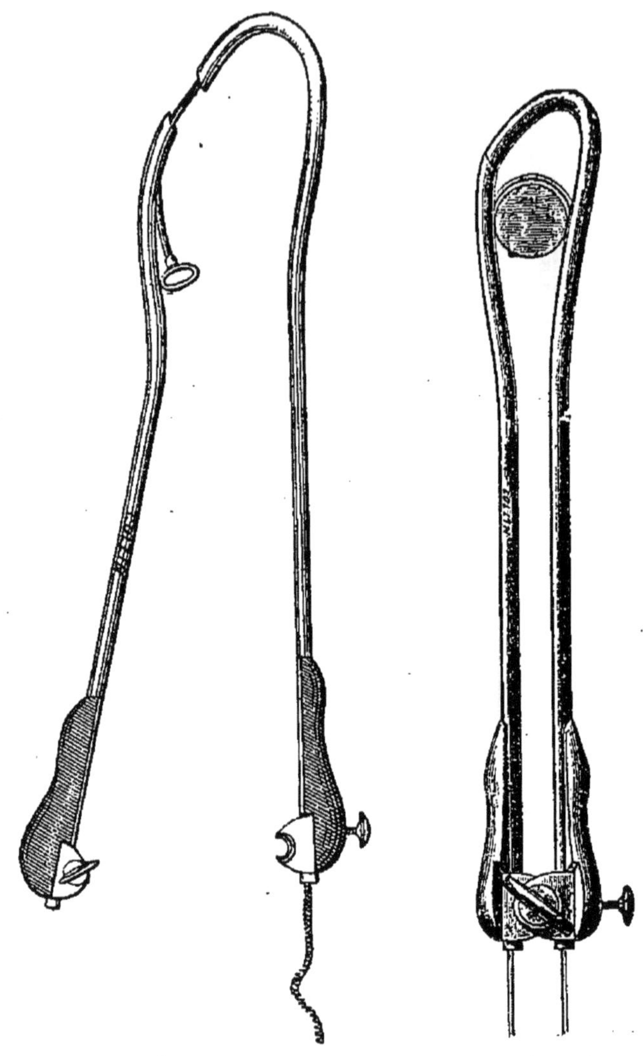

Fig. 218. Fig. 219.

tège les parties maternelles contre l'action de la ficelle-scie, et par sa forme même, il supporte tout l'effort de la section, et le rapprochement des parties rectilignes de l'embryotome, en empêchant le cou de s'abaisser, met à l'abri des pressions dangereuses le segment inférieur de l'utérus.

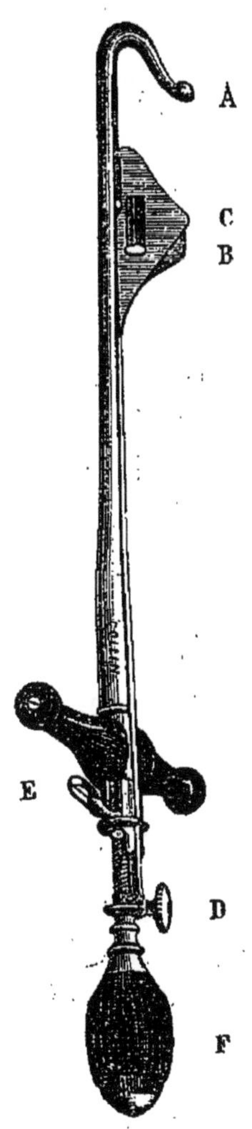

Fig. 220. — Embryotome rachidien du professeur Tarnier.

Embryotome rachidien de Tarnier (fig. 220). — L'embryotome du Pr Tarnier se compose : 1o d'un crochet assez analogue à celui de Braun, mais dont la tige est canaliculée dans toute sa longueur ; cette tige se prolonge un peu au-dessous du manche transversal et porte, à ce niveau, un écrou à ressort E, qui permet de fixer ou de rendre libre la tige du couteau.

2o Un couteau triangulaire C, muni d'un manche et dont la tige présente un pas de vis dans la partie voisine du manche.

3o Un protecteur formé par une lame métallique débordant le tranchant du couteau de 15 millimètres environ ; ce protecteur peut être fixé ou libéré à volonté à l'aide d'une vis D.

L'embryotomie, à l'aide de l'instrument de Tarnier, peut être décrite en trois temps : *Premier temps. — Introduction de la main guide et placement du crochet.* — La main *homonyme* au côté du bassin dans lequel se trouve la tête du fœtus, sera introduite dans les parties génitales, entre le pubis et le fœtus ; la face palmaire regardant en arrière, jusqu'à ce que les quatre doigts supérieurs aient bien reconnu le sillon du cou ; le crochet tenu à pleine main sera glissé sur la face palmaire de la main guide, son bouton regardant du côté opposé à la tête du fœtus, jusqu'à ce qu'on ait la notion d'avoir dépassé le tronc; on lui imprimera alors un mouvement de rotation pour le ramener en arrière du cou, puis on l'abaissera en le portant un peu vers la tête; en tirant sur le manche, on s'assurera que la prise est bonne.

Deuxième temps. — Introduction du couteau. — On retire la main guide, on saisit avec elle le manche de l'instrument et on maintient le crochet solidement appliqué sur le cou du fœtus. De l'autre main, l'opérateur saisit par la poignée le couteau muni de son protecteur, l'introduit dans le canal du crochet et le pousse jusqu'à la vulve ; arrivé là, il le confie à un aide et de sa main libre introduite dans les parties génitales, écartant les tissus maternels du chemin que doit suivre le couteau, il fait pousser celui-ci par l'aide jusqu'au contact du cou du fœtus ; retirant alors sa main, l'opérateur saisit la poignée du couteau, le pousse de nouveau sur le fœtus et abaisse la bascule. Le cou se trouve alors saisi et seul saisi, entre le crochet et le couteau.

Troisième temps. — Section du cou. — Il faut tout d'abord libérer le protecteur, puis, le crochet étant solidement maintenu de la main gauche par sa poignée transversale, on imprime de la main droite un mouvement de rotation au manche du couteau, le pas de vis progresse dans l'écrou et la lame tranchante monte, abandonnant peu à peu son protecteur et sectionnant les parties fœtales : on continue jusqu'à ce que le pas de vis soit arrivé à bloc, et le bord tranchant du couteau se trouve alors caché dans la rainure que présente le crochet de l'instrument ; mais comme il peut arriver qu'une petite portion de peau, cachée entre le couteau et l'angle du crochet, échappe à la section, il sera bon d'imprimer au manche de l'instrument deux ou trois demi-tours rapides, en sens inverse, pour déchirer cette bride cutanée. L'instrument sera ensuite retiré tout monté et on procédera à l'extraction du tronc et de la tête suivant les règles ordinaires.

Dans le cas où la décollation serait impossible, et où il faudrait agir sur le tronc, il sera d'ordinaire nécessaire de réappliquer l'instrument deux ou trois fois suivant les circonstances, en obéissant pour chacune des sections aux règles que nous venons d'énoncer.

Ce ne sont pas, on le voit, les instruments qui manquent pour pratiquer l'embryotomie, et nous sommes loin de les avoir tous cités ; leur multiplicité prouve les difficultés de l'opération, et la perfection de l'instrument dont on se servira ne saurait exclure la prudence et l'habileté de l'opérateur.

D'une façon générale il y a lieu, au point de vue de l'embryotomie rachidienne, d'établir une distinction essentielle entre les présentations de l'épaule qui sont tout entières situées au-dessus de l'anneau de contraction (*présentations sus-annulaires* de Bonnaire) et celles qui sont partiellement situées au-dessous, c'est-à-dire partiellement logées dans le segment inférieur (*présentations sous-annulaires*). Alors que les premières sont en général difficilement accessibles et rendent l'embryotomie pénible, quelle que soit l'instrumentation adoptée, les deuxièmes sont en général facilement accessibles à tous les procédés de décollation ; par contre il faut redoubler d'attention dans tous les cas de présentations sous-annulaires, car le segment inférieur distendu est particulièrement exposé aux déchirures. Ce sont ces cas où le cou du fœtus est facilement accessible qui ont fait « le triomphe de tous les embryotomes nouveaux » (Budin) ; en réalité les ciseaux de Dubois constituent toujours la méthode de choix.

SYMPHYSÉOTOMIE [1]

On désigne sous ce nom une opération qui a pour but de sectionner la symphyse pubienne et d'obtenir, par l'écartement des os iliaques, un agrandissement momentané du bassin.

Imaginée en 1768, par l'étudiant français *Sigault*, elle fut, pour la première fois, pratiquée à Paris par son auteur en 1777, sur la femme Souchot; la mère et l'enfant furent sauvés.

Sigault fut moins heureux dans les opérations qu'il pratiqua par la suite; dans les trois suivantes, les enfants succombèrent et dans la cinquième la mère et l'enfant moururent; cependant, l'opération nouvelle, acceptée au début avec enthousiasme, put compter quelques succès tant en France qu'à l'étranger, mais ses revers furent malheureusement nombreux; aussi, après une lutte des plus violentes entre *Symphysiens* et *Césariens*, tomba-t-elle dans le discrédit le plus absolu.

Il faut, cependant, constater une exception en faveur de l'Italie où la pratique de la symphyséotomie ne fut jamais complètement abandonnée.

Dans ces dernières années, elle fut surtout en honneur à l'Ecole de Naples, grâce aux travaux de Galbiati, de Jacolucci, de Novi, etc., mais surtout du Pr Morisani qui, depuis 1863, n'a cessé de publier d'importants mémoires sur cette question.

Vers la fin de 1891, frappé des résultats obtenus par Morisani, le Pr Pinard fait avec le Pr Farabeuf et le

1. Pour la rédaction des lignes qui suivent, je me suis surtout inspiré des travaux, leçons cliniques, rapports, mémoires originaux des professeurs Pinard et Farabeuf et du prof. agrégé Varnier; je prie ces Maitres de vouloir bien agréer ici l'expression de ma gratitude (Abelin).

Pr agrégé Varnier des expériences sur l'agrandissement du bassin par la symphyséotomie, et, en février 1892, pratique pour la première fois cette opération abandonnée depuis si longtemps en France, et que les succès obtenus en Italie n'avaient pas encore réussi à vulgariser : le succès fut complet pour la mère et l'enfant.

La campagne si brillamment menée par ces auteurs en faveur de la symphyséotomie renaissante, leurs démonstrations théoriques si précises, leurs succès opératoires presque constants, eurent vite raison des hésitations des uns et des dénégations des autres, et remirent en honneur l'opération de Sigault. Aussi, depuis lors, les opérations de symphyséotomie se sont-elles multipliées tant en France qu'à l'étranger.

Le professeur Pinard a apporté en 1899 au Congrès d'Amsterdam le résultat des symphyséotomies pratiquées dans sa clinique : sur 100 femmes symphyséotomisées 88 sont guéries, 12 sont mortes, mais 5 fois seulement chez ces dernières la symphyséotomie a pu être considérée comme une cause adjuvante de la mort. Quant aux enfants, 87 sont sortis vivants et bien portants, 13 sont morts, dont 5 au moment de l'extraction ou peu après, et 8 dans les 3 semaines qui ont suivi la naissance ; en réalité par un dénombrement méthodique on trouve que 6 fois seulement sur 100 cas la mort de l'enfant a été le résultat ou de la longueur du travail ou de l'infection de l'œuf pendant l'accouchement.

Nous avons discuté plus haut les *indications* de la symphyséotomie, à propos du traitement obstétrical des viciations pelviennes, nous n'y reviendrons pas (voy. page 413); mais il nous paraît nécessaire, avant d'exposer la technique opératoire, de donner quelques indications sur les résultats que fournit cette opération au point de vue de l'agrandissement du bassin.

Des recherches expérimentales de Farabeuf, des observations cliniques de Pinard et Varnier, il résulte que

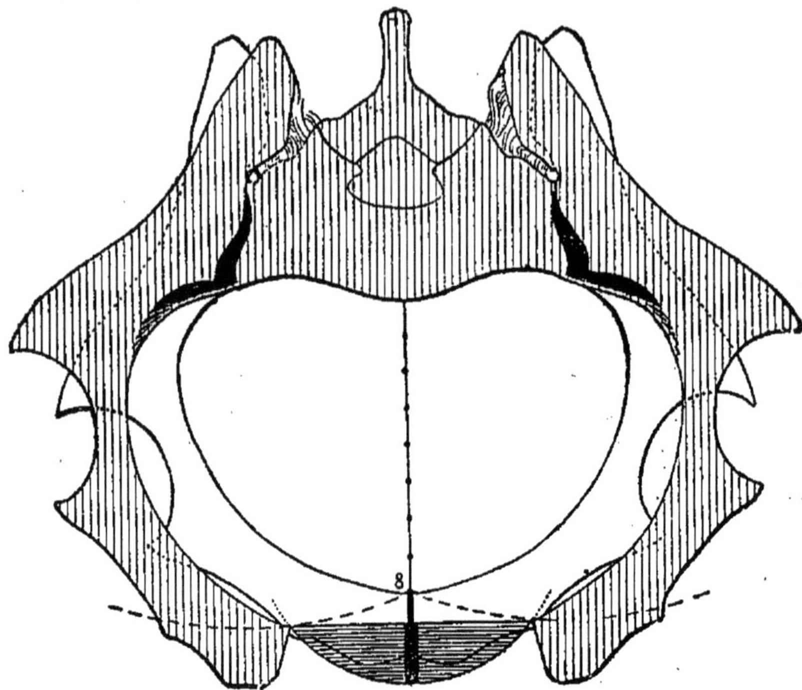

Fig. 221 — Ecartement symétrique. — Le bénéfice total est composé de deux éléments : *a*, l'augmentation de la distance sacro-pubienne qui croit très vite, mais s'arrête bientôt ; *b*, l'épaisseur du segment de la tête enclavée, teinté de gris qu'i, d'abord mince, augmente à la fin considérablement. C'est l'enclavement de la tête qui donne le plus et c'est pour cela qu'il faut toujours porter l'écartement à 5, 6 et 7 cm. Un écartement de 7 cm. agrandit le diamètre antéro-postérieur de l'ouverture offerte à la tête de plus de 30 mm., soit 10 du fait du déplacement du pubien et 20 de l'enclavement du pariétal antérieur, ce que montrent les deux petites colonnes noires superposées sous le chiffre 8 (Farabeuf) [1].

la symphyséotomie augmente le diamètre utile d'environ 2 mm. par centimètre d'écartement interpubien,

1. Pinard, Rapport sur la symphyséotomie au 11e Congrès des Sciences médicales de Rome (*Annales de gynécologie*, mai-juin 1894.)

soit une augmentation de 12 à 14 mm. pour un écartement de 6 à 7 cm. ; mais là ne se borne pas le bénéfice obtenu, et comme le fait fort justement observer le Pr Farabeuf, la tête s'enclave de plus en plus entre les pubis, à mesure que l'écartement augmente, et l'expérience démontre qu'avec un écartement de 6 cm. la bosse pariétale peut faire une saillie de 20 mm. au delà de la transversale bipubienne, qui déjà gagnait 12 mm., soit un bénéfice total de 31 mm.

Le déplacement en avant des pubis est considérable pour les premiers centimètres d'écartement ; la progression va ensuite en diminuant ; à 8 cm. elle est presque nulle ; à 10 cm. les pubis rétrogradent.

Le résultat est inverse pour la tête ; l'épaisseur du segment engagé, presque nulle pour les premiers centimètres d'écartement, progresse ensuite de plus en plus ; elle est, d'après le Pr Farabeuf, de 1 mm. 1/2 pour 2 cm. d'intervalle pubien.

de $0^m,005$ pour $0^m,04$ d'intervalle pubien
de $0^m,013$ pour $0^m,06$ —
et plus de $0^m,020$ pour $0^m,07$ —

Des expériences de Morisani, Farabeuf, Pinard, Varnier, etc., on peut conclure que jusqu'à 7 cm. d'écartement inter-pubien, on ne produit aucune lésion grave des symphyses sacro-iliaques ; tout se borne à un décollement avec ou sans éraillure du périoste de l'ilium, sur une longueur de quelques centimètres, et que « pas un seul ligament important, pas un seul nerf ou vaisseau ne peut être lésé dans cette région postérieure, à moins de pousser les choses à un degré aussi excessif qu'inutile » (Pinard). — 7 cm. d'écartement entre les deux surfaces sectionnées de la symphyse, 35 mm. pour chacun des os iliaques, constitue donc une limite qu'on ne saurait dépasser sans danger : le danger est encore plus grand pour les parties molles que pour les articulations.

Le professeur Farabeuf a en outre démontré qu'avec un même écartement l'agrandissement était d'autant plus accusé que le bassin était plus rétréci. Le tableau suivant, dressé d'après les figures de ce professeur, permet de s'en rendre compte.

ÉCARTEMENT inter-pubien	AUGMENTATION DU DIAMÈTRE ANTÉRO-POSTÉRIEUR DANS LES BASSINS					
	de 5 cent.	de 6 cent.	de 7 cent.	de 8 cent.	de 9 cent.	de 10 cent.
$0^{m},05$	$0^{m},023$	$0^{m},021$	$0^{m},019$	$0^{m},017$	$0^{m},016$	$0^{m},014$
$0^{m},06$	$0^{m},029$	$0^{m},026$	$0^{m},025$	$0^{m},021$	$0^{m},019$	$0^{m},018$
$0^{m},07$	$0^{m},034$	$0^{m},031$	$0^{m},028$	$0^{m},025$	$0^{m},023$	$0^{m},021$

Ce n'est pas seulement le diamètre antéro-postérieur qui est augmenté par la symphyséotomie, mais bien tous les diamètres du détroit supérieur de l'excavation et du détroit inférieur. D'après les recherches du Pr Fochier, c'est surtout le diamètre transverse médian (c'est-à-dire celui qui passe par le milieu du conjugué), qui subit l'agrandissement le plus considérable ; aussi en conclut-il qu'il y a lieu pour l'extraction de placer la tête en position transversale et en flexion modérée.

Enfin il est essentiel de rappeler que la symphyséotomie ne devra *jamais* être pratiquée dans des bassins de diamètre promonto-sous-pubien de moins de 8 cm. Ce n'est qu'en observant scrupuleusement cette condition jointe à cette autre citée plus haut de ne jamais provoquer un écartement symphysaire de plus de 7 cm. qu'on obtiendra de l'opération de Sigault tout ce qu'elle peut donner en bien.

Technique opératoire. — Soins préliminaires. — Le

diagnostic obstétrical aura été fait, cela va sans dire, de la façon la plus rigoureuse possible, tant au point de vue des dimensions du bassin que de l'attitude du fœtus et de sa vitalité. Lorsque l'opération devra être faite en dehors d'une maternité, on cherchera à se mettre dans les meilleures conditions hygiéniques possibles : la chambre devra être, autant que faire se pourra, d'une propreté irréprochable, bien aérée, bien éclairée, peu meublée, dépourvue de tentures et de rideaux. Le lit d'opération devra être résistant, de hauteur modérée, de façon que le chirurgien puisse dominer du regard la région opératoire ; une table recouverte d'un matelas garni peut en tenir lieu.

Quatre aides sont nécessaires : un pour le chloroforme, deux pour maintenir les jambes de la patiente, le quatrième, très familiarisé avec les pratiques antiseptiques, pour assister directement le chirurgien.

Pour éviter les déchirures des parties molles au moment de l'extraction et faciliter le passage de l'enfant, le Pr Pinard recommande, toutes les fois que cela sera possible, de dilater, chez les primipares, le bassin mou, le vagin et la vulve à l'aide du ballon de Champetier de Ribes, avant de pratiquer la section de la symphyse.

Avant l'opération, on pratiquera le cathétérisme, non seulement pour vider la vessie, mais encore pour reconnaître sa direction et la hauteur à laquelle elle s'élève une fois vide.

Les précautions antiseptiques les plus rigoureuses seront prises vis-à-vis des organes génitaux ; non seulement la toilette du vagin sera soigneusement faite, comme il convient dans tous les cas, mais encore tous les poils devront être rasés avec soin, la région opératoire, la région ano-vulvaire devront être brossées avec soin au sublimé et au savon, lavées à l'alcool et au sublimé, etc.

Dans le cas où la femme serait infectée ou même simplement soupçonnée d'infection avant l'intervention (touchers, applications de forceps antérieurement pratiqués sans garanties suffisantes), l'opérateur devra prendre des précautions antiseptiques personnelles toutes spéciales avant de toucher à la plaie opératoire, après la sortie du fœtus ; il sera même préférable, lorsque la chose sera possible, de faire pratiquer l'extraction par un aide de confiance.

Appareil instrumental. — Il doit comprendre : un bistouri ordinaire, un bistouri à lame courte et mince, un bistouri courbe à lame mince (modèle Pinard), des ciseaux droits, des aiguilles à suture courbes et fortes (Reverdin ou Emmet-Péan), des pinces hémostatiques, si possible, un écarteur enregistreur de Pinard, — un écarteur à vis, — un conducteur de Farabeuf ; à défaut, une lame métallique quelconque, large de 10 mm., que l'opérateur courbera lui-même, — des éponges aseptiques, — un forceps de Tarnier, un insufflateur de Ribemont, etc... ; du fil d'argent, de soie, de catgut, du crin de Florence, etc.

Il est prudent d'avoir, en outre, à sa disposition, pour certains cas exceptionnels, une scie à chaîne avec ses accessoires, ou un ciseau ostéotome et un maillet.

Opération. — Le procédé français, suivant la technique des Prs Farabeuf et Pinard, est le plus facile à exécuter et met à l'abri de toute hémorragie par échappade du bistouri, et protège la vessie, l'urètre, les vaisseaux du clitoris contre toute blessure.

1er *temps*. — **Section de la symphyse.** — La femme anesthésiée est mise en travers du lit, dans le décubitus dorsal parfait, les deux jambes pliées sur les cuisses et maintenues par les aides ; les régions sous-ombilicales, inguino-crurales ainsi que les cuisses et les jambes, sont recouvertes de compresses stérilisées.

L'opérateur, ayant à sa portée le plateau des instruments ainsi qu'une cuvette contenant une solution de sublimé, se place entre les jambes de la femme et incise sur la ligne médiane les téguments et la graisse prépubienne dans une étendue de 8 cm. environ.

Les lecteurs me sauront gré de laisser ici la parole au Pr Farabeuf et au Pr Pinard, les conseils si précis qu'ils donnent ne pouvant être résumés sans préjudice pour la clarté.

« Je mets, dit Farabeuf, le bout du pouce gauche dans le vestibule, celui de l'index au côté gauche du clitoris, très bas. J'abaisse la racine gauche jusqu'à ce que le bout de mon doigt, auquel je donne le temps de faire son trou, s'il y a tuméfaction, sente le dessous de l'arcade, ce qui est facile. Si j'ai fait glisser la peau en appuyant trop, et, par suite, abaissé le point touché, je redonne au tégument la liberté de remonter à sa place avant de l'inciser, car c'est sur mon ongle que je fais aboutir l'incision commencée à la hauteur nécessaire. Mon bistouri repasse deux, trois, quatre fois pour bien mettre à nu les tissus blancs présymphysiens que me montrent nettement deux écarteurs finalement amenés dans la partie basse de la plaie.

« J'aperçois notamment les filaments du ligament suspenseur médian du clitoris. Pour les mieux voir et les mettre en relief, ma main gauche pince le gland et tire le clitoris. Aussitôt, ces faisceaux se soulèvent : d'un coup de bistouri transversal, hardi, long de 20 mm., je les tranche près du clitoris et à fond, sans craindre d'entamer le manchon symphysien.

« Immédiatement, soit du bout de l'ongle du doigt gauche, soit du bec d'une rugine mousse, j'abaisse la lèvre inférieure de cette petite plaie transversale ; je l'abaisse en grattant la symphyse, qui est à ce niveau libre d'adhérences sérieuses, lisse, brillante, compacte, nacrée ; bientôt l'arcuatum, avec son bord inférieur net, poli et absolument libre, est sous mes yeux, sur mon ongle ou sur mon instrument (fig. 222).

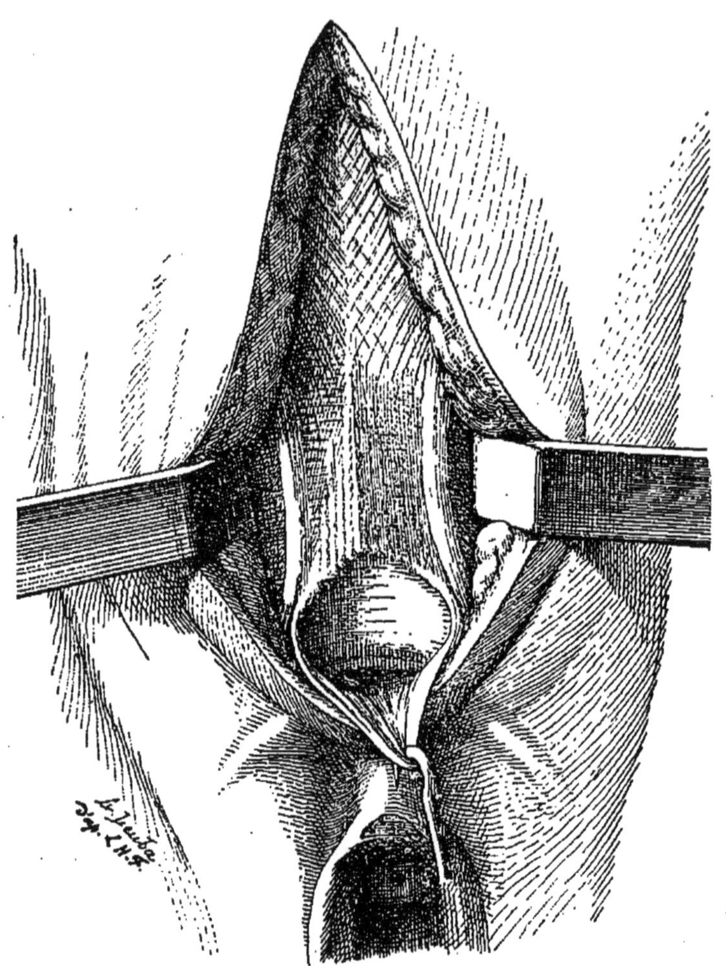

Fig. 222. — *Symphyséotomie.* — Ouverture de la voie sous-symphysienne. — La peau et la graisse, coupées à fond et écartées, ont laissé voir les faisceaux blancs du grand oblique de l'abdomen croisant sur la ligne médiane dans le haut de la plaie. — En bas, la masse des filaments suspenseurs du clitoris, rendus saillants par la traction de cet organe, a été coupée en travers à fond. — Ici, un crochet tire en bas la lèvre inférieure, montre l'arcuatum et l'entrée de la voie sous-symphysienne (Farabeuf).

« On croirait vraiment, dans la plupart des cas, qu'il y a là une cavité séreuse, tant il est facile de séparer l'arcuatum et même des derniers centimètres de la symphyse, l'aponévrose venue du bassin qui couvre, masque et protège tous les vaisseaux sous-jacents, en particulier la veine dorsale du clitoris [1]. »

Ce temps accompli, on sépare les muscles droits dans la partie de la plaie et immédiatement au-dessus de la symphyse, pour permettre à l'index de pénétrer dans la cavité prévésicale (voy. fig. 224).

On introduit le doigt fortement recourbé pour, dès son introduction, soulever tout le tissu cellulaire graisseux qui n'est ni épais, ni adhérent; on descend ainsi derrière les os, en grattant le périoste avec l'ongle, ou mieux avec un instrument mousse quelconque, mais aussi, fortement recourbé et conduit sous le doigt, et on rejoint sous l'arcuatum la voie naturelle qu'on vient d'ouvrir en avant.

« C'est à croire, dit M. Farabeuf, que cette voie sous-symphysienne, naturelle, préformée, attend quelque large sonde cannelée, fortement courbée, qui charge la symphyse pure et nette, prenne le bourrelet et dise à l'opérateur : « Je suis au droit de la jointure, puisque ma concavité en embrasse le bourrelet ; tous les vaisseaux refoulés avec leur couverture, sans avoir été vus, sont tenus à distance par mon dos ; prends le bistouri, le ciseau, la scie, la cisaille si cela te plaît ; j'ai un centimètre de large et tu vois clair. »

Pour charger la symphyse ainsi dégagée, le Pr Farabeuf a fait construire une lame d'acier, mousse partout, disposée en gouttière arquée sur une longueur de quelques centimètres (fig. 223). Cet instrument peut, à la rigueur être remplacé par une lame métallique

1. Rapport du Pr Pinard au 11e Congrès des Sciences médicales de Rome (*In Annales de gynécologie*, mai-juin 1894).

quelconque, de 10 mm. de large, que l'opérateur courbera lui-même de façon convenable, au moment de s'en servir.

La symphyse sera coupée sur ce conducteur de haut en bas et d'avant en arrière. Dès qu'on a pénétré dans l'articulation, il faut, ainsi que le fait observer le Pr Pinard, laisser le bistouri guider, pour ainsi dire, l'opérateur ; le faire pénétrer là où il rencontre le moins de résistance et ne pas vouloir lui faire suivre la ligne droite d'une façon immuable. On aura soin que la section de la symphyse soit bien complète, y compris celle du ligament sous-pubien, qui est ici pratiquée sans danger, puisque la vessie, l'urètre, les vaisseaux clitoridiens sont protégés par la lame métallique.

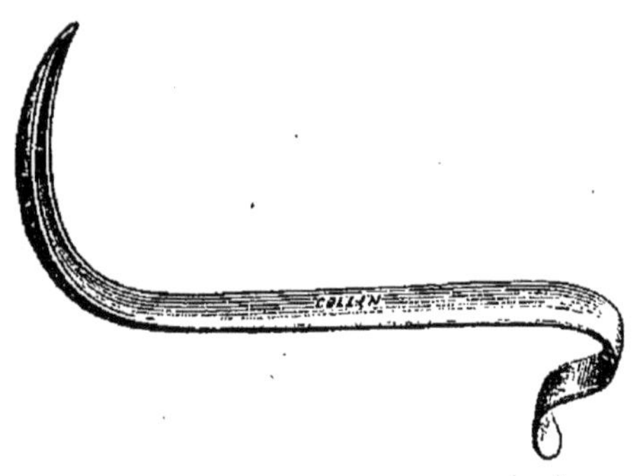

Fig. 223. — Petite lame ou gouttière métallique, arquée comme il convient, pour s'introduire sous la symphyse, s'adapter au bourrelet et montrer son extrémité au-dessus des pubis (Farabeuf).

2e *temps*. — **Écartement des os iliaques**. — Farabeuf et Pinard insistent sur ce fait qu'il ne suffit pas de sectionner la symphyse, mais que l'opérateur doit, avant toute tentative d'extraction, produire l'écartement désirable, calculé et voulu du bassin. Cet écartement doit toujours être l'œuvre de l'accoucheur, jamais celle de l'enfant.

Il ne doit jamais être moindre de 4 centimètres ; mais nous savons aussi qu'il ne doit jamais dépasser 7 centimètres. Il sera calculé d'après les chiffres obtenus par le Pr Farabeuf (voir page 590).

On obtient l'écartement des pubis sectionnés en portant doucement les deux cuisses dans l'abduction ; mais outre que l'écartement ainsi obtenu n'est pas tou-

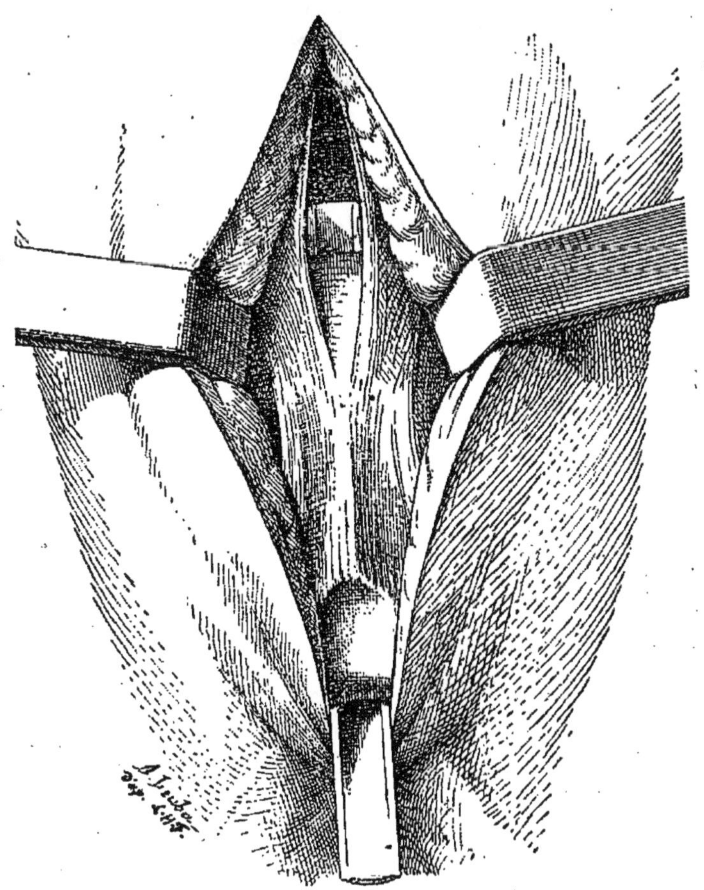

Fig. 224. — *Symphyséotomie*.. — Après ouverture de la voie sous-symphysienne, l'opérateur, remontant à la partie supérieure du pubis, a séparé les muscles droits dans l'étendue nécessaire, puis introduit son doigt et la gouttière arquée, pour gratter de haut en bas le bourrelet jusqu'au bord libre de l'arcuatum. Là est resté le doigt pour recevoir le bec de la gouttière arquée introduite en avant dans l'ouverture sous-symphysienne primitive et la conduire jusqu'au-dessus du pubis où il se montre (Farabeuf).

jours suffisant, il sera parfois nécessaire et toujours plus prudent de le provoquer, à l'aide d'un instrument écarteur enregistreur qui, placé entre les pubis, permettra de les éloigner l'un de l'autre, grâce à la vis dont il est muni, en même temps qu'il enregistrera la distance qui les sépare; on le remplacera ensuite par un simple enregistreur, pour constater l'écart pendant l'extraction:

Il peut arriver que l'un des pubis s'écarte beaucoup et s'abaisse proportionnellement, l'autre bougeant à peine. Farabeuf conseille, dans ces cas, de produire la

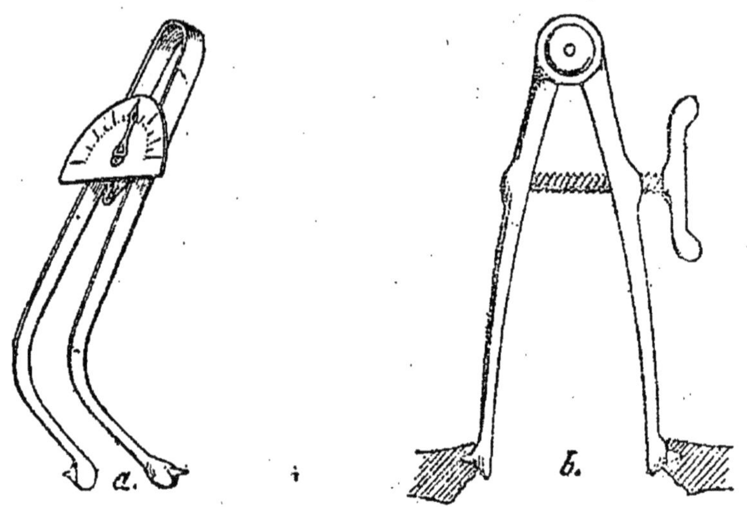

Fig. 225. — Instruments pour écarter les pubis et indiquer le degré de l'écartement. — *a*, enregistreur de Farabeuf; *b*, écarteur à vis.

moitié de l'écartement nécessaire successivement de l'un et de l'autre côté et, pour cela, il fait appuyer par un aide l'une des cuisses fléchie et en adduction complète, de tout le poids de ses bras et de la partie supérieure de son corps, ce qui serre l'ilium contre le sacrum; l'autre jambe, demi-étendue, est portée dans l'abduction forcée, ce qui ouvre l'articulation postérieure correspondante. La même manœuvre répétée du côté opposé permettra d'obtenir la disjonction de l'autre articulation sacro-iliaque au degré voulu, sans augmenter celle de la première.

L'écartement voulu et calculé d'avance ayant été obtenu, l'enregistreur étant en place, on tamponne légèrement et on recouvre la plaie de gaze iodoformée pour procéder à l'extraction.

3e *temps*. — **Extraction du fœtus**. — Quelques opérateurs, après la section de la symphyse, abandonnent à la nature l'expulsion du fœtus (Zweifel toujours, Morisani quelquefois), — d'autres procèdent immédiatement à son extraction (Pinard, Varnier, Ribemont, etc.).

Jusqu'à présent, le forceps est le procédé de choix pour l'extraction du fœtus, l'extraction par les pieds devant rester une opération de nécessité. L'application de forceps doit être régulière, la main guide doit être assez profondément introduite pour que la première cuiller soit placée directement en arrière, au niveau de la région pré-auriculaire. Si la tête est défléchie, il faut la fléchir au préalable avec la main. On introduira la seconde branche en ayant bien soin de ne déplacer ni la première, ni la tête (Voir application de forceps, page 536).

Pour que les parties molles ne soient pas soumises à une distension trop considérable et pour éviter qu'elles ne se déchirent en avant au moment du passage de la tête, n'ayant plus de plan osseux pour les soutenir, Varnier a conseillé de reconstituer ce plan osseux en rapprochant les pubis dès que la tête a franchi l'obstacle ; c'est une conduite qu'il faut toujours imiter.

L'extraction faite, les aides maintiennent les cuisses assez rapprochées l'une de l'autre pour que les pubis soient presque en contact et veillent à ce que la plaie soit toujours bien protégée. Le fœtus est confié à la garde ou à l'aide principal, suivant que son état réclame ou non des soins particuliers.

Si, après un quart d'heure, le placenta n'est pas décollé, le Pr Pinard pratique la délivrance artificielle ; car, sous l'influence de l'anesthésie chloroformique, la femme est exposée à perdre plus de sang et il est nécessaire de continuer l'anesthésie jusqu'à la fin de la suture.

Après la délivrance, injection intra-utérine jusqu'à ce que l'eau revienne claire et que l'utérus soit bien rétracté, — introduction dans le vagin d'une bande de gaze iodoformée.

4e *temps*, — **Suture de la plaie.** — Après avoir de nouveau aseptisé ses mains qui ont pénétré dans le vagin, le chirurgien procède à la suture de la plaie opératoire ; après l'avoir soigneusement débarrassée des caillots qu'elle peut contenir, l'avoir lavée à la solution phéniquée à 5 0/0, les symphyses étant rapprochées et bien en contact, il fait, à l'aide d'une grande aiguille courbe, quatre points de suture profonde traversant toutes les parties molles et rasant la surface antérieure de l'os ; quatre points de suture superficiels sont ensuite placés dans leur intervalle. La suture profonde peut être faite avec du fil d'argent fort ou de la soie tressée plate ; la suture superficielle avec du fil d'argent, de la soie, ou du crin de Florence. Pinard draine toujours la partie inférieure de la plaie avec de la gaze stérilisée. Les fils coupés, la région opératoire est recouverte d'iodoforme ou de gaze iodoformée. Une épaisse couche de ouate est disposée par-dessus le pansement et tout autour du bassin, maintenue par un bandage de corps fortement serré.

Les membres inférieurs seront rapprochés et immobilisés par un lien fixé au-dessus des genoux et un autre placé au niveau des chevilles. La malade sera de préférence couchée dans un lit à élévation (lit d'Herbet) qui permettra de la soulever facilement dans tous les cas où cela sera nécessaire (miction, défécation, lavages, etc.), sans compromettre l'immobilisation de la symphyse. Si on a mis un drain on le retirera progressivement pour l'enlever définitivement le 5e ou le 6e jour ; on ôtera le pansement vaginal vers le 3e ou 4e jour.

Les fils seront enlevés le 8e jour, et le même pansement sera réappliqué. Si à partir du 12e jour on peut permettre à la femme de se mouvoir dans son lit, on ne saurait sans imprudence la laisser se lever avant le 20e ou le 25e jour.

Ischio-pubiotomie ou opération de Farabeuf.

On désigne, sous ce nom, une opération qui a pour but de produire dans le bassin oblique ovalaire avec synostose sacro-iliaque (bassin de Nægelé), un agrandissement momentané beaucoup plus considérable que ne saurait le faire une simple symphyséotomie : cet agrandissement s'obtient en sciant verticalement du côté correspondant à l'ankylose la branche de l'ischion et la branche horizontale du pubis. Imaginée par le Pr Farabeuf, l'ischio-pubiotomie fut pratiquée, pour la première fois, par le Pr Pinard, le 7 novembre 1892, avec le succès le plus complet pour la mère et l'enfant. Cette tentative heureuse n'a pas encore été renouvelée depuis lors, ce qui s'explique par la rareté de son indication.

OPÉRATION CÉSARIENNE

L'opération césarienne ou gastro-hystérotomie consiste, ainsi que son nom l'indique, à pratiquer une incision suffisante à la paroi abdominale et à l'utérus et à procéder par cette voie à l'extraction du fœtus.

Appliquée à la femme qui vient d'expirer, pour tâcher de sauver son enfant, elle a très probablement été pratiquée de tout temps. Mais, appliquée à la femme vivante, elle ne remonte guère au delà du commencement du XVIe siècle.

Cette opération comprend aujourd'hui plusieurs procédés :

1° On se contente de sectionner l'utérus dans une étendue suffisante et de suturer la plaie après l'extraction du fœtus et du délivre ; *opération césarienne proprement dite ou conservatrice.*

2° Après l'extraction du fœtus, on ampute l'utérus au-dessus du col, *opération de Porro* ou *opération césarienne radicale.*

Indications. — Elles sont absolues ou relatives. — *Absolues :* Impossibilité d'extraire le fœtus vivant ou mort par les voies naturelles. Rétrécissements extrêmes du bassin. Obstruction du canal pelvi-génital par des tumeurs irréductibles des os ou des organes pelviens.

Relatives : Elles sont plus difficiles à préciser ; cependant, grâce aux progrès réalisés et aux succès croissants de cette opération, on peut la considérer comme justifiée toutes les fois que la symphyséotomie ne pourra donner un agrandissement suffisant pour l'extraction d'un fœtus vivant et *viable,* et les résultats obtenus jusqu'à présent semblent indiquer qu'au-dessous de 7 centimètres, c'est à l'opération césarienne qu'il faudra recourir. La mortalité maternelle pour l'opération césarienne est actuellement de 6,32 p. 100 d'après Bar.

Bien que l'opération de Porro, par suite des résultats qu'elle fournit actuellement et de la sécurité qu'elle donne pour l'avenir, jouisse aujourd'hui d'une faveur particulière auprès des chirurgiens, il est assez difficile de limiter, d'une manière absolue, les cas où il y aura lieu de recourir de préférence à l'une ou à l'autre opération.

Il est un certain nombre de circonstances, cependant, où l'hésitation ne sera guère permise, et dans lesquelles c'est l'amputation utéro-ovarique qu'il faudra pratiquer; en particulier, lorsque l'intervention aura été nécessitée par des tumeurs volumineuses de l'utérus, de nature fibreuse ou cancéreuse ; par une viciation pelvienne due à l'ostéomalacie ; quand il y a lieu de penser que l'utérus est infecté; lorsqu'après la césarienne l'hémorragie persiste par suite d'inertie complète de l'utérus.

Le choix du moment de l'opération est très important, et il résulte de nombreuses observations, que le pronostic est d'autant plus grave que le travail a duré plus longtemps au moment de l'intervention, surtout si les membranes sont rompues. Il faudra donc, si la femme est en travail, opérer le plus tôt possible, avant la rupture des membranes, sans négliger cependant aucune des précautions indispensables.

Si la femme n'a pu être examinée pendant la grossesse et que l'opération ait été jugée indispensable, il paraît préférable de la pratiquer dans les derniers jours de la gestation, ou tout au début du travail, après avoir mis aux préparatifs tout le temps et tout le soin nécessaires et s'être entouré de toutes les garanties de succès.

Opération césarienne conservatrice. — Soins préliminaires. — On s'entourera des précautions antiseptiques les plus rigoureuses ; les règles sont les mêmes que pour toute laparotomie.

Appareil instrumental. — Bistouris ordinaires, — ciseaux droits et courbes, — pinces à griffes, — pinces à forcipressure (une vingtaine), — écarteurs, — sonde cannelée, — aiguilles de Péan ou de Reverdin, — aiguilles fines, — pinces de Museux, — pinces à ligaments larges, droites et courbes, — pinces porte-éponges, — deux broches pour le pédicule utérin, — un tube de caoutchouc non perforé pour hémostase provisoire, — un thermo-cautère, — une seringue de

Pravaz, — fils de soie de grosseurs différentes, de catgut, de Florence, d'argent, — éponges, — tampons aseptiques, etc., etc.

En résumé, il faut être suffisamment armé, non seulement pour la césarienne conservatrice, mais encore pour l'opération de Porro. Les instruments et objets de pansement auront été préalablement stérilisés avec soin, soit par l'étuve, soit par l'ébullition pendant une demi-heure dans une solution phéniquée à 5 0/0. Lorsque l'on opère en dehors d'une maternité, il faut autant que possible choisir une chambre bien aérée, mais facile à chauffer, car la température au moment de l'opération doit y être de 21 à 22 degrés centigrades.

On choisira un lit étroit et l'on interposera un plan résistant au-dessous du premier matelas ; une table étroite recouverte d'un matelas et suffisamment longue serait préférable.

La femme, dont l'intestin et la vessie auront été préalablement vidés, sera placée sur la table d'opération dans le décubitus dorsal, la tête légèrement soulevée par un coussin, le corps recouvert d'une chemise de flanelle autant que possible passée à l'étuve, et les jambes entourées de ouate. Un aide compétent sera préposé au chloroforme ; un ou deux autres, lorsque cela sera possible, seront affectés au passage des instruments et des éponges ; l'aide principal se placera en face de l'opérateur. Pendant la chloroformisation, l'opérateur et son aide principal procéderont eux-mêmes à une nouvelle désinfection de la paroi abdominale et recouvriront de compresses aseptiques toutes les régions voisines du champ opératoire, de façon à n'être exposés à aucun contact douteux.

Ils auront l'un et l'autre à leur portée une cuvette contenant une solution de sublimé, pour s'y tremper les mains dans le cours de l'opération.

Opération. — Elle comprend six temps :

1er Incision de la paroi abdominale ;

2e Incision de l'utérus ;

3e Extraction du fœtus ;

4e Extraction de l'arrière-faix ;

5e Suture de l'utérus ;

6e Suture de la paroi abdominale[1].

1er *temps*. — **Incision de la paroi abdominale.** — Avant toute incision on fera bien de faire à la femme une injection sous-cutanée d'azotine pour favoriser tout à l'heure la rétraction de l'utérus. On fera porter l'incision assez haut car il importera ultérieurement d'ouvrir l'utérus au niveau du corps en ménageant le segment inférieur ; on fera donc une incision de 16 à 17 cm. de longueur mais en ayant soin que ses 2/3 supérieurs soient au-dessus de l'ombilic. On incise successivement tous les tissus jusqu'au péritoine ; on aveugle avec soin toutes les bouches vasculaires qui donnent, puis on ouvre le péritoine sur la sonde cannelée dans la même étendue que l'incision des téguments.

Le péritoine ouvert, on fixe, sur chacun de ses bords, deux pinces à forcipressure, pour l'empêcher de se recroqueviller en dedans et pouvoir le retrouver facilement au moment de la suture.

Une éponge montée sera introduite dans le cul-de-sac antérieur du péritoine, au-dessous de l'extrémité inférieure de l'incision ; une autre également montée sera glissée sous la paroi abdominale, au niveau de l'angle supérieur de la plaie. Les mains de l'aide principal, placées à plat, à gauche et à droite de l'incision, appliqueront exactement les lèvres de la plaie sur la face antérieure de l'utérus, de façon à bien fermer le

1. Cf. Bar, l'Opération césarienne conservatrice, in *Leçons de pathologie obstétricale*, Paris, 1900.

ventre et à empêcher la pénétration du sang ou du liquide amniotique dans la cavité péritonéale.

2e *temps.* — **Incision de l'utérus.** — Avant d'inciser l'utérus, on le ramènera sur la ligne médiane si cela est nécessaire, de façon que l'incision porte bien sur le milieu de l'organe. On fait avec le bistouri, à la partie supérieure de l'utérus, une petite boutonnière verticale de 1 à 2 centimètres ; avec le bout de l'index, on déchire, suivant le conseil de Tarnier, le muscle utérin jusqu'à ce qu'on ait complètement traversé son épaisseur ; puis avec des ciseaux mousses guidés sur l'index ou un bistouri boutonné (*Bar*) on agrandit rapidement l'incision, surtout par en haut, moins par en bas, et, dans ce dernier cas, il faut avoir soin de ne pas prolonger l'incision, de peur d'intéresser le segment inférieur ou la vessie. L'incision de la paroi utérine doit avoir la même étendue que celle de la paroi abdominale.

Assez fréquemment, le placenta est inséré sur la paroi antérieure ; on le rencontre donc sur sa route, et l'incision utérine s'accompagne alors d'une hémorragie abondante. Lorsque cette difficulté se présente, on peut procéder de deux façons : 1o Inciser rapidement l'utérus, décoller le placenta d'un côté, atteindre les membranes, les rompre et extraire le fœtus ; 3o ou mieux encore, inciser hardiment le placenta au bistouri et passer à travers la masse placentaire pour aller chercher les pieds de l'enfant.

3e *temps.* — **Extraction du fœtus.** — Si les membranes n'ont pas été rompues pendant l'incision utérine, on les rompt à ce moment pour pénétrer dans l'œuf. On saisit le fœtus dans les cas ordinaires, par les pieds et on l'extrait. Si on éprouvait de la difficulté à dégager la tête, on pourrait recourir à la manœuvre de Mauriceau, ou agrandir rapidement l'incision utérine *par en haut* si cela était nécessaire. — Le fœtus extrait, on applique sur le cordon une pince à forcipressure, on le sectionne et on confie l'enfant à l'un des aides ou à la garde, qui lui donneront les soins nécessaires.

4e *temps.* — **Extraction du délivre.** — L'utérus se rétracte aussitôt la sortie du fœtus, le placenta se décolle et le plus souvent vient s'engager dans la plaie : on le saisit avec la main et on l'entraîne doucement au dehors après avoir décollé manuellement les membranes. On procéderait avec la main au décollement du placenta, dans le cas où cet organe ne se détacherait pas de suite et spontanément.

Il ne doit absolument rien rester dans l'utérus de ce qui appartenait à l'œuf ; aussi faudra-t-il s'assurer, aussitôt leur extraction, de l'intégrité du placenta et des membranes, et aller chercher dans l'utérus les débris de cotylédons ou de membranes qui pourraient y être restés.

La perte de sang qui accompagne l'opération césarienne est toujours abondante ; elle provient de deux sources : la plaie utérine et la surface d'insertion placentaire.

Seule, la rétraction de l'utérus après évacuation de son contenu agit d'une manière efficace sur l'hémorragie provenant de la plaie opératoire, en arrêtant le cours du sang dans les sinus utérins ; aussi n'y a-t-il pas lieu de s'attarder à la combattre par les moyens ordinaires et faut-il procéder *très rapidement* à l'incision utérine, à l'extraction du fœtus et du délivre, pour permettre à l'utérus de se rétracter, puis à la suture.

Il peut arriver, cependant, qu'après l'évacuation de l'utérus, l'hémorragie continue assez abondante pour empêcher l'application des sutures ; pour obtenir l'hémostase provisoire dans ces cas, on pourra recourir à différents procédés : 1° l'aide principal pourra fléchir très fortement l'utérus en avant et le tordre sur son axe, cette simple manœuvre suffit parfois : 2° mieux encore il pourra comprimer le pédicule utérin, col, segment inférieur et ligaments larges avec la main, c'est une bonne méthode ; 3° dans le cas exceptionnel où le moyen précédent serait insuffisant, on remplacerait la compression manuelle par la compression élastique et on appliquerait sur le col un lien de caoutchouc juste assez serré pour arrêter le cours du sang ; les sutures profondes faites et toutes serrées, on aurait soin de ne relâcher que progressivement la constriction.

Quant à l'hémorragie de la surface placentaire, elle n'est autre chose qu'une hémorragie de la délivrance ; insignifiante, quand l'utérus se contracte bien, elle peut être énorme s'il y a inertie. Les moyens ordinaires lui seront applicables : pétrissage de l'utérus, injections d'eau stérilisée très chaude, à 50°, injection sous-cutanée d'ergotine ou d'ergotinine. Si cependant elle était immédiatement menaçante, il faudrait avoir recours au lien élastique provisoire pour donner aux moyens susindiqués le temps d'agir. Il peut arriver enfin que l'hémorragie continue après la suture, l'utérus restant inerte, et qu'il faille recourir à l'amputation de Porro : c'est la grande exception.

5ᵉ *temps*. — **Suture de l'utérus.** — L'utérus a été entraîné au moment de l'extraction du fœtus et doit se trouver alors hors du ventre, tandis que la cavité abdominale est refermée en arrière de lui par les mains de l'aide qui maintiennent solidement appliquées l'une contre l'autre les deux lèvres de la plaie des téguments.

Pour éviter qu'il ne se refroidisse et le mettre à l'abri des germes septiques, on recouvre l'utérus de compresses chaudes ; on vérifie la perméabilité du col en y introduisant le doigt, en passant par la plaie utérine, on débarrasse la cavité des caillots qu'elle peut contenir et on pousse vers l'orifice interne du col une mèche de gaz iodoformée avec laquelle on fait de bas en haut un véritable tamponnement de la cavité utérine.

Sous l'influence de la rétraction, la plaie s'est réduite de moitié et ses bords, considérablement augmentés d'épaisseur, se trouvent presque affrontés dans la profondeur, tandis qu'au contraire ils sont très écartés superficiellement, la plaie présentant un aspect cratériforme.

Contrairement à la façon de procéder des anciens accoucheurs, qui abandonnaient à elle-même la plaie utérine, il est de règle aujourd'hui d'en pratiquer la suture, autant pour se mettre à l'abri des hémorragies secondaires que pour isoler absolument la cavité utérine de la cavité péritonéale. On réunit donc les deux lèvres de la plaie par une suture profonde et une suture superficielle.

Suture profonde. — Les points de suture, faits avec de la soie forte, doivent être au nombre de 8 à 10, distants les uns des autres d'un cm. environ. On se servira, pour passer les fils, d'une grande aiguille courbe et fine de Reverdin ; introduite sur la face péritonéale à 1 cm. environ du bord de la plaie, l'aiguille devra cheminer à travers toute l'épaisseur de la couche musculaire et ressortir immédiatement en deçà de la muqueuse ; on lui fera suivre un trajet inverse dans l'autre lèvre. Pour éviter que les fils ne se mêlent entre eux, les chefs seront saisis avec une pince à forcipressure.

Lorsque tous les fils auront été passés, on liera les fils les uns après les autres en les serrant assez fortement, pendant que l'aide, avec une pince, refoulera les bords péritonéaux de manière qu'ils soient recroquevillés en dedans et adossés l'un à l'autre dans une certaine étendue. On aura soin de placer le nœud latéralement et d'éviter qu'il corresponde à la ligne de section,

Suture superficielle. — Elle sera faite avec de la soie fine, à points séparés, multipliés autant qu'il sera nécessaire pour obtenir un affrontement exact ; elle a surtout pour but d'adosser l'un à l'autre les deux bords de la séreuse, et peut être pratiquée comme la suture de Lembert, en piquant deux fois la séreuse de chaque côté ; on peut également la faire en comprenant dans les fils une certaine épaisseur de tissu utérin, ce qui présente l'avantage de maintenir au contact les couches musculaires superficielles qui ont toujours une tendance à s'écarter.

La suture faite, on procédera à la toilette du péritoine ; l'utérus sera réintégré dans le ventre et le grand épiploon rabattu sur la face antérieure de l'organe.

6e *temps*. **Suture de la paroi abdominale.** — Comme dans la laparotomie ordinaire, par une suture à trois plans superposés ; — *plan profond* : suture de la plaie péritonéale dans toute son étendue par un surjet au catgut ; — *plan moyen* : suture en surjet au catgut du plan musculo-aponévrotique ; — *plan superficiel* : le plan superficiel, comprenant la peau et le tissu cellulaire sous-cutané, présente parfois une épaisseur considérable et sera réuni par une suture à points séparés, les uns profonds, les autres superficiels. Les points profonds seront faits au crin de Florence, distants de 2 à 3 cm. l'un de l'autre ; les fils entreront à 2 ou 3 cm. des bords de la plaie, chemineront dans toute l'épaisseur du tissu cellulaire jusqu'au ras de l'aponévrose et suivront dans l'autre lèvre un trajet inverse. Deux ou trois points de suture superficiels, au crin de Florence, seront faits entre chaque point de suture profond, pour obtenir une coaptation exacte ; on évitera avec soin que le bord des lèvres de la plaie ne soit rebroussé en dedans.

La ligne de suture, saupoudrée d'iodoforme, sera ensuite recouverte de gaze iodoformée, de ouate hydrophile et d'une épaisse couche de coton ordinaire ; le tout maintenu par un bandage de corps suffisamment serré ; à ce moment on place la femme en situation obstétricale et on se met en devoir d'aller, au moyen d'un doigt conducteur et d'une pince à pansement, au devant du chef inférieur de la mèche iodoformée qu'on a tassée dans la cavité utérine ; on l'attire dans le vagin et on remplit ce dernier d'une nouvelle mèche de gaze sans injection préalable.

Soins consécutifs. — Soins antiseptiques et diète pendant les deux ou trois premiers jours ; — cathétérisme ; — boissons glacées en petite quantité, puis lait coupé d'eau de Vichy ; — injections de morphine contre les douleurs ; — évacuation journalière du rectum ; — enlèvement des sutures vers le 10e jour ; — premier lever vers le 20e.

OPÉRATION DE PORRO

Les premiers temps de cette opération : 1o section de la paroi abdominale ; — 2o section de l'utérus ; — 3o extraction du fœtus, étant les mêmes que dans la césarienne, nous ne nous y arrêterons pas ; cependant, il peut y avoir un intérêt majeur, dans certains cas, à ce qu'il ne s'écoule aucun liquide dans le péritoine, lorsque, par exemple, on considère la cavité utérine comme infectée et, pour obtenir ce résultat, on fera l'incision abdominale beaucoup plus grande, de 24 cm. environ, de façon à pouvoir faire basculer l'utérus et le sortir de l'abdomen avant de l'ouvrir, l'aide refermant en arrière de l'organe la cavité abdominale, en rapprochant l'un de l'autre les bords de l'incision avec ses deux mains.

L'incision utérine devra être faite d'emblée assez grande, pour permettre l'extraction facile du fœtus. Le fœtus extrait, et sans s'occuper du placenta, on entoure aussitôt le col de l'utérus d'un lien de caoutchouc solide. Ce lien doit être appliqué à l'union du col et du segment inférieur, en veillant bien à ne pas comprendre la vessie dans son anse. En cas de doute, une sonde introduite dans la vessie permettrait d'en explorer la cavité. Le lien élastique appliqué, on le serrera progressivement de façon qu'il se creuse dans le tissu utérin une sorte de sillon qui l'empêchera de glisser après la formation du moignon ; on lui fera décrire un ou deux tours autour du col et on nouera les deux chefs. Le nœud sera saisi ensuite dans une forte pince et, pour rendre l'hémostase définitive, il suffira d'appliquer sur le nœud, au défaut de la pince, une ou deux fortes ligatures à la soie.

4e *temps.* — **Amputation de l'utérus.** — On la pratiquera à deux travers de doigts au-dessus du lien élastique. Si les ovaires n'étaient pas compris dans la partie enlevée, on en pratiquerait l'ablation au-dessus d'une ligature spéciale. — Toilette du péritoine.

5e *temps.* — **Traitement du moignon utérin.** — Fixer à la soie le lien élastique, si on ne l'a déjà fait ; évider au bistouri ou au ciseau le centre du moignon, de façon à enlever la muqueuse qui peut contenir des germes septiques, et ne laisser que la quantité de tissu nécessaire pour servir de soutien au lien élastique. — Cautérisation du moignon et de la muqueuse du col au thermo-cautère. — Jusque-là, le moignon aura été soutenu avec des pinces, mais pour le fixer à la paroi abdominale, on le traversera au-dessus du tube élastique, avec une forte broche d'acier. Potocki recommande même de passer la broche, avant de procéder à l'évidement et à la cautérisation du moignon ; c'est en effet une excellente garantie contre le glissement du lien élastique, dans le cas où l'évidement aurait été un peu trop considérable. Le péritoine pariétal sera ensuite suturé au péritoine du moignon, au-dessous du lien élastique, sur tout son pourtour, et, 6° — on procédera à la *suture de la paroi abdominale*, comme nous l'avons précédemment décrit.

La ligne de suture sera saupoudrée de poudre d'iodoforme ; le moignon, d'un mélange à parties égales de poudre d'iodoforme, de tannin et d'acide salicylique et, pour le reste du pansement, on procédera comme après la laparotomie. — Le vagin sera tamponné légèrement à la gaze iodoformée ; on ne renouvellera le pansement que s'il était traversé par des liquides provenant de la gangrène humide du moignon, ou si une élévation de température indiquait une complication locale.

Vers le 8e jour, on enlève les fils de la suture abdominale. Le moignon entouré du tube de caoutchouc tombe généralement du 20 au 25e jour, et il reste à la place une plaie infundibuliforme qui se comble par bourgeonnement.

La plaie est généralement cicatrisée vers la 6e semaine et la malade peut commencer à se lever.

L'opération césarienne *post mortem* ne comporte pas de règles spéciales ; il faut surtout aller vite, l'enfant dans les circonstances les plus favorables ne survivant que fort peu de temps à sa mère.

Intervention dans la grossesse extra-utérine. — Lorsque le diagnostic de la grossesse extra-utérine peut être fait dès les premiers mois, l'ablation du kyste par la laparotomie paraît absolument indiquée, étant donnés les accidents dont la femme est menacée.

Lorsqu'il y a rupture récente du kyste fœtal, deux cas peuvent se présenter : 1° l'hémorragie n'est pas très abondante, les symptômes généraux et locaux sont peu marqués ; on peut attendre en prenant certaines précautions : séjour au lit, glace sur le ventre si l'état général tend à s'aggraver ; — 2° l'hémorragie paraît abondante, la situation est grave, il faut intervenir le plus rapidement possible par la laparotomie, débarrasser le péritoine des caillots qu'il contient et extirper la trompe rompue.

Lorsque la grossesse est plus avancée, et que le fœtus est vivant, que convient-il de faire ? Il est assez difficile de répondre à cette question d'une façon précise, car, ainsi que le fait remarquer le Pr Pinard[1], « la conduite à tenir, dans le cas de grossesse ectopique, le moment de l'intervention quand cette dernière est jugée nécessaire, sont autant de points très discutés aujourd'hui, mais non encore résolus. »

Le plus souvent, le fœtus meurt avant son complet développement et, souvent aussi, le diagnostic n'est fait qu'après sa mort, la grossesse ectopique ayant été prise pour une grossesse normale.

Dans les cas exceptionnels où la grossesse extra-utérine aurait évolué jusqu'à terme avec un fœtus vivant, il faudrait opérer, en sachant bien toutefois que l'intervention est plus grave pour la mère quand le fœtus est vivant, car elle peut donner lieu à une hémorragie abondante, qui est tout à fait exceptionnelle, lorsque le fœtus a succombé déjà depuis un certain temps.

Lorsque le kyste était intact et l'enfant mort, on conseillait assez généralement autrefois de s'abstenir de toute intervention et de n'opérer que s'il se produisait quelques symptômes d'inflammation du kyste ; mais, comme le fait remarquer Pinard, en dehors de la suppuration et de la rupture possible du kyste fœtal après la mort du fœtus, sa présence seule suffit pour altérer la santé générale de la femme, et personne aujourd'hui ne conseillerait cette expectation indéfinie. L'opinion de l'éminent professeur, aux mémoires originaux duquel nous empruntons la plupart de ces données suc-

1. Pr Pinard, Documents pour servir à l'histoire de la grossesse extra-utérine (*Annales de gynécologie*, avril 1889, juillet, août et septembre 1892).

cinctes, est que, à moins d'indications spéciales, il vaut mieux ne pas opérer aussitôt après la mort du fœtus, car dans le cas où l'incision porterait sur l'insertion placentaire, une hémorragie grave serait à redouter. La circulation inter-kysto-placentaire semblant disparaître vers la sixième semaine après la mort du fœtus, il sera donc préférable d'opérer après cette époque.

Comme le Dr Maygrier, le Pr Pinard pense qu'il y aura lieu de préférer l'élytrotomie toutes les fois que le kyste fœtal plongera profondément dans l'excavation, que la vessie et l'utérus seront déplacés latéralement et que le placenta ne sera pas inséré à la partie inférieure du kyste, ce dont on peut s'assurer par le toucher. — On pratiquera la laparotomie dans les autres cas.

Elytrotomie.

Cette opération consiste à inciser le vagin distendu par le kyste, à agrandir l'ouverture par des débridements multiples en différents sens, à la dilater doucement et progressivement avec les doigts introduits en cône et à extraire le fœtus par la voie ainsi faite.

Si le placenta est reconnu adhérent, on évitera les tentatives d'extraction. Un tamponnement antiseptique du vagin, des irrigations fréquentes, continues si cela est nécessaire, avec un liquide antiseptique, une solution saturée de naphtol β, constitueront les soins consécutifs jusqu'à l'expulsion totale du placenta et l'oblitération de la poche.

Laparotomie.

En septembre 1892, sur 12 femmes opérées pour grossesse ectopique après le 6e mois, le fœtus étant mort, le Pr Pinard comptait 11 succès et un seul insuccès chez une femme opérée *in extremis*. — Comme on ne sait jamais à l'avance les adhérences et les difficultés qu'on pourra rencontrer, et pour éviter les hémorragies, les lésions de l'intestin ou de la vessie qui sont à redouter, mieux vaudra ne pas tenter l'ablation totale du kyste, et suivre la ligne de conduite adoptée par le Pr Pinard, qui consiste, le kyste étant mis à nu, à suturer ses parois au bord de la plaie abdominale en circonscrivant un espace elliptique ; on ouvre ensuite la poche ainsi fixée et on extrait le fœtus.

Si la mort du fœtus remonte à une date très éloignée, il peut se faire que le placenta, décollé en partie ou en totalité, soit peu adhérent et il sera permis d'en tenter l'extraction en procédant avec douceur et ménagement, mais en s'arrêtant aussitôt s'il se produit la moindre hémorragie. — Lorsque la mort du fœtus ne remonte qu'à quelques mois, il est encore adhérent, et il faut éviter les tentatives de décollement qui pourraient donner lieu à des hémorragies graves. — On se contentera, dans ces cas, de suturer la plaie abdominale dans sa partie supérieure, en laissant une ouverture de 6 à 7 centimètres, et on attendra l'élimination spontanée du placenta, ou on l'enlèvera par fragments au bout de 15 ou 20 jours, alors que la paroi interne du kyste est recouverte d'une membrane granuleuse. — On s'opposera à la putréfaction du délivre et à la résorption des produits septiques, soit en bourrant la cavité de gaze iodoformée, soit en faisant des irrigations fréquentes avec une solution chaude saturée de naphtol β, deux par jour au moins, davantage si cela est nécessaire, et en assurant le libre écoulement des liquides à l'aide de deux gros tubes à drainage.

Dès que la masse placentaire est éliminée, la cavité kystique se comble avec rapidité.

ACCOUCHEMENT PRÉMATURÉ

L'accouchement prématuré peut être *spontané* ou *artificiel*. Dans l'accouchement prématuré spontané, le fœtus est viable et les phénomènes mécaniques et dynamiques sont à peu près les mêmes que dans l'accouchement à terme; l'expulsion cependant est d'ordinaire plus facile et plus prompte, le fœtus étant moins volumineux. Les présentations anormales sont beaucoup plus fréquentes qu'au terme de la grossesse.

Si l'accouchement prématuré spontané n'est pas plus dangereux pour la mère que l'accouchement à terme, il n'en doit pas moins préoccuper l'accoucheur.

On devra chaque fois qu'un accouchement prématuré aura eu lieu chez une femme, tâcher d'en dépister la cause (insertion basse du placenta, surmenage physique et sexuel, intoxications, infections, infection syphilitique surtout, etc.), afin d'en éviter le renouvellement à l'occasion d'une grossesse subséquente; d'une façon géuérale, pour éviter dans la mesure du possible l'accouchement prématuré, surtout dans les cas où il n'y a pas de maladie diathésique, accessible au traitement, à incriminer, on devra imposer aux femmes dans les derniers mois de la grossesse un repos moral, physique et sexuel aussi complet que possible; c'est à Pinard surtout que revient le mérite d'avoir insisté sur l'intérêt majeur, tant social qu'individuel, de ces précautions si importantes dont l'ensemble mérite vraiment la désignation de *Puériculture intra-utérine*. C'est en imposant, en conseillant, en favorisant, suivant le milieu auquel on a affaire, le repos « du jour et de la nuit », durant les derniers mois de la grossesse surtout, qu'on évitera au maximum l'interruption intempestive de la grossesse et qu'on obtiendra de ces beaux enfants en pleine maturité qui, faute de ces précautions, finiraient, au milieu des exigences sociales actuelles, par devenir l'exception.

Quant aux soins que réclame une femme qui accouche seule prématurément, ils sont évidemment les mêmes que ceux donnés à celle qui accouche à terme.

Mais il y a un enfant qui n'a pas atteint sa maturité complète et dont il faut nécessairement s'occuper d'une façon toute particulière. (Voy. *Soins à donner à l'enfant naissant faible.*)

ACCOUCHEMENT PRÉMATURÉ ARTIFICIEL

La pratique de la provocation de l'accouchement prématuré, admise en Angleterre depuis le milieu du XVIIIe siècle, eut de la peine à s'introduire en France, et ce n'est qu'en 1831 que Stoltz y eut recours pour la première fois.

Depuis cette époque, grâce aux travaux de Dezeimeris, de Lacour, de Lazare Sée, etc., cette méthode est entrée dans la pratique de tous les accoucheurs français.

Les *indications* de l'accouchement prématuré sont nombreuses, mais la plus fréquente de toutes, surtout avant la renaissance de la symphyséotomie, était, sans contredit, le rétrécissement du bassin; puis viennent les accidents morbides, qui mettent la vie de la femme en danger, que ces accidents soient déterminés par la grossesse elle-même, ou qu'ils se trouvent aggravés par le fait de cette grossesse; tels sont: les vomissements incoercibles, les hémorragies, l'hydramnios, les affections aiguës ou chroniques des organes respiratoires ou circulatoires, l'anémie pernicieuse des femmes enceintes, les tumeurs abdominales, etc.

Le pronostic de l'accouchement prématuré est très favorable pour la mère et, grâce aux progrès réalisés par l'antisepsie, cette intervention peut être considérée presque comme sans danger pour elle; pour l'enfant, il varie suivant l'époque de la grossesse et devient d'autant plus favorable que celle-ci est plus approchée du terme.

L'époque de la grossesse où il convient le mieux de

provoquer l'accouchement varie suivant le genre d'*indication*. Dans les rétrécissements pelviens, le moment doit être calculé d'après le degré approximatif de l'étroitesse; tandis que, lorsqu'il y a maladie ou accident, on n'opère qu'après avoir épuisé les ressources de la thérapeutique ordinaire, et quand il n'y a plus à espérer de salut que de l'évacuation de la matrice.

Dans le premier cas, on fixe d'avance l'époque approximative de l'opération, c'est un *temps d'élection*. Dans le second cas, on ne peut fixer d'avance aucune époque, on ne peut que se tenir prêt à agir d'un instant à l'autre: c'est un *temps de nécessité*.

Mais on assume évidemment une grande responsabilité en entreprenant une pareille opération; il sera donc sage de réunir préalablement en consultation quelques confrères instruits et expérimentés.

Méthodes pour provoquer l'accouchement prématuré artificiel

Nous citerons pour mémoire les médicaments internes, *rue, sabine,* etc.; ce sont des agents aussi infidèles que dangereux et qui n'agissent qu'à doses toxiques.

Les *excitations* directes ou indirectes de l'utérus, frictions et massages de l'utérus, électricité, sinapismes, ventouses, vésicatoires sur les mamelles, etc., sont également à rejeter, comme infidèles et souvent douloureux.

Certains auteurs ont pratiqué la *perforation des membranes* pour amener la mise en jeu du travail; c'est évidemment un procédé facile, à peu près sûrement efficace mais c'est un procédé dont les inconvénients sont multiples pour peu que le travail soit paresseux (infection du liquide amniotique, mort du fœtus, infection maternelle, etc...) ; aussi est-il à rejeter complètement.

On a essayé le simple *tamponnement vaginal* (Schœller), mais ce procédé est insuffisant dans la majorité des cas.

Kiwisch a conseillé des injections vaginales chaudes sous pression ; il est certain que le travail s'en est suivi dans bien des cas ; il est non moins certain malheureusement que cette pratique a donné lieu à des accidents (rupture des culs-de-sac vaginaux, pénétration d'air dans la cavité utérine) qui l'ont fait définitivement abandonner.

Actuellement les procédés qui ont pour but de provoquer l'excitation du muscle utérin par l'intermédiaire d'un corps étranger (sonde, gaze iodoformée, ballons, excitateurs, dilatateurs métalliques, etc...), introduit dans le col, au delà de l'orifice interne, au niveau du segment inférieur, quelquefois même jusque dans le corps utérin proprement dit. Ces procédés qui ménagent complètement les membranes et n'ont d'autre but que de mettre en train un travail, à part cela physiologique, sont ceux :

1° De la sonde bougie de Krause ;
2° Du ballon excitateur de Tarnier ;
3° Des petits ballons de Champetier de Ribes ;
4° De l'écarteur-excitateur-utérin de Tarnier.

Manuel opératoire. — Bien pratiquée, l'opération ne doit pas être douloureuse, elle n'exige donc pas l'anesthésie.

La femme mise en position obstétricale, les précautions antiseptiques de rigueur soigneusement prises, on déterminera d'abord avec soin l'état de l'orifice utérin et les deux points sur lesquels on veut faire porter les pressions. Peu importe de commencer par l'une ou l'autre branche, de la tenir de l'une ou de l'autre main ; cependant, comme le font observer Ribemont et Lepage[1],

1. Ribemont et Lepage, *Précis d'obstétrique*.

il est plus commode de prendre de la main droite la branche que l'on veut appliquer sur la partie latérale gauche du col et réciproquement. Deux doigts de la main libre, introduits dans le vagin, guideront la branche jusqu'au col dont l'orifice sera légèrement soulevé avec l'index, puis l'ailette sera glissée doucement entre le doigt et la paroi utérine. Lorsqu'elle aura été suffisamment introduite pour que sa coudure ait franchi l'orifice utérin, on l'amènera sur le point sur lequel on veut l'appliquer, ordinairement sur l'une des extrémités du diamètre transverse, en imprimant au crochet un mouvement de rotation, mais en évitant de tirer la branche vers soi, ou de la refouler dans l'utérus ; on s'exposerait dans le premier cas à la voir déraper ; on risquerait de perforer les membranes dans le second.

La 1re branche étant bien appliquée, « on l'empoigne à pleine main, au niveau de son entablure, et on la refoule vers la paroi du bassin qu'elle regarde, en prenant bien garde de ne pas faire basculer les extrémités en sens opposé. Un aide saisit la branche de la même manière ; la main tient très solidement et doit veiller avec le plus grand soin à ce que, dans le cours de l'application de la 2e branche, l'ailette de la première ne subisse aucun déplacement » (Bonnaire).

On pourra employer une manœuvre semblable pour l'introduction de la seconde branche, cependant, Bonnaire conseille de préférence de laisser en place les doigts qui ont servi à guider la 1re branche et de glisser la seconde du même côté, de façon à superposer les deux ailettes : on lui imprime ensuite un mouvement de circumduction de façon à conduire l'ailette au point diamétralement opposé.

Ce procédé exposerait moins au dérapement de la première branche.

Lorsque les deux branches sont bien symétriquement placées, l'articulation est facile à faire ; lorsque l'emboîtement est effectué, on rapproche l'un de l'autre les deux crochets jusqu'à ce qu'on les sente arrêtés par la tonicité du col; on s'assure alors de nouveau que les ailettes sont bien appliquées au delà de l'orifice interne, on passe l'anneau de caoutchouc sur l'un des crochets, on le distend et on le laisse retomber au delà de l'autre crochet. L'instrument est alors complètement appliqué et entre en action. Sous l'influence de la tension du caoutchouc, les ailettes tendent à s'écarter l'une de l'autre, en agissant sur le col d'une façon excentrique; à mesure que leur écart augmente, l'espace compris entre les crochets diminue d'une quantité égale, ce qui permet de connaître, à chaque instant, le degré d'écartement des ailettes.

Pour obtenir une action sensiblement égale, il faut, au fur et à mesure que les branches se rapprochent, ajouter de nouveaux anneaux de caoutchouc.

L'écarteur agit d'une double façon : 1° il triomphe de la tonicité du col par la pression élastique du caoutchouc; 2° il réveille, par sa présence, la contractilité utérine. Lorsque les crochets ne sont plus séparés que par une distance de 1 cm., l'instrument n'agit plus et il faut l'enlever ; ce que l'on exécute avec facilité en le désarticulant après avoir enlevé les rondelles.

Procédé de Krause. — Il consiste dans l'introduction, entre les membranes et la face interne de l'utérus, d'une bougie en gomme pleine, n° 20 à 25 de la filière Charrière, préalablement désinfectée, soit à l'étuve, soit par un savonnage et un séjour d'au moins 24 heures dans une solution de sublimé ou de glycérine phéniquée.

Conduite sur le doigt, introduite dans le col et poussée avec douceur, la bougie pénètre généralement avec facilité dans l'utérus; certains accoucheurs l'y introduisent tout entière, jusqu'à ce que son extrémité ait disparu entre les lèvres du col ; d'autres se contentent de l'y faire pénétrer à une hauteur de 15 à 20 cm. et replient dans le vagin le bout qui dépasse. Après l'introduction de la bougie la femme sera maintenue au lit.

Le travail se déclare d'ordinaire au bout de quelques heures et, à mesure que le col s'efface, la bougie sort peu à peu et s'expulse.

On a signalé un certain nombre de cas où l'introduction de la sonde a amené la rupture des membranes, mettant ainsi le fœtus dans des conditions moins favorables pour sa vitalité ; on a également noté le décollement du placenta et des hémorragies graves consécutives. — Ces accidents sont rares et pourront être évités en employant des bougies peu rigides, en les poussant avec douceur et s'arrêtant dès qu'on rencontre une résistance pour chercher à les faire progresser dans une autre direction.

On peut reprocher à ce procédé, employé seul, la lenteur du travail ; très souvent la sonde est rendue et les contractions s'arrêtent ; on est obligé de la réintroduire ainsi plusieurs fois de suite. Ce procédé n'en reste pas moins excellent par sa simplicité ; d'autre part il a l'avantage de provoquer un assouplissement du col qui rend ce dernier plus accessible à des procédés plus actifs, les ballons en particulier.

Ballon excitateur du professeur Tarnier. — L'instrument consiste en un tube de caoutchouc vulcanisé, monté sur une tige métallique creusée en gouttière, destinée à en faciliter l'introduction à travers le col jusqu'au dessus de l'orifice interne (fig. 226).

Le tube en caoutchouc (fig. 226 A) est dilatable à son extrémité seulement (de *a* en *b*) ; un fil très fort, attaché à l'extrémité de ce tube (en *a*), s'engage ensuite dans des trous dont le conducteur B est percé, en suivant le chemin indiqué par les lettres *cccc* ; en tirant sur le fil, on amène l'extrémité du tube à se coller sur l'extrémité de la canule ; et, pour maintenir ces deux parties solidement réunies, on arrête le fil sur un petit cliquet (fig. 226 *a*) et quelques circulaires achèvent de fixer le tube sur sa gouttière.

Quand l'instrument est monté (fig. 226), il a le volume d'une sonde pour homme. On l'introduit dans l'utérus, et puis on y pousse une injection d'eau tiède stérilisée qui donne à son extrémité dilatable la forme d'une boule ; après quoi, une pince hémostatique étant placée sur l'extrémité du tube de caoutchouc, pour empêcher le retour du liquide, le fil est détaché du cliquet et le conducteur retiré. La sphère de caoutchouc est laissée dans la matrice, jusqu'à son expulsion par l'effet du travail mis en train.

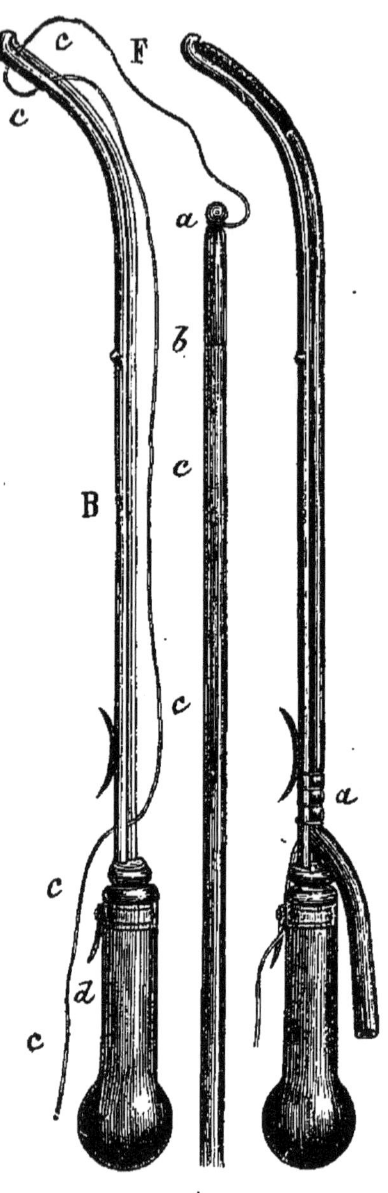

Fig. 226. — Dilatateur utérin de S. Tarnier.

Le ballon du Pr Tarnier devra toujours avoir été essayé avant son introduction ; la quantité d'eau nécessaire pour le dilater est d'environ 50 gr. ; on se servira toujours d'eau stérilisée.

Pour rendre le tube aseptique, on le laissera tremper pendant douze heures au moins dans de la glycérine phéniquée ; le tube métallique sera flambé ou passé à l'étuve.

Le seul argument sérieux contre le ballon de Tarnier, en dehors de sa fragilité, est que souvent, après son expulsion, le travail s'arrête ou que les contractions utérines deviennent insuffisantes. Il faut alors recourir à l'introduction d'un nouvel excitateur, ou mieux encore du ballon de Champetier de Ribes.

Ballon de Champetier de Ribes[1]. — L'appareil se compose d'une poche en tissu de soie mince, recouverte de caoutchouc sur ses deux faces, se continuant avec un large tube muni d'un robinet. Lorsqu'il est rempli, sa forme est celle d'un cône allongé de 10 à 12 centimètres de hauteur et de 33 centimètres de circonférence à sa base.

Ce ballon conique est souple, résistant et inextensible ; pour l'introduire, on se sert d'une longue pince de 29 centimètres de longueur totale, à courbure analogue à celle du conducteur de Tarnier, à articulation à clou et à mortaise latérale.

Il faut, avant de s'en servir, jauger le ballon.

Le ballon lavé, brossé dans la solution phéniquée forte, bien vide de liquide et d'air, sera plié, puis roulé sur lui-même en forme de cigare, et saisi entre les mors de la pince : ballon et pince mesurent alors 0,07 centimètres de circonférence.

La femme, préparée par l'antisepsie parfaite des voies génitales et placée en position obstétricale, est soumise,

1. Champetier de Ribes, *De l'accouchement provoqué*, Dilatation du canal génital (col de l'utérus, vagin et vulve) à l'aide de ballons introduits dans la cavité utérine, pendant la grossesse (*Annales de gynécologie*, décembre 1888).

s'il le faut, au chloroforme : l'opérateur introduit dans le vagin sa main vaselinée et fait pénétrer d'abord, dans le col, tout son index, au delà de l'orifice, pour décoller les membranes, s'orienter et se rendre compte de la direction qu'il doit donner à la pince ; cette exploration faite, il retire l'index et introduit ensuite dans le col, à la fois l'index et le médius, aussi haut que possible, en procédant avec douceur et maintenant le fond de l'utérus avec sa main libre.

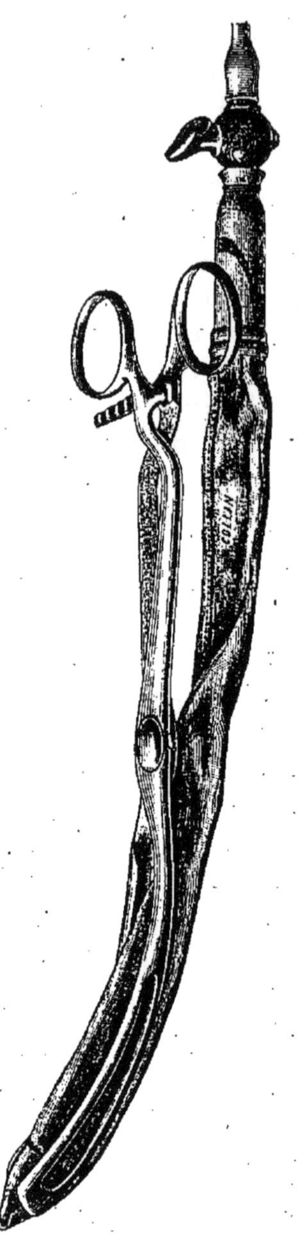

Fig. 227. — Ballon de Champetier de Ribes.

On glisse ensuite l'extrémité du ballon sur les deux doigts laissés dans le col ; à mesure qu'il s'engage, on retire un doigt d'abord, puis l'autre, tout en gardant la main dans le vagin pour suivre l'ascension de l'instrument.

Le ballon doit être poussé très lentement, mais très loin, à dix ou douze centimètres au-dessus de l'orifice externe du col. Le ballon étant introduit à la profondeur convenable, un aide ajuste au robinet une seringue pleine de liquide stérile et injecte le ballon en même temps que l'opérateur ouvre la pince tout en la maintenant en place. Lorsque le ballon est assez distendu pour ne pouvoir plus descendre, on désarticule les deux branches et on les retire successivement. On pousse dans le ballon la quantité de liquide nécessaire, on en ferme le robinet et, pour plus de sûreté, on applique une ligature sur le tube de remplissage. La femme est remise sur son lit, après avoir reçu une injection vaginale, qui sera fréquemment renouvelée, pendant toute la durée du travail. Au bout de deux ou trois heures, le travail se déclare d'ordinaire franchement et marche rapidement.

Champetier de Ribes conseille de ne pas remplir complètement le ballon dès le début et d'y injecter une quantité de liquide moindre de 100 grammes que celle nécessaire pour faire le plein. L'appareil ainsi en partie dégonflé devient plus flasque, se moule mieux à la forme du bassin et du segment inférieur ; la région fœtale a la possibilité de se creuser un nid au niveau de sa base non tendue ; en outre les mutations de présentation et les procidences sont moins à craindre.

Le Dr Oui, professeur agrégé à la Faculté de Lille, a vu dans un cas des syncopes survenir à la suite de l'application du ballon de Champetier ; il les considère comme la conséquence d'une distension trop rapide du ballon et, par conséquent, du segment inférieur de l'utérus, sur lequel il vient reposer. Il résulte de ce fait une nouvelle indication pour procéder avec lenteur au remplissage de l'appareil et ne pas le distendre au maximum.

Une fois le rétrécissement franchi, et lorsque l'orifice utérin sera sur le point de livrer passage au ballon, il conviendra de le distendre au maximum et de le maintenir ainsi, non seulement pendant le passage du col, mais encore pendant son expulsion à travers le vagin et la vulve.

Aussitôt après l'expulsion du ballon, il faut pratiquer le toucher manuel, pour reconnaître l'état du col et du segment inférieur, la présentation, l'existence de procidences, etc. S'il s'agit d'une présentation du sommet et qu'il n'y ait pas de procidence, on peut, après avoir rompu les membranes, abandonner le travail à la nature. Quand le siège se présente, si le rétrécissement n'est pas trop considérable, il descend derrière le ballon et on n'a à intervenir que pour la sortie des épaules et de la tête.

« S'il y a une complication comme une procidence du cordon, on est dans des conditions excellentes pour pratiquer la version.

« Mon avis formel est qu'après la sortie du ballon, on doit terminer l'accouchement, à moins qu'on ne juge qu'il ne se termine spontanément. *On doit se comporter comme on ferait pour le second fœtus dans un accouchement gémellaire* » (Champetier).

On a fait au ballon de Champetier de Ribes les objections suivantes : *Il expose à la rupture des membranes*; cet accident est assez rare et sans importance, le ballon empêchant le liquide amniotique de s'écouler en grande quantité.

Il peut déplacer la partie fœtale : ces mutations semblent ne pas être très rares, aussi conviendra-t-il de surveiller le fœtus de très près pour pouvoir corriger rapidement les présentations vicieuses qui pourraient se produire.

Les procidences du cordon et des membres sont à redouter : elles sont, en effet, favorisées par la présence de ce corps étranger volumineux. On en essaiera la réduction aussitôt la sortie du ballon et, si elle ne réussit pas, on procéderait à la version.

Pour appliquer le ballon de Champetier, il faut que le col utérin ait une perméabilité que l'on ne rencontre pas d'ordinaire chez les primipares et qui peut faire défaut chez certaines multipares.

Ce n'est pas seulement pour la provocation de l'accouchement que le ballon de Champetier est appelé à rendre des services, il permettra encore d'accélérer le travail dans certains cas d'accouchement à terme; introduit dans l'utérus après la rupture des membranes, il constituera un moyen précieux pour combattre l'hémorragie persistante dans l'insertion vicieuse du placenta; introduit dans le vagin avant la symphyséotomie, il permettra chez les primipares la dilatation préalable du vagin et de la vulve et mettra à l'abri des déchirures, etc. Tel est le modèle primitif du ballon de Champetier de Ribes; il est d'une contenance de 640 cc.; depuis, on a construit des ballons de principe identique, c'est-à-dire également inextensibles, mais de modèle réduit, en particulier de tout petits ballons d'une contenance de 40 cc. environ et dont la circonférence après distension représente à peu près celle d'une pièce de 5 francs en argent. Ces petits modèles qui peuvent s'introduire au moyen d'une pince ordinaire à longs mors courbes peuvent accéder facilement dans des cols légèrement perméables : on les emploie actuellement souvent en lieu et place du petit ballon excitateur de Tarnier; ils présentent sur ce dernier l'avantage d'être beaucoup moins fragiles et infidèles.

Boissard enfin pour parer aux inconvénients des ballons de Champetier, au point de vue du déplacement, considérable quelquefois, de la présentation fœtale, a imaginé un modèle dont la base, par un mécanisme très simple, peut être excavée de telle façon qu'elle rappelle assez exactement l'aspect d'un fond d'artichaut; cette excavation permet à la présentation fœtale de s'y nicher en quelque sorte et lui évite un refoulement qui peut être préjudiciable.

Ecarteur utérin de Tarnier. — Bien que cet instrument ait été imaginé en 1888 par le Pr Tarnier, surtout pour hâter la dilatation du col dans certains cas de rigidité, nous le décrirons néanmoins ici, car son auteur l'a employé un certain nombre de fois, non seulement pour accélérer, mais encore pour provoquer le travail[1].

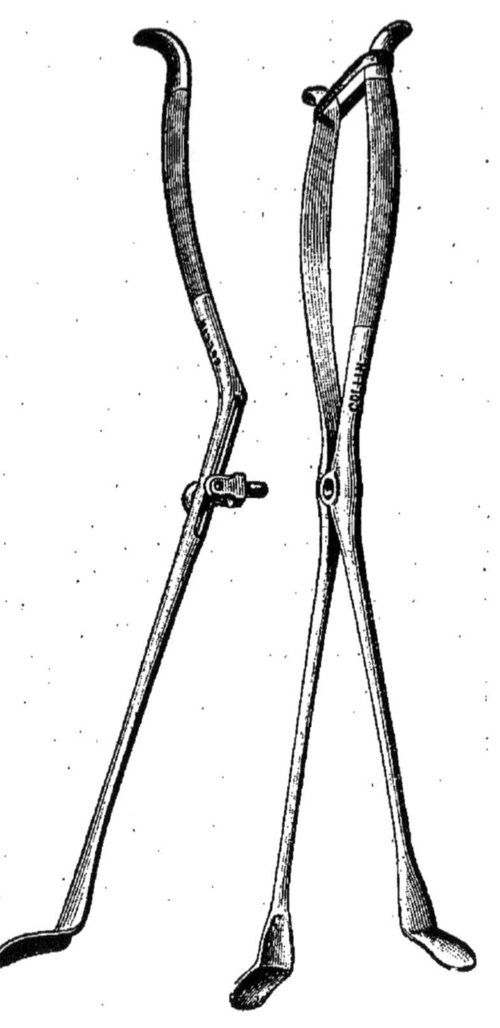

Fig. 228. — Ecarteur de Tarnier.

L'écarteur utérin se compose de deux ou trois tiges métalliques destinées à s'articuler entre elles après qu'elles ont été mises en place dans le col de l'utérus. En général, on ne se sert que de deux branches ; il est cependant certains cas particuliers où il sera préférable d'en employer trois.

Chacune des branches est coudée à angle très obtus en son milieu et présente au sommet de sa coudure, l'une une mortaise, l'autre un pivot aplati s'articulant à frottement doux par emboîtement réciproque. Pivot

1. Voir pour plus de détails : E. Bonnaire, l'Écarteur utérin de Tarnier (*Archives de tocologie et de gynécologie*, octobre, novembre et décembre 1891).

et mortaise présentent, sur le plat, une perforation qui se correspond lorsqu'elles sont articulées, et qui sert à l'implantation articulaire de la 3e branche.

L'extrémité utérine de chaque branche a la forme d'une ailette coudée à angle mousse sur la tige qui la porte. La longueur de l'ailette est de 27 mm. et sa largeur de 20 mm. ; les bords en sont arrondis et la surface incurvée de telle sorte que la face, qui prend son point d'appui sur la paroi utérine, est convexe, et celle qui regarde la présentation, légèrement concave. La tige qui supporte l'ailette est à peu près droite ; la partie extra-génitale des branches présente, au contraire, une courbure à concavité interne ; elle est terminée par un crochet regardant en dehors. La troisième branche, dont l'emploi est facultatif, présente une forme un peu différente ; elle est également coudée, mais l'angle est plus rapproché du crochet que l'ailette ; elle porte, en outre, une goupille articulaire pouvant glisser dans une fenêtre longue de 4 cm., en même temps qu'elle peut osciller légèrement sur place. Ce déplacement longitudinal de la 3e branche a pour but de permettre aux trois ailettes d'appuyer simultanément sur le pourtour du col et avec une pression égale, dans le cas où son orifice se trouve obliquement dévié.

Plusieurs anneaux de caoutchouc, analogues à ceux dont on se sert pour maintenir en rouleau les liasses de papier, complètent l'appareil.

AVORTEMENT PROVOQUÉ

Les rétrécissements extrêmes du bassin, au-dessous de 0,06 cm., constituaient autrefois une des principales indications de la provocation de l'avortement ; il n'en est plus ainsi depuis les résultats de plus en plus heureux fournis par l'opération césarienne.

Les autres indications de l'accouchement provoqué

sont fournies par l'état général de la femme, compromis ou aggravé par le fait de la grossesse : vomissements incoercibles, anémie pernicieuse progressive, ostéomalacie, rétroversion irréductible de l'utérus, affections cardiaques mal compensées, etc.

Les procédés pour provoquer l'avortement sont les mêmes que pour l'accouchement prématuré; ils sont loin cependant d'avoir tous la même efficacité. Les gros ballons ne peuvent être employés dans un utérus de dimensions peu considérables; aussi, la méthode de choix consistera-t-elle dans l'emploi de petits ballons et en particulier des petits modèles de Champetier, qui donnent d'excellents résultats. Dans le cas où celle-ci serait elle-même inapplicable, il y aura lieu de recourir à la perforation des membranes entourée de toutes les précautions antiseptiques nécessaires. Enfin dans les cas où il y aura urgence absolue à évacuer l'utérus on pourra recourir au curage digital ou même au curettage extemporané après dilatation préalable du col au moyen des bougies de Hegar par exemple.

La provocation de l'avortement ne sera jamais décidée, sans avoir pris l'avis d'un confrère et sans avoir rédigé une consultation écrite.

APPENDICE.

APPENDICE

EMPLOI DES ANESTHÉSIQUES EN OBSTÉTRIQUE

Il est parfaitement démontré aujourd'hui :

1° Que la sensibilité de l'utérus en travail s'efface complètement, comme toute sensibilité, sous l'influence de vapeurs anesthésiques ;

2° Que la contractilité de l'organe résiste, au contraire, à ces inhalations, pourvu que leur action soit maintenue dans de justes limites ;

3° Que la contractilité des muscles abdominaux, qui ne sont autre chose que de grands muscles intercostaux, résiste aussi aux vapeurs anesthésiques, comme celle de tous les muscles respirateurs, tant que l'anesthésie n'est pas poussée jusqu'à la période dite *organique* par Buisson.

On peut employer dans les accouchements deux modes d'anesthésie : l'anesthésie obstétricale dans les accouchements naturels, et l'anesthésie chirurgicale toutes les fois qu'il y a lieu d'intervenir.

Sous le nom d'anesthésie obstétricale, on désigne l'administration du chloroforme à doses telles, que la sensibilité à la douleur soit seule abolie ; l'intelligence, l'ouïe, la motilité demeurant intactes ou à peu près. Le mode d'anesthésie est dit aussi chloroformisation *à la reine,* car il a été appliqué en Angleterre à la reine Victoria, à l'occasion de plusieurs de ses accouchements.

Pour obtenir ce résultat, on administrera le chloroforme à très petites doses, renouvelées aussi souvent qu'il sera nécessaire. En général, on le fait respirer tout à fait au début de la douleur et on cesse quand elle a disparu, pour recommencer au début de la douleur suivante.

C'est surtout chez les primipares et à la fin de la période de dilatation qu'il y aura lieu d'employer le chloroforme pour obtenir l'analgésie, mais on pourra y recourir bien plus tôt, presque dès le début de la dilatation, lorsque les douleurs seront violentes ou exagérées, l'agitation extrême ; sous son influence on verra le calme revenir et le travail prendre une marche régulière.

Pour Ribemont, si ce n'est cependant chez les femmes indociles et difficiles à maintenir, mieux vaudrait s'abstenir du chloroforme pendant la période d'expulsion. Budin[1] conseille, au contraire, d'augmenter la dose d'anesthésique à la fin de cette période, lorsque la tête est sur le point de franchir la vulve, de façon que la sortie du fœtus se fasse sans douleur. D'après cet accoucheur, l'administration du chloroforme se trouve surtout indiquée dans les cas de rigidité de l'orifice utérin ; en diminuant l'intensité des douleurs et les régularisant, l'anesthésie obstétricale favorise la dilatation du col et la marche normale du travail.

L'anesthésie n'est pas obtenue chez toutes les parturientes avec la même facilité ; chez quelques-unes, la sensibilité semble s'atténuer avec des doses tellement minimes de chloroforme (deux ou trois gouttes sur un mouchoir, inhalations à même le flacon débouché, etc.) que l'on est en droit de se demander s'il n'y a pas là plutôt un phénomène de suggestion qu'une influence médicamenteuse réelle ; chez d'autres, au contraire, il faut pousser beaucoup plus loin les inha-

1. P. Budin, *Leçons de clinique obstétricale*, Paris, 1889.

lations pour obtenir l'analgésie et, chez quelques-unes même, la sensibilité à la douleur ne disparaît qu'en même temps que les autres modes de sensibilité et après une perte plus ou moins complète de l'intelligence.

Si l'administration du chloroforme à dose obstétricale est absolument indiquée dans les cas que nous venons de signaler, nous ne croyons pas cependant qu'il y ait lieu d'en généraliser l'emploi à tous les accouchements naturels, lorsque la marche du travail est régulière et les douleurs modérées. Les recherches de Polaillon, de Pinard, de Charpentier, semblent en effet prouver que l'anesthésie même incomplète n'est pas toujours sans influence sur la marche du travail et qu'il peut en résulter une diminution de la contractilité et même de la rétractilité de l'utérus, pouvant parfois ralentir le travail, au point de nécessiter une intervention, inutile sans cela, et prédisposant à l'hémorragie après l'accouchement.

Quant à l'emploi du chloroforme à *dose chirurgicale*, c'est-à-dire jusqu'à la résolution complète, tous les auteurs sont d'accord et il y aura lieu d'y recourir toutes les fois que l'on devra pratiquer une opération : exploration avec la main introduite tout entière dans les organes génitaux, version, forceps, symphyséotomie, basiotripsie, etc.

C'est là que le chloroforme se montre avec tous ses avantages : car, non seulement il annule la douleur si vive produite par les opérations manuelles ou instrumentales, et met la femme à l'abri des craintes que ces opérations inspirent toujours, même aux plus courageuses ; mais encore il la plonge dans une immobilité qui rend à l'accoucheur ses manœuvres bien plus faciles et plus sûres.

Dans l'éclampsie l'administration du chloroforme à dose chirurgicale pourra rendre aussi de signalés services.

Le *chloral* administré en potion et mieux encore en lavements à la dose de 3 à 4 gr. comme anesthésique, pendant la période de dilatation surtout, ne semble avoir aucune influence fâcheuse sur la marche du travail ; tout en calmant la douleur, il régularise les contractions et combat efficacement la rigidité spasmodique du col.

Les lavements de chloral, répétés toutes les quatre ou cinq heures jusqu'à concurrence de 12 à 16 gr. de médicament, constituent un des moyens employés pour combattre l'éclampsie.

A défaut de chloroforme et de chloral, on aura encore, dans les injections hypodermiques de morphine, un moyen précieux d'éteindre ou au moins d'affaiblir la sensibilité.

L'*éther* pourra rendre également des services : on l'emploiera de préférence au chloroforme dans les cas où il y aura eu des hémorragies considérables.

On a pu utiliser également le bromure d'éthyle avantageusement, en particulier quand il s'agit d'obtenir une anesthésie rapide et de peu de durée.

Signalons enfin les injections intra-rachidiennes de cocaïne qu'on a employées pour supprimer la douleur liée à la contraction utérine ; ces injections se sont montrées efficaces, mais il est bon de savoir qu'elles comportent des dangers sérieux.

Les *contre-indications* des anesthésiques sont les mêmes en obstétrique qu'en chirurgie et on devra éviter de recourir au chloroforme lorsque les parturientes présenteront des affections graves du cœur ou des poumons, seront menacées de congestion cérébrale, ou atteintes de dépression profonde des forces par suite d'hémorragies ou de maladies antérieures et prédisposées à la syncope.

PATHOLOGIE DES SUITES DE COUCHES

Dans la pathologie des suites de couches, on rencontre, tantôt une prédominance marquée des symptômes locaux, les phénomènes généraux étant peu accusés, tantôt au contraire une prédominance des symptômes généraux, les phénomènes locaux étant peu accentués ou disparaissant devant la gravité des premiers. S'ensuit-il de là que ces manifestations morbides aient une étiologie différente ? Non ; l'intoxication septique joue son rôle dans l'un et l'autre cas, rôle qui varie suivant des conditions particulières de doses, de réceptivité, de résistance organique, de virulence plus ou moins grande des germes. Dans un cas, les manifestations resteront plus localisées et se traduiront surtout par les phénomènes ordinaires de l'inflammation de l'organe envahi ou des tissus voisins, tandis que dans l'autre, il y aura envahissement rapide de toute l'économie et manifestations morbides dans des organes plus ou moins éloignés du point de départ de l'infection ; dans ce dernier cas l'affection aura une gravité exceptionnelle et sa marche et les désordres produits pourront varier suivant la voie que le poison aura plus particulièrement suivie, vaisseaux lymphatiques ou vaisseaux sanguins.

Il intervient donc, dans l'étiologie des maladies puerpérales, un principe morbide, germe infectieux, pouvant produire des manifestations diverses, les unes localisées, les autres au contraire généralisées.

On ne saurait plus, en effet, considérer aujourd'hui la *fièvre puerpérale* comme une entité morbide distincte, une sorte de fièvre essentielle comme on le voulait autrefois, et que l'on conserve ou que l'on rejette ce terme de la pratique, il n'en faut pas moins admettre que l'immense majorité des accidents fébriles qui surviennent pendant les suites de couches sont la conséquence d'une véritable infection des accouchées.

Les lésions de la septicémie puerpérale sont variées : tantôt c'est la lymphangite, la péritonite, la pleurésie qui prédomine, tantôt ce sont la phlébite et toutes les manifestations de l'infection purulente; d'autres fois, les accidents marchent avec une telle rapidité qu'il semble ne pas y avoir de localisations précises.

Les lésions primitives ont toujours leur siège dans les organes génitaux et les accidents ont pour point de départ, soit les plaies, les déchirures de la vulve, du vagin et du col, soit la plaie placentaire elle-même, soit encore les débris de membranes ou de placenta restés dans l'utérus adhérents ou non, les caillots putréfiés, etc., etc.

Les affections puerpérales sont bénignes ou graves ; bénignes elles évoluent d'ordinaire comme une inflammation vulgaire, restent circonscrites et se terminent le plus souvent par résolution ; graves, elles revêtent souvent la forme généralisée ; on peut trouver du pus dans les différentes séreuses, viscérales, articulaires ou tendineuses, dans presque tous les organes, foie, poumons, rate, reins, etc.

Des recherches de Lucas-Championnière, de Quinquaud, de Siredey, etc., résulte la similitude absolue entre l'infection puerpérale et la septicémie chirurgicale.

Une plaie existe dans tout accouchement, car en dehors des érosions, des déchirures de la vulve, du vagin ou du col de l'utérus qui sont pourtant presque constantes, il y a toujours la plaie placentaire avec ses sinus thrombosés. Quelques-uns, cependant, admettent la possibilité de l'infection en dehors de toute plaie et on cite des cas dans lesquels les femmes ont été atteintes avant la fin du travail, avant toute plaie utérine par conséquent ; ces faits sont rares, mais n'en paraissent pas moins prouvés.

Etiologie. — Assez rares à l'état endémique, les manifestations graves de la septicémie puerpérale se présentaient, surtout autrefois, sous forme d'épidémies, soit dans les maternités, soit dans les clientèles privées, sans qu'il fût toujours possible d'en suivre la marche et d'en retrouver l'origine. Bien que plus rares aujourd'hui, ces épidémies ne sont pas encore malheureusement exceptionnelles. Elles sont toujours la conséquence d'une faute, et il est permis de prévoir le moment où elles disparaîtront d'une façon définitive, grâce à l'application rigoureuse des règles de l'antisepsie par tous les médecins et toutes les sages-femmes.

C'est Semmelweiss qui, le premier, en 1846, semble avoir nettement saisi la contagiosité de la fièvre puerpérale ; Pasteur, plus tard, puis Doléris devaient en déterminer l'agent microbien ; Widal enfin a bien montré la localisation primitive de l'infection à la muqueuse utérine et son cheminement ultérieur par la voie lymphatique. Depuis, les recherches bactériologiques se sont multipliées et il semble en résulter actuellement que dans la plupart des cas l'infection puerpérale est le résultat d'une importation étrangère (hétéro-infection); l'agent presque constant en est le streptocoque, le même microbe que celui qui détermine l'érysipèle : c'est lui qui suivant sa localisation, sa plus ou moins grande virulence, sa pénétration tantôt à travers les voies lymphatiques, tantôt à travers les sinus veineux, réalisera la plupart des formes cliniques de l'infection puerpérale depuis la simple endométrite et la phlébite jusqu'à la péritonite et la forme septique généralisée. On a bien signalé des infections puerpérales à staphylocoques (fig. 229), à coli-bacilles, à bacilles anaérobies, mais elles sont relativement exceptionnelles surtout quand elles ont franchi l'étape utérine. Nous devons mentionner enfin certaines formes d'infection puerpérale pouvant tirer leur origine de la flore microbienne normale ou pathologique des premières voies génitales, la vulve et le vagin surtout (auto-infections ; infections dites *inévitables*) ; les auto-infections dérivées d'une flore microbienne normale sont encore mal établies ; il n'en est pas de même de certaines infections attribuables à un état pathologique antérieur des voies génitales et il est certain que les femmes atteintes de blennorragie sont exposées plus que les autres à être utérinement infectées durant leurs suites de couches.

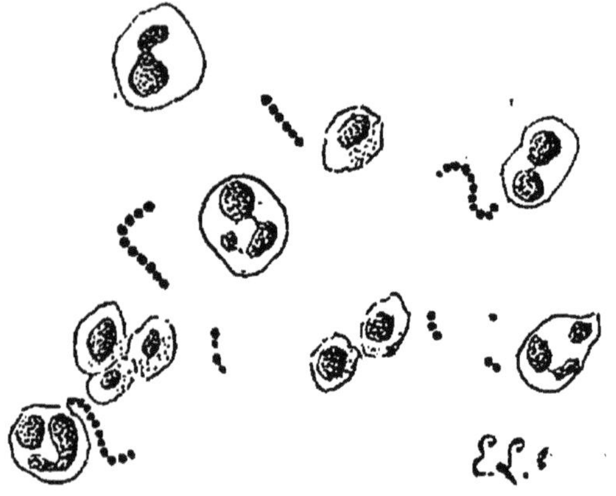

Fig. 229. — Pus avec streptocoques (d'après E. Macé).

Les bactéries peuvent évoluer simplement dans des foyers circonscrits et ne produire alors qu'une action locale, ou bien loin du point primitif d'introduction, elles se répandent dans la circulation par les veines ou les lymphatiques, et produisent les phénomènes graves d'infection, désignés sous les noms de pyémie ou de septicémie ; dans d'autres cas, l'action se concentre sur certains organes loin du point de pénétration, et il se forme ces foyers secondaires d'inflammation que l'on appelait autrefois des abcès métastatiques ; d'autres fois enfin, les états morbides que nous allons étudier peuvent être le résultat de véritables intoxications dues à l'arrivée dans le sang de produits toxiques, résidus de l'activité vitale des bactéries.

Le danger de l'invasion septique chez les nouvelles accouchées est accru par les conditions particulières dans lesquelles elles se trouvent : ce sont, en effet, comme le fait remarquer Pasteur, des blessées, de véritables opérées, chez lesquelles le choc nerveux, l'hémorragie, l'épuisement du travail constituent des causes prédisposantes générales.

Les conditions locales ne sont pas moins favorables au développement des micro-organismes ; la plaie placentaire est profondément située, elle est vaste, sa surface peut être irrégulière et anfractueuse, il peut rester dans la cavité utérine des débris de placenta ou de membranes, des caillots prêts à subir la fermentation putride ; de nombreux orifices de vaisseaux lymphatiques et sanguins demeurent béants après la délivrance, offrant des portes largement ouvertes à l'invasion des germes septiques, sans compter les lésions du vagin et de la vulve, si fréquentes, surtout chez les primipares.

En réfléchissant en outre que, pour se développer, les microbes demandent un milieu alcalin, et que les lochies réalisent cette condition dans les premiers jours surtout, que certains microbes dangereux sont anaérobies, on comprendra sans peine qu'ils trouveront dans le vagin et surtout dans la cavité utérine un milieu où ils pourront se développer à l'aise à l'abri de l'air extérieur.

Ces germes peuvent préexister dans les liquides vaginaux, mais ils peuvent également se trouver en suspension dans l'air ambiant, ou être apportés dans le vagin, dans l'utérus, par les doigts, les instruments des opérateurs.

Est-ce à dire pour cela que toutes les femmes soumises au même moment aux mêmes influences septiques seront toutes atteintes ? Heureusement non ; ainsi qu'une même semence, répandue à la même époque sur deux terrains différents, reste stérile sur l'un alors qu'elle germe vigoureusement sur l'autre, ainsi le microbe, le germe pathogène, ne se développera, ne se multipliera que s'il trouve un terrain favorable à son développement, et c'est ici l'occasion de rappeler l'opinion de Verneuil sur le microbisme latent, théorie d'après laquelle les germes pathogènes peuvent exister dans l'économie sans produire de désordres, jusqu'au moment où, grâce à une moindre résistance de l'organisme, à un traumatisme, à une plaie, à une modification quelconque de la vitalité favorisant leur développement, ils produiront l'infection. Comme nous l'avons vu plus haut, ces conditions sont réalisées au plus haut degré par l'accouchement, par l'accouchement laborieux surtout.

Cet aperçu rapide de l'étiologie de la septicémie puerpérale suffit à expliquer la merveilleuse puissance des antiseptiques.

Outre le microbe lui-même, il faut encore signaler dans l'étiologie des affections puerpérales un certain nombre de causes prédisposantes qui favorisent l'introduction et le développement de l'agent infectieux.

Il est certain que les femmes chez lesquelles il y a eu rupture prématurée des membranes, travail long et difficile, intervention laborieuse par exemple, sont plus exposées à l'infection ; celles d'autre part qui ont perdu beaucoup de sang, les albuminuriques offrent un terrain de choix à l'envahissement microbien ; enfin il est à noter que l'encombrement, le voisinage de certains malades septiques sont de nature à favoriser l'infection puerpérale.

Anatomie pathologique. — Les lésions de la septicémie puerpérale varient comme ses manifestations ; tantôt limitées aux organes génitaux, elles sont plus rarement constatées, ces cas se terminant souvent par la guérison ; tantôt au contraire, elles sont pour ainsi dire généralisées et presque tous les organes sont atteints.

Plaies. — Comme nous l'avons déjà dit, à de très rares exceptions près, la porte d'entrée du germe infectieux est une plaie dont le siège est variable et se trouve tantôt à la vulve, dans le conduit vaginal, au col, au point d'insertion placentaire. Dans les cas d'infection puerpérale, ces plaies ont toujours mauvais aspect, les bords en sont tuméfiés, le fond en est grisâtre et souvent recouvert d'une couenne plus ou moins épaisse ; elles affectent même parfois la forme gangréneuse.

Utérus. — Dans certains cas, la muqueuse seule est envahie, mais le plus souvent, le parenchyme est aussi atteint et la muqueuse transformée en une sorte de bouillie rougeâtre.

L'inflammation utérine peut gagner la trompe et l'ovaire et donner lieu à une salpingite, à une ovarite ; plus souvent encore, elle atteint le péritoine, les ganglions pelviens, le tissu cellulaire, produisant la péritonite, le phlegmon des ligaments larges, le phlegmon iliaque, etc.

On peut trouver des altérations plus ou moins profondes des méninges et même du cerveau, des collections liquides, séreuses ou purulentes dans les séreuses articulaires. Le foie peut présenter des embolies, des abcès, de la dégénérescence graisseuse ; en un mot tous les organes peuvent être envahis et parsemés d'abcès : pancréas, parotides, mamelles, ganglions, tissu cellulaire, muscles, etc. La peau elle-même peut présenter des éruptions, de la gangrène ; on rencontre le streptocoque dans tous les foyers de suppuration.

FORMES DIVERSES DE L'INFECTION PUERPÉRALE

L'infection puerpérale peut être limitée aux organes génitaux et aux tissus voisins, sans symptômes d'infection générale de l'organisme : elle peut être, au contraire, généralisée, soit avec une localisation prédominante du côté des organes génitaux, soit sans que ceux-ci présentent, en apparence, aucune lésion grave.

Organes génitaux externes. — Les plaies de la vulve, du vagin, du périnée peuvent prendre un aspect diphtéroïde ou gangreneux, elles peuvent être le point de départ d'une angéioleucite ou d'une phlébite, qui peut à son tour déterminer une infection générale.

Symptômes généraux : Frisson plus ou moins violent, malaise général, céphalalgie ; la température parfois assez élevée peut faire craindre quelque manifestation grave.

Symptômes locaux : plaie sèche, douleur plus ou moins vive à son niveau, bords rouges et tuméfiés, œdèmes des grandes et petites lèvres, traînées rouges plus ou moins étendues, douloureuses, ganglions tuméfiés et sensibles à la région inguinale correspondante.

Utérus. — Le plus souvent primitive, l'infection de l'utérus peut, cependant, être la conséquence de l'infection des plaies de la vulve et du vagin.

E. Bumm divise les endométrites puerpérales en trois classes : *a*. Endométrite putride ; *b*. Endométrite septique localisée ; *c*. Endométrite septique avec infection puerpérale consécutive.

a. Endométrite putride. — On distingue sous ce nom ces formes d'endométrites puerpérales, qu'il y ait ou non rétention de débris de l'œuf, dans lesquelles il y a décomposition de la caduque, sous l'influence des germes de la putréfaction, sans intervention des germes septiques. La couche superficielle de la caduque, dans ces cas, est semée de nombreux organismes, bâtonnets, filaments, coccus de toutes dimensions, mais pas de streptocoques ni de staphylocoques. La muqueuse est frappée de nécrose et se trouve séparée de la couche musculaire par une couche de petites cellules de 0,003 à 0,005 mm. d'épaisseur, paraissant formée par des leucocytes, *zone granuleuse* ou *d'infiltration cellulaire* dans laquelle ne pénètrent pas les micro-organismes et qui établit une séparation entre les tissus morts et les tissus vivants.

Les recherches de Cruveilhier, de Lucas Championnière, de Siredey ont établi que si la phlébite utérine était incontestable dans beaucoup de cas, elle était cependant beaucoup moins fréquente que la lymphangite.

Nous savons en effet que l'utérus peut être considéré comme une immense glande lymphatique, à réseaux superposés et communiquant largement entre eux par des branches multiples, disposition qui permet d'expliquer la rapidité et l'intensité du processus morbide.

A la suite de la pénétration des germes infectieux, il se produit de la thrombose lymphatique, puis les vaisseaux s'enflamment; des lymphatiques utérins, l'inflammation gagne rapidement les lymphatiques sous-séreux et se propage de proche en proche; par suite de la continuité du système lymphatique avec les membranes séreuses et le tissu cellulaire, on voit se produire la pelvi-péritonite, l'adéno-phlegmon, la péritonite.

Quoique plus rare, la phlébite cependant n'en existe pas moins, parfois seule, parfois concurremment avec la lymphangite.

La coagulation du sang est le premier phénomène qui se passe dans les veines de l'utérus après l'accouchement; cette trombose physiologique reste le plus souvent limitée aux sinus utérins; elle peut s'étendre plus loin. Si les caillots qui obstruent les veines utérines contiennent des germes infectieux, la paroi veineuse s'enflammera ; il y aura phlébite ; celle-ci pourra être plus ou moins intense ; si elle va jusqu'à la suppuration il pourra en résulter une infection généralisée à forme pyohémique.

Sang. — Le sang est toujours plus ou moins altéré dans la septicémie puerpérale ; il donne d'après Tarnier une couenne molle et verdâtre. Depaul le comparait à de la gelée de groseille mal cuite.

Il se coagule difficilement et a souvent l'aspect huileux. Au microscope on constate que les globules sont déformés à tel point que certains observateurs ont pu les prendre pour des micro-organismes. On y rencontre le streptocoque pyogène.

Péritoine. — On peut y rencontrer toutes les lésions de la péritonite, injection, adhérences, fausses membranes, suppuration ; l'abdomen contient souvent une quantité considérable de liquide séreux, séro-purulent ou purulent.

La *plèvre* et le *péricarde* peuvent présenter des lésions analogues.

L'*endocarde* présente souvent des traces d'inflammation et le tissu même du cœur est quelquefois atteint.

Les *poumons* présentent suivant les cas de la congestion, de l'œdème, des infarctus emboliques, des points pneumoniques, des abcès, quelquefois de la gangrène.

b. Endométrite septique localisée. — Les caractères histologiques de la muqueuse ressemblent à ceux de la forme précédente, seulement, en plus des germes de la putréfaction, on observe les chaînettes du streptocoque ; au-dessous de la muqueuse, on trouve également la couche d'infiltration cellulaire, qui ne se laisse pas pénétrer par les microbes et qui remplit à l'égard des streptocoques comme des germes saprophytes le rôle de barrière protectrice ; aussi, d'après Bumm, faut-il, dans les cas d'endométrite septique circonscrite, attribuer la fièvre à la résorption des toxines élaborées par les streptocoques au niveau de la muqueuse.

Ces deux variétés d'endométrite puerpérale sont relativement bénignes et guérissent d'ordinaire sous l'influence des moyens que nous avons à notre disposition.

c. *Endométrite septique avec infection générale consécutive.* — La muqueuse est semée de streptocoques, c'est à peine si on retrouve en certains points quelques traces de la zone granuleuse ; elle fait défaut presque partout et la couche nécrotique est en continuité avec le tissu voisin. La pénétration des germes dans l'économie se fait par la voie lymphatique ou par la voie sanguine. Lorsque la pénétration se fait par la voie lymphatique, c'est tantôt par les fins canaux, tantôt au contraire par les gros vaisseaux, mais, dans l'un et l'autre cas, elle gagne le péritoine à travers la paroi utérine. Dans les observations de Bumm, les trompes étaient saines et tapissées par une muqueuse intacte dans leur moitié interne ; aussi, cet auteur est-il enclin à croire que, d'une manière générale, la péritonite à streptocoques résulte de la pénétration directe des germes infectieux à travers la paroi utérine jusqu'à la séreuse, et que la propagation par la trompe est exceptionnelle.

Lorsque la pénétration des germes se fait par la voie sanguine, la muqueuse présente les caractères histologiques de l'infection septico-putride localisée ; la muqueuse est remplie de streptocoques et de germes de la putréfaction, mais est séparée de la musculeuse par la couche granuleuse protectrice. Les lymphatiques et les vaisseaux sanguins paraissent indemnes de germes, si ce n'est au niveau de la plaie placentaire où les veines thrombosées sont infectées de microcoques. Dans le voisinage de la caduque, on rencontre les germes de la putréfaction associés aux streptocoques, mais plus profondément dans le parenchyme utérin, on ne rencontre plus au niveau des tromboses que les chaînettes des streptocoques. Widal a bien insisté sur ce dernier fait à savoir que le streptocoque est pour ainsi dire toujours seul à filtrer à travers l'épaisseur de la paroi utérine.

Symptômes. — La douleur est à peu près constante, mais d'intensité variable ; elle siège à la partie inférieure de l'abdomen, sur l'un des côtés ou sur les deux côtés, au niveau des cornes de l'utérus ; elle peut être parfois assez vive pour simuler la douleur de la péritonite au début ; d'autres fois au contraire elle est faible et ce n'est qu'en pressant sur l'utérus qu'on la provoque.

L'élévation de la température suit, d'ordinaire, l'apparition de la douleur ; elle est assez variable, elle peut être de 1°, 2° et même 3° au-dessus de la normale.

Le frisson est loin d'être constant ; quand il existe il est très variable comme intensité et comme durée ; il peut exister un état nauséeux, parfois même quelques vomissements ; souvent il y a de la céphalalgie.

Le ventre est un peu volumineux par suite de l'arrêt de l'involution utérine, mais il n'existe pas de tympanite.

Les lochies sont diminuées, deviennent fétides et prennent une coloration plus ou moins brunâtre. Au toucher, les culs-de-sac sont libres, l'utérus est douloureux, le col reste largement béant.

Le *pronostic* des deux premières formes est en général favorable, cependant il faut tenir compte de la possibilité de la propagation de l'inflammation au péritoine et au tissu cellulaire du bassin ; il est au contraire grave dans la 3e forme.

L'endométrite puerpérale, putride ou septique localisée, a une durée variable ; mais bien que la guérison soit la règle, comme nous venons de le dire, elle expose à des complications éloignées : endométrite chronique, lésion des annexes, etc.

Les conséquences possibles de l'endométrite septique avec infection générale consécutive sont : la péritonite, la septicémie, la pyohémie.

Lésions des annexes, du tissu cellulaire et du péritoine.

Salpingite puerpérale. — Elle est la conséquence de l'infection utérine et se complique presque toujours de l'inflammation de l'ovaire, constituant ainsi une *métro-salpingo-ovarite*. Pour certains auteurs, la propagation de l'infection se ferait par la muqueuse, par continuité de tissu (Schrœder) ; pour J.-L. Championière, au contraire, elle se ferait presque exclusivement par les lymphatiques.

La salpingite n'apparaît souvent que tardivement, après une infection utérine légère, consécutive à un avortement ou à un accouchement. Elle peut affecter, dans ces cas, une marche chronique et insidieuse.

La salpingite puerpérale aiguë est rarement isolée, aussi ses symptômes sont-ils difficiles à préciser ; on constatera de la douleur localisée d'un côté ou des deux côtés de l'utérus, si la lésion est bilatérale, de la fièvre avec exacerbations vespérales, de petits frissons; au toucher, on trouvera de la tension des culs-de-sac, de l'empâtement diffus, de l'immobilisation de l'utérus, etc. ; dans certains cas cependant, il sera possible de délimiter la trompe considérablement augmentée de volume, parfois même transformée en une poche purulente.

La salpingite puerpérale peut se terminer par résolution ou par suppuration ; son traitement comporte les mêmes indications thérapeutiques que les lésions suivantes : *Phlegmon du ligament large et adéno-phlegmon* ; l'infection, d'origine utérine, suivant la voie des lymphatiques, peut atteindre les ganglions et le tissu cellulaire envahi, au phlegmon du ligament large, au phlegmon de la fosse iliaque, au phlegmon rétro-pubien d'A. Guérin, variétés d'une même manifestation morbide que Siredey décrit sous la dénomination générale d'adéno-phlegmon.

Symptômes. — Comme presque toujours, dans les affections puerpérales, l'altération des lochies est le symptôme prémonitoire, puis survient un frisson de durée et d'intensité variables. La température s'élève à 39 et 40°, quelquefois davantage. La douleur précède quelquefois le frisson ou se manifeste en même temps; elle n'est jamais aussi vive que dans la péritonite, et siège sur le trajet du ligament large, à gauche ou à droite de l'utérus; souvent léger empâtement à ce niveau. Au toucher, les culs-de-sac paraissent plus ou moins remplis et sont d'une grande sensibilité.

Souvent, après l'apparition des premiers symptômes, il survient une rémission plus ou moins marquée, assez parfois pour faire croire à la disparition complète des accidents; malheureusement, le plus souvent, à la suite d'imprudences surtout, les accidents reparaissent, la fièvre devient continue, 38 à 39°, avec exaspération vespérale. Le palper fait reconnaître dans la fosse iliaque une tumeur qui se développe progressivement; cette tumeur n'est pas très douloureuse à la pression, elle est dure, résistante, d'ordinaire facile à limiter et tellement immobile, qu'elle semble faire corps avec le squelette; il existe une voussure de la paroi à son niveau et le pli de l'aine paraît plus profond. On constate au toucher que l'un des culs-de-sac est rempli par une masse indurée, convexe, lisse, que le col est dévié vers le côté sain. Quelquefois le col est englobé au milieu de la masse, paraît effacé et n'est plus reconnaissable que par son orifice, l'utérus est absolument immobilisé.

Lorsque l'inflammation envahit plus particulièrement

les ganglions et le tissu cellulaire de la fosse iliaque, il se produit un œdème plus ou moins prononcé du membre inférieur correspondant à la fosse iliaque malade, œdème tantôt limité à la partie supérieure du membre, tantôt au contraire l'envahissant tout entier. En outre, dans l'adénophlegmon de la fosse iliaque, la cuisse est portée dans l'adduction et plus ou moins fléchie.

L'adéno-phlegmon peut se terminer par résolution ou par suppuration ; la terminaison fatale est assez rare. Les abcès peuvent se faire jour par différentes voies, le plus souvent par le vagin et le rectum.

Pelvi-péritonite. — Elle débute souvent dans les trois ou quatre premiers jours qui suivent l'accouchement. Le transport des germes septiques se fait surtout à travers l'utérus par la voie lymphatique. La propagation de l'inflammation peut également se produire, bien que beaucoup plus rarement, directement de la trompe au péritoine par suite de l'écoulement d'un liquide septique à travers son orifice libre.

La douleur est constante et spontanée, aiguë, superficielle, augmentée par les moindres mouvements, exaspérée par la pression. Cette douleur atteint son maximum dès le début et diminue d'intensité à partir du troisième ou quatrième jour de la maladie, elle siège sur l'un des côtés ou des deux côtés de l'utérus.

La température atteint 39° et 40° dès le début, le pouls de 100 à 120 est petit.

Les symptômes généraux sont à peu près les mêmes que dans tous les états fébriles, cependant il y a souvent des nausées, et des vomissements alimentaires ou muqueux. La constipation est la règle. Le ventre est plus développé dans sa moitié inférieure (péritonite sous-ombilicale de Beau). Les lochies sont diminuées et présentent parfois une odeur fétide. La sécrétion lactée est diminuée.

La maladie affecte deux formes; dans la première elle se termine par résolution, dans la seconde, par suppuration.

Dans la forme résolutive, la fièvre diminue au bout de huit à quinze jours, en même temps que la douleur. L'examen de la région hypogastrique dénote un empâtement assez mal limité au début, remplissant un ou les deux côtés de cette région.

Au toucher, les culs-de-sac qui étaient douloureux, empâtés au début, paraissent à un examen plus tardif, surtout le cul-de-sac postérieur, remplis par une masse dure plus ou moins volumineuse qui immobilise l'utérus et le dévie parfois. Peu à peu, et c'est heureusement le cas le plus fréquent, cette masse indurée tend à se résoudre sans suppurer, mais la résolution en est fort lente, dure plusieurs mois et la guérison finit par être complète.

Dans la forme suppurée, la marche des symptômes est la même que dans la précédente, seulement, au lieu de se résorber progressivement, la masse se ramollit, suppure, un ou plusieurs abcès se forment. Ces abcès peuvent se faire jour par la peau, le vagin, le rectum, la vessie; c'est par le vagin et le rectum que l'ouverture se fait le plus souvent, c'est aussi la voie la plus favorable. Si l'ouverture est suffisante et le foyer unique, la poche se vide et la guérison survient; d'autres fois l'abcès se reforme, la température s'élève de nouveau, jusqu'à une nouvelle évacuation du pus, après laquelle la guérison définitive peut survenir; dans d'autres cas enfin, la suppuration s'éternise, la fièvre persiste et la mort arrive par hecticité.

Le diagnostic différentiel entre l'adéno-phlegmon et la pelvi-péritonite n'est pas toujours facile; cependant il est à remarquer que la pelvi-péritonite survient d'ordinaire dans les premiers jours qui suivent l'accouchement, tandis que l'apparition de l'adéno-phlegmon est souvent plus tardive, quelquefois même seulement quinze à vingt jours après l'accouchement.

La douleur, vive et superficielle, siège à la région sous-ombilicale dans la pelvi-péritonite ; plus sourde, plus profonde, parfois seulement réveillée par la pression, elle occupe surtout un des côtés de l'abdomen dans l'adéno-phlegmon, etc.

Il existe, en somme, de nombreuses analogies entre la pelvi-péritonite et l'adéno-phlegmon ; cependant, la terminaison par suppuration est en général moins grave dans celui-ci, le foyer purulent étant d'ordinaire unique et mieux circonscrit ; tandis qu'il est loin d'en être toujours ainsi dans la pelvi-péritonite ; en outre, dans cette dernière, les brides et les adhérences qui en sont la conséquence peuvent amener des modifications importantes dans la position respective des organes génitaux et être le point de départ de troubles variés.

Péritonite généralisée. — Elle peut être le résultat de l'extension d'une péritonite partielle, mais elle est souvent généralisée d'emblée pour ainsi dire ; l'infection se fait d'ordinaire à travers la paroi utérine par les lymphatiques, ce qui avait fait donner à cette affection le nom de *lympho-péritonite* par Siredey ; mais elle peut également se faire directement par la trompe. Le début de la péritonite puerpérale est le plus souvent brusque et se produit le deuxième ou le troisième jour après l'accouchement.

Symptômes. — Un frisson unique, très violent, avec claquement de dents et tremblement de tout le corps de trois quarts d'heure à une heure de durée, suivi d'une réaction fébrile intense, ouvre en général la scène.

La douleur apparaît avant, pendant ou après le frisson, elle est extrêmement vive, spontanée et exaspérée par la moindre pression ; les malades ne peuvent supporter le poids des couvertures, les moindres mouvements arrachent des cris de douleur. Au début, la douleur peut être localisée dans la région sous-ombilicale, au point d'insertion des ligaments larges, mais elle ne tarde pas à envahir tout l'abdomen. Elle disparaît d'ordinaire au bout de deux ou trois jours, mais ce n'est pas toujours un phénomène favorable, car sa disparition coïncide le plus souvent avec l'exagération du ballonnement du ventre.

La température atteint 40°, 41° avec exaspération vespérale.

Le pouls, petit, serré, dépasse 120. La maladie est à peine établie depuis dix à douze heures que surviennent des vomissements porracés, très douloureux au début et très fréquents ; plus tard, les vomissements deviennent moins douloureux, ils sont très abondants et peuvent cesser au bout de deux ou trois jours, mais ils subsistent quelquefois pendant toute la durée de la maladie.

Au début, constipation fréquente des matières et des gaz, mais bientôt suivie d'une diarrhée fétide, bilieuse ou glaireuse ; la langue, d'abord saburrale et humide, devient sèche et fuligineuse, la malade présente un aspect typhique prononcé.

Les fonctions respiratoires sont gênées, il y a de l'oppression autant par suite du météorisme que de la difficulté d'hématose.

Des complications pulmonaires, pleurétiques ou cardiaques, surviennent fréquemment pendant cette période.

L'intelligence est d'ordinaire assez nette, et ce n'est guère que vers la fin que surviennent des troubles des sens, du subdélirium, et un état adynamique profond à la suite duquel la malade s'éteint dans le coma. Le faciès est souvent cyanosé, l'hématose se faisant mal, autant par suite des modifications pathologiques du sang que de la gêne respiratoire. La sécrétion lactée ne s'établit pas ou se suspend ; les lochies, très peu abondantes, sont d'une fétidité extrême; l'involution utérine est arrêtée. Des sueurs profuses couvrent le corps et des éruptions diverses apparaissent: sudamina, plaques de gangrène.

La *durée* est variable; tantôt foudroyante, la péritonite emporte la malade en deux ou trois jours, tantôt elle dure huit à douze jours.

Son *pronostic* est des plus graves; à l'inverse de ce qui se passe dans la pelvi-péritonite, la mort est ici la règle, la guérison tout à fait l'exception.

Pyohémie puerpérale. — C'est la forme d'infection décrite par Siredey sous le nom de phlébite *infectieuse*; elle peut être, en effet, la conséquence d'une phlébite utérine, un fragment de caillot infecté se détachant et allant porter au loin le germe pathogène, mais elle peut se produire aussi sans qu'il soit possible de trouver trace de caillots dans les veines utérines, ainsi que l'ont démontré les recherches de Widal. Les streptocoques pyogènes, charriés par le sang, se fixent en un point quelconque sur la paroi d'un vaisseau, l'irritent et provoquent la formation d'un thrombus. Sous l'influence de la pullulation des microbes dans son intérieur, ce thrombus suppure; de dedans en dehors, la suppuration gagne la paroi de la veine, puis les tissus voisins, d'où production d'abcès en diverses régions. En résumé, sous l'influence des streptocoques charriés par le sang, thrombus, endophlébite, phlébite et périphlébite.

La pyohémie puerpérale était surtout fréquente autrefois, avant l'ère antiseptique; elle est rare aujourd'hui. Elle se produisait surtout à la suite des interventions obstétricales graves et, en particulier, de la délivrance artificielle dans laquelle la main de l'accoucheur se trouve en contact direct avec les sinus béants de la plaie placentaire; que cette main ne soit pas absolument aseptique, la contamination est facile à comprendre.

Symptômes. — L'invasion de la pyohémie se produit de trois à dix jours après l'accouchement ; elle est d'ordinaire soudaine, indiquée par un frisson extrêmement violent, accompagné d'une élévation considérable de la température qui peut atteindre et même dépasser 41 degrés. Le pouls bat 120 à 140.

Il est cependant un symptôme qui quelquefois précède l'apparition du frisson et doit donner l'éveil ; il est d'autant plus important, qu'une intervention active en ce moment peut fort bien conjurer le danger imminent de l'infection ; ce symptôme, c'est la *fétidité des lochies.*

A la période de frisson succède une sensation exagérée de chaleur, puis survient parfois un abaissement momentané de la température, mais la courbe thermique ne tarde pas à reprendre sa marche ascendante.

Les symptômes locaux peuvent être peu accusés, à peine un peu de douleur à la région hypogastrique, ou au niveau des cornes de l'utérus, sans ballonnement du ventre; cependant, s'il existe des plaies à la région vulvo-vaginale, celles-ci sont grisâtres, recouvertes d'une couche pultacée, parfois de plaques gangréneuses.

Après un ou plusieurs jours, survient un nouveau frisson, correspondant à une nouvelle invasion septique, ou à une nouvelle complication viscérale, ces frissons se renouvellent ainsi plusieurs fois, suivant l'intensité et la marche plus ou moins rapide de la maladie.

Les traits sont altérés, la face présente la coloration blanc jaunâtre des individus qui font et résorbent du pus, parfois il existe une véritable teinte subictérique, indice de l'envahissement du foie. La peau est sèche, la malade amaigrie a le nez effilé, la langue sèche, souvent fuligineuse. La soif est vive, les urines sont rares, presque toujours albumineuses.

La pyohémie puerpérale ne tarde pas à envahir tout l'organisme et on peut dire qu'il n'est pas un organe, pas un appareil qui ne puisse secondairement en présenter des manifestations.

Les poumons et les plèvres sont atteints le plus souvent, puis le cœur, mais surtout les reins et enfin le foie, la rate et le cerveau. Les membres, surtout au niveau des articulations et des gaines synoviales, peuvent aussi présenter des lésions, ainsi que le tissu cellulaire et les muscles eux-mêmes.

Formes et marche. — *a.* La forme *suraiguë* survient le plus souvent pendant les périodes épidémiques ou à la suite d'un traumatisme très grave, sans précautions antiseptiques; le frisson apparaît de bonne heure et présente une intensité remarquable, on dirait que l'organisme est d'emblée saturé par le poison et que les manifestations qui surviennent dans les autres formes n'ont pas le temps de se produire. C'est à cette forme que l'on a donné le nom de *septicémie puerpérale.*

Température 40 à 41°, langue rouge, sèche, fuligineuse, pouls 120 à 150, respiration fréquente, saccadée, teinte cyanique du visage. Diarrhée très fétide, urines rares et albumineuses. Tantôt, délire aigu et permanent comme dans les formes ataxiques les plus graves, tantôt coma, et la mort survient en deux ou trois jours; à l'autopsie, on ne trouve pas trace de suppuration; par contre, ainsi que l'ont démontré les recherches de Widal, on rencontre le streptocoque dans les capillaires des divers parenchymes (foie, poumons, reins, etc.), sans localisation appréciable.

b. La forme *typhoïde* présente deux variétés, une variété adynamique, une variété ataxique.

La première est la plus fréquente, ses symptômes généraux se confondent en partie avec ceux que nous avons décrits. La température présente une exaspération vespérale, le ventre est légèrement météorisé, il existe une diarrhée abondante et fétide, la langue est sèche, rouge ou fuligineuse, le pouls de 100 à 120, la respiration est fréquente et il existe de l'engouement dans les parties déclives des poumons.

Les urines sont albumineuses; la malade est inerte; subdélirium tranquille surtout vers le soir et dans la nuit. A mesure que la maladie progresse, la dépression du système nerveux s'accentue de plus en plus. Des troubles trophiques surviennent fréquemment et des escharres se produisent sur les parties soumises à une compression prolongée ; des éruptions cutanées, d'aspect variable, surviennent fréquemment dans cette forme.

Les complications viscérales sont aussi fréquentes et aussi multiples que dans la forme précédente et la maladie se termine par la mort après une ou deux semaines.

Lorsque les lésions viscérales sont très limitées, on peut exceptionnellement observer la guérison.

Dans la forme *ataxique* au contraire, les malades sont nerveuses, irritées, inquiètes dès le début, puis à cette agitation succède un délire parfois intense. Ce sont les phénomènes nerveux qui dominent la scène dans cette forme; les malades sont surtout agitées la nuit. La mort survient souvent rapidement ; dans tous les cas, il semble que dans cette forme les complications pulmonaires et cardiaques ne présentent pas un développement aussi considérable que dans la précédente.

La mort survient, soit d'une façon brusque au milieu du délire, soit à la suite de crises de dyspnée dont le point de départ doit être vraisemblablement cherché dans des lésions bulbaires.

D'autres fois, la terminaison n'est pas aussi brusque et les accidents ataxiques font place à des accidents adynamiques, la maladie continue alors à évoluer comme dans la forme précédente.

Enfin Siredey décrit encore une forme *atténuée*, intermédiaire, pour ainsi dire, aux variétés ataxique et adynamique. Les symptômes du début sont à peu près les mêmes, mais avec moins d'intensité; la fièvre, qui débute vers la fin de la première semaine après l'accouchement, affecte d'ordinaire un type intermittent et irrégulier pendant huit à dix jours, puis devient continue, mais sans avoir l'intensité des formes précédentes.

Les manifestations que l'on observe se rapprochent beaucoup de celles de la forme commune et bénigne de la dothiénentérie.

La terminaison peut être fatale, la maladie s'aggravant et les manifestations des formes précédentes apparaissant secondairement ; mais elle peut aussi se terminer par la guérison après une convalescence longue et souvent accidentée.

Les complications les plus fréquentes de cette variété sont des abcès qui surviennent dans le tissu cellulaire sous-cutané et qui peuvent s'observer dans toutes les régions du corps, parfois à une période éloignée de la maladie. Ces abcès, que l'on désignait autrefois sous le nom d'abcès métastatiques, sont aujourd'hui facilement expliqués, grâce à la théorie parasitaire, par la formation de thromboses septiques.

c. Quant à la forme *lente* ou *tardive*, elle ne diffère pas sensiblement, dans sa marche et ses complications, des symptômes habituels de la phlébite infectieuse ; seulement, les premiers symptômes, frissons, fièvre, etc., n'apparaissent qu'assez longtemps après l'accouchement ; après les premiers frissons, il survient parfois une période de calme de quatre à cinq jours avec apyrexie complète, puis les frissons se répètent, se rapprochent; la fièvre devient continue, mais la température dépasse rarement 39°.

La guérison est plus fréquente dans la forme tardive que dans les précédentes,

Le *pronostic*, fatal dans la forme *foudroyante*, presque aussi grave dans la forme *ataxique*, devient un peu plus favorable dans la forme *atténuée*, ainsi que dans la forme *lente* et *tardive*, mais ce n'est jamais sans avoir traversé de nombreuses et inquiétantes péripéties que la guérison survient.

Traitement des différentes formes de l'infection puerpérale. — Traitement général. — Il est prophylactique ou curatif ; le traitement prophylactique n'est autre que l'application rigoureuse des règles de l'antisepsie obstétricale que nous résumons plus loin.

Le traitement curatif consistera surtout à mettre la femme dans les conditions les meilleures pour résister à l'infection et à soutenir ses forces par une alimentation appropriée, lait, café noir, champagne frappé, etc. L'*alcool à haute dose* sous forme de potion de Todd, de grogs, etc., et le sulfate de quinine à la dose de 1 à 2 gr. par jour, formeront la base du traitement médical ; on y joindra l'administration du naphtol β ou du benzonaphtol pour obtenir l'antisepsie intestinale.

L'opium à haute dose (10 à 40 cgr. par 24 heures) rendra des services dans la péritonite, en immobilisant l'intestin et favorisant ainsi la localisation de l'inflammation ; il présente en outre le sérieux avantage de calmer la douleur et de diminuer l'agitation. Des injections hypodermiques de morphine peuvent rendre le même service.

Les bains tièdes ou froids conseillés contre l'hyperthermie pourront rendre des services dans certains cas particuliers, mais ne sauraient être utilisés lorsqu'il existe une localisation inflammatoire exigeant l'immobilité de la malade, péritonite ou phlébite[1].

Dans ces dernières années, on a conseillé, dans les formes généralisées de l'infection puerpérale, l'admi-

1. Tarnier, De l'asepsie et de l'antisepsie en obstétrique, Paris, 1894

nistration de grandes quantités d'eau salée, dans le but de diluer le sang, d'augmenter la sécrétion urinaire et de favoriser ainsi l'élimination des bases toxiques.

Le professeur Fochier de Lyon [1], se basant sur ce fait, qu'il est des cas où une infection généralisée, sans lésions importantes appréciables, subit une amélioration soudaine, en même temps que se manifestent les signes d'une suppuration localisée, a recherché à reproduire ce processus curatif, en provoquant la formation d'abcès superficiels, faciles à traiter. Ce professeur produit l'irritation nécessaire en injectant 1 cc. d'essence de térébenthine dans le tissu cellulaire sous-cutané; suivant la gravité des cas, il fait, du même coup, une, deux, trois ou quatre piqûres en des points éloignés.

Les résultats obtenus par le Pr Fochier et le Dr Thierry (de Rouen) semblent favorables, mais on ne saurait encore être bien fixé sur la valeur réelle de cette méthode.

Nous en dirons autant de la sérothérapie avec des cultures atténuées de streptocoques, qui a été essayée dans ces derniers temps (sérum de Marmoreck).

Traitement local. — **Plaies de la vulve et du vagin.** — Ces accidents disparaissent d'ordinaire assez rapidement sous l'influence d'applications antiseptiques. Iodoforme, teinture d'iode, nitrate d'argent. Injections vaginales, pansement humide.

Endométrite. — Comme l'endométrite est à l'origine de la presque totalité des formes de l'infection, comme elle en marque la première étape, étape facilement accessible à un traitement local, on conçoit immédiatement l'importance de ce dernier. Nous avons à notre disposition pour instituer une thérapeutique intra-uté-

1. Fochier, Thérapeutique des affections pyogènes généralisées (*Lyon médical*, 23 août 1891).

rine divers moyens qui sont : les injections intra-utérines, le curage digital, l'écouvillonnage, le curettage.

En règle générale il importera d'intervenir aussitôt que possible, de « lutter de vitesse » (Tarnier) en quelque sorte avec l'infection. Pour cela il faudra prendre régulièrement la température des femmes récemment accouchées et à la moindre élévation chercher à en déterminer la cause exacte; on examinera avec soin l'utérus pour voir s'il est douloureux et si sa régression se fait normalement, on examinera les lochies au point de vue de leur coloration et de leur odeur et si on observe en même temps que de la fièvre une anomalie dans la zone génitale on n'hésitera pas à faire une injection intra-utérine (Cf. plus loin *Manuel opératoire*) avec toutes les précautions antiseptiques nécessaires. Il faut évidemment, avant de recourir à cette pratique, avoir fait un examen minutieux de la femme et s'être rendu compte que la fièvre ne pouvait pas avoir une origine extra-utérine (examen des seins, des poumons, constipation, examen de la vulve et du vagin, etc.); quand cet examen soigneusement fait aura été négatif on sera autorisé, même en l'absence de signes utérins ou lochiaux nets, si la température dépasse 38°, à faire une injection intra-utérine. Faite prudemment sur le spéculum, elle ne pourra avoir aucun inconvénient.

Dans la majorité des cas l'injection intra-utérine sera efficace et abaissera presque instantanément la température; si celle-ci persiste on recommencera les injections intra et on les fera plus fréquentes, à raison de 2 ou 3 par jour s'il le faut. Mais il y a des cas où, malgré leur répétition, les injections intra-utérines restent impuissantes ; dans ces cas l'orifice interne du col qui normalement se referme au point de ne plus permettre l'accès du doigt vers le 3e jour après l'accouchement (Budin) reste perméable, la fièvre utérine restant comme paralysée par l'infection. Or on profitera de cette perméabilité anormale du col, si la fièvre persiste malgré les injections intra-utérines et on ira, après avoir pris toutes les précautions antiseptiques exigibles en pareil cas, avec un ou deux doigts, se rendre compte s'il ne reste rien d'anormal dans la cavité utérine (caillots, débris placentaires ou membraneux en voie de putréfaction). Si on trouve de ces débris on les ramènera avec le doigt (curage digital. Cf. Chap. avortement) ; il sera bon de toute façon de procéder à l'élimination des débris déciduaux infectés qui normalement subsistent au niveau de l'aire placentaire. Le curage étant ainsi fait, on le complétera avantageusement au moyen d'un écouvillonnage (Cf. thérapeutique de l'avortement) et d'une application intra-utérine de glycérine créosotée au 1/5e. Drainage à la gaze iodoformée. Quand la thérapeutique intra-utérine doit réussir en cas d'infection puerpérale elle réussit généralement à la suite de cette ligne de conduite bien instituée ; une fois qu'on est ainsi bien assuré qu'il ne reste plus aucun débris putrescible dans la cavité utérine, on emploiera encore pendant quelque temps les injections intra-utérines puis on cessera tout traitement local, à condition évidemment qu'il n'y ait plus de symptômes locaux (altérations lochiales) et on s'attachera surtout à traiter l'état général. On a pendant quelques années préconisé, dans ces cas où le curage digital suivi d'écouvillonnage restait sans effet, le curettage ; mais actuellement on n'est plus guère porté à l'employer et on redoute les résorptions septiques graves auxquelles il donne souvent lieu.

Lésions des annexes, du tissu cellulaire et du péritoine. — Au début, surtout dans les formes franchement aiguës, les émissions sanguines locales, sangsues ou ventouses scarifiées, si l'état général de la femme le permet, rendront des services.

Les applications permanentes de glace sur le ventre constitueront également un des moyens thérapeutiques locaux des plus puissants, à condition toutefois que la glace soit maintenue sur le ventre sans aucune interruption, jusqu'à cessation des accidents aigus ; l'interruption dans l'application de la glace pouvant donner lieu à une réaction, point de départ d'une nouvelle poussée de péritonite. La vessie de glace, pour éviter la mortification des tissus, devra toujours être séparée de la paroi abdominale par une épaisseur de flanelle.

Le collodion élastique, sans avoir la même énergie, peut cependant modérer la tympanite et diminuer la douleur (Robert-Latour). Les applications d'onguent mercuriel, simple ou belladoné, sont aussi fort employées.

Si la suppuration se produit, il faut ouvrir la collection purulente avec toutes les précautions antiseptiques, dès que la fluctuation est manifeste, soit par la paroi abdominale, soit par le vagin, suivant les circonstances.

Laparotomie dans la péritonite puerpérale généralisée. — Cette opération consiste à ouvrir la cavité péritonéale par une incision de 6 cm. environ, pratiquée sur la ligne blanche, et, après l'avoir vidée du liquide septique qu'elle contient, à la laver soigneusement, soit avec de l'eau stérilisée pure ou salée, soit avec une solution saturée d'acide borique.

Le lavage terminé, après avoir comprimé les parois de l'abdomen pour chasser la plus grande partie du liquide, et mis en place un ou deux gros tubes à drainage plongeant jusque dans le cul-de-sac de Douglas, on fait la suture de la paroi, et on procède au pansement comme après toute laparotomie.

Le pansement sera renouvelé lorsqu'il sera taché, ou s'il survient une élévation de température anormale.

Si l'écoulement est abondant et fétide, il y aura lieu de pratiquer doucement des injections boriquées par les drains; à mesure que l'écoulement se tarira, on raccourcira ceux-ci peu à peu, et on les enlèvera lorsqu'il n'y aura plus de suintement péritonéal.

La laparotomie, pour guérir la péritonite puerpérale généralisée, a été pratiquée pour la première fois par Bouilly en 1886 ; sur *six* opérations pratiquées depuis lors, dans les circonstances les plus défavorables, ce chirurgien obtint deux succès; sur quatre laparotomies pratiquées dans les mêmes conditions, Lawson-Tait obtint une guérison. Le Dr Raymond de Limoges intervint une fois et guérit sa malade. Les chirurgiens américains Evans et Worcester, sur trois interventions, réussirent deux fois. En résumé, sur *quatorze* observations de laparotomie suivie du lavage du péritoine, pratiquées dans la période encore aiguë de la péritonite puerpérale, on compte *six* succès. Ces résultats ne sont-ils pas suffisants pour justifier l'intervention dans une affection aussi grave que celle qui nous occupe?

Ces dernières années certains auteurs, au lieu de traiter la péritonite par un drainage transabdominal ont tenté l'élytrotomie postérieure (incision du cul-de-sac de Douglas) et un drainage transvaginal ; cette méthode semble également avoir donné de bons résultats dans des cas graves.

Hystérectomie et infection puerpérale. — On a beaucoup parlé pendant quelque temps de l'hystérectomie totale appliquée aux cas d'infection puerpérale rebelle ; actuellement la question semble jugée et on tend à répudier complètement cette pratique, sauf dans les cas exceptionnels où l'infection puerpérale est due à la putréfaction d'un placenta impossible à extraire par les voies normales (malformation utérine — enchatonnement placentaire) ou de fibromes insérés sur la face interne de l'utérus.

PHLEGMATIA ALBA DOLENS

On désigne sous ce nom une phlébite oblitérante, accompagnée d'œdème blanc douloureux et siégeant aux membres inférieurs dans la grande majorité des cas. Cette affection a longtemps été considérée comme le résultat d'une thrombose spontanée, conséquence des modifications du sang à la fin de la grossesse : excès de fibrine, ralentissement de la circulation, perte de tonicité des parois veineuses, etc. ; ces modifications du sang ou de la circulation, communes à toutes les femmes récemment accouchées, peuvent créer une prédisposition, mais sont incapables d'expliquer la genèse de la maladie, et l'origine *infectieuse* de la phlegmatia est aujourd'hui hors de doute.

Les recherches de Widal ont démontré que cette affection n'était qu'une forme atténuée de la septicémie puerpérale et, qu'ici encore, le streptocoque était en cause.

Les microbes, émigrés de la cavité utérine, se déposent sur la paroi des veines, soit dans un repli valvulaire, soit sur un point quelconque de l'endothélium, et y produisent une inflammation dont la conséquence est la formation d'un caillot.

Le plus souvent le thrombus s'émiette au bout d'un temps plus ou moins long par simple désintégration granuleuse de la fibrine ou par dégénérescence graisseuse des cellules qui le composent. Ainsi s'explique la bénignité relative de la plupart des phlegmatia puerpérales. C'est seulement dans certaines circonstances exceptionnelles que le streptocoque, recouvrant ses qualités pyogènes, fait entrer le caillot en suppuration, et qu'apparaît la phlébite suppurée avec toutes ses conséquences (Widal).

La phlegmatia alba dolens débute rarement avant le

douzième jour et souvent beaucoup plus tardivement; il est exceptionnel que les suites de couches aient été absolument apyrétiques jusque-là, et lorsque la température a été régulièrement prise matin et soir, on trouve presque toujours sur la courbe une ou plusieurs ascensions plus ou moins considérables, indices de l'infection utérine préalable.

Cette affection se montre d'ordinaire à l'un des membres inférieurs, quelquefois elle les envahit tous les deux, mais successivement l'un après l'autre, rarement à la fois; elle peut également se manifester, bien qu'exceptionnellement, dans les membres supérieurs ou dans les veines du tronc.

Une douleur tantôt vive, tantôt sourde, est le premier symptôme de la maladie, elle siège soit au pli de l'aine, au creux poplité ou au mollet et ne tarde pas à envahir tout le membre. On sent parfois, au début, un cordon dur sur le trajet de la veine crurale, mais le membre ne tarde pas à se tuméfier et à atteindre parfois un volume énorme.

La peau très tendue est blanche et mate, comme transparente; la température s'élève d'ordinaire au début dans le membre atteint pour s'abaisser ensuite, parfois au-dessous de la normale.

Un état fébrile assez marqué, parfois accompagné de frissons et de nausées, survient au début de la maladie et peut durer 8 à 10 jours.

La température oscille, en général, entre 38° et 39°.

La maladie dure en moyenne de quinze jours à un mois, souvent davantage, et un peu d'œdème peri-malléolaire, vers le soir surtout, persiste longtemps après la guérison.

Le *pronostic* est en général favorable, cependant dans quelques cas la guérison peut ne pas être complète et le membre conserver pendant plus ou moins longtemps une impotence relative. Dans quelques cas, le caillot peut se détacher et la mort survenir par embolie. Enfin, rarement aussi, la phlébite peut se compliquer de périphlébite et il peut survenir un véritable phlegmon de la jambe et de la cuisse.

Le traitement consistera dans l'immobilisation du membre, le décubitus horizontal prolongé, l'enveloppement du membre dans de la ouate.

Le Pr Pinard entoure complètement le membre de compresses imprégnées d'une solution saturée de chlorhydrate d'ammoniaque et recouvertes de toile imperméable.

Deux fois par jour, sans déplacer le membre, on imbibe les compresses avec la même solution ; ce pansement n'est retiré que le cinquième ou le sixième jour, lorsqu'apparaît une éruption bien accusée de vésicules remplies de sérosité purulente; on saupoudre alors le membre avec de l'amidon et on l'enveloppe d'une épaisse couche d'ouate.

Contre la douleur on pourra avoir recours aux injections de morphine, mais il faudra éviter de les pratiquer sur le membre malade. — Régime tonique, — surveiller les fonctions digestives. Le séjour au lit sera maintenu pendant une quarantaine de jours, après la dernière élévation thermique.

Il sera bon, à titre prophylactique, pour éviter dans la mesure du possible l'apparition des phlébites et des embolies soudaines, susceptibles d'apparaître à l'occasion du premier lever, de prolonger le séjour au lit de toutes les femmes qui ont eu de la fièvre, si peu que ce soit, dans les jours qui ont suivi l'accouchement ; nous savons que ce sont ces cas qui donnent la majeure partie des phlébites et un lever prématuré est de nature quelquefois à jouer le rôle de circonstance déterminante.

ANTISEPSIE OBSTÉTRICALE

On désigne sous le nom d'antiseptiques des substances capables de détruire les micro-organismes ou d'empêcher leur développement dans les milieux de culture qui leur conviennent le mieux. Ces substances sont nombreuses, mais elles sont loin de jouir toutes de la même puissance. Miquel en a établi une classification basée sur la quantité nécessaire de ces médicaments pour empêcher la putréfaction de se produire dans un litre de bouillon stérilisé.

Les agents antiseptiques les plus employés en obstétrique sont : le *bichlorure de mercure* en solution à 1/4000, le *biiodure de mercure* à 1/4000, l'*acide phénique* à 2, 3, 4 ou 5 0/0, le *permanganate de potasse* à 0,50 0/00, le *sulfate de cuivre* à 5 0/00, l'*acide thymique* à 1 0/00, l'*iode* à 3 0/00, l'*acide borique* à saturation, etc., ce dernier est un antiseptique très faible (1).

Il y aura également lieu d'utiliser, suivant les circonstances, les propriétés microbicides de l'*iodoforme*, du *salol*, etc.

Mesures antiseptiques générales.

Personne ne doute aujourd'hui que la contagion soit le facteur le plus important dans l'étiologie de la fièvre puerpérale, et les exemples ne sont pas encore malheureusement disparus d'épidémies puerpérales sévissant dans la clientèle particulière d'un médecin ou d'une sage-femme dont les malades sont pourtant isolées les unes des autres, alors que dans les maternités, où parfois il y a un peu d'encombrement et où l'isolement, assez souvent, ne peut être obtenu que d'une façon incomplète, on voit, grâce aux précautions antiseptiques les plus rigoureuses, la septicémie n'apparaître que

1. Voy. A. Manquat, Thérapeutique.

sous forme de cas isolé, et le plus souvent de provenance extérieure.

S'ensuit-il de là qu'il faille maintenant se départir des anciennes règles établies, alors que l'on considérait l'encombrement comme l'une des causes principales, sinon la plus importante, de la fièvre puerpérale ? Evidemment non, car si l'on a reconnu que la cause unique de la maladie était la contagion, il n'en est pas moins vrai que l'encombrement favorise le développement de l'agent contagieux et agit tout au moins comme cause complémentaire ; il faudra donc l'éviter le plus possible.

En outre, il est absolument indispensable d'isoler les femmes malades des femmes saines, les premières étant une cause d'infection pour les secondes ; mais, comme le fait remarquer le Dr Bar, pour que cet isolement soit efficace, il ne suffit pas de construire des maternités, de multiplier les salles d'isolement, il faut encore que le personnel médical ou auxiliaire qui doit donner des soins à la femme isolée, que les instruments qui doivent lui servir, etc., lui soient bien spéciaux [1]. On ne laissera jamais séjourner dans la chambre d'une accouchée, à plus forte raison dans un service d'accouchements, des matières animales susceptibles de se putréfier ; les objets mobiliers qui auraient pu être souillés devront être désinfectés avec soin. La chambre de la nouvelle accouchée devra être aussi largement aérée que possible, peu encombrée ; mais c'est surtout dans les salles d'accouchement qu'il conviendra de prendre des précautions particulières ; les murs et les plafonds seront peints ou stucqués, et vernis, de façon à pouvoir être facilement lavés avec des liquides

1. Bar, *Des méthodes antiseptiques en obstétrique*, thèse d'agrégation, Paris, 1883.

antiseptiques. Les mêmes précautions seront prises pour les parquets.

On supprimera tous les objets qui ne sont pas indispensables et pourraient servir de réceptables aux germes, rideaux, tapis, tables de nuit, etc. — Les objets de literie seront fréquemment lavés, aérés, battus, et en cas d'infection dans la salle, ils devront être passés à l'étuve ou impitoyablement sacrifiés.

On a souvent employé les fumigations comme moyen de désinfection ; leur pouvoir antiseptique est moins considérable que celui qu'on leur a tout d'abord attribué, et l'on a vu des bactéries survivre après un contact de quinze à vingt jours avec des vapeurs d'acide phénique et d'acide sulfureux. Les vapeurs de chlore et d'acide hypoazotique sont plus énergiques mais d'un emploi peu commode et détériorent les objets mobiliers.

Les pulvérisations constituent un bon moyen de désinfection. La vapeur d'eau nettoie l'atmosphère de la chambre, fixe les germes et les poussières et les entraîne avec elle ; en outre, l'eau projetée à l'état d'extrême division jouit d'un pouvoir antiseptique incontestable ; chacune des gouttelettes fixant de l'oxygène se transforme en eau oxygénée dont le pouvoir microbicide est considérable. On peut augmenter encore cette action en ajoutant au liquide pulvérisé des substances antiseptiques, acide phénique, acide thymique, etc.

Le personnel médical ou auxiliaire des maternités, l'accoucheur et la sage-femme dans leur clientèle privée, devront en outre prendre vis-à-vis d'eux-mêmes les précautions antiseptiques les plus rigoureuses ; c'est ainsi que l'on évitera de faire des accouchements pendant la période où l'on aurait à donner ses soins à une malade atteinte de la fièvre puerpérale, de visiter des femmes nouvellement accouchées après avoir donné ses soins à des malades atteints d'érisypèle, de fièvres éruptives, de fièvre typhoïde, de septicémie chirurgicale, après avoir fait une autopsie, etc.

Les exigences de la pratique ne permettent malheureusement pas toujours de remplir ces conditions avec toute la rigueur désirable, et dans les cas de force majeure, on fera en sorte de mettre toutes les chances de son côté, en prenant un grand bain et changeant complètement de vêtements. La désinfection des mains de l'accoucheur, des étudiants, de la sage-femme réclamera surtout les soins les plus minutieux, car elle est des plus difficiles à obtenir. H. Kummel a démontré, par une série d'expériences, qu'à l'état normal, en dehors de tout contact septique, les mains lavées pendant trois minutes avec de l'eau chaude et du savon, et frottées à l'eau stérilisée, ont toujours donné lieu au développement de bactéries et de champignons sur les empreintes qu'elles laissaient dans une gélatine culture.

Un lavage à fond avec de l'eau chaude, du savon, une brosse, pendant trois minutes, suivi d'un lavage à l'eau phéniquée à 5 0/0, donne des empreintes stériles. Les mains infectées par des autopsies ou par des éponges sales ne furent stérilisées, et encore difficilement, que par un lavage et un brossage à l'eau chaude et au savon pendant cinq minutes, suivis d'un brossage à l'eau phéniquée à 5 0/0 pendant deux minutes.

Il résulte des expériences de Fürbringer que, pour assurer l'action des antiseptiques dans la désinfection des mains, il est absolument indispensable de débarrasser l'épiderme des matières grasses qui le recouvrent ; on peut, il est vrai, obtenir ce résultat par un brossage et un savonnage complet et prolongé, mais on l'atteindra bien plus sûrement en employant, en outre, un lavage à l'alcool qui dissoudra celles qui auraient pu échapper au brossage.

Nous ne saurions donc trop recommander, pour la

désinfection des mains, la série des actes suivants, qui demandent environ 7 à 8 minutes :

1° Savonnage et brossage des mains, des doigts et des ongles avec la solution chaude de sublimé à 0,50 p. 1000, pendant cinq minutes.

2° Toilette des sillons unguéaux avec un cure-ongles ;

3° Lavage à l'alcool à 80° pendant une minute ;

4° Nouveau lavage des mains au sublimé (sans savon).

Les mêmes précautions seront prises pour les avant-bras.

Mesures antiseptiques particulières.

Pendant la grossesse, elles consisteront surtout à tenir la femme enceinte éloignée des milieux infectés ou dangereux et seront en grande partie réalisées par l'application rigoureuse des règles de l'hygiène.

Dans les derniers temps de la grossesse, en outre des toilettes vulvaires, il sera avantageux de pratiquer chaque jour une injection vaginale antiseptique sous une faible pression ; chez les femmes atteintes de vaginite, ces injections sont absolument nécessaires et devront être plus fréquemment répétées. Les mamelons surtout dans les derniers temps de la grossesse, seront fréquemment lavés avec une solution antiseptique légère.

Pendant l'accouchement naturel. — Toutes les fois que les circonstances le permettront, il sera bon de faire prendre un bain savonneux au début du travail et, dans tous les cas, la région périnéo-vulvaire sera lavée à la brosse et au savon, passée à l'alcool et rincée avec la solution de bichlorure ; le vagin sera soigneusement aseptisé et, pour pratiquer le toucher, il ne sera fait usage que d'un corps gras aseptique.

Dans les maternités, où les exigences de l'enseignement nécessitent des touchers répétés, il conviendra de faire toutes les 2 ou 3 heures une injection vaginale antiseptique. On préviendra autant que possible les déchirures de la vulve et du périnée qui sont autant de portes ouvertes à la septicémie.

Dans les cas de mort de l'enfant, il faudra retarder le plus possible la rupture de la poche des eaux et recourir aux injections vaginales fréquentes si elle s'est rompue prématurément, de façon à enrayer la putréfaction du fœtus.

De la délivrance naturelle. — Après la sortie du fœtus, on recouvrira la vulve avec de la ouate aseptique ou plus simplement avec un linge imprégné de la solution tiède de sublimé ; on évitera les touchers inutiles et toutes les manœuvres capables de favoriser l'introduction des germes, faciliter la déchirure des membranes et leur rétention, en particulier les tractions sur le cordon lorsque le placenta n'est pas décollé. La rétention des caillots devra être évitée avec soin, et si le seigle peut aider à remplir cette indication en luttant contre l'atonie de l'utérus, il ne faut pas oublier qu'il ne faut administrer ce médicament que lorsque l'organe est vide ; en agissant autrement on risquerait fort d'aller contre le but qu'on veut atteindre.

La délivrance faite, on procède à une toilette minutieuse des organes génitaux avec des tampons d'ouate hydrophile imprégnés de solution antiseptique tiède, sublimé ou biiodure à 1/4000 ; puis, après avoir fait une irrigation vaginale avec le même liquide, on applique sur la vulve un tampon de ouate au sublimé. S'il existait des excoriations de la région vulvaire, il serait bon de les saupoudrer d'iodoforme ; dans le cas de déchirure périnéale, on procéderait immédiatement à la réparation.

L'antisepsie ainsi pratiquée suffit dans la majorité des cas ; cependant il est un certain nombre de circonstances où il est indiqué, à titre prophylactique, de faire une injection intra-utérine, quand par exemple il y a eu rupture prématurée des membranes, absence de soins de propreté au cours du travail, expulsion d'un fœtus mort, issue de méconium dans la cavité utérine, intervention quelconque instrumentale ou manuelle.

Antisepsie dans l'avortement. — Elle comporte les mêmes règles que dans l'accouchement. Le traitement antiseptique de l'hémorragie, de la rétention du délivre, de la putréfaction de l'œuf ou de ses débris, ayant été exposé plus haut (voir page 172), nous n'y reviendrons pas ici.

Antisepsie dans les opérations obstétricales. — *Cathétérisme vésical.* Cette petite opération est souvent indiquée, soit pendant le travail, soit pendant les suites de couches. On ne se servira jamais que d'un instrument stérilisé par l'immersion prolongée dans un liquide antiseptique s'il s'agit d'une sonde en gomme, par l'ébullition s'il s'agit d'une sonde en caoutchouc, par l'ébullition ou le flambage lorsqu'on se sert d'un instrument métallique. Tarnier recommande, de préférence, la sonde en verre pendant les suites de couches, — asepsie préalable de la région vulvaire et des mains de l'opérateur.

Délivrance artificielle. — Avant de la pratiquer, on fera une irrigation antiseptique vaginale, puis, la main et l'avant-bras de l'opérateur ayant été rendus aseptiques avec tout le soin possible, on procédera au décollement du placenta suivant les règles, avec douceur, en diminuant le traumatisme autant que faire se pourra (voir page 282).

La délivrance une fois faite, on pratiquera une injection intra-utérine au permanganate ; le Pr Tarnier préfère une solution d'iode dans l'iodure de potassium à 2 ou 3/1000e ; la température de l'injection devra être portée à 45 ou 50° centigrades, car elle possède, dans ces conditions, une puissance hémostatique considérable.

Accouchement prématuré artificiel. — Quel que soit le procédé employé, les instruments devront présenter toutes les garanties de stérilité.

La bougie de Kraüse, préalablement soumise à l'ébullition, devra avoir subi, avant son utilisation, une immersion prolongée dans la solution de sublimé au millième.

Les ballons dilatateurs de Tarnier, Barnes, Champetier de Ribes, Moussous, seront soumis à l'ébullition dans de l'eau phéniquée, après avoir été savonnés et brossés soigneusement, ils seront ensuite conservés dans la solution de sublimé au millième ou mieux encore dans la glycérine phéniquée à 5 0/0.

Après avoir subi l'ébullition, le ballon du Pr Tarnier devra être distendu par un liquide antiseptique et plongé pendant 12 heures dans de la glycérine phéniquée. Les corps gras attaquant le caoutchouc, on se servira exclusivement de glycérine comme corps lubrifiant.

Les conducteurs métalliques, sondes, pinces, écarteurs utérins, seront stérilisés par l'autoclave, le flambage ou l'ébullition.

Tamponnement. — Quelles que soient les circonstances qui nécessitent le tamponnement, il faudra toujours, au préalable, pratiquer une désinfection complète du vagin et de la vulve, et n'employer pour le tamponnement que des substances rigoureusement aseptiques, ouate sublimée, gaze iodoformée, etc.

Version. — On procédera comme toujours à la désinfection minutieuse des mains et des avant-bras ; les deux mains devant se trouver prêtes à agir, des difficultés imprévues vous forçant parfois à en changer, une cuvette contenant du sublimé devra se trouver à la portée de l'opérateur.

Comme toujours aussi la toilette vulvo-vaginale devra être rigoureusement faite, pour ne pas être exposé à transporter dans l'utérus les germes qui peuvent se trouver dans le vagin. Bien que, dans cette opération, la main de l'accoucheur chemine d'ordinaire dans l'intérieur de l'œuf et ne se trouve en contact avec la paroi utérine qu'au niveau du col, il sera néanmoins nécessaire de pratiquer une injection intra-utérine antiseptique après la délivrance.

Forceps. — L'instrument sera rendu aseptique par le flambage ou l'ébullition. La *basiotripsie*, l'*embryotomie rachidienne*, ne comportent pas de règles spéciales que nous n'ayons déjà sommairement indiquées ; seulement, à la suite de ces opérations de même qu'après le forceps et toutes les fois qu'il y aura eu lieu d'introduire la main dans l'utérus, on devra pratiquer une injection intra-utérine après la délivrance. — La symphyséotomie, l'opération césarienne, l'opération de Porro, la laparotomie, quelle que soit la cause qui la nécessite, sont soumises aux règles antiseptiques de toutes grandes opérations chirurgicales.

Antisepsie pendant les suites de couches normales. — Des toilettes vulvaires avec la solution de sublimé à 1/4000, seront pratiquées trois ou quatre fois par jour pendant les suites de couches normales.

On procédera de même à un nettoyage antiseptique soigneux après chaque miction, et à plus forte raison après chaque défécation.

Les objections que l'on a faites aux injections vaginales antiseptiques, pendant les suites de couches, ne nous paraissent pas justifiées, à condition toutefois de s'entourer de toutes les précautions antiseptiques, de se servir d'une canule parfaitement stérilisée, et de les faire sous une faible pression. Dans ces conditions, elles nous paraissent ne présenter que des avantages et nous conseillons d'en pratiquer une ou deux par jour, pendant les dix premiers jours qui suivent l'accouchement.

Si l'accouchement et la délivrance ont été accidentés, on prendra les mêmes soins antiseptiques, mais on surveillera avec une attention particulière le pouls, la température et les lochies, et si les lochies prennent de l'odeur, si la température s'élève, il ne faut pas hésiter à recourir de suite aux injections intra-utérines.

Antisepsie dans les suites de couches pathologiques. — Le traitement antiseptique constitue, sans contredit, le moyen le plus puissant pour enrayer les accidents, dont le point de départ se trouve, d'ordinaire, dans les plaies de la vulve, du vagin, de l'utérus, ou dans la rétention de caillots, de membranes, de cotylédons placentaires. Dans ces cas qui offrent le plus souvent une très grande gravité, les irrigations utérines avec un liquide antiseptique constitueront un des plus puissants moyens de thérapeutique, sans préjudice des injections vaginales qui seront multipliées, répétées toutes les heures s'il est nécessaire. On est aujourd'hui complètement revenu sur le danger des injections intra-utérines, et l'on considère comme fort hypothétique la possibilité du passage du liquide injecté, à travers les trompes, dans la cavité péritonéale. Dans ces dernières années, où les injections dans la cavité de l'utérus sont entrées dans la pratique courante, je ne crois pas qu'il ait été publié une observation authentique de cet accident et cela peut-être parce que la technique en a été mieux réglée. En effet, il faudra toujours se servir, pour pratiquer ces injections, de sondes qui permettent bien le retour du liquide. Les plus employées sont les sondes en verre de Tarnier, en métal et à double courbure de Pinard, la sonde dite en fer-à-cheval de Budin : les sondes à double courant de Doléris, de Reverdin, de Colin, etc., etc.

Bien qu'il soit possible de pratiquer l'injection intra-utérine en laissant la malade dans le décubitus dorsal et se contentant de soulever le siège sur un bassin, cette petite opération sera toujours plus facile lorsque la femme sera en position obstétricale.

Après avoir pris les précautions antiseptiques communes à toutes les opérations obstétricales, asepsie personnelle, asepsie vulvo-vaginale, asepsie instrumentale, on introduira dans le vagin l'index et le médius jusque sur le col, et on essaiera de faire pénétrer le plus loin possible jusqu'à l'orifice interne, si cela se peut, soit les deux doigts, soit l'index seul ; l'introduction de la sonde, guidée par les doigts, devient alors en général facile. Dans certains cas cependant, où on pourrait s'exposer à contaminer la sonde à son passage dans le vagin on aura avantage à faire les injections intra-utérines en s'aidant du speculum ; cette manière de faire a l'avantage de permettre de se rendre compte de l'état du col et de le toucher avec un antiseptique, s'il y a lieu, avant de présenter la sonde intra-utérine à son orifice.

On se sert, pour pratiquer l'injection intra-utérine, d'un réservoir muni d'un tube qui s'adapte à la sonde utérine et d'un robinet pour en régler le débit. — Ce réservoir sera élevé, pendant l'injection, à une hauteur d'environ 0,30 centimètres au-dessus du plan du lit, pour obtenir une pression suffisante. La sonde devra être purgée d'air et amorcée au moment de son introduction. Pour franchir l'orifice interne, le talon de la sonde doit être assez fortement porté en bas et en arrière en déprimant le périnée ; l'orifice interne franchi, elle chemine dans l'utérus avec une grande facilité. Il est inutile d'ajouter qu'il ne faut jamais employer de force et que la sonde, suivant la remarque de Ribemont, doit pénétrer dans l'utérus comme un cathéter dans l'urètre ; il faut savoir, cependant, que l'on rencontre parfois un peu de résistance au niveau de l'orifice interne. Dans le cas où il existerait une antéflexion assez marquée pour gêner l'introduction de la sonde, il faudra, ainsi que l'indique le Pr Tarnier[1], faire repousser doucement l'utérus en arrière par la main d'un aide appuyée sur l'hypogastre et le maintenir immobile dans cette situation.

L'injection doit être pratiquée avec douceur ; pendant toute sa durée, l'opérateur appuiera doucement une main sur l'utérus pour se rendre compte de son volume et de ses contractions, en même temps qu'il s'assurera de la sortie du liquide par la vulve.

Si l'utérus se contracte, si le liquide cesse de s'écouler au dehors, on suspendra l'injection et il suffira pour cela d'abaisser le réservoir au niveau du lit; on le relèvera de nouveau dès que l'écoulement au dehors sera rétabli.

La quantité de liquide à injecter peut varier dans des proportions considérables : on ne cessera l'injection que lorsque le liquide ressortira absolument limpide. Sa température sera de 35° à 40°. L'injection une fois faite, on retirera la sonde avec la même douceur que pour son introduction. Le nombre des injections intra-utérines quotidiennes variera suivant la gravité des accidents ; le plus souvent on ne pourra guère, sans fatiguer la malade, en administrer plus de deux ou trois dans la journée. Il arrive souvent que la température s'abaisse dès la première injection, l'utérus se trouvant débarrassé des produits septiques qu'il contenait. Presque tous les liquides antiseptiques ont été tour à tour employés dans les irrigations utérines; le Pr Tarnier recommande de préférence la solution de permanganate à 0,50 cent. p. 1000, ou la solution d'iode à 2 ou 3 p. 1000.

Malheureusement, comme le fait remarquer Pinard[2],

1. Tarnier, De l'asepsie et de l'antisepsie en obstétrique.

2. Pinard et Varnier, De l'irrigation continue comme traitement prophylactique et curatif des infections puerpérales (*Annales de gynécologie*, décembre 1885, janvier 1886).

les injections intermittentes n'ont et ne peuvent avoir qu'une action passagère sur l'organisme, le contact du liquide avec la muqueuse utéro-vaginale n'étant pas assez prolongé. De plus, leur action n'est que superficielle, et le liquide n'a pas le temps d'agir sur les parties profondes.

Persuadé que l'irrigation continue du canal utéro-vaginal pourrait seule réaliser les conditions d'un traitement réellement antiseptique, ce professeur voulut essayer de nouveau cette méthode, malgré le discrédit dans lequel elle paraissait tombée chez les Allemands, ceux-là mêmes qui l'avaient appliquée les premiers.

Le Pr Pinard se sert d'une sonde aplatie en argent ou en étain, à double courbure (courbure utérine, courbure périnéale) de 30 centimètres de longueur. Un des grands avantages de cet instrument est de se maintenir en place de lui-même.

L'appareil irrigateur se compose d'un réservoir en verre ou en faïence d'une contenance de 15 litres, placé à 50 centimètres environ au-dessus du plan du lit ; un tube en caoutchouc muni d'un robinet établit la communication entre le réservoir et la sonde.

Le lit sur lequel repose la malade doit être muni d'un sommier à lames métalliques, les deux matelas doivent être repliés sur eux-mêmes, et placés bout à bout de façon à laisser un espace vide au milieu du lit.

Chaque matelas est recouvert d'une toile imperméable, dont les extrémités tombent dans l'interstice laissé entre les deux, et sont disposés de façon à diriger le liquide dans un récipient placé sous le lit.

Le Pr Pinard emploie pour l'irrigation utérine continue, la solution de naphtol β à saturation et à une température de 35° à 40°.

Cystite. — Cette affection peut avoir débuté pendant la grossesse et reconnaître pour cause la rétention d'urine, la congestion vésicale, la blennorragie, etc. ;

mais elle peut être aussi la conséquence d'un cathétérisme pratiqué sans précautions antiseptiques, soit pendant le travail, soit pendant les suites de couches.

Les lavages antiseptiques de la vessie constitueront le traitement le plus efficace de la cystite ; on les pratiquera matin et soir avec une solution tiède d'acide borique à 20 p. 1000. — Si ce moyen se montre insuffisant, on pourra recourir à l'injection dans la vessie d'une solution de nitrate d'argent à 1/500e ou même à 1/250e, que l'on renouvellera deux ou trois jours après, si cela est nécessaire.

On administrera, en outre, du salol ou de l'urotropine pour assurer, autant que faire se pourra, l'antisepsie permanente de la vessie.

Nouveau-né. — Ce n'est pas seulement à la mère que l'antisepsie doit être appliquée, mais aussi au nouveau-né, dans la ligature et le pansement du cordon, le pansement des plaies contuses ou simplement des excoriations qui peuvent résulter d'une intervention obstétricale.

L'antisepsie appliquée aux yeux des nouveau-nés a, sinon fait disparaître, au moins abaissé dans une proportion telle le chiffre des ophtalmies purulentes dans les maternités, que lorsqu'il s'en présente un cas, on est presque autorisé à penser qu'il y a eu faute commise dans l'application des mesures préventives.

Ces mesures consistent : 1° à pratiquer chez la mère des injections vaginales antiseptiques pendant les derniers temps de la grossesse et au moment de l'accouchement ; 2° à stériliser les muqueuses conjonctivales du nouveau-né aussitôt sa naissance.

Pour obtenir ce dernier résultat, on a recours aujourd'hui à différents procédés dont les principaux sont : 1° Instillation dans l'œil du nouveau-né d'une solution de sublimé à 1/5000e (Schrœder) ; — 2° Instillation d'une goutte d'un collyre au nitrate d'argent 1/50 (Crédé); cette solution produit quelquefois une cautérisation trop énergique des paupières et il peut en résulter une conjonctivite consécutive, sans grande gravité, du reste. Nous conseillons d'y avoir recours toutes les fois que l'existence d'un écoulement suspect aura été constatée chez la mère,

3o *Instillation dans les yeux de l'enfant de quelques gouttes de jus de citron,* c'est le procédé de choix du Pr Pinard.

4o Insufflation de poudre d'iodoforme très finement porphyrisée, après un lavage préalable des yeux à la solution boriquée, d'après la méthode Valude.

Quel que soit le procédé auquel on aura recours, il faut l'appliquer aussitôt la naissance, avant même la ligature du cordon.

On a accusé les antiseptiques de produire parfois des accidents et l'on a cité des observations, de cas d'empoisonnement survenus à la suite de l'emploi par l'acide phénique, de l'iodoforme, des préparations mercurielles, etc.

Le Pr Tarnier, qui a eu à déplorer deux décès par intoxication mercurielle sur environ 15,000 accouchements dans lesquels le sublimé a été employé, recommande de ne pas se servir de cet antiseptique pour les injections intra-utérines, et de lui en préférer un autre moins toxique, le permanganate à 0,50 p. 1000 ; il conseille d'agir de même lorsqu'il existe des plaies anfractueuses et étendues du périnée et du vagin.

Nous devons ajouter que l'emploi des préparations mercurielles est dangereuse chez les personnes dont l'organisme est profondément débilité, de même que chez les albuminuriques ; aussi, dans ces cas, faudra-t-il s'adresser à un autre antiseptique moins toxique.

FIN

TABLE ALPHABÉTIQUE DES MATIÈRES

A

FIN DE LA TABLE ALPHABÉTIQUE DES MATIÈRES

TABLE DES MATIÈRES

PREMIÈRE PARTIE

Anatomie et physiologie.

DEUXIÈME PARTIE

De la grossesse.

TROISIÈME PARTIE

De l'accouchement naturel ou spontané.

QUATRIÈME PARTIE

Des accouchements vicieux ou difficiles (dystocie).

CINQUIÈME PARTIE

Opérations obstétricales.

APPENDICE

FIN DE LA TABLE DES MATIÈRES

DIJON. — IMP. DARANTIERE

MANUEL DES SAGES-FEMMES

Anatomie, physiologie et pathologie élémentaires. 1895, 1 vol. in-18 de 300 p., avec 104 fig. cartonné.. 3 fr.

La connaissance parfaite du corps humain dans toutes ses parties et dans toutes ses fonctions n'est pas nécessaire à des sages-femmes. Elles n'ont besoin que de notions sommaires, pour tout ce qui n'a pas trait au bassin et aux organes génitaux.

En revanche, l'anatomie et la physiologie génitales doivent leur être enseignées d'une façon aussi complète que possible. C'est dans cet esprit que M. Fournier a rédigé son premier volume, se bornant à des descriptions succinctes des tissus, des os, des muscles, des vaisseaux, des différents viscères, etc., donnant au contraire à l'anatomie obstétricale tout le développement qu'elle comporte. Quant à la pathologie, elle est réduite, comme il convient, à des définitions et à des notions générales suffisantes pour que les élèves puissent en faire une application fructueuse dans l'étude des accouchements, par exemple en ce qui concerne la pathologie de la grossesse et des suites de couches.

Accouchement normal. 1895, 1 vol. in-18 de 279 pages avec 84 figures, cartonné........................ 3 fr.

Ce volume comprend la *Grossesse normale*, l'*Accouchement normal* et l'*Hygiène puerpérale*. La 1re partie, *Grossesse*, comprend l'étude : 1° de l'œuf et du fœtus; 2° de la mère, des modifications de l'appareil génital et des appareils extra-génitaux, du diagnostic et de la durée de la grossesse; 3° des rapports du fœtus et de la mère, et de la présentation et des positions du fœtus. La 2e partie, *Accouchement*, est consacrée : 1° au travail et au mécanisme de l'accouchement suivant les présentations ; 2° à la délivrance ; 3° au postpartum. La 3e partie, *Hygiène puerpérale*, comprend l'hygiène : 1° de la grossesse, 2° de l'accouchement ; 3° du postpartum.

Accouchement pathologique. 1896, 1 vol. in-18 de 322 p., avec 36 figures, cartonné.......................... 3 fr.

Ce volume comprend : 1° la *Pathologie de la grossesse* (maladies de la mère, maladies de l'œuf et du fœtus, accidents de la grossesse (avortement et accouchement prématuré, grossesse extra-utérine, mort subite) ; 2° la *Dystocie* ou *Pathologie de l'accouchement*, la dystocie osseuse (bassins viciés et rétrécis) et la dystocie des parties molles, les accidents de l'accouchement et de la délivrance ; 3° la *Thérapeutique puerpérale* : thérapeutique de la sage-femme (médicaments et opérations permis) et thérapeutique de l'accoucheur (forceps, symphyséotomie, opération césarienne, etc.).

Nouvelles accouchées et nouveau-nés. 1896, 1 vol. in-18 de 308 pages, avec 36 figures, cart............. 3 fr.

Ce volume est consacré aux *nouvelles accouchées* (suites de couches normales et infections puerpérales) et aux *nouveau-nés* [physiologie, dentition, hygiène (toilette, vêtements, coucher), vaccination, allaitement par la mère, par une nourrice, allaitement artificiel, sevrage, syphilis et allaitement, mortalité infantile, pathologie]. Il se termine par l'étude de la législation concernant la profession de sage-femme.

ENVOI FRANCO CONTRE UN MANDAT SUR LA POSTE

MANUEL DU DOCTORAT EN MÉDECINE

Par le Professeur **Paul LEFERT**

Collection nouvelle de 28 volumes in-18, cartonnés.

Prix de chaque volume : 3 fr.

1er *Examen.*

Aide-mémoire d'anatomie à l'amphithéâtre (dissection et technique microscopiques, arthrologie, myologie, angéiologie, névrologie, découvertes anatomiques). 4e *édition*, 1897, 1 vol. in-18, 306 p., cart................ 3 fr.

Aide-mémoire d'ostéologie, de splanchnologie et d'embryologie. 4e *édition*, 1897, 1 vol. in-18, 276 pages, cart. 3 fr.

2e *Examen.*

Aide-mémoire d'histologie. 1897, 1 vol. in-18, 317 p. avec 64 fig., cart.. 3 fr.

Aide-mémoire de physiologie. 4e *édition*, 1896, 1 vol. in-18, 312 pages, cart.............................. 3 fr.

Aide-mémoire de physique médicale et biologique. 1894, 1 vol. in-18, 278 p., cart........................ 3 fr.

Aide-mémoire de chimie médicale. 1893, 1 vol. in-18, 288 p., cart.. 3 fr.

3e *Examen.*

Aide-mémoire de pathologie générale. 3e *édition*, 1900, 1 vol. in-18, 300 p., cart.......................... 3 fr.

Aide-mémoire de bactériologie. 1901, 1 vol. in-18, 275 p., cart.. 3 fr.

Aide-mémoire de pathologie interne. 6e *édition*, 1899, 3 vol. in-18, 858 p., cart. Chaque volume.......... 3 fr.

Aide-mémoire de pathologie externe générale. 2e *édition*, 1903, 1 vol. in-18, 288 p., cart................. 3 fr.

Aide-mémoire de chirurgie des régions. I. *Tête, Rachis, Cou, Poitrine, Abdomen.* 2e *édition*, 1898, 1 vol. in-18, 299 pages, cart................................. 3 fr.
II. *Organes génito-urinaires et Membres*, 2e *édition*, 1898, 1 vol. in-18, 298 p., cart......................... 3 fr.

Aide-mémoire de médecine opératoire. 2e *édition*, 1904, 1 vol. in-18, 315 p., cart.............................. 3 fr.

Aide-mémoire d'anatomie topographique. 1894, 1 vol. in-18, 298 p., cart..................................... 3 fr.

Aide-mémoire d'anatomie pathologique, d'histologie pathologique et de technique des autopsies. 3e *édition*, 1898, 1 vol. in-18, 296 p., cart................. 3 fr.

Aide-mémoire d'accouchements. 2e *édit.*, 1898, 1 vol. in-18, 285 p., cart.. 3 fr.

4e Examen.

Aide-mémoire de thérapeutique. 1896, 1 vol. in-18, 318 p., cart... 3 fr.

Aide-mémoire de pharmacologie et de matière médicale. 1894, 1 vol. in-18, 288 p., cart... 3 fr.

Aide-mémoire d'histoire naturelle médicale. 1894, 1 vol. in-18, 288 p., cart... 3 fr.

Aide-mémoire d'hygiène, 5e *édition*. 1902, 1 vol. in-18, 288 p. cart... 3 fr.

Aide-mémoire de médecine légale, 5e *édition*. 1903, 1 vol. in-18, 282 p. cart... 3 fr.

5e Examen.

Aide-mémoire de clinique médicale et de diagnostic. 1895, 1 vol. in-18, 314 p., cart... 3 fr.

Aide-mémoire de clinique chirurgicale et de diagnostic, 2e *édit.* 1901, 1 vol. in-18, 308 p., cart.... 3 fr.

Aide-mémoire de petite chirurgie et de thérapeutique chirurgicale. 1902, 1 vol. in-18, 340 p., cart... 3 fr.

Externat des hôpitaux.

Aide-mémoire de médecine hospitalière, *anatomie, pathologie, petite chirurgie*. 1895, 1 vol. in-18, 308 p., cart... 3 fr.

Examen de médecin auxiliaire.

Aide-mémoire de l'examen de médecin auxiliaire, programme, commentaire des lois, décrets et règlements, questionnaire. 1896, 1 vol. in-18, 250 p., cart... 3 fr.

L'accueil favorable qu'a rencontré parmi les étudiants et les praticiens la collection des *Aide-mémoire de Lefert*, imposait à l'auteur de tenir ses manuels au courant de tous les progrès de la science. Loin de se reposer sur les succès obtenus et de réimprimer sans changements ses manuels, il a tenu à les remanier chaque fois.

Les descriptions en style télégraphique sont réduites au strict nécessaire ; elles sont pourtant très exactes, très au courant et très complètes.

Ces Manuels, destinés spécialement aux étudiants, ne profiteront pas à eux seuls. Comme ils mettent en relief les points importants de la science qui s'est tant modifiée depuis quelques années, comme ils sont mis au courant des théories les plus nouvelles, comme ils mettent en regard de chaque théorie ou fait nouveau le nom de leurs parrains, il aidera beaucoup aux recherches des praticiens et leur permettra d'étudier rapidement une question quelconque.

Aide-Mémoire d'Anatomie topographique. 1894, 1 vol. in-18, 298 pages, cartonné.................... 3 fr.

Cet Aide-mémoire suit l'ordre classique des régions. Chaque chapitre est suivi d'un résumé de la région, avec les plans successifs, en tableaux synoptiques.

Aide-Mémoire de Médecine opératoire. 2e *édit.*, 1904, 1 vol. in-18, 315 pages, cart........................ 3 fr.

La nouvelle édition de l'*Aide-mémoire de médecine opératoire* contient, outre la médecine opératoire proprement dite, la technique des opérations de chirurgie courante, telles que la cure radicale des hernies, le curettage de l'utérus, la résection de l'appendice iléo-cæcal, etc. : c'est un véritable memento de chirurgie opératoire pratique que le praticien consultera avec autant de profit que l'étudiant.

Le nouvel *Aide-mémoire* a été mis au courant des progrès les plus récents de la science et des travaux de MM. Le Dentu, Guyon, Tillaux, Pozzi, Reclus, Poirier, etc.

Aide-Mémoire d'Anatomie pathologique. 3e *édit.*, 1898 1 vol. in-18, 296 pages, cart........................ 3 fr.

On trouvera consignées dans cet Aide-mémoire les idées professées par les maîtres de nos écoles et l'on retrouvera à chaque page les noms de Cornil, Bouchard, Debove, Grancher, Hayem, Fournier, Guyon, Ranvier, Lancereaux, Hallopeau, Brissaud, Letulle, Dejerine, Joffroy, Hutinel, etc. — Renaut, Bard, Bouveret (de Lyon). — Coyne, Pitres (de Bordeaux), Grasset (de Montpellier). — Leloir (de Lille), etc.

Aide-Mémoire d'Accouchements. 2e *édition*, 1898, 1 vol. in-18, 286 pages, cart........................ 3 fr.

I. Organes génitaux et bassin. — II. Œuf et fœtus pendant la grossesse. — III. Organisme maternel pendant la grossesse. — IV. Accouchement en général. — V. Des accouchements en particulier. — VI. Post partum ou suites de couches. — VII. Maladies de la mère pendant la grossesse. — VIII. Maladies de l'œuf. — IX. Accidents de la grossesse. — X. Dystocie maternelle. — XI. Dystocie fœtale. — XII. Septicémie puerpérale ou pathologie des suites de couches. — XIII. Opérations obstétricales.

Aide-Mémoire de Pathologie externe générale. 2e *édition*, 1903, 1 vol. in-18 de 288 pages, cart....... 3 fr.

Aide-Mémoire de Chirurgie des régions. 1898, 2 vol. in-18, ensemble 597 pages, cart., chaque............ 3 fr.

Aide-Mémoire de Pathologie externe et de Chirurgie des régions, relié en 1 volume maroquin souple, tête dorée.................................. 10 fr.

On trouvera consignées dans cet Aide-mémoire les idées professées par les maîtres de nos écoles, et l'on retrouve à chaque pas les noms de Guyon, Duplay, Lannelongue, Tillaux, Le Dentu, Terrier, Reclus, Delbet, etc., — Gross (de Nancy), — Jeannel (de Toulouse), etc.

ENVOI FRANCO CONTRE UN MANDAT SUR LA POSTE

Cinquième examen.

Aide-Mémoire de Clinique médicale et de Diagnostic. 1895, 1 vol. in-18, 314 pages, cart................ 3 fr.

La clinique médicale est « la pathologie vivante », c'est-à-dire l'art de reconnaître et de traiter les maladies au lit.

L'*Aide-mémoire de clinique médicale et de diagnostic* s'adresse donc tout particulièrement au praticien qui y trouvera l'application aux malades des notions théoriques exposées dans les Aide-mémoire de pathologie générale, de pathologie interne et de thérapeutique.

Après une courte étude du diagnostic en général et des moyens physiques d'exploration, Lefert passe successivement en revue les divers appareils : circulatoire, respiratoire, digestif, biliaire, urinaire, etc.

Les troubles du système nerveux sont tout particulièrement bien traités et très au courant des travaux les plus récents de l'École de la Salpêtrière. Le volume se termine par un chapitre sur l'art de recueillir des observations. C'est là une des choses les plus nécessaires au médecin et peut-être en même temps une des plus difficiles.

Les tableaux cliniques du professeur P. Lefert seront certainement très utiles aux praticiens.

Aide-Mémoire de Clinique chirurgicale. 2e *édit.*, 1901, 1 vol. in-18, 308 pages, cart...................... 3 fr.

Ce volume passe successivement en revue les moyens physiques d'exploration en général et les méthodes d'exploration de chaque organe en particulier. Organes respiratoires, appareil cardio-vasculaire, appareil neuro-musculaire, crâne, appareils de la vision, de l'audition et de l'olfaction, larynx, colonne vertébrale, appareil digestif, organes génito-urinaires de l'homme et de la femme, membres.

Aide-Mémoire de Petite Chirurgie et de Thérapeutique chirurgicale. 1902, 1 vol. in-18, 340 p., cart. 3 fr.

L'*Aide-mémoire de petite chirurgie*, qui ne formait qu'un appendice à l'*Aide-mémoire de clinique chirurgicale* dans les premières éditions, vient d'être publié en un volume spécial. C'est un ouvrage entièrement neuf.

Une première partie est consacrée à la *thérapeutique chirurgicale générale* : anesthésie, asepsie et antisepsie, pansements, bandages et appareils. La deuxième partie est réservée à la *petite chirurgie* proprement dite : traitement des plaies, émissions sanguines et ventouses, incisions, hémostase, cautérisation, évacuation des cavités séreuses, lavage de l'estomac, injection de sérum artificiel, instillation, tamponnement des cavités naturelles, vaccination, massage, petite chirurgie dentaire. Dans la troisième partie sont passées en revue les *opérations en particulier* : anaplastie tégumentaire, trachéotomie, tubage du larynx, opérations sur l'appareil uro-génital, traitement de l'hydrocèle et des hernies. Le volume se termine par le transport et le couchage des blessés.

Cet Aide-mémoire est au courant des progrès les plus récents de la chirurgie moderne.

Formulaire des médicaments nouveaux, par H. Bocquillon-Limousin, pharmacien de 1re classe, lauréat de l'École de pharmacie de Paris. Introduction par le Dr Huchard, médecin des hôpitaux. 16e *édition*, 1904, 1 vol. in-18 de 320 pages, cartonné.............................. 3 fr.

Le *Formulaire* de Bocquillon est le plus au courant, celui qui enregistre les nouveautés à mesure qu'elles se produisent.

La 16e édition contient un grand nombre d'articles nouveaux, qui n'ont encore trouvé place dans aucun formulaire.

Citons en particulier : Acétyl-salicylate de méthyle, Atoxyl, Bismutose, Bromipine, Bromoquinal, Cacodylate de magnésie, Citarine, Collargol, Epithol, Ether amido-benzoïque, Eugénol iodé, Gaïasanol, Glycogène, Glycolate de menthyle, Helmitol, Iodipine, Iodocacodylate de mercure, Iodoline, Iodothyrine, Iodure de codéine, Iodure de méthyle, Iodyloforme, Lacto-sérum, Mercure colloïdal, Mésotane, Phospho-mannitate de fer, Purgène, Pyranum. Quinaphénine, Septoforme, Stypticine, Tannate de pyridine, Théocine, Thériaque minérale, Trichloracétate de thymyle, Véronal, et un grand nombre de plantes coloniales et exotiques, récemment introduites en thérapeutique.

Outre ces nouveautés, on y trouvera des articles sur les médicaments importants de ces dernières années, tels que Airol, Benzacétine, Cacodylate de soude, Caféine, Chloralose, Cocaïne, Eucaïne, Ferripyrine, Formol, Glycérophosphates, Ichtyol, Iodol, Kola, Levure de bière, Menthol, Pipérazine, Résorcine, Salophène, Salipyrine, Somatose, Strophantus, Trional, Urotropine, Vanadate de soude, Xéroforme, etc.

Formulaire des Alcaloïdes et des Glucosides, par H. Bocquillon-Limousin. Introduction par G. Hayem, professeur à la Faculté de médecine de Paris. 2e *édition*, 1899, 1 vol. in-18 de 313 pages, avec fig.. cart.............. 3 fr.

Les alcaloïdes et les glucosides sont des médicaments extrêmement précieux. Ce sont les plus physiologiques, les effets découlant directement des actions qu'ils exercent sur l'organisme. Mais ils peuvent produire à doses très minimes des effets considérables. Il est donc nécessaire de bien connaître leur action physiologique, leur degré de toxicité et leur posologie. L'ouvrage de M. Bocquillon peut rendre de réels services, et il est des plus recommandables.

Formulaire de l'Antisepsie et de la Désinfection, par H. Bocquillon-Limousin. 3e *édition*, 1904. 1 vol. in-18 de 318 pages, avec figures, cart........................ 3 fr.

L'emploi des antiseptiques augmente chaque jour. Le pharmacien trouvera dans le *Formulaire de l'antisepsie* de Bocquillon-Limousin, un guide complet, sûr et éclairé pour la préparation de ces innombrables produits ; antiseptiques simples et complexes ; antiseptiques végétaux ; tissus antiseptiques (coton hydrophile et gaze antiseptique) ; préparations antiseptiques pour inhalations, pulvérisations et injections sous-cutanées ; solutions antiseptiques ; pommades, vaselines, savons et pellicules antiseptiques, etc.

Manuel des plantes médicinales exotiques et coloniales, par H. Bocquillon-Limousin. 1904, 1 vol. in-18 de 300 p., cartonné.................................. 3 fr.

Formulaire officinal et magistral international, comprenant environ 4 000 formules tirées des Pharmacopées légales de la France et de l'étranger ou empruntées à la pratique des thérapeutistes et des pharmacologistes, suivi d'un mémorial thérapeutique. 4e *édition*, en concordance avec la dernière édition du Codex medicamentarius et du Formulaire des hôpitaux militaires, par le professeur J. Jeannel, 1 vol. in-18 de 1044 pages, cartonné..... 3 fr.

Ce Formulaire comprend quatre mille formules tirées des Pharmacopées légales de la France et de l'étranger, ou empruntées à la pratique des thérapeutistes et des pharmacologistes les plus autorisés, avec les indications thérapeutiques, les doses de substances simples et composées, le mode d'administration et l'emploi des médications nouvelles.

Le Codex français et le Formulaire des hôpitaux militaires y sont intégralement reproduits.

C'est le Formulaire le plus complet et le moins cher. Plus de mille pages pour 3 francs.

Formulaire de l'Union Médicale. 1200 formules favorites des médecins français et étrangers, par le Dr Gallois. 4e *édition*, 1 vol. in-32 de 662 pages, cartonné....... 3 fr.

Ce recueil offre aux médecins un formulaire commode et facile à consulter. Il ne présente que des formules rationnelles dont l'expérience a fait reconnaître l'utilité ou empruntées aux médecins français les plus justement estimés et aux médecins étrangers les plus connus. N'ayant en vue que la pratique journalière, il ne donne que des formules magistrales et, sous le titre de *traitement*, résume les principales indications à remplir pour combattre efficacement certaines maladies.

Formulaire de Thérapeutique infantile et de posologie, par le Dr Fouineau. Introduction par le professeur Hutinel. 1901, 1 vol. in-18 de 260 pages, cart........ 3 fr.

La première partie, consacrée à la Thérapeutique infantile, comprend le traitement symptomatique des principales maladies, le régime, l'hygiène thérapeutique, la prophylaxie. Dans la deuxième, consacrée à la Posologie, on trouvera les doses des médicaments usuels, les antidotes qui leur conviennent, et, ce qui constitue l'originalité de ce Formulaire, des formules, suivant les âges. La troisième partie traite des grandes lois de l'hygiène et de la physiologie de l'enfance.

Formulaire d'Hygiène infantile, par le Dr H. Gillet, ancien interne des hôpitaux de Paris. — I. *Hygiène de l'enfant à la maison.* — II. *Hygiène de l'enfant à l'école, à la crèche, à l'hôpital.* 1898, 2 vol. in-18 de 300 p., avec fig., cartonnés. Chaque volume.............................. 3 fr.

Chez l'enfant, le médecin a besoin de faire bien plus œuvre d'hygiéniste que de thérapeute : il lui faut donc détailler, *formuler* en termes précis les mesures qu'il conseille de prendre à l'égard du jeune sujet.

Non seulement dans la clientèle privée, mais encore en dehors de celle-ci, le praticien peut être, à titres différents, inspecteur des enfants en bas âge, inspecteur des écoles, membre de commissions d'hygiène, etc, ; consulté sur des questions d'hygiène infantile, il est bon qu'il puisse donner son opinion. De même, le médecin, à la crèche, à l'hôpital, chaque fois qu'il se trouve en face d'une agglomération d'enfants, a mission d'empêcher la propagation des maladies.

ENVOI FRANCO CONTRE UN MANDAT SUR LA POSTE

La pratique obstétricale dans les hôpitaux de Paris. 1896, 1 vol. in-18, 288 pages, cart.................... 3 fr.

Principaux sujets : *Accouchement provoqué, Albuminurie de la grossesse, Allaitement, Anesthésie obstétricale, Antisepsie obstétricale, Avortement, Bassins rétrécis, Céphalotripsie, Délivrance, Dystocie, Eclampsie, Hémorragies utérines, Infection puerpérale, Injections, Ischiopubiotomie, Ligature du cordon, Maladies de la grossesse, Palper abdominal, Présentations, Septicémie puerpérale, Symphyséotomie, Tamponnement, Toucher, Version*, etc.

La pratique gynécologique dans les hôpitaux de Paris. 1896, 1 vol. in-18, 288 pages, cart.................... 3 fr.

Principaux sujets : *Antisepsie gynécologique, Cancer du sein et de l'utérus, Castration, Curetage, Déviations, Electricité en gynécologie, Endométrite, Fibromes utérins, Fistules, Hystérectomie, Injections, Kystes de l'ovaire, Laparotomie, Massage de l'utérus, Métrites, Névralgies pelviennes, Ovaro-salpingites, Périnéorraphie, Prolapsus, Pyosalpinx, Rétrodéviations. Salpingites, Subinvolution utérine, Suppurations pelviennes, Tamponnement, Tumeurs, Vaginite*, etc.

Principaux auteurs cités dans **La pratique gynécologique et obstétricale** : AUVARD, BAR, BERGER, BOISSARD, BONNAIRE, BUDIN, LUCAS CHAMPIONNIÈRE, CHAMPETIER DE RIBES, CHAPUT, DELBET, DÉMELIN, DOLÉRIS, DUPLAY, GUÉNIOT, HARTMANN, LE DENTU, LEPAGE, MAYGRIER, PÉAN, PINARD, POLAILLON, PORAK, POZZI, QUENU, RIBEMONT-DESSAIGNES, RICHELOT, SCHWARTZ, SEGOND, TERRIER, TILLAUX, etc.

La pratique des maladies des voies urinaires dans les hôpitaux de Paris. 1895, 1 vol. in-18, 288 p., cart.... 3 fr.

Principaux auteurs : ALBARRAN, BAZY, DU CASTEL, DUPLAY, GUYON, JULLIEN, LECORCHÉ, LE DENTU, MAURIAC, MONOD, PÉAN, POZZI, QUENU, RECLUS, RICARD, RICHELOT, SCHWARTZ, SEGOND, TERRIER, TILLAUX, TUFFIER.

Principaux sujets : *Abcès urineux, Albuminurie, Calculs, Coliques néphrétiques, Cystites, Empoisonnement urineux, Fistules, Gravelle, Incontinence, Injections et Instillations, Insuffisance urinaire, Kystes du rein, Lithotritie, Néphrectomie, Néphrite, Néphrorraphie, Phimosis, Prostatite, Pyélonéphrite, Rein flottant, Rétention d'urine, Rétrécissements, Taille, Tuberculose urinaire, Tumeurs, Urémie, Urétrite, Uretrotomie, Varicocèle.*

www.ingramcontent.com/pod-product-compliance
Ingram Content Group UK Ltd.
Pitfield, Milton Keynes, MK11 3LW, UK
UKHW020147250726
13967UKWH00002B/922